Les Trois Médecins

Martin Winckler

Les Trois Médecins

ÉDITIONS FRANCE LOISIRS

Édition du Club France Loisirs,
avec l'autorisation des Éditions P.O.L.

Éditions France Loisirs,
123, boulevard de Grenelle, Paris
www.franceloisirs.com

ISBN : 2-7441-8250-8

Avertissement

Nés de l'union féconde entre réalité et littérature, la bonne cité de Tourmens, sa faculté de médecine et les personnages de ce roman sont, bien entendu, imaginaires. Toutefois, un certain nombre d'événements relatés ici sont rigoureusement authentiques... Il ne serait donc pas surprenant que certains lecteurs (se) reconnaissent (dans) ces pages et les figures qui les habitent.

martinwinckler@aol.com

Life is what happens to you while you're busy making other plans.

John Lennon

Sentir sa vie, sa révolte, sa liberté, et le plus possible, c'est vivre, et le plus possible.

Albert Camus

À Yvonne Lagneau,
Sandrine Thérie,
John Lantos,
Christian Lehmann,
Olivier Monceaux
et Bruno Schnebert

'Nuff said !

Prologue

Monsieur Nestor

Tourmens, grand amphithéâtre de la faculté de médecine, 15 mars 2003

J'ai du mal à gravir les marches. Il n'y en a que quatre ou cinq, et malgré ma patte folle je marche encore correctement, mais le bâtiment a complètement changé et je cherche mes repères. Ça me bouleverse de revenir ici, je ne croyais pas que ça m'arriverait un jour, je m'étais juré de ne jamais remettre les pieds dans cet endroit, et puis à mon âge on n'aime plus trop sortir, mais vous avez insisté pour que j'assiste à la conférence en disant qu'il fallait que nous soyons tous là. J'ai dit que je ne savais pas si j'y avais ma place, et vous vous êtes mis à me dire que sans moi ça ne serait pas pareil, que si quelqu'un devait venir, c'était moi, et tout et tout. Ça m'a touché, bien sûr, même si je trouve que c'est me faire beaucoup d'honneur, mais j'ai senti que si je refusais, ça vous ferait de la peine. Alors, je me suis dit qu'après tout je vous devais bien ça. Et puis, aussi, que ça me ferait vraiment plaisir de vous revoir tous.

Je pénètre dans le hall vitré. Je cherche mon chemin. Sur un panneau, une flèche pointe vers le grand amphithéâtre.

Le grand amphithéâtre. Ce n'est plus celui où j'ai bossé jadis, bien sûr, celui-ci est presque neuf, pas vraiment très grand, cinq ou six cents places, avec tout autour des salles annexes branchées sur un système de télévision intérieur pour accueillir l'ensemble des étudiants quand on reçoit des orateurs de marque, comme c'est le cas aujourd'hui.

Je suis arrivé tôt mais, du grand couloir, à travers la double porte grande ouverte, je vois qu'il y a déjà du monde, beaucoup de jeunes gens sur les gradins. On est samedi, ce n'est pas vraiment un cours, mais ils ont dû sentir que cette conférence-ci était importante – on le leur a sûrement fait sentir, je *leur* fais confiance.

Je me retourne, je scrute des yeux les couloirs inconnus, je m'attends à les voir arriver, mais non, ils m'ont donné rendez-vous à 8 heures un quart, juste avant la conférence, et je suis arrivé à 8 heures pile. On ne se refait pas.

Je laisse passer deux gamines qui pourraient être mes petites-filles... enfin, mes petites-nièces. Elles me sourient d'un drôle d'air, elles doivent me trouver trop vieux, se demander pourquoi je suis là. Elles ne savent pas que je suis venu écouter parler un très, très vieil ami. Elles ne savent pas que, lorsque je l'ai vu pour la première fois, il avait leur âge et il allait s'asseoir sur un des bancs de l'amphithéâtre où j'ai vu passer tant d'étudiants comme lui, comme elles... Je souris en pensant à toutes celles que j'ai vues défiler, je prends une grande inspiration et j'entre, je lève les yeux vers le sommet des gradins

– et brusquement je suis ébloui par la lumière, j'ai le vertige, l'impression d'être aspiré, le sentiment que sous mes yeux tout repart en arrière, et puis un voile noir qui me fait un peu peur, je vais pas faire un malaise, quand même, mais voilà que le voile se lève peu à peu et je n'en crois pas mes yeux je suis sur la colline, dans l'amphi d'autrefois –

l'amphi d'il y a trente ans, huit cents places pleines à craquer comme elles l'étaient presque toujours, toute l'année, mais jamais vraiment comme le premier jour, avec la tête des redoublants meurtris d'avoir à remettre ça, et la moue méprisante de ceux qui dévisagent les nouveaux – quand j'ouvre les portes, ils sont les premiers à entrer pour se placer au fond de la salle et scruter la foule qui se déverse dans les gradins ; quand je boite jusqu'à l'autre porte j'en entends deux autres détailler les petites nouvelles (*– Je me la ferais bien, celle-là. – J'te la laisserai si t'es sage. – Me fais pas rire ! – Cinq cents balles que je la saute le premier. – Tenu ! Si t'as envie de claquer ton fric, tant pis pour toi...*) et je ne sais pas ce qui me retient de leur coller des baffes, parce que les jeunes filles qui sont là ont l'âge de ma petite sœur et je ne supporte plus ces petits cons, naguère si arrogants, et masquant aujourd'hui leur déconfiture d'avoir été boulés comme ceux dont ils se moquaient l'an dernier, sous des airs encore plus arrogants puisque, cette année, cette rentrée, les redoublants, c'est eux, ils sont en position de force par rapport aux nouveaux et ils ne perdent aucune occasion de le montrer ; ils savent que les plus brillants décrochent presque toujours le concours du premier coup, et que quand on n'est pas une lumière, les chances de le passer augmentent au deuxième tour, à condition de perturber les petits nouveaux au maximum par leur travail de sape – tous les moyens sont bons –, et s'ils peuvent au passage faire entrer le maximum de filles dans leur lit, et les perturber au maximum en les jetant comme des kleenex, c'est toujours ça de pris... Les filles, ça bosse, ça prend les premières places, alors quand ils peuvent les chahuter un peu, c'est pas les scrupules qui les étouffent... Et si, par malheur, ils le décrochent à leur tour, le concours, il ne faudra pas s'étonner que plus tard ces mêmes petites frappes se transforment en internes encore plus arrogants, mal léchés, avant peut-être de devenir – ah, je préfère ne pas y penser...

Et puis je hausse les épaules en voyant leur tête, leur sourire qui se voudrait carnassier et n'est que pitoyable... Alors, lorsque j'ouvre les portes et qu'ils entrent les premiers en me lançant : « Salut Nestor, comment va ? », comme si on allait au café ensemble, ça me déplaît, mais je les regarde sans rien dire et comme je bloque le passage ils s'arrêtent pile devant mon nez ; évidemment, ça pousse derrière, les autres gueulent et les bousculent, au bout de quelques secondes qui leur paraissent très longues je m'efface, et je sais qu'ils ne se risqueront plus à me taper sur le ventre, la prochaine fois. Parce qu'ils font beaucoup de vent, mais c'est tout.

Je ne devrais peut-être pas être aussi dur avec eux. Ils ont vingt ans, j'ai eu vingt ans, moi aussi, je ne crois pas que ce soit le plus bel âge de la vie, même pour eux. Où est-ce que j'étais quand j'avais vingt ans ? Qu'est-ce que je connaissais aux filles ?...

Ah, les filles...

Elles ne sont pas très nombreuses, quand on voit la masse – combien sont-ils en tout, cette année ? Sept cent cinquante ? Huit cents ? Un quart de filles, à tout casser. Il paraît qu'elles bûchent plus que les garçons. Je veux bien le croire. Elles ont l'air si sages, si tranquilles, si apeurées parfois. On dirait qu'elles sortent des jupes de leur mère, et pour certaines c'est sûrement vrai. Elles s'asseyent par deux ou par trois, elles maintiennent les garçons à distance, elles préparent leurs blocs, leurs cahiers, leurs stylos, bien avant que le premier prof entre. Elles sont prêtes. Elles attendent.

Je regarde ma montre. Il n'est que 7 h 30, j'ai tout mon temps. Je pourrais n'ouvrir les portes que cinq minutes avant l'heure du cours, mais ça me fait trop mal de les voir piétiner dehors pendant une demi-heure, une heure, dans le froid ou la pluie, c'est fou qu'ils arrivent là si tôt, par peur de ne pas avoir de place pour s'asseoir. De la place, il y en a toujours ; mais ils sont si nombreux.

Je descends en boitant jusqu'au fond de l'amphi, j'allume les spots de l'estrade, je dois vérifier les tableaux, m'assurer qu'un petit rigolo n'a pas préparé une surprise, histoire de mettre un prof en boîte...

Celui qui aime le moins ce genre de blague, c'est Martell, le prof de biologie cellulaire. Il y a trois ans, quand j'ai commencé, j'étais impressionné, je ne me méfiais pas, je ne l'ai pas vu venir. Un grand cabot, Martell. Un vieux beau de cinquante ans modèle Jean-Claude Pascal modifié Louis Jourdan, très fier d'être devenu professeur en chaire et d'avoir été bombardé responsable d'enseignement par la même occasion mais pas vraiment très heureux de se voir coincé avec les étudiants de première année – le laboratoire de recherche avec microscope électronique, ça impressionne son monde, mais faire cours tôt le matin à des gamins entassés, fatigués, à qui on a fait entrer dans le crâne que ça va être dur, qu'il n'y aura que des maths et de la physique et de la chimie, aucun rapport avec le métier de médecin, c'est pas reluisant, alors il l'a mauvaise. Enfin, à sa manière de me traiter comme son boy la première fois qu'il m'a vu, c'est l'impression qu'il m'a donnée.

Bref, comme ça le défrise de passer pour un de ces enseignants dont la matière n'a rien à voir avec la médecine mais qu'on a collé là pour conduire les petits jeunes à l'abattoir, voilà que dès la première heure de cours il leur en met plein les yeux, il roule des mécaniques, il se met bille en tête à leur parler de cellules qui perdent la boule, de tumeur, de cancer... Bien entendu les gamins l'écoutent sans en perdre une miette, recopient le moindre de ses croquis flousailleux, notent le plus petit mot qui leur paraît savant, et puis voilà qu'il manque de place, il se penche vers les commandes électriques et actionne l'interrupteur qui fait monter le tableau de devant et permet de découvrir l'autre, tout ça sans cesser de les regarder – *en première année de médecine, faut jamais lâcher les étudiants des yeux.* Mais, alors que je l'avais effacé la veille, avant de fermer, un petit malin avait dû se glisser là pendant la nuit, ou tôt le matin avant que j'arrive, pour préparer son coup. Et voilà mon vieux beau qui bombe le torse en haranguant sa foule et tend le bras vers l'arrière pour continuer son exposé et ne comprend pas pourquoi les gamins tout d'un coup se taisent puis se mettent à rire à siffler à hurler, alors il se retourne, et là il ne comprend pas ce qui est écrit parce que c'est écrit gros comme une maison, pour qu'on le voie du fond de l'amphi, alors il est obligé de reculer et la phrase qu'il a commencée se coince dans sa gorge, sur le tableau vert le petit malin a dû passer quelques heures à caricaturer deux ou trois enseignants courant le marathon en short et maillot – le prof d'anatomie avec son crâne rasé, le prof de biochimie avec son nœud papillon, et, franchissant la ligne, le prof de biologie cellulaire, ses lunettes noires posées sur ses cheveux gris, juste au-dessus d'un commentaire téléphoné : « P1, pour arriver premier, mets-toi Martell en tête ! »

Il n'a pas aimé. Les rires des gamins redoublaient, j'ai cru qu'il allait s'étouffer, il a esquissé le geste de ramener le micro à sa bouche pour dire quelque chose mais il s'est arrêté, il l'a posé sur le bureau et il est sorti en claquant la porte, et tous les étudiants se sont mis à hurler. Ils ont hurlé et fait du boucan pendant une heure, et le prof suivant, je ne sais plus de qui il s'agissait, depuis le temps, a certainement dû avoir du mal à les calmer...

Martell est un aigri, un revanchard. Il n'a pas fait cours de la semaine, et le lundi suivant, à 8 heures, il le leur a fait payer.

Il est entré dans l'amphi bondé, bruyant, les redoublants l'ont accueilli en hurlant, il a inscrit le titre du chapitre du jour et comme ils ne se taisaient pas il a écrit : « À savoir par cœur pour le concours », sur le grand tableau.

Immédiatement, toutes les voix se sont tues, les visages se sont penchés sur les feuilles, les stylos se sont mis à gratter. Tous ces enfants à qui il avait envie de faire du mal, il les a toisés avec un mauvais sourire, et il leur a craché dessus.

Anatomie

(1973-1974)

PCEM 1 (Premier cycle d'études médicales, 1re année)

Anatomie. Biochimie. Cytologie. Génétique. Histologie. Embryologie. Physique médicale. Biophysique médicale. Chimie. Mathématiques. Physiologie. Physique.

Corps d'élite, 1

Tourmens, grand amphithéâtre de la faculté des sciences, 1er octobre 1973

Il nous regarde avec ses yeux mauvais, et se met à nous cracher dessus. Il a commencé en disant que nous étions des veaux, des bons à rien, et comme les voix s'élevaient il a réagi immédiatement en criant qu'il lui suffisait de ne pas faire cours pendant un mois pour qu'on soit tous dans la merde, et bien malins ceux qui sauraient ce qu'il nous balancerait au concours ! Alors, évidemment, tout le monde s'est tu, à commencer par les redoublants.

Il fulmine, il a l'écume à la bouche, on dirait qu'il va lui sortir du feu par les yeux. Il lève le bras, tend l'index vers nous et vomit : *La plupart d'entre vous ne sont que de petits crétins. Vous avez voulu faire médecine ? Devenir médecin, ça demande une intelligence que la plupart d'entre vous n'ont pas. Vous allez passer la pire année de votre vie, et si vous n'en êtes pas conscients, si vous n'êtes pas prêts à en chier, vous feriez bien de ranger vos foutus papiers et de sortir de cet amphithéâtre. C'est moi qui suis le responsable de cette année de concours. C'est moi qui désignerai ceux qui passeront ou non. Je peux faciliter un peu votre vie ou vous la rendre insupportable, mais ça ne changera rien à la réalité. À la sortie, il y aura très peu d'élus, parce que beaucoup d'entre vous sont trop nuls pour passer le cap de ces dix mois. Pour devenir médecin, il faut une intelligence hors du commun, et même parmi ceux qui passeront en deuxième année, très peu auront le niveau pour devenir des cadors ; tous les autres seront des médiocres, des spécialistes de ville à la petite semaine, des généralistes de merde. Mettez-vous bien ça dans le crâne : il n'y a que deux sortes d'étudiants, les élus et les nuls ! Alors, continuez comme ça et vous verrez comment je vais vous pourrir la vie, jour après jour, mois après mois* – et là, dans sa bouche haineuse et ses yeux rouges, on a vu venir ce qui nous attendait, redoublants ou non, pendant l'année qui commençait, l'enfer, la guerre ouverte...

les trajets sous la flotte dans le noir du petit matin les bus bondés pour rejoindre un amphi mal chauffé en dehors de la ville parce que la fac de médecine n'a pas de quoi accueillir huit cents étudiants

la foule entassée à la porte de l'amphi une demi-heure avant l'ouverture, les types qui commencent déjà à se balancer : *Tu verras quand tu redoubleras, petit con ! – Tu veux dire, quand je serai interne et que tu seras visiteur médical, trouduc ?*, et qui se prennent pour de futurs gagnants sans se rendre compte qu'ils ne sont que des rats jetés dans la même boîte

les bousculades insensées à l'entrée, les cous tordus, les bras cassés

l'agression des filles de plus en plus nombreuses et de plus en plus emmerdantes parce qu'elles bossent plus et réussissent mieux que les garçons, alors, si elles sont mignonnes, *y'a qu'à la sauter ça la calmera, de toute manière y'en a plein qui viennent pour se trouver un mec, pourquoi se faire chier à devenir médecin alors qu'il suffit d'en accrocher un qui casquera,* et si elles sont moches, *un vrai boudin, même pas bonne à tirer vite fait, on va te la dissuader de revenir nous polluer* – et allons-y les sacs arrachés, les menaces à l'oreille : Tu *vas voir comment je vais te la mettre, salope !*, les mains aux fesses, les coups sur les seins, et si on peut lui fusiller la jupe en vidant une cartouche d'encre dessus on sait que ça l'obligera à rentrer chez elle parce qu'elle ne voudra pas se balader tachée toute la journée – les humiliations, les insultes

les bagarres pour telle place au deuxième rang ou telle autre au troisième : *C'est pris ! – Comment ça, « c'est pris » ? Y'a personne ! – T'as pas vu que j'ai mis mon manteau ? J'attends quelqu'un ! – T'as mis ton manteau sur dix places ? – Ouais, j'attends dix copains ! T'as qu'à aller au premier rang ? – Pas question ! Le premier rang, c'est celui des Arabes !*

les cours où personne n'entend rien parce que ce sont des maths, de la physique, de la chimie, le programme n'a pas bougé depuis des années, y'a qu'à apprendre le polycopié par cœur alors les redoublants passent leur temps à chanter, à hurler, à faire monter la pression sur le prof pour le convaincre de partir en claquant la porte et parfois il le fait parce qu'il en a marre et c'est pas ce qu'il est payé, et quand, dégoûté, il se replie, les hurlements des redoublants le saluent, l'applaudissent, parce qu'ils savent qu'un prof qui quitte le cours ça sape le moral des nouveaux

les cours où tout le monde gratte parce que tel *salaud de prof* change tout chaque année ou bien tel autre vient d'arriver ou tel autre encore qui nous fait tout le temps des sourires n'est qu'un faux cul alors on ne sait jamais

les midis où il faut sortir de l'amphi assez tôt pour ne pas se retrouver au bout de la queue, à trente mètres du Restau-U, derrière ces *petits branleurs* de la fac de sciences, ces *petites pétasses* de la fac de psycho qui vont tout bouffer avant qu'on ait fini de tremper sous la pluie, mais faut pas sortir trop tôt non plus parce que l'an dernier le prof d'anatomie a bien vu que les rangs se vidaient à moins le quart alors il s'est amusé à détailler pendant le dernier quart d'heure les réponses aux questions qu'il allait poser en février, et bien sûr il y a des débonnaires qui proposent gentiment – tu parles ! – de faire équipe : *Toi, tu vas au RU faire la queue, tu me gardes une place dans la file, moi, je prends la fin du cours et je te la file,* mais qui, bien malins, pendant que la brave fille, le bon gars, piétine là-bas dans la boue, rentrent chez eux, et le lendemain : *Tu m'as attendu ? C'est pas vrai, je t'ai pas vu. Je suis sûr que tu t'es dit : « Pourquoi je lui rendrais service, à celui-là. » Puisque c'est comme ça, la fin du cours d'hier, t'as qu'à la demander à quelqu'un d'autre*

les larmes des filles à qui on a fauché leur cartable dans l'autobus

l'humiliation quand le deuxième jour tu te présentes à la bibliothèque de la faculté de médecine, la bouche en cœur, ta carte à la main, et que tu dis : *Je voudrais m'inscrire. – Pour quoi faire ? – Ben, pour emprunter des livres – Vous êtes en P1 ? – Oui... – Alors vous n'avez rien à faire ici, revenez quand vous aurez eu le concours...*

le travail de sape quand dans la rue tu croises un groupe de types que tu ne connais pas mais qui t'ont repéré et te lancent : *Alors, tu leur as dit, à tes parents, que t'es pas fait pour ce boulot ?*

le sentiment d'asphyxie en pensant à la chambre pourrie en cité, en foyer, en meublé, en bout de couloir chez un couple qui te loue ça un max genre si tu fais médecine tes parents sont probablement médecins alors ils ont les moyens de raquer

la paranoïa, quand, épuisé de te battre dans cette ville où personne n'a l'air de comprendre qui tu es, ce que tu es venu faire, et à quel point tu as mal d'être seul, tu t'es dit : *Je vais au cinéma putain je dois pouvoir aller au cinéma de temps en temps pendant cette année de merde c'est pas ça qui va m'empêcher de réviser,* et, quand tu arrives devant la salle, les visages d'inconnus qui te regardent entrer l'air de rien mais ont l'air de dire : *Tu crois que c'est comme ça que tu l'auras, ton concours ?*, et tu sais que c'est probablement dans ta tête, mais tu n'arrives pas à te raisonner et ça suffit à te pourrir le plaisir du film

la solitude absolue quand tu rentres à la nuit noire après le film qui ne t'a même pas changé les idées, les bouquins et les cours empilés sur la table qui te narguent, se moquent de toi, te murmurent : *C'est comme ça que tu bosses ? Tu n'y arriveras jamais, t'es trop nul, t'es pas assez bon, et même si tu l'as ça veut rien dire, comment peux-tu être sûr que tu seras au top pendant les sept, huit, dix années qui suivent, ce foutu concours, c'est pas le début de carrière, c'est que le début de tes emmerdements,* et que tu n'as rien d'autre à faire que de te coucher et de te masturber frénétiquement parce qu'au moins, quand ça vient, ça fait tomber la tension et tu peux plonger dans le sommeil pendant quelques heures, et ces heures-là, avec un peu de chance, rien ne viendra te les pourrir – sauf si tu te rendors après avoir éteint le réveil, tu te lèves en sursaut, tu enfiles tes vêtements n'importe comment, tu cours pour attraper le bus, tu arrives à l'amphi en retard et putain l'exam est déjà commencé et les portes sont fermées à double tour, et tu te mets à taper, à taper, à taper, à pleurer si fort que tu te réveilles en sanglots et en sueur, ce rêve-là, plus le temps court, plus il te court après

les heures grises de l'automne le jour où alors que tu cours pour attraper le dernier bus (le premier jour ton voisin de palier t'a proposé de t'emmener et il t'a donné rendez-vous devant la porte du foyer pour y être à 8 heures, moins le quart ça suffira, et toi comme un con tu y étais à la minute dite mais ça en faisait déjà vingt qu'il était parti, chaque occasion d'ébranler un petit P1 est bonne à prendre) tu glisses sur les feuilles mortes et tu t'étales de tout ton long dans une flaque grande comme un terrain de tennis et où, trop en colère et trop trempé pour avoir mal, tu te sens complètement épuisé, pas moyen de continuer comme ça, anéanti à l'idée d'avoir à remonter, te changer et repartir, alors les larmes aux yeux tu remontes, tu te déshabilles, tu te douches, et au lieu de te rhabiller tu enfiles un vieux jean, un gros pull, tu montes le radiateur et la radio à fond dans ta chambre et tu prends un bouquin pour ne plus penser à tout ça – non, ça ne t'avance à rien, mais au moins tu te dis que cette matinée-là, que tu ne passeras pas parmi les rangs serrés de tes camarades abrutis de sommeil, de frustration, de peur et de haine, une matinée loin du monde, c'est déjà ça de pris...

Et puis il y a les week-ends chez les parents, à vingt ou quatre-vingts kilomètres de là, le voyage en train ton linge sale dans ta valise, ta mère ou ton père qui t'attendent à la gare, les questions tu prétextes d'avoir du boulot et tu montes, et tu te couches, et tu tournes dans ce lit où naguère tu plongeais dans le sommeil sans hésiter avant de t'endormir lourdement...

Et le dimanche, tu te lèves le plus tard possible, tu fais traîner la journée jusqu'au moment en fin d'après-midi où ton père ou ta mère te fait remonter en voiture, te conduit sans un mot, te dépose à la gare : *Bon voyage, essaie de nous donner de tes nouvelles de temps en temps... pas seulement quand tu es à court d'argent...* Tu te laisses embrasser furtivement et tu t'enfuis vers la gare, vers le quai où tous les garçons et les filles de ton âge qui ont eu le désir ou l'illusion ou la folie de s'embarquer dans cette galère trépignent en attendant de pouvoir se ruer à l'assaut du train...

Tu attends qu'ils se soient entassés. S'il faut voyager debout dans le couloir ou accroupi ou assis sur ta valise entre deux wagons, *so be it.* Tu ne te battras pas pour monter dans un train.

Parfois, tu prétextes de devoir rentrer plus tôt, tu prends le train précédent, moins chargé, tu trouves une place au milieu d'une banquette et là – ça ne rate jamais, tu en as fait l'expérience à plusieurs reprises –, s'il te prend d'ouvrir un bouquin d'anatomie ou de physiologie pendant le voyage, c'est bien le diable si l'un ou l'autre de tes voisins ne te murmure pas : *Vous êtes étudiant en médecine... C'est long, ces études, hein ? Mais on apprend beaucoup de choses. Beaucoup de choses que les gens savent pas mais aimeraient bien savoir... Tenez, par exemple, vous qui serez bientôt docteur, est-ce que vous pouvez m'expliquer pourquoi les gens qui ont un cancer...*

Si la question avait été posée le samedi après-midi par ta tante ou la meilleure amie de ta mère, tu te serais replié comme une huître : *Je peux pas répondre à ça, j'ai même pas passé le concours encore...* Mais tu sens que celui ou celle qui te la pose là le fait un peu comme on lance une bouteille à la mer, sans vraiment croire que tu vas pouvoir répondre ; tu sens qu'il ne te dit pas tout – comment le pourrait-il comme ça, au milieu du compartiment où tout le monde le regarde par-dessus son journal ou son livre –, qu'il s'avance masqué et à pas comptés mais qu'il prend le risque, il y a des questions moins douloureuses, moins pénibles quand elles ne restent pas dans le silence, et puisque tu es là, puisque tu es... destiné à soigner plus tard quelqu'un qui, peut-être, souffrira de ce qui a frappé, meurtri, emporté sa femme ou sa mère ou sa sœur et n'en finit pas de le tourmenter aujourd'hui, puisque tu es là, peut-être peux-tu écouter son histoire.

Alors, tu ne dis rien. Tu réponds par monosyllabes, juste ce qu'il faut. Et tu écoutes. Et pendant cette demi-heure ou cette heure de récit dans le vacarme et la moiteur du train, tu as l'impression de servir à quelque chose.

Et puis tu reposes le pied sur le quai, dans la ville humide, tu prends le bus, tu regagnes ta chambre, et le lendemain matin la routine reprend

les enseignements dirigés à cinquante dans un labo miteux à manipuler des appareils sans intérêt

les polycopiés en vente deux jours pas plus et t'as intérêt à être là à la bonne heure sinon tu n'en verras pas la couleur et comme ce sont des redoublants qui s'en occupent, ils font traîner les choses entre le moment où ils ont récupéré les textes et le moment où ils le font imprimer pour prendre de l'avance sur les petits bleus, quand ils ne font pas sciemment un tirage insuffisant pour voir les coups voler quand les premiers ont pris les derniers et quand ceux qui se pressent derrière réalisent qu'il n'y en aura pas assez

les premiers partiels d'où tout le monde sort abattu, exténué, dégoûté par les questions ineptes, la terminologie incompréhensible, les sujets sortis du néant, les schémas illisibles – bref, la volonté impitoyable d'en mettre un maximum à genoux. Quand tu sors à ton tour tu fuis les camarades qui échangent une clope et leurs premières impressions angoissées, tu t'éclipses rapidement, tu rentres chez toi, tu préfères ne rien voir, ne rien entendre, ça ne servira à rien d'entendre les autres débattre de la manière dont ils pensent qu'il aurait fallu répondre, de les écouter vitupérer contre ces enfoirés de profs – de toute manière rien n'est encore joué, ce n'est que la première manche, ça se jouera au prochain tour, ça n'est pas fini. Du moins, c'est ce que tu as envie de croire.

Aux beaux jours, avec les nouvelles matières, avec les premiers résultats, l'atmosphère change un peu, les redoublants qui crânaient à la rentrée la ramènent moins parce qu'ils n'ont pas gazé autant qu'ils l'avaient annoncé, les petits bleus qui n'ont pas si mal réussi prennent de l'assurance, les filles qui ont *cartonné* arborent un large sourire en rentrant déjeuner chez leur mère à midi. Mais le poids est toujours là, la perspective du massacre de mai tournoie au-dessus des têtes brunes et blondes, l'humeur est à l'orage.

Quand les jours rallongent et te rapprochent de la dernière ligne droite, tu es comme les autres, à la fois plein d'espoir et persuadé que tu vas à l'abattoir et que tu ne pourras pas t'imposer une nouvelle année de tortures. Alors, tu te mets à songer en plein jour, à cauchemarder ce que pourrait être une sélection qui accumule en une journée la violence de toute une année :

tu imagines que le jour J, entre 7 heures et midi, les habitants de la ville ont pour consigne de ne pas sortir car la rue est réservée aux étudiants en médecine (lesquels, pour avoir le droit de composer, doivent atteindre l'amphi en empêchant par tous les moyens leurs concurrents de s'y rendre) et aux flics (qui doivent mettre en taule tous ceux qu'ils prennent en flagrant délit d'agression)

tu décris tes condisciples sortant des immeubles en regardant autour d'eux, sautant sur leur vélo, leur cyclo, leur voiture (les transports en commun ne circuleront pas ce jour-là par crainte des dégradations), et démarrant à fond la caisse, prenant les sens interdits, bousculant, renversant tous ceux qui s'interposent sans se soucier de rien (les flics ne peuvent pas être partout), en frappant, tamponnant, dégommant au passage les mal équipés, les pas carrossés, les plus légers qu'eux, bref, les perdants

tu composes un jeu de massacre grandeur nature où des presque encore adolescents, des pas encore adultes, se piétinent, se castagnent, s'entre-tuent pour avoir le droit d'entrer dans cet amphi et de s'asseoir devant une feuille de papier au coin de laquelle ils apposeront leur nom avant de le masquer sous du papier gommé, et de répondre à des questions sans grand rapport avec ce qu'ils rêvent de faire – rêve de fer

tu inventes le jour où des jeunes gens sans salut sans pitié chercheront à détruire tous ceux qui les entourent pour devenir peut-être ceux qui vont les soigner.

Ce jeu de massacre t'occupe pas mal de temps. Mais il ne t'apporte aucun soulagement.

Comme tout le monde, tu vas composer au jour dit.

Comme tout le monde, tu attends les résultats, chez toi ou dans un quelconque lieu de vacances, ou alors en faisant un petit boulot libéré pour l'été.

Et tu attends.

Tu attends que le téléphone sonne pour te dire si tu fais partie des heureux veinards veine de cocu cul bordé de nouilles qui passent en deuxième année...

... ou s'il faut que tu remettes ça une nouvelle fois, que tu te retapes tout depuis le début, l'amphi plein à craquer et Martell qui te regardera avec ses yeux mauvais, qui te crachera dessus en disant que tu n'es qu'un veau – seulement, tout a changé, et toi, tu as changé : la première fois tu n'osais pas le faire, mais cette fois-ci quand il lèvera le bras pour tendre le doigt vers la salle, tu le prendras pour toi, tu auras le sentiment que c'est toi qu'il désigne, c'est sur toi qu'il le pose, son regard supérieur de mandarin froissé

et quand il te traitera de *nul,* quand il te balancera tout son mépris, tu te sentiras bouillir, tu gronderas : *Ça ne peut pas continuer comme ça, marre de se faire traiter comme un con comme un chien* – et tu te lèveras.

Dans l'amphithéâtre

Monsieur Nestor

Faculté de médecine, 15 mars 2003

Comme ça tourne beaucoup, vraiment, je me suis assis sur l'un des sièges, au premier rang. Au bout d'un moment, le vertige disparaît, mais je reste assis. Je dois avoir le visage un peu hagard, car les jeunes gens qui passent me regardent d'un drôle d'air. Une main se pose sur mon épaule. C'est un jeune homme aux cheveux très courts, en chemisette. Il me demande si ça va. Je le rassure, je lui réponds que je suis venu assister à la conférence, j'ai été invité par des amis, mais je suis vieux, et parfois ça tourne un peu, alors je me suis assis. Il me dit que si j'ai besoin de quelque chose, je n'ai qu'à lever le bras, il monte dans la cabine technique. Je me retourne, je vois une cabine vitrée au sommet des gradins. Je comprends qu'il s'occupe de l'amphi, comme moi autrefois. Je me dis : « Comme il a l'air jeune. Est-ce que j'étais jeune comme ça, quand j'ai commencé à travailler à la fac ? » Je souris, je lui prends la main pour le rassurer et le remercier, ça va aller ne vous en faites pas.

Mon cœur bat un peu plus vite que tout à l'heure, mais ce n'est pas l'essoufflement ou le vertige. Je suis très ému. À vrai dire, j'ai un peu peur de vous revoir. Un peu peur que vous ne me reconnaissiez pas. Ça fait si longtemps. Mais je me dis que là, au moins, installé au premier rang, je vous verrai entrer, les uns après les autres, et qu'à mon sourire – moi, je sais que je vous reconnaîtrai – vous me remettrez tout de suite. Alors, je vais rester assis et, pendant que les étudiants s'installent, je vais laisser mes pensées vagabonder vers le passé. Ce n'est pas toujours agréable d'être aussi vieux que je le suis, mais s'il y a quelque chose que j'apprécie, c'est la clarté des plus lointains souvenirs. Et même si je ne me souviens pas de tout, même si je n'ai pas assisté à tout, bien sûr, je connais toute l'histoire dans les grandes lignes...

Fils à papa

Faculté de médecine, 1er octobre 1974

Ce lundi-là, ce n'était pas la Révolution – *Dieu merci,* soupiraient les uns ; *Patience,* murmuraient les autres – mais les choses bougeaient dans la bonne ville de Tourmens comme dans tout le pays, d'ailleurs. C'était une époque remuante, d'abord parce que le pouvoir venait de changer de main, ensuite parce que le nouveau pouvoir semblait prêt à accorder aux citoyens un certain nombre de droits nouveaux. On murmurait ainsi que, bientôt, les adolescents seraient majeurs avant l'âge. Et comme les femmes, toutes les femmes, étaient en mouvement, il fallait bien aussi en tenir compte. Certes, elles n'allaient pas jusqu'à brûler leurs soutiens-gorge en place de grève, comme en Amérique, mais elles sortaient dans la rue, se levaient en réunion, prenaient la parole, exigeaient qu'on les entende, revendiquaient non seulement de faire l'amour librement sans être enceintes, mais, si elles étaient enceintes, de pouvoir, du jour au lendemain, cesser de l'être sans en mourir. Pareilles perspectives énervaient beaucoup les bourgeois (qui craignent sans cesse que leurs épouses soupirant d'ennui ne les trompent avec des ouvriers plus jeunes et plus beaux qu'eux) et l'élite (qui craint toujours que la valetaille, les jeunes provocateurs et les artistes n'accèdent par leur imagination à ce qui cesserait, alors, d'être ses privilèges). Le monde médical lui-même était sens dessus dessous : assailli, depuis quelques années, par des étudiants venus des couches les plus vulgaires de la société, il nourrissait en son sein des praticiens traîtres à leur caste, et prêts à se rebeller contre l'ordre établi. La révolte grondait jusque dans les facultés.

C'est à cette époque épique que, par un beau lundi d'octobre de l'an soixante-quatorze, dans la belle ville de Tourmens, joyau immémorial de la vallée des Châteaux, notre histoire commence.

*

Sous un beau soleil de fin d'été, deux hommes conversent près de la barrière mobile qui bloque l'entrée du parking de la faculté de médecine. Le premier est le gardien des lieux. Le second est un homme de trente à trente-cinq ans, aux yeux noirs et perçants, au teint pâle, à la moustache noire parfaitement taillée, portant casquette et gants de golfeur. C'est lui qui parle. L'autre écoute sans un mot et hoche régulièrement la tête avec déférence. Soudain, tous deux se tournent vers la rue. Un véhicule vient de s'engager sur la chaussée et fait mine de vouloir entrer. Arrivé à la hauteur des deux hommes, le chauffeur, un jeune homme brun au visage portant des cicatrices d'acné, baisse sa vitre et demande à entrer. L'homme aux yeux noirs ne bouge pas. Le gardien se rapproche de la voiture et demande au jeune homme de rebrousser chemin : le parking est réservé aux enseignants, et, visiblement, ni la voiture ni son chauffeur n'y seraient à leur place. Le conducteur fait un grand sourire, hausse les épaules, enclenche sa marche arrière et se retourne pour reculer, mais il freine aussitôt : derrière lui, un autre véhicule bloque le passage.

C'est une décapotable de fabrication allemande, toute de cuir et de chromes. La capote relevée et le pare-brise fumé empêchent de voir qui la conduit, mais voici que la vitre s'abaisse côté volant et qu'un bras fin en sort et fait signe.

L'homme aux yeux noirs s'éloigne de la barrière et s'avance

ne comprenait pas bien son désir d'indépendance, l'avait mal pris, et son père, qui ne voulait pas que Bruno se déplace à vélo en ville, avait absolument insisté pour qu'il utilise sa vieille caisse.

Car c'était une vieille caisse. Abraham Sachs l'avait achetée en catastrophe douze ans plus tôt, le jour où, débarquant sans le sou avec sa femme et son fils de leur Algérie natale, on lui avait miraculeusement et simultanément proposé un cabinet de médecine générale et un demi-poste à prendre immédiatement dans l'hôpital – alors de troisième catégorie – situé dans la zone nord de Tourmens. Trop content de trouver un concessionnaire prêt à lui vendre un véhicule et à le lui laisser emporter sur-le-champ, il n'avait choisi ni la marque, ni le type, ni la couleur – jaune canari. De cette couleur peu ordinaire, on riait beaucoup, dans les rues de Tourmens-Nord, au début des années soixante. Il s'agissait cependant de la *voiture d'un docteur* ; comme ce docteur était aussi un accoucheur chevronné qui n'hésitait point à mettre les enfants au monde dans les immeubles les plus déshérités, les rires avaient bientôt fait place à des saluts respectueux.

*

Mais en cette année soixante-quatorze, Bruno, nous l'avons dit, a tout d'un jeune Don Quichotte. Et de même que le héros de Cervantès prenait les moulins à vent pour des géants et les moutons pour des armées, Bruno prend chaque sourire pour une insulte et chaque regard pour une provocation. Un poing serré, l'autre main posée sur la portière, il hésite. Non pas à claquer celle-ci bruyamment (il n'y pense même pas car elle est voilée depuis longtemps), mais à aller aborder le désobligeant qui vient de l'insulter et se penche à présent vers la vitre abaissée de la voiture allemande. Le jeune homme fait un pas en avant. Derrière le volant gainé de cuir il aperçoit une femme ; ses yeux sont cachés par des lunettes noires et ses cheveux par un foulard à fleurs, mais Bruno lui donne vingt-cinq ou vingt-huit monde médical lui-même était sens dessus dessous : assailli, depuis quelques années, par des étudiants venus des couches les plus vulgaires de la société, il nourrissait en son sein des praticiens traîtres à leur caste, et prêts à se rebeller contre l'ordre établi. La révolte grondait jusque dans les facultés.

C'est à cette époque épique que, par un beau lundi d'octobre de l'an soixante-quatorze, dans la belle ville de Tourmens, joyau immémorial de la vallée des Châteaux, notre histoire commence.

*

Sous un beau soleil de fin d'été, deux hommes conversent près de la barrière mobile qui bloque l'entrée du parking de la faculté de médecine. Le premier est le gardien des lieux. Le second est un homme de trente à trente-cinq ans, aux yeux noirs et perçants, au teint pâle, à la moustache noire parfaitement taillée, portant casquette et gants de golfeur. C'est lui qui parle. L'autre écoute sans un mot et hoche régulièrement la tête avec déférence. Soudain, tous deux se tournent vers la rue. Un véhicule vient de s'engager sur la chaussée et fait mine de vouloir entrer. Arrivé à la hauteur des deux hommes, le chauffeur, un jeune homme brun au visage portant des cicatrices d'acné, baisse sa vitre et demande à entrer. L'homme aux yeux noirs ne bouge pas. Le gardien se rapproche de la voiture et demande au jeune homme de rebrousser chemin : le parking est réservé aux enseignants, et, visiblement, ni la voiture ni son chauffeur n'y seraient à leur place. Le conducteur fait un grand sourire, hausse les épaules, enclenche sa marche arrière et se retourne pour reculer, mais il freine aussitôt : derrière lui, un autre véhicule bloque le passage.

C'est une décapotable de fabrication allemande, toute de cuir et de chromes. La capote relevée et le pare-brise fumé empêchent de voir qui la conduit, mais voici que la vitre s'abaisse côté volant et qu'un bras fin en sort et fait signe.

L'homme aux yeux noirs s'éloigne de la barrière et s'avance

d'un pas décidé vers la voiture allemande. En passant devant le jeune homme, il lui lance un commentaire méprisant.

Le jeune homme s'ébroue. A-t-il bien entendu ? Sa bonne vieille cocotte, un... Non ! Il n'a pas pu dire ça ! Et pourtant... Il doit en avoir le cœur net. Il coupe le contact et, dans un grand fracas (car la portière grince), il s'extirpe de son véhicule.

*

Prenons, si vous le voulez bien, le temps de le décrire : il est mince et grand, grand à ne savoir quoi faire de sa hauteur – imaginez Don Quichotte à vingt ans ; il ne lui manque que la barbe et s'il ne porte pas le plat du même nom sur la tête, il arbore sur ses cheveux longs attachés derrière la nuque un bonnet bleu qui le fait ressembler à un marin. Vous l'avez deviné : c'est le héros de notre histoire. S'il a été vexé par le commentaire de l'homme qui lui tourne le dos, ce n'est pas par fierté pour la Renault antédiluvienne dont il vient de s'extraire, mais parce que son père lui-même lui en a donné les clés le jour où il est parti pour Tourmens.

« C'est une bonne bagnole, avait dit à son fils le vieux médecin assis derrière son bureau. Elle ne m'a jamais laissé tomber. Elle te rendra service, à toi aussi. Soigne-la bien. Si elle te claque entre les mains, elle finira à la casse, mais ne la vends jamais. Ça ne serait pas élégant. Élégance, loyauté, amitié. Si tout au long de tes études tu leur restes fidèle, si tu te bats pour elles, elles te le rendront au centuple. Et pendant tes études, ne te fie qu'à deux personnes : Fisinger et LeRiche. Ce sont deux grands bonshommes et il ne faut pas s'étonner qu'ils soient devenus doyen et vice-doyen de la faculté de médecine. Alors, je sais, tu entendras souvent dire qu'on ne sait pas très bien lequel est le patron de l'autre, mais qu'importe. Ils se connaissent depuis quarante ans, je les ai vus gravir les échelons, accumuler les titres, et ils dirigent cette fac ensemble depuis six ans, ce qui impose le respect. Ce sont eux qui donnent le ton. Dans le doute, aligne-toi sur les règles qu'ils ont dictées. Mais saisis aussi toutes les occasions d'apprendre et n'hésite pas à demander conseil à Vargas. C'est un vieil ami. On a joué au foot ensemble. Je l'ai connu à Alger, il est venu y passer son internat et il est retourné en France ensuite, mais nous n'avons pas cessé de nous écrire et de nous revoir depuis. C'est un type correct, il m'aime et je l'aime bien. Il t'aidera à obtenir ton équivalence et à entrer directement en deuxième année à la faculté de Tourmens. C'est aussi un excellent prof. Il te guidera pendant tes études, et il fera de toi un bon médecin. Je l'ai appelé tout à l'heure pour le prévenir de ton arrivée. Il n'était pas chez lui, alors je lui ai écrit un mot. Et je me suis appliqué, pour que ce soit lisible... »

Sur ces mots ponctués d'un de ces sourires d'autodérision qui lui étaient tout personnels, Abraham Sachs avait tiré un stéthoscope du tiroir de son bureau, puis il s'était levé. D'un geste un peu théâtral, il avait placé l'instrument symbolique autour du cou de son fils, puis, retirant de sa bouche la cigarette éteinte qui s'y trouvait en permanence, il avait placé une main sur la nuque du garçon pour l'attirer vers lui et poser un baiser sur sa joue.

Quand, tout ému, il était sorti du bureau paternel, Bruno – c'est le nom du jeune homme – avait trouvé sa mère, Fanny, en pleurs dans le couloir. Or rien ne l'énervait plus que de voir sa mère pleurer pour tout et pour rien. Il abrégea donc les effusions et prit la route aussitôt, emportant avec lui – outre les conseils d'Abraham et la recette d'un sirop pour l'asthme dont celui-ci avait le secret – une petite valise où se serrait un bataillon de *tupéroires* emplis de mets plus délicieux les uns que les autres : de la *tchouktchouka*, des carottes au *krouyeh*, des pains à l'anis, des petites galettes et, bien enveloppés dans des feuilles de papier absorbant, des cigares aux amandes qu'il suffirait de faire frire quelques secondes dans de l'huile frémissante puis d'enduire de miel pour les déguster ensuite.

Bruno ne partait pas à l'autre bout du monde – il ne faisait qu'aller s'installer de l'autre côté de la ville, dans une chambre d'étudiant qu'il avait louée près de la faculté. Mais sa mère, qui ne comprenait pas bien son désir d'indépendance, l'avait mal pris, et son père, qui ne voulait pas que Bruno se déplace à vélo en ville, avait absolument insisté pour qu'il utilise sa vieille caisse.

Car c'était une vieille caisse. Abraham Sachs l'avait achetée en catastrophe douze ans plus tôt, le jour où, débarquant sans le sou avec sa femme et son fils de leur Algérie natale, on lui avait miraculeusement et simultanément proposé un cabinet de médecine générale et un demi-poste à prendre immédiatement dans l'hôpital – alors de troisième catégorie – situé dans la zone nord de Tourmens. Trop content de trouver un concessionnaire prêt à lui vendre un véhicule et à le lui laisser emporter sur-le-champ, il n'avait choisi ni la marque, ni le type, ni la couleur – jaune canari. De cette couleur peu ordinaire, on riait beaucoup, dans les rues de Tourmens-Nord, au début des années soixante. Il s'agissait cependant de la *voiture d'un docteur* ; comme ce docteur était aussi un accoucheur chevronné qui n'hésitait point à mettre les enfants au monde dans les immeubles les plus déshérités, les rires avaient bientôt fait place à des saluts respectueux.

*

Mais en cette année soixante-quatorze, Bruno, nous l'avons dit, a tout d'un jeune Don Quichotte. Et de même que le héros de Cervantès prenait les moulins à vent pour des géants et les moutons pour des armées, Bruno prend chaque sourire pour une insulte et chaque regard pour une provocation. Un poing serré, l'autre main posée sur la portière, il hésite. Non pas à claquer celle-ci bruyamment (il n'y pense même pas car elle est voilée depuis longtemps), mais à aller aborder le désobligeant qui vient de l'insulter et se penche à présent vers la vitre abaissée de la voiture allemande. Le jeune homme fait un pas en avant. Derrière le volant gainé de cuir il aperçoit une femme ; ses yeux sont cachés par des lunettes noires et ses cheveux par un foulard à fleurs, mais Bruno lui donne vingt-cinq ou vingt-huit ans et la devine très belle. Ses lèvres rouges frémissent à peine lorsqu'elle répond à son interlocuteur.

Agacé de voir semblable individu s'adresser à pareille créature, Bruno s'avance et lance au moustachu :

— Qu'est-ce que vous avez dit de ma voiture ?

L'homme ne tourne même pas la tête.

— Je ne vous ai pas parlé, jeune homme.

— Si, vous m'avez parlé, insiste Bruno. Et pour m'insulter, en plus !

— Rouler dans un tas de ferraille pareil est déjà, en soi, une insulte, répond l'autre narquois. Tes parents savent que tu circules dans une épave ? Oui, j'imagine ! Avec une couleur pareille, difficile de passer inaperçu. Tu es sûrement la fierté de ta famille.

Est-ce le tutoiement ou le sarcasme à l'égard de ses parents ? Bruno sent la colère monter en lui mais, au moment où son poing va partir, il sent une main se poser sur son épaule.

— Il faudrait déplacer votre véhicule, vous gênez le passage.

Le gardien se dresse derrière lui. Il n'est pas beaucoup plus grand que Bruno, mais il pèse au bas mot trente kilos de plus. Or quinze est la limite qu'Abraham Sachs a toujours conseillé à son fils de ne pas dépasser. Et de fait, sur l'épaule du gardien, Bruno voit se matérialiser la moue dubitative de son père. Ravalant sa colère, le jeune homme bat donc en retraite et regagne son véhicule. Dans le rétroviseur, il voit l'homme s'asseoir au côté de la jeune femme, et la voiture allemande reculer. Dans un grand crissement de pneus, Bruno fait marche arrière. Mais alors qu'il braque pour sortir de l'allée, la voiture allemande redémarre pour entrer sur le parking et heurte légèrement le véhicule jaune au passage. Un fracas fait bondir Bruno hors de l'habitacle. Son pare-chocs gît sur la chaussée, sa portière arrière droite s'est ouverte, les papiers entassés sur le siège s'envolent et s'éparpillent parmi les automobiles bloquées derrière lui. Tandis qu'un concert de klaxons retentit, Bruno regarde, impuissant, la barrière s'abaisser derrière ses agresseurs.

Les élus et les nuls, 1

Moi, je *devais* l'avoir, le concours. Il fallait que je l'aie : tout le monde est médecin dans ma famille, de père en fils. Mes frères aînés le sont déjà. Ma sœur a passé le concours l'an dernier. Si je ne l'avais pas décroché, moi aussi, ça aurait été la honte ! Maintenant, je me demande si je suis fait pour ce boulot. Parce que les gens malades, moi... Bon, avec toutes les spécialités qui existent, je vais bien en trouver une qui me conviendra.

*

Moi, j'ai laissé tomber au bout d'un mois, j'étouffais dans cet amphi. Les mecs étaient cons. Les filles venaient pour se trouver un mari. Les profs s'en foutaient. Je n'en pouvais plus. Je me demande ce qui m'a pris de m'embarquer dans cette galère.

*

J'ai été recalée deux fois de suite. La première fois, c'était à un point près. J'avais tellement travaillé et j'étais arrivée si près que je me suis dit : la deuxième sera la bonne. La deuxième fois, ma mère est tombée malade. On lui a trouvé son cancer du rein en décembre, et elle est morte en mai, deux jours avant le début des examens. J'y suis allée quand même, ma famille m'a dit qu'il ne fallait pas que j'aille à l'enterrement, qu'elle n'aurait pas voulu me faire rater mon concours pour ça, mais le jour où on l'a enterrée, j'ai pleuré pendant des heures. C'était l'épreuve d'histologie. J'ai eu 6/20. Si j'avais eu 6,5, je serais passée. Mon père a fait des pieds et des mains pour obtenir une dérogation, il a même reçu une attestation du professeur Lance, qui avait opéré ma mère, à qui il avait apporté le livre de signatures des obsèques pour montrer qu'elle avait été enterrée en plein milieu des examens. Le professeur Lance a même insisté personnellement auprès du doyen pour qu'il nous reçoive, mon père et moi, mais il ne nous a jamais donné de rendez-vous. Il était trop occupé. Et on ne m'a pas laissée tripler.

*

Je me suis inscrit parce que mes parents y tenaient absolument. Ils voulaient que je sois médecin. Ils disaient que ça montrerait aux autres de quoi on était capable, dans la famille. Moi, ça me faisait chier de bosser comme un abruti et de faire des études aussi longues ; tout ce qui m'intéressait, c'était la musique. Leur fils, musicien ? S'ils avaient pu me tuer, ils l'auraient fait. Alors ils ne m'ont pas lâché pendant tout l'été qui a suivi mon bac, et avant la rentrée, ils ont décidé de me payer des cours de soutien.

Leurs voisins avaient des amis dont la nièce était étudiante en troisième année de médecine ; elle était prête, d'après eux, à donner des cours pour se faire un peu d'argent de poche. Comme mes parents ne voulaient pas que je pète les plombs, ils l'ont invitée à dîner un soir pour qu'elle me parle du concours, mais sans me dire qu'ils l'avaient engagée pour m'aider à le passer. Quand je l'ai vue, je me suis dit qu'ils étaient complètement cinglés : elle était... ravissante. Ils croyaient vraiment que j'allais m'asseoir à côté d'une fille pareille et *bosser* ? Le plus drôle, c'est que très vite elle m'a avoué que ça lui pompait l'air de donner des cours, mais qu'elle avait besoin d'argent. Elle était embêtée de me dire ça. Je lui ai dit qu'au moins sur ce point-là on était faits pour s'entendre. Et elle a ri.

Très vite, on a prétexté d'aller chercher des cours à la bibliothèque de la fac, alors qu'en réalité on allait au cinéma. Et puis, de fil en aiguille... un jour, je l'ai raccompagnée à sa chambre.

C'était notre première fois, à tous les deux...

Au bout de six mois, on n'en pouvait plus de se voir comme ça. On ne foutait rien, évidemment, au point qu'elle a failli rater ses partiels. J'avais très, très envie d'elle tout le temps, mais on ne pouvait pas ruiner ses études comme ça, alors on a décidé de... se calmer, pour qu'elle révise... Elle a eu ses partiels ; moi, évidemment, j'ai échoué au concours – je ne suis même pas allé aux épreuves, je jouais de la guitare et je composais toute la journée dans la chambre de Sophie. Mes parents ont insisté pour que je recommence une année. J'ai fait semblant d'être d'accord, mais sans le dire, au mois d'août, j'ai pris un petit boulot d'aide-soignant dans une maison de retraite en bordure de Tourmens. En juillet 1975, la majorité civique a été abaissée à dix-huit ans ; en novembre, nous nous sommes mariés. Après, il n'a pas été difficile de faire comprendre à mes parents qu'en tant que chef de famille il fallait que je subvienne aux besoins du ménage et que j'aide Sophie à faire ses études. Ils n'ont pas beaucoup protesté. Une belle-fille médecin, ça ne se refuse pas.

*

Moi, j'ai redoublé – comme tout le monde. Et puis la deuxième fois je me suis retrouvé quatre places derrière le dernier de la liste. J'ai eu du mal à l'accepter, mais j'ai commencé à me demander ce que j'allais faire, quand en septembre on m'a envoyé un courrier me disant que quatre des reçus s'étaient désistés et que je faisais partie de ceux qui pouvaient prendre leur place. Je me suis demandé pourquoi quatre types bien placés avaient renoncé. Je n'imaginais pas ce qui avait pu leur passer par la tête. On m'a dit que trois d'entre eux ont préféré faire chirurgie dentaire. J'ai du mal à y croire. Qui voudrait regarder la bouche des gens à longueur de journée ?

*

Mon frère a eu le concours du premier coup. Il est arrivé quatre-vingt-troisième sur cent quarante. Je me souviens du matin où il est venu nous dire ça, et de la fierté de nos parents quand ils l'ont annoncé à tous les habitants du quartier. Ils avaient promis que s'il décrochait le concours ils lui offriraient une moto. Ils étaient si sûrs de son succès qu'ils la lui avaient déjà achetée, ils la lui ont offerte le soir des résultats.

Il s'est tué trois jours après, en grillant un feu rouge.

*

La fille de mes voisins s'est inscrite en médecine, mais le concours était difficile, et même si elle a travaillé dur, elle ne l'a pas eu la première année. Comme ses parents avaient du mal, financièrement, et qu'ils s'étaient rendu compte que ça risquait de durer longtemps, ils n'ont pas voulu l'inscrire une deuxième année de suite. Alors, elle s'est cherché du travail, et maintenant elle travaille dans une agence immobilière. C'est mieux. C'est plus correct. Médecine, c'est pour les enfants de riches. C'était pas fait pour elle.

*

Mon arrière-grand-mère est morte à cinquante-trois ans d'une tuberculose. Ma grand-mère est morte à quarante-huit ans d'une attaque. Mon père est mort d'un infarctus à quarante-cinq ans. Mon frère aîné est mort d'une rupture d'anévrisme à trente-deux ans. Si je traîne pas trop, je deviendrai médecin avant d'y passer à mon tour.

Intrigues

Professeur LeRiche

CHU de Tourmens, septembre 1974

La secrétaire du doyen reconnaît toujours ma voix dès qu'elle l'entend. Et cela fait longtemps qu'elle ne demande plus ce que je veux. Dès que j'ai prononcé trois mots, elle me passe le Vieux immédiatement.

— Fisinger, j'écoute...

— Bonjour, Monsieur, c'est LeRiche, vous avez demandé que je vous rappelle... Je sais qu'il est tard, je suis désolé, je suis sorti du bloc il y a trois quarts d'heure et j'ai dû d'abord m'occuper de cette histoire de polycopiés...

— Quelle histoire de polycopiés ?

— Un conflit entre des étudiants de deuxième année et les responsables de la corpo.

— Rien de sérieux ?

— Non, rien de sérieux. Tout est arrangé. Vous vouliez me parler ?

— Oui, mon vieux, mais d'abord, comment allez-vous ?

— Très bien, Monsieur, je viens de faire une mastectomie totale à une malade de vingt-huit ans qui présentait un cancer du sein. Je suis plutôt content de mon travail. Le chirurgien qu'elle était allée voir à Brennes lui avait parlé de tumorectomie simple, comme on les fait en Grande-Bretagne, mais, heureusement, son oncle est un de mes anciens internes, il ne l'a pas entendu de cette oreille et me l'a adressée. Grâce à lui... grâce à nous, elle est sauvée.

— Amputée d'un sein à vingt-huit ans ? Elle doit être traumatisée...

— Certes, Monsieur, certes, mais moins, tout de même, que si elle mourait à brève échéance... Or, avec une tumorectomie simple...

— Justement, Sonia m'a dit ces jours-ci avoir lu dans le *Lancet* un article au sujet d'essais – comment dit-on *randomized* en français ?

— « Contrôlés »...

— Contrôlés, merci, et qui semblent montrer qu'enlever tout le sein n'est pas indis...

— Oui, ils *semblent*, Monsieur. Ils semblent, seulement. En attendant, les femmes ont besoin de chirurgiens qui prennent des décisions sans attendre les résultats des essais. Et vous connaissez les Anglais et leurs hésitations incessantes, et leur agaçante manière de prendre l'avis du malade à tout bout de champ. Cela finit par empêcher toute initiative, à la fin, et si vous voulez mon avis, ce n'est pas bon pour...

— Je connais votre position à ce sujet, LeRiche. Et ce n'est pas de cela que je voulais vous parler, mais d'un problème qui concerne l'enseignement et, plus précisément, le concours.

— Je vous écoute, Monsieur.

— Nous avons toujours des difficultés avec la dizaine d'étudiants que nous sommes... *invités* à admettre chaque année sans concours, *en plus* des reçus...

— Oui... ?

— Cela pose un problème. Même si nous restons toujours discrets sur les conditions dans lesquelles ils sont admis, des bruits courent, et les familles de certains étudiants collés protestent...

— Je le sais, Monsieur, mais nous ne pouvons guère faire autrement... Il y a parmi eux des fils de diplomates ou de ministres de pays amis et les dérogations sont délivrées par le ministère. Il nous est très difficile de revenir dessus. Et puis, sur une promotion annuelle de cent cinquante étudiants, huit à dix places supplémentaires ne sont pas très difficiles à trouver dans les services... D'autant plus que la plupart brigueront seulement un diplôme d'université, et non un diplôme d'État, puisqu'ils n'exerceront pas en France...

— Je le sais, et il n'est pas question de revenir sur les arrangements de ces messieurs du ministère. Mais je me demandais si nous ne pouvions pas... y mettre des formes... Par exemple, je ne sais pas, en soumettant les étudiants concernés, qui sont le plus souvent des étrangers, à la nouvelle épreuve de contraction de texte qui a été introduite cette année... De manière à ce que cela fasse taire les critiques...

— Je vois... Vous désirez que ces candidats passent eux aussi cette épreuve ? Ce sera facile à organiser, Monsieur.

— Je ne vois qu'un seul problème, LeRiche, et je ne l'ai pas résolu. S'ils échouent ?

— Il n'est pas absolument nécessaire qu'ils soient *notés*, Monsieur... Il suffit qu'ils passent l'épreuve. La consultation des copies est interdite...

— Pas aux candidats eux-mêmes...

— Certes, mais un candidat reçu ne demande pas à voir sa copie, en général...

— Non, évidemment. Très bien... Très bien...

— Cela dit, pour qu'il n'y ait vraiment aucun soupçon sur l'équité de la procédure, il serait préférable que quelques étudiants – ceux qui n'ont pas de... recommandation insurmontable – ne soient *pas* admis à l'issue de l'épreuve. Cette année, nous avons reçu des demandes de dérogation de la part de plusieurs étudiants venus d'écoles de médecine américaines ou britanniques... Nous avons certes passé des accords avec leurs écoles, mais il est concevable qu'ils ne maîtrisent pas encore assez bien le français pour être admis d'emblée en deuxième année... Une année d'immersion dans l'amphithéâtre du concours leur fera du bien. Il faut être très ferme, sinon les étudiants étrangers prendront bientôt la place de nos futurs médecins... Et vous savez, par votre... ami le *docteur* Buckley, combien les Britanniques apprécient la France, surtout depuis que le projet de nouvelle école de médecine semble se concrétiser à Brennes... D'ailleurs, j'ai ouï-dire que le docteur Buckley avait fait l'acquisition d'une très jolie maison ancienne dans les environs...

— Je... Oui... oui. Sonia m'en a parlé. Vous savez, je connais peu Buckley, c'est surtout un correspondant de ma femme.

— Je sais qu'ils... s'apprécient beaucoup. J'ai aussi entendu dire que Mme Fisinger avait été sollicitée pour l'élaboration des programmes de la nouvelle École de médecine...

— Il en est question. Mais cela ne m'étonne pas. Elle est extrêmement brillante, comme vous le savez... Elle a tout de même été le plus jeune professeur agrégé de France...

— Oui... Vous avez toutes les raisons d'être très fier... Mais pour en revenir à notre conversation, que pensez-vous de ma proposition... ?

— J'y réfléchissais... Si vous pensez que c'est préférable, évidemment, il vaut mieux procéder comme vous l'entendez. Je vous fais confiance... Comme toujours.

— Et j'en suis honoré, Monsieur. Comptez sur moi. Je ne vous retiens pas plus longtemps.

— À bientôt, LeRiche.

— À bientôt, Monsieur.

Je raccroche, et mon sourire s'élargit. Avoir le Vieux comme doyen, c'est une aubaine. On pourrait difficilement trouver un homme plus velléitaire. Il a décidément beaucoup de chance de m'avoir. Je suis plus réservé sur sa femme, qui n'est pas très disposée à coopérer, surtout depuis que je lui ai proposé de collaborer aux protocoles d'essais de médicaments que WOPharma m'a proposés... Quelque chose me dit que cette chère Sonia ne se contente pas d'échanger des points de vue avec son ami Buckley. Il ne serait pas inutile d'en savoir plus. Je suis à peu près sûr qu'Hoffmann saura comment s'y prendre...

Je décroche de nouveau et je compose le numéro d'Hoffmann.

— Mathilde ? Vous êtes occupée ?

— Je partais en contre-visite, Monsieur, mais je suis tout à vous...

Je souris. Cette femme est diabolique, elle trouve toujours le mot juste. Je devrais m'en méfier.

— Je sais, chère amie. Pouvez-vous passer me voir quand vous aurez terminé ? J'ai une mission un peu particulière à vous confier.

— Bien, Monsieur. Justement, je voulais vous demander... la patiente du lit 27 – la jeune mastectomie totale –, lui avez-vous parlé de la chimiothérapie expérimentale ?

— Non, bien entendu ! Elle a déjà des métastases hépatiques et osseuses. Il est préférable de ne pas l'inclure dans le protocole d'essai car elle risque de nous claquer entre les doigts très vite, et cela pourrait compromettre les résultats. Or vous savez combien nos amis de WOPharma comptent sur nous. La *criblastine* est un anticancéreux au futur prometteur... Ne le gâchons pas.

— Je comprends, Monsieur... Comment s'est passée l'intervention ?

— Pas trop mal, finalement. Je tenais à ce que votre collègue Budd et son interne fassent cette mastectomie totale ensemble, sans que je m'en mêle...

— Max a opéré avec son interne ?

— Oui. Cela vous étonne ?

— Non... non. Il devait être tout heureux de faire ses premières armes sur une mastectomie...

— Je crois... Toujours est-il que je me suis tenu à l'écart du champ. Évidemment, ce n'est pas allé sans maladresses de leur part. Elle a beaucoup saigné, mais elle a tenu le coup ; et ils ont réussi à terminer sans qu'elle leur file entre les doigts. Malheureusement, je ne serais pas très étonné qu'elle décède dans les prochains jours. Vu son état, ce sera plutôt un soulagement pour sa famille. Enfin, son époux est jeune, il trouvera vite à se remarier.

Fanny Sachs, 1

Ce jour-là – je m'en souviendrai toujours, c'était le premier jour de Bruno à la faculté de Tourmens –, quand la voiture a démarré, Bram lui a fait signe et puis il a fermé la porte et j'ai vu ses épaules s'affaisser, son dos s'arrondir. Il a glissé les doigts sous ses lunettes pour se frotter les yeux, pour que les larmes ne se voient pas. J'ai posé ma main sur son bras, mais il n'a rien dit.

Il n'a rien dit, mais je savais qu'il était triste. C'est mon mari, je vis avec lui depuis vingt-cinq ans. Je sais que rien ne le touche autant que ce qui concerne son fils.

Son fils. Notre fils. Notre unique enfant. Nous aurions bien voulu en avoir d'autres. Surtout Bram, qui s'était toujours vu avec une ribambelle de fils. Moi, j'aurais sûrement aimé en avoir d'autres, bien sûr, ne serait-ce que pour le voir heureux, mais...

La vie c'est comme ça. On ne fait pas ce qu'on veut.

Bram est retourné s'asseoir dans son bureau. Il a ouvert le tiroir, il en a sorti son journal de tiercé. Ça voulait dire qu'il n'avait pas envie de parler. Il voulait que je le laisse tranquille.

Je suis retournée dans la cuisine. J'ai repensé à l'heure qui venait de s'écouler. C'était émouvant de les voir parler là, dans le bureau, face à face, comme quand Bruno était enfant...

Très tôt, Bruno a cherché à savoir ce que faisait son père. Un jour il m'a demandé pourquoi tous ces gens venaient voir son papa. Je lui ai répondu : « C'est parce qu'il les soigne. » Il a réfléchi un long moment, je crois qu'il avait six ou sept ans, et puis il a dit :

— Il les soigne comme quand je suis malade ?

— Oui.

— Alors ils doivent l'aimer très fort. Parce qu'il me soigne toujours bien, et je l'aime très fort.

Et lorsqu'il avait neuf ou dix ans seulement, et qu'on sonnait à la porte, il allait ouvrir. Il faisait entrer les gens, et il disait d'un air très sérieux :

— Asseyez-vous, Madame, asseyez-vous, Monsieur, mon papa va venir vous soigner. Il vous soignera bien. Et moi, quand je serai grand, je serai *soigneur*, comme mon papa.

*

Il a toujours beaucoup aimé son père, cet enfant. Quant à Bram... Son fils, c'est tout pour lui. Il voulait tant avoir des enfants. Je remercie le ciel qu'on l'ait eu, lui, au moins. Même si... On ne peut pas dire que ce soit le grand amour entre nous, je veux dire, Bruno et moi. Vous voyez, je l'appelle Bruno, alors que Bram dit toujours « mon fils »... Moi, j'ai du mal.

Là, je vous raconte une conversation, mais, en réalité, Bruno ne me parlait pas beaucoup quand il était petit. Il paraît que les filles, ça parle plus. On dit que les garçons ça court, ça crie, ça casse tout. Mais Bruno n'a jamais été comme ça. Enfant, il était plutôt taciturne. Du genre à rester des heures sans rien dire. Je me souviens d'une fois, j'étais allée faire des courses, il avait sept ou huit ans et il préférait rester dans la voiture, à lire. Il m'a dit de fermer la voiture, qu'il ne craignait rien, ça ne lui faisait pas peur de rester seul. Je suis allée faire ma course, je me suis rongé les sangs pendant les vingt minutes qu'il m'a fallu pour la faire, en me disant que j'étais folle de le laisser seul comme ça, que s'il lui était arrivé quoi que ce soit, si seulement il s'était mis à pleurer de peur, Bram me tuerait, je l'entendais déjà hurler : « On ne laisse pas un enfant seul dans une voiture ! Tu sais ce qui leur arrive ? Tu sais combien de bébés morts déshydratés j'ai reçus quand j'étais interne ? Et tu laisses mon fils... », et je jure devant Dieu que j'ai couru comme une dératée entre le magasin et la place où j'avais garé la voiture en me disant que plus jamais, plus jamais... et quand j'y suis arrivé, il était là, assis, tranquillement, plongé dans son illustré, et il a à peine levé la tête quand je suis entrée, il m'a dit : « Tu vois, c'était pas long... », et j'avais à la fois envie de pleurer, de le battre – enfin, de me battre, parce que si j'avais touché à un cheveu de sa tête, c'est sûr, Bram ne me l'aurait pas pardonné, alors autant me donner des gifles tout de suite, ça irait plus vite.

C'est peut-être ce jour-là qu'il m'a posé cette question que je me rappelle encore :

— Maman, dans notre maison, dans notre rue, il y a eu des gens qui ont vécu avant nous, et qui sont morts ?

— Oui, Bruno.

— Alors, quand nous on sera morts, il y aura des gens qui viendront habiter chez nous à notre place ?

— Oui...

— Pourquoi ?

— C'est comme ça... Les maisons, il faut qu'elles soient habitées...

— Non. Pourquoi il faut qu'on meure ?

Et là, bien sûr, je ne savais pas quoi répondre.

*

Il ne me parle pas beaucoup plus maintenant. Surtout depuis qu'il a passé son année en Australie. Enfin, quand je dis son année... Ses années. Il était parti un an après son bac, et voilà qu'à peine rentré il voulait repartir. Moi, je ne comprenais pas, je me disais : « Qu'est-ce qu'il va encore inventer ? Qu'est-ce qu'il va vouloir faire de sa vie ? » Enfant, il passait ses journées dans sa chambre, à lire, il n'avait pas d'amis, il n'aimait pas sortir, sauf pour aller au cinéma ou aller s'acheter d'autres livres… Je sais qu'il lisait aussi le magazine de nouvelles policières auquel j'étais abonnée. Je rangeais mes exemplaires sur une étagère dans ma chambre, et parfois je voyais bien que la pile avait bougé. Pas beaucoup, mais suffisamment pour que je sache qu'on y avait touché. Et ce n'était pas Bram, qui ne lisait jamais de romans et de nouvelles, lui, c'était plutôt des essais historiques et bien sûr des revues médicales…

Bruno, pour moi qui suis sa mère, c'était un enfant secret, fermé à tout. Alors, quand il nous a annoncé de but en blanc qu'il voulait partir un an en Australie avec une association, passer une année dans un lycée là-bas, vivre dans une famille, je n'en ai pas cru mes oreilles. Je me suis dit : « Il est fou de demander ça ? Son père ne voudra jamais. » Et je me trompais. Bram a souri, il a dit : « C'est bien, mon fils, il faut que tu partes à la découverte du monde. J'aurais voulu faire la même chose à ta place… » Et voilà, c'était dit, il n'y avait plus de discussion. Il n'y a jamais eu de discussion possible avec Bram, quand il s'agit de Bruno. Il n'y en a pas eu non plus quand il est revenu et nous a dit qu'il voulait repartir faire ses études de médecine là-bas. Là, Bram l'a moins bien pris. Il pensait bien que *son fils chéri* allait suivre ses traces – il l'avait entendu le dire assez souvent quand il était enfant –, mais il pensait qu'il le ferait près de lui… Et une fois encore, il l'a laissé partir… Deux ans. Deux ans sans le voir, à recevoir une lettre, un coup de téléphone de temps à autre. Bram était triste et abattu. Parfois, il recevait une grande enveloppe qui n'était adressée qu'à lui, une longue lettre de dix ou douze pages, il s'enfermait dans son bureau et il n'en sortait qu'après l'avoir lue, et le sourire aux lèvres il s'approchait de moi et posait un baiser sur ma joue en disant *: Bruno t'embrasse.* Et moi : *Comment va-t-il ?* Et lui : *Il va très bien.* Et, toujours avec le même sourire, encore plus appuyé peut-être, et un soupir… oui, de fierté : *Il apprend des choses qu'on n'enseigne pas ici.*

Et c'était tout. Bram n'a jamais été un homme bavard avec moi.

*

Et voilà qu'un jour, sans crier gare, Bruno appelle, oui, il appelle d'Australie et pour une fois c'est moi qui décroche et qui l'entends parler, son père était sorti faire un accouchement à domicile, il en a toujours fait depuis qu'il s'est installé ici, ça rend fou ses confrères, mais il dit : *Il a fallu que je prenne ce cabinet de médecine générale pour nourrir ma famille, on ne va pas m'empêcher d'aider les femmes à accoucher à domicile si elles le veulent, non ?* Évidemment, quand les femmes apprennent que leur docteur de famille a été accoucheur, en Algérie, elles lui disent : *Alors vous allez pouvoir suivre ma grossesse ?*, et quand il répond *bien sûr,* elles ajoutent, histoire de voir comment il va réagir : *Ça me rassure. Et puis si jamais j'accouche à domicile, vous pourrez vous occuper de moi...* et il répond *bien sûr,* sur le même ton : des accouchements à domicile il en faisait parfois dix dans la semaine, à Alger, ses confrères de la clinique râlaient, et lui leur répondait que ça ne leur enlevait rien, et c'était vrai, il allait accoucher les femmes qui ne pouvaient pas se payer la clinique et qui avaient peur de l'hôpital, ou qui ne voulaient pas se retrouver dans une salle commune, il faut dire qu'à l'époque c'était quand même gratiné... Alors, comme c'est parfaitement légal d'accoucher les femmes chez elles – bon, on entend tout le temps dire que c'est dangereux, qu'à l'hôpital ou en clinique on est plus en sécurité, mais Bram dit : *Bien sûr, quand je vois qu'une grossesse se passe mal, je vais pas m'amuser à garder la femme à la maison, mais il ne faudrait pas oublier que les femmes accouchent depuis plusieurs milliers d'années et que l'accouchement, c'est un phénomène normal, alors si ça se passe bien, on va pas envoyer les femmes mettre leur enfant au monde au milieu des microbes des autres,* et je me souviens même qu'un jour il a emmené Bruno faire un accouchement –, mais je m'égare... pourquoi je parlais de ça ? Ah, oui, à propos de Bruno, justement, lorsqu'il a décidé de revenir d'Australie, comme ça sans crier gare ! Au téléphone il me dit : *Dis à Papa que je rentre, que je vais faire médecine à*

Tourmens. Et moi : *Tu vas tout recommencer depuis le début ?* Et lui : *Non, je vais intégrer la fac en deuxième année, je pense que je peux avoir une équivalence parce que l'université de Canberra a passé des accords avec la fac il y a plusieurs années, ils font des échanges d'étudiants, alors je pense que ça pourra marcher.*

Je me souviens que je suis restée sans voix. Je ne comprenais plus rien. Je n'ai jamais rien compris à ce garçon. Je n'ai vu que le visage de Bram, quand il est rentré de son accouchement, ça ne s'était pas bien passé et c'était la première fois, c'était un siège et je l'ai toujours entendu dire que les sièges, moins on y touche, mieux c'est, l'enfant vient tout seul, il faut juste l'aider à la fin, pour sortir sa tête, mais là, je ne sais pas, les choses ne s'étaient pas bien passées du tout, la tête ne sortait pas… et il avait dû la faire évacuer en ambulance vers le CHU, et je me mets à la place de cette femme, je vois d'ici la scène, elle sur un brancard avec le bébé aux trois quarts sorti… Non, je préfère ne pas y penser… Mais quand je lui ai dit : *Bruno revient, il veut faire ses études à Tourmens*, son visage s'est illuminé, je n'avais pas vu ça depuis longtemps… peut-être depuis le jour où je lui ai appris que j'étais enceinte.

Son fils, c'est tout pour lui.

Et voilà qu'il le laisse repartir une nouvelle fois. Beaucoup moins loin, évidemment, il sera tout près, à l'autre bout de la ville mais tout de même. Je ne comprends pas qu'il ait tenu à prendre une chambre dans ce foyer… il paraît que c'était un foyer de jeunes travailleurs, ou de jeunes instituteurs, auparavant. Il a dit à son père : *Je ne veux pas te coûter cher, Papa, je me débrouillerai pour payer mon loyer*, et j'ai cru que Bram allait exploser… jusqu'au moment où Bruno lui a fait un grand sourire pour lui montrer qu'il se moquait de lui, et où ils se sont mis à rire tous les deux, alors que je n'avais rien compris…

Je ne comprends pas toujours ce qu'il y a entre eux. Je me sens souvent hors du coup. C'est mon fils, mais je ne sais pas qui c'est, au fond. Parfois, j'ai l'impression que c'est un étranger. Et

parfois, aussi, j'ai le sentiment que la partie de Bram qui pense à notre fils, à son fils... m'est étrangère aussi.

Quand il est parti pour son foyer, c'était un dimanche après-midi, il était tôt, on avait déjeuné tous les trois et ils avaient parlé tant et plus, Bruno du programme qui l'attendait, Bram de ses études avant guerre et des anciens camarades qui ont aujourd'hui des postes à la faculté – ceux qui lui téléphonent encore de temps à autre, ceux qui font comme s'ils ne le connaissaient plus... Et puis Bruno a dit qu'il était temps que nous y allions, il voulait s'installer et aller en cours dès la première heure le lendemain matin... Et moi, je m'étais préparée à l'accompagner là-bas, mais à ce moment-là Bram lui a dit : *Tu vas prendre ma voiture.* Je suis restée stupéfaite. J'ai voulu dire quelque chose mais il m'a lancé un regard qui voulait dire *Ne t'occupe pas de ça* et a ajouté : *Tu vas en avoir besoin.* Bruno a protesté, en demandant comment il allait faire ses visites, et Bram a dit qu'il se débrouillerait avec la mienne, et puis qu'un de ses patients avait une vieille Renault identique à la sienne et qu'il voulait la vendre une bouchée de pain, il allait la lui acheter, elle lui suffirait bien. J'ai suggéré : *Mais alors, Bruno n'a qu'à prendre la voiture de ton patient...*

Il m'a fusillée du regard.

— Je ne lance pas mon fils sur les routes dans une voiture pourrie. La mienne a été soigneusement entretenue, il sera en sécurité.

J'ai compris qu'il ne fallait pas que j'insiste.

Et puis il s'est levé et il a fait signe à son fils de le suivre.

Quand Bruno est sorti du bureau de Bram, j'étais là, à la porte, je lui avais préparé une petite valise pour qu'il ait de quoi dîner ce soir-là, et je retenais mes larmes. Il l'a vu et, comme à son habitude quand il me voit comme ça, il m'a serrée dans ses bras et il m'a posé un baiser sur le front en disant : *Allez, Maman, tu verras, tout ira bien.* Et puis il m'a pris la petite valise des mains, il est sorti dans la cour, il a sorti ses affaires du coffre de ma voiture et les a entassées dans celle de Bram, et puis il est revenu vers nous, nous a embrassés une dernière fois, et il est parti.

La voiture a démarré, Bram lui a fait signe et puis il a fermé la porte et j'ai vu ses épaules s'affaisser, son dos s'arrondir. Il a glissé les doigts sous ses lunettes pour se frotter les yeux, pour que les larmes ne se voient pas. J'ai posé ma main sur son bras, mais il n'a rien dit.

Il n'a rien dit, et je savais qu'il était triste. Mais là, il y avait quelque chose d'autre. Bram était assis à son bureau, les mains posées devant lui. Il a levé la main droite, et son pouce tressautait curieusement, et j'ai eu très fugacement l'impression que sa main droite était plus fine, plus maigre, que sa main gauche, alors qu'en principe, chez un droitier, c'est l'inverse. Je lui ai demandé ce qui n'allait pas.

Et il a dit : *Rien... Rien.*

Mais je vis avec lui depuis vingt-cinq ans. Et j'ai tout de suite su qu'il ne disait pas la vérité.

Les élus et les nuls, 2

Moi, je me suis retrouvé si seul en fac, loin de tous les gens que je connaissais, que j'ai commencé à déprimer. Le médecin que j'ai consulté m'a prescrit des tranquillisants et des antidépresseurs, mais ça n'allait toujours pas. Un soir, j'ai touché le fond, j'ai avalé deux bouteilles de whisky plus tout ce qu'il y avait dans les tubes. Quand on m'a amené aux urgences, j'ai eu de la chance : je suis tombé sur un médecin sympa ; au lieu de me faire interner au pavillon des agités – c'est ce qu'ils faisaient de presque toutes les tentatives de suicide, à l'époque –, il m'a envoyé au Centre de soins de la Forêt. Là-bas, ils n'assomment pas les patients avec des médocs ou des électrochocs. J'y suis resté longtemps, ça m'a permis de comprendre beaucoup de choses sur moi-même. C'est là-bas que j'ai commencé à peindre.

*

Moi, je me suis inscrite avec ma meilleure amie, on faisait tout ensemble depuis la maternelle. On avait révisé le bac et on l'avait eu ensemble, alors on s'est dit qu'on ferait pareil pour le concours de médecine. On a loué une chambre ensemble, on a passé l'année à bosser, on s'est privées de tout, on n'a pas raté un seul cours (quand la grippe a frappé l'amphi, on s'est même arrangées pour être malades à tour de rôle), on a révisé tous les jours, même les dimanches, alors on était sûres d'être prêtes toutes les deux. On n'aurait jamais imaginé que l'une de nous serait reçue et l'autre pas.

*

Moi, je voulais être sage-femme. Mes parents m'ont dit : « Qui peut le plus peut le moins. Fais donc médecine, tu seras gynécologue. » Quand je suis arrivée dans l'amphi le premier jour, je me suis dit que je n'allais pas perdre mon temps au milieu de ces sauvages. Je suis allée passer le concours d'entrée à l'école de sages-femmes, sans rien dire. Je l'ai décroché tout de suite et j'ai mis mes parents devant le fait accompli.

*

Lui, je me souviens du jour où il a appris ses résultats. C'était le deuxième été qu'il passait avec nous dans le service. Il travaillait comme agent, au bas de l'échelle. Ça faisait drôle d'avoir un aussi jeune homme parmi nous, mais d'un autre côté, comme on n'est que des femmes, on était contentes d'avoir un homme pour quelques semaines. Surtout l'été, quand il faut déplacer les malades les plus lourds et qu'on est en effectif réduit. La première année, déjà, il avait présenté le concours, mais il ne l'avait pas eu. On l'avait vu revenir un matin la tête basse, il était déçu, évidemment. Un jour, il m'a confié comme ça qu'il s'y attendait : il n'avait pas assez travaillé, il y avait un examen qu'il n'avait pas présenté, il avait eu une mauvaise note et ça s'était ressenti sur son classement, forcément. Ça m'a fait de la peine et ça m'a étonnée parce que dans le service il bossait dur. Il n'était pourtant pas très dégourdi, au début. Son premier jour, on avait embauché à 5 h 45 comme d'habitude, il avait l'air perdu, alors je lui ai dit de me suivre avec le chariot. On s'est arrêtés devant la première chambre, je lui ai tendu les thermomètres en lui disant : « Il faut leur prendre la température », et puis je suis allée ouvrir le volet. Lui, derrière moi, il s'est approché de la malade couchée dans le lit près de la porte, une dame obèse qui avait fait une hémiplégie, et je l'ai entendu dire : « Bonjour, Madame. Il faudrait que vous preniez votre température », et j'ai soupiré, j'ai dit : « Elle peut pas la prendre toute seule. » Et il est resté là, debout, paralysé, devant le lit. Alors je me suis approchée, j'ai soulevé le drap, je lui ai montré comment il fallait lui écarter les fesses et lui glisser le thermomètre dans l'anus, je me souviens qu'elle était couchée sur le côté parce qu'elle avait des escarres pas possibles, et heureusement, pour une fois, elle ne baignait pas dans ses selles, peut-être parce qu'elle était constipée ou bien parce que la collègue de nuit l'avait déjà changée.

J'ai regardé mon petit jeune homme et j'ai vu qu'il était secoué. Il a fait le tour du lit, il est allé vers l'autre malade, qui était à peu près dans le même état, et là, il s'est débrouillé tout seul. Ce premier jour, il n'a pas dit un mot, même pas quand on a pris le café à l'office, pas un mot jusqu'à l'heure du repas, où il s'est mis à causer avec un monsieur qu'il fallait faire manger. Et puis ensuite, il s'est mis à nous parler, à demander depuis quand on travaillait là, si ça n'était pas trop dur... Il était mignon. On voyait qu'il cherchait sa place. Mais il l'a trouvée. Il travaillait comme tout le monde, il mangeait avec nous, il faisait la pause avec nous, et on pouvait toujours compter sur lui quand il y avait quelque chose de difficile à faire ou de lourd à porter. Il ne nous laissait jamais nous débrouiller seules avec les patients les plus difficiles à déplacer – les paralysés obèses, les cancéreux si amaigris qu'on a peur de les casser au moindre mouvement, les vieux qui souffrent le martyre à cause de leurs rhumatismes, les jeunes cassés de partout après un accident... Il savait toujours comment les prendre : il les regardait attentivement, il regardait le lit, et puis il déplaçait la table de nuit, les sièges, tout ce qu'il y avait autour, et puis il me disait : « Angèle, vous voulez bien vous placer là, à la tête du lit ? », et il disait à une de mes collègues, mettons : « Chantal, vous voulez bien vous placer là, aux pieds de Mme Denis ? », et elle le faisait parce qu'elle voyait bien que j'étais d'accord. Je savais que ça n'était pas du flan, il savait ce qu'il faisait, et ensuite il se mettait de l'autre côté, et on soulevait tous ensemble la dame pour la mettre dans un autre lit ou sur un brancard, ou sur le soulève-personne qu'il avait découvert sous une bâche dans le débarras, un jour, à l'hospice. Il allait y voir une petite dame qui s'était rétablie suffisamment pour pouvoir y être admise mais qui s'y sentait bien seule, évidemment, et on se relayait pour lui faire la visite – et voilà qu'il passe devant la porte ouverte du débarras et sous une bâche en plastique il aperçoit des pieds chromés, et découvre une sorte de potence mobile achetée deux ou trois ans plus tôt et dont personne ne savait se servir. Ni une ni deux, il va voir la directrice de l'hospice et lui dit qu'à l'hôpital on en aurait l'usage, si elle veut bien nous le prêter, à charge de revanche. Et comme la directrice à l'époque était une brave femme, elle a dit oui, bien sûr, c'est mieux que de le laisser rouiller ici...

Alors, quand aux vacances suivantes il a demandé s'il pouvait revenir parmi nous, inutile de vous dire qu'on était plutôt contentes. Il nous a expliqué qu'il avait repassé le concours et que bon, il espérait bien l'avoir mais bien sûr, même s'il avait travaillé, y'avait pas de garantie. Je voyais bien qu'il était angoissé, je l'aurais été moi aussi à sa place.... et c'est marrant, jamais je n'aurais cru que je pouvais m'attacher comme ça à un fils de petits-bourgeois qui passait le concours de médecine, mais voilà, c'est comme ça, je le trouvais sympathique, il était gentil et décent, et j'avais de l'amitié pour lui. J'avais envie de lui remonter le moral et je lui ai dit : « Tu sais, si tu ne l'as pas, ton concours, ça change rien, tu es un bon garçon, tu trouveras un bon travail. Il y a tellement de manières de soigner. » Et il m'a répondu en souriant : « C'est vrai, vous avez raison (je le tutoyais, mais lui il m'a toujours vouvoyée, c'était mignon...). Si je l'ai pas, je ferai l'école d'infirmiers. » Et j'ai dit que c'était bien, moi j'aurais toujours voulu la faire, mais je ne me sentais pas capable. Et là, il a bondi sur ses pieds en disant : « Comment ça "*pas capable*" ? Vous en savez autant que l'autre andouille, là (une infirmière intérimaire qui se pointait de temps à autre quand les nôtres étaient en vacances ou en congé de maternité), quand elle vient, c'est tout juste si vous faites pas les prises de sang à sa place ! » Et c'était vrai, qu'elle était empotée, la pauvre, il fallait tout lui dire, à tel point que les filles, quand elles savaient qu'elle allait les remplacer, s'assuraient que j'étais là, moi, pour qu'elle ne fasse pas de catastrophe... Et lui d'insister : « Si elle est capable de décrocher le diplôme d'infirmière, je ne vois pas pourquoi vous, vous ne le seriez pas ! » Enfin, bref, moi je cherchais à lui remonter le moral avec son concours, et lui, il me disait des gentillesses, il a même dit : « Allez ! Si j'ai pas le concours, on va s'y inscrire tous les deux, à l'école d'infirmières ! » Et moi, j'ai répondu : « Si tu veux ! », en riant, mais je pensais *Tu verras, tu l'auras, ton concours...* Un jour, on prenait le café à l'office, Nicole – notre infirmière – lui a dit que sa maman le demandait au téléphone, il m'a regardée, il a poussé un grand soupir et j'ai compris qu'elle l'appelait pour lui donner ses résultats. Il est revenu cinq minutes après, un grand sourire aux lèvres, il m'a prise par les épaules et il m'a dit :

— Angèle, faut vous inscrire à l'école d'infirmières de Tourmens !

J'étais désolée.

— Tu as été collé ?

Et là, il m'a stupéfiée, parce qu'il m'a serrée dans ses bras et il m'a dit à l'oreille :

— Non, je l'ai eu, mais ça ne change rien. Vous en êtes capable, et vous serez une grande infirmière. Et puis, qu'est-ce que je ferai, moi, quand je serai interne, si vous n'êtes pas là ?

Quand je suis rentrée à la maison, j'étais encore secouée, j'ai raconté ça à mon mari, qui m'a dit : « Ah, mais il faut que je l'embrasse, ce garçon. Ça fait des années que je te le dis, et tu ne m'entends pas. »

Il a fallu qu'ils se mettent à deux, mais j'ai quand même fini par comprendre. Et je me suis dit : « Au fond, qu'est-ce que je risque ? »

Alors, j'ai pris mon courage à deux mains, et me voilà.

*

Moi j'ai été recalé alors que les trois *n*..., les trois Africains qui étaient assis au premier rang dans l'amphi, ont été reçus. Je suis sûr que ce sont les fils de ministres dans leur pays de merde et qu'ils ont eu du piston. Ça peut pas être autrement. Ça se voyait qu'ils glandaient rien : ils passaient leur temps à rigoler et à draguer les filles.

*

Moi, j'ai fait médecine parce que je voulais me marier et avoir des enfants. Je sais, ça a l'air superficiel de dire ça, mais il faut comprendre : j'avais dix-sept ans, je rêvais du grand amour, et à l'époque j'étais dégoûtée de tous les petits cons que j'avais croisés au lycée, j'avais envie de tomber sur quelqu'un de bien et je me disais qu'en médecine je n'aurais que l'embarras du choix.

Quand je me suis retrouvée dans l'amphi de première année, je me suis rendu compte que j'étais une vraie gourde : la plupart des garçons qui étaient là ne pensaient qu'à coucher avec le plus de filles possible, ou alors c'étaient des gamins qui se croyaient encore en terminale C. Je n'étais pas très bonne en maths mais les autres matières me plaisaient. Je me suis prise au jeu, et j'ai eu le concours du premier coup. J'en ai été la première surprise, on m'avait tellement dit que c'était impossible. Et quand je me suis retrouvée dans le bain des années suivantes, j'ai découvert que la médecine, ça m'intéressait beaucoup.

Ça étonne vraiment mes parents, moi qui n'aimais pas le lycée et qui ne perdais jamais une occasion de sécher, voilà que je ne rate pas un cours, et que je campe à la bibliothèque. Mes copines de lycée ne me reconnaissent plus. A vrai dire, quand on sort, je m'emmerde avec elles : elles ne parlent que de fringues et de jules et ça me fatigue ; moi, je pensé aux articles que j'ai à lire à la maison et aux stages qui commencent l'an prochain, d'ailleurs je crois que je vais cesser de les voir parce qu'en plus elles n'arrêtent pas de me demander comment ça se fait que je n'aie pas encore trouvé de mec, et elles me regardent de travers quand je leur dis que j'ai le temps de voir venir et que pour le moment j'ai mieux à faire.

*

Moi, j'ai commis l'erreur de coucher avec une fille, *une seule fois.* Elle m'avait juré mordicus qu'elle risquait rien. Je t'en foutrai ! Un mois et demi plus tard, cette conne m'annonce qu'elle est enceinte. Quand je pense que la loi sur l'avortement a été votée six mois plus tard ! *À six mois près, je me serais pas marié, putain !*

Le professeur Vargas

Je revois très bien Roland Vargas assis à sa table habituelle, au Grand Café, boulevard de l'Hôpital, en ce début d'automne 1973. Il a une tête à la Léo Ferré, avec à peine plus de cheveux. Il fume cigarette sur cigarette, ne se rase jamais plus d'une fois par semaine (deux fois les mois sans R) et porte toujours des jeans usés et des polos à manches courtes dont il ne boutonne jamais le col. Né dans une famille très catholique de la région de Tolède, il a fait du chemin avant de se retrouver assis à cette table. Après avoir rejoint les Brigades internationales à l'âge de dix-huit ans, il a quitté l'Espagne en 1939 au moment de la victoire de Franco, a traversé seul le détroit de Gibraltar en canot et parcouru la côte méditerranéenne à pied jusqu'à Alger. Là, après avoir fourni un faux certificat de nationalité française et un diplôme non moins faux du baccalauréat, il s'est inscrit en faculté de médecine. Après des études agitées pendant lesquelles il a côtoyé Albert Camus et l'équipe de *Combat*, milité au parti communiste et épousé une jeune Juive veuve et mère de trois filles, il est devenu professeur de microbiologie avant d'émigrer avec sa famille aux États-Unis au début des années soixante pour enseigner dans plusieurs universités prestigieuses.

Fin 1968, convaincu que la médecine française a besoin de têtes nouvelles, il décide de retourner dans l'hexagone. Quelques années plus tard, comme partout en France, la faculté de médecine de

Tourmens se transformera en chapelle et ne cooptera plus aux postes d'enseignants que les favoris des professeurs en place, mais à la fin des années soixante elle recrute encore des enseignants de qualité venus de tous les coins du pays, et parfois de plus loin. Le professeur Louis Fisinger, brillant titulaire d'une chaire de médecine interne, est alors le doyen, depuis six ans, de ce qu'il présente comme la grande faculté de médecine pilote de France. Il a rencontré Vargas juste après le débarquement des Alliés en Afrique du Nord. Apprenant que son ancien camarade rentrait au pays, Fisinger l'a accueilli à bras ouverts, lui a confié la chaire de microbiologie et l'a chargé immédiatement de coordonner le deuxième cycle des études de médecine. On conçoit ainsi sans peine que, depuis, l'attachement et la loyauté du microbiologiste envers le doyen Fisinger soient indéfectibles.

Cette nomination – qui doit autant à la compétence reconnue de Vargas qu'à l'amitié que lui porte Fisinger – n'a pas du tout été appréciée par le professeur Armand LeRiche, vice-doyen de la faculté. Tout, en effet, sépare les deux hommes. Gynécologue-obstétricien de son état, LeRiche méprise le microbiologiste, dont il tolère mal le caractère bohème, les méthodes pédagogiques brouillonnes et les sarcasmes permanents. Formé à une époque où les médecins disposaient de peu de chose pour soulager les souffrances et où un diagnostic précis permettait de sauver rapidement ceux qui pouvaient l'être et, au moins, de consoler ceux qui allaient mourir, Vargas fait partie des hommes qui – malgré leur spécialisation – chérissent la clinique envers et contre la technique. Il abhorre les chirurgiens – qu'il qualifie volontiers, à de rares exceptions près, d'instrumentistes décérébrés – et ne ménage pas ses attaques contre ceux qui, persifle-t-il, se vengent de leur manque d'intelligence et de sensibilité en mutilant le corps des autres. Tout en restant parfaitement courtois pendant les réunions pédagogiques et les manifestations officielles, il ne se prive jamais de rappeler aux étudiants qu'à l'époque où les pharmacologues découvraient les neuroleptiques, qui allaient soulager des milliers de psychotiques, les chirurgiens se vantaient encore de perfectionner des procédures de lobotomie ou d'hystérectomie remontant à l'âge de pierre ; il ajoute avec un sourire dévastateur que seul un chirurgien peut rêver de devenir doyen à la place du doyen. Comme LeRiche a été chargé, dès la création de la jeune faculté, de la sélection des étudiants et du premier cycle de leur formation, Vargas le considère en quelque sorte comme son ennemi naturel. Et LeRiche le lui rend bien. Vargas lui reproche, en outre, d'être l'homonyme d'un des rares chirurgiens à qui il voue de l'admiration : le professeur René Leriche, qui, en 1937, dans *Chirurgie de la douleur*, s'opposa à toute la profession médicale en affirmant que la douleur n'avait rien de rédempteur ou d'utile et introduisit l'anesthésie locale. Pour Vargas, le vice-doyen de la faculté de Tourmens n'est pas seulement un sale type, c'est aussi – par cette homonymie – un escroc et un usurpateur.

Malgré cette antipathie profonde et réciproque, LeRiche – par calcul – et Vargas – par loyauté – ne s'affrontent jamais ouvertement et en restent aux passes d'armes verbales et aux crocs-en-jambe pédagogiques.

La rivalité permanente des deux hommes, connue de tous – y compris du doyen –, a peu à peu teinté toute la vie de la fac. Dès qu'ils ont franchi le barrage du concours de première année, les étudiants sont sommés par leurs aînés de présenter le concours de l'internat, et de se rallier ainsi au groupe « dominant » que constituent les Perses – futurs chirurgiens et spécialistes de haut niveau – face à la plèbe des futurs généralistes de base. Pour les premiers, l'internat est la voie royale, seule digne d'être empruntée par qui veut briller dans la carrière médicale. Vouée à la carrière hospitalière ou à des spécialités lucratives, cette élite des élites sauvera les membres, les organes, les vies ; elle fera progresser la recherche médicale en incisant, en disséquant, en réparant, en amputant, en remplaçant les organes malades par des prothèses expérimentales et en explorant les viscères les plus complexes au moyen d'appareillages de plus en plus sophistiqués.

Comme le célèbre alors un gros homme en blouse blanche sur les affiches d'une association à but non lucratif, si la victoire contre le cancer est à portée de main, c'est bien grâce à cette élite ! Si les patients meurent, eh bien ! c'est pour la bonne cause, et c'est la faute à pas de chance. Ou au diagnostic erroné d'un de ces praticiens formés au rabais parce que *trop paresseux pour préparer l'internat*... ou trop médiocres pour le décrocher.

Quand ils se réunissent – dans les locaux de l'internat, bien sûr –, les Perses évoquent souvent les hauts faits de leurs aînés : ceux qui pratiquaient avec succès les amputations salvatrices sur les champs de bataille ne se laissaient jamais fléchir par les hurlements des blessés. De la compagnie d'élite ne peuvent donc faire partie que les plus forts, les plus résistants, les plus insensibles à la douleur et aux cris. Pour affirmer leur esprit de corps et leur supériorité morale, les Perses se sont forgé leurs signes de ralliement et d'appartenance (un interne porte son stéthoscope autour du cou, et non dans la poche, et remonte le col de sa blouse blanche) et ont mis sur pied toute une série d'activités plus « viriles » les unes que les autres : séances d'intronisation des nouveaux internes et adoubement temporaire des étudiants les plus assidus aux conférences d'internat ; beuveries privées auxquelles sont conviées un certain nombre de jeunes filles pour égayer ce corps professionnel très masculin, sans oublier l'organisation – avec la complicité des redoublants – du bizutage des étudiants de première année.

Une fois par an, à l'internat, LeRiche est convié à une fête au cours de laquelle les initiés se font un point d'honneur de célébrer les hauts faits des artistes du forceps, du scalpel et de l'écarteur, et de tourner en ridicule ceux qui ne savent manier que le thermomètre et l'appareil à tension. Leur cible préférée : les futurs médecins généralistes, ces « pieds crottés de la médecine, voués à trimer comme des percherons sur les chemins de campagne boueux et embousés et dans les rues défoncées des quartiers sinistrés », comme l'explique un de leurs pamphlets.

Amusé mais soucieux de son image, LeRiche ne leur fait pas

l'honneur de sa présence plus de quelques minutes, mais confie régulièrement à son ancien chef de clinique et désormais agrégé, Max Budd, le soin de le représenter. Totalement dévoué à LeRiche, Budd est le principal intermédiaire entre le vice-doyen et les internes. On le dit très enclin à participer à leurs bacchanales. Grâce à son « chaperonnage », le poids de la tradition aidant, la beuverie annuelle de l'internat, même lorsqu'elle dégénère, bénéficie d'une compréhension et d'une indulgence quasi illimitées de la part du doyen. « Nos étudiants ont besoin de traditions », répond tranquillement le professeur Fisinger lorsqu'on l'interroge au sujet de ces rites de passage quelque peu primitifs. Le doyen sait parfaitement que tous ces jeunes gens portent à LeRiche une grande admiration ; et comme c'est dans le groupe des internes que se recrutent les chefs de clinique et futurs agrégés, il ne peut guère s'opposer à ce que les *traditions* se poursuivent.

*

Malgré toute l'amitié qu'il porte au doyen, Vargas est farouchement hostile à la manière dont les internes de chirurgie et de spécialités mettent la haute main sur la vie de l'internat et, par la même occasion, sur celle des services et de la faculté de médecine. Comme il dit très haut ce que beaucoup d'enseignants de la faculté murmurent ou passent sous silence, par conformisme ou par pure indifférence, il est devenu, peu à peu, le guide d'une poignée d'étudiants hostiles au comportement élitiste des Perses. Ces quelques révoltés ont constitué un groupuscule idéologique dont les objectifs sont simples : promouvoir auprès de la masse de leurs camarades incertains la médecine générale, qu'ils présentent comme l'avenir du système de santé envers et contre les spécialités aliénantes et la chirurgie lobotomisante. D'abord informel, le groupe a envisagé d'abord, par jeu et par antagonisme, de prendre le nom de Mèdes. Les plus extrémistes ont poussé la provocation jusqu'à revendiquer le surnom de Merdes !

« Parce qu'on n'a pas peur de mettre nos mains dedans, parce que ça porte bonheur, et parce que c'est ce qu'on dit aux Perses ! »

*

Amusé et heureux d'assister à la constitution d'une résistance spontanée, et soucieux de venir en aide à son petit groupe de Merdes – tout en restant rétif à toute officialisation du mouvement –, Vargas a pris l'habitude de se rendre régulièrement au Grand Café, établissement très fréquenté par les étudiants en raison de sa proximité (il est situé à cent cinquante mètres de l'entrée de la faculté), de sa salle de jeux et de ses horaires imbattables : on y sert sans discontinuer de 6 heures du matin à minuit et demi. Tout en faisant mine de préparer des cours qu'il improvise toujours avec humour et un sens pédagogique aigu, l'enseignant passe plusieurs heures par jour – en général à midi, et en fin d'après-midi – dans un box au fond de la salle de jeux, à boire bière sur bière en écoutant les doléances ou les professions de foi des étudiants et en leur prodiguant des conseils souvent lapidaires. Son expression favorite – acquise depuis son séjour aux États-Unis et sa participation, à Londres, aux groupes de parole animés par Michael Balint – consiste à hocher la tête en faisant « Mmmhh ». Il fait partie de ces hommes qui, même lorsqu'ils se contentent de vous écouter, semblent vous révéler les secrets de l'univers. Il faut également reconnaître qu'avec les années Vargas a perdu en même temps ses illusions et sa verve. Il est de plus en plus soucieux, de plus en plus amer devant l'évolution des études médicales. Pour lui, les choses ont pris peu à peu une tournure détestable. Alors que l'ouverture des facultés à tous représentait pour la médecine, à l'automne 1968, la promesse d'un souffle nouveau, Vargas constate amèrement qu'en quelques années conformisme et féodalité ont repris leurs droits. Incapable de faire, à lui seul, contrepoids face à un mouvement que presque tous les enseignants soutiennent, il s'est peu à peu fait à l'idée que son rôle consiste modestement à soutenir les étudiants en difficulté, et à aider ceux qui en ont le désir à résister à l'étouffement idéologique de l'enseignement hospitalo-universitaire.

Parmi les trois douzaines d'étudiants gravitant autour de lui, Vargas apprécie tout particulièrement un trio dont la réputation est d'être redoutablement teigneux et absolument fidèle en amitié. André Solal, Basile Bloom et Christophe Gray ont commencé par échouer ensemble lors de leur premier essai au concours ; l'année suivante, rompant avec les habitudes des redoublants, ils ont refusé de participer au bizutage et, pour faire sortir de l'amphithéâtre un petit groupe de garçons et de filles qui ne voulaient pas subir le sadisme de leurs aînés, se sont distingués en castagnant vigoureusement une poignée de Perses qui croyaient pouvoir leur barrer le passage. Mis au courant de ce haut fait (le bizutage est l'une des bêtes noires des étudiants les plus engagés), le comité des Merdes les a invités au Grand Café pour les rallier à leurs panachés. Honorés, et alors même qu'ils n'étaient pas certains de franchir la barrière du concours à leur second essai, les trois étudiants ont accepté. Lorsque, au printemps suivant, ils ont décroché, in extremis et par miracle, les trois dernières places disponibles, les Merdes les ont portés en triomphe. Depuis, ils se font un point d'honneur de ne jamais avoir l'air d'étudier.

En réalité, Basile, André et Christophe sont trois bosseurs effrénés, qui se réunissent chaque jour à la bibliothèque pour critiquer point par point les notions qu'on leur a assenées en amphithéâtre. Quand la période des examens approche, alors que la plupart de leurs camarades s'enferment dans leur chambre pendant des journées entières, les trois étudiants passent des heures ensemble au Grand Café, fumant et buvant du matin au soir, et s'adonnent à de grandes joutes oratoires... qui leur servent, mine de rien, à réviser ensemble le programme de leurs examens.

À l'affection que leur porte Vargas répond, comme on l'imagine, une triple admiration. Le jour même où les trois garçons ont mis le pied à la faculté, ils ont posé sur les enseignants un regard incisif et exigeant ; dès qu'ils ont rencontré le microbiologiste, ils ont vu en lui le mentor dont ils avaient besoin. Depuis, ils ne le quittent plus.

*

Par ce lumineux lundi d'octobre, au milieu de l'après-midi, la salle du fond du Grand Café grouille d'étudiants avachis sur les banquettes placées contre les murs ou assis à califourchon sur des chaises dans les box. Les quatre flippers tintent sans discontinuer ; des couples excités s'agglutinent autour des deux baby-foot et, un peu à l'écart, quelques jeunes gens suivent en silence une partie de billard. Deux haut-parleurs pendus dans les coins diffusent une musique bourdonnante. Dans le box du fond, Vargas gratifie de ses *Mmmmh* les deux jeunes femmes manifestement très émues que vient de guider vers lui un étudiant bienveillant.

C'est ce moment précis que Bruno Sachs choisit pour entrer.

Mme Moreno, 1

Foyer des étudiants, 1er octobre 1974

Onze heures trente. J'ai presque fini ce côté. Je suis fatiguée, mais je vais quand même aller à la chambre 510. Il ne doit pas y avoir grand-chose à faire : le jeune homme qui s'y est installé est nouveau dans le foyer. Il est arrivé ce week-end, car vendredi dernier la chambre était vide. Ce matin, par habitude, j'ai posé mon seau devant, et au moment où je frappais je me suis dit : « Je suis bête, il n'y a personne. » Le garçon qui était là l'an dernier a déménagé il y a quelques jours. Il était inscrit en médecine, mais il a raté le concours deux fois de suite. Comme il a trouvé du travail, il a gardé la chambre pendant l'été, mais à l'approche de la rentrée il a fallu qu'il s'en aille : il n'a plus droit aux chambres d'étudiants. Au moment où je ramassais mon seau, Bonnat est sorti de l'ascenseur. Il venait distribuer le courrier. En me voyant sur le pas de la porte, il a dit :

— Le nouveau n'est pas là, vous pouvez y aller.

— Ah, il y a un nouveau ?

— Oui, encore un fils à papa qui fait médecine comme son vieux. Drôle de famille. Sa mère a fait des pieds et des mains pour qu'il soit admis ici alors qu'ils ont les moyens de lui payer un appartement grand luxe. Elle m'a dit que c'est lui qui insiste, parce qu'il vient de passer deux ans en Australie et qu'il a l'habitude de coucher à la dure. Eh bien, il va être servi !

Bonnat est un imbécile, je ne sais pas pourquoi il dit ça. Les chambres sont très correctes, ici. Pas très grandes, mais très correctes. Il y a un lit, une grande table avec un revêtement facile à nettoyer, un tableau noir au mur, une armoire, et même une petite penderie. Et puis un coin lavabo où tous les étudiants peuvent installer un petit frigo, un réchaud à gaz, une bouilloire électrique. Ce n'est pas réglementaire, mais comme ça ils peuvent se faire la tambouille... Et s'il y a beaucoup d'étudiants en médecine, c'est parce que souvent leurs parents ont des moyens que les autres n'ont pas, alors c'est normal qu'ils ne prennent pas les places en cité universitaire. Et puis ici ils sont plus tranquilles, il n'y a pas de bruit. De temps en temps il y en a un qui met sa radio un peu fort, mais c'est tout...

La 510 était vide, mais je n'ai pas commencé par là. J'ai préféré commencer à l'autre bout du couloir, par la 506. C'est la plus pénible à faire, parce qu'il... laisse vraiment tout traîner, et des fois des choses que je préfère ne pas voir... alors j'aime mieux commencer par celle-là. J'ai porté mon seau jusque-là mais je n'ai pas ouvert la porte tout de suite, j'ai fait semblant d'avoir oublié quelque chose dans le placard à balais, parce que je sais que si je laisse une porte ouverte, Bonnat en profite pour faire le tour de la chambre. Et moi, je trouve que ce qui se passe dans les chambres de ces jeunes gens, ça ne le regarde pas, il ne devrait pas y mettre le nez, déjà moi, je trouve difficile d'ouvrir (la porte et de tomber sur un jeune homme endormi nu comme un ver sur son lit le sexe dressé par un rêve, ou bien prostré, torse nu dans le coin lavabo au milieu du vomi après avoir trop bu la veille, ou bien affalé sur la table sous le tableau noir, la lampe de bureau encore chaude, ou bien allongé de tout son long tout habillé tout fripé ou bien debout près de la fenêtre ouverte fumant une cigarette au petit matin ou même, une fois, cachant sous le drap une silhouette murmurante indéterminée au moment où je passais la tête par) la porte et de découvrir dans quel état ils ont laissé leur chambre. Je trouve que c'est indiscret, de mettre mon nez dans leurs affaires, dans leur vie, dans leur intimité. Mais je n'ai pas le choix, et eux non plus. C'est mon travail. Alors je respire un bon coup et j'entre, et le plus souvent, heureusement, la chambre est vide – enfin, je veux dire que personne ne s'y trouve, parce qu'elles ne sont pas vides... Sauf la fois, il y a trois ou quatre ans, où je suis entrée, et l'étudiant était parti, avait tout emporté, rien laissé du tout de ce qu'il avait apporté, et c'était d'autant plus saisissant qu'il était là depuis plusieurs années, on se demandait comment il se faisait qu'un garçon – il avait presque trente ans, moi j'appelle ça un homme – de son âge n'ait pas d'appartement à lui et s'incruste là au point qu'il avait même installé une petite télévision et des plantes et il avait une table et des chaises pliantes qu'il rangeait dans le placard et sur lesquelles il recevait ses amis – seulement des garçons –, et puis voilà que du jour au lendemain il disparaît corps et biens, mais le plus saisissant, c'est qu'il avait fait le ménage, il n'y avait pas un grain de poussière nulle part, pas même sur le dessus de la porte, et il avait même nettoyé la corbeille à papier, et moi je n'ai plus eu qu'à refermer la fenêtre – il l'avait laissée entrouverte – et la porte et à ressortir dans le couloir, je me sentais toute bête de ne rien avoir à faire... Mais ce genre de chose, ça n'est arrivé qu'une fois, le plus souvent, quand j'entre, c'est plutôt le bazar, les vêtements en pile sur les chaises, les livres qui s'entassent, l'odeur de tabac refroidi même s'il est interdit de fumer dans les chambres, Bonnat insiste là-dessus sans arrêt, alors que lui aussi fume comme un pompier dès le petit matin...

Justement, ce matin, Bonnat a vu que je posais mon seau sans ouvrir la 506 et que je repartais vers la cuisine pour chercher quelque chose, alors comme il ne veut pas utiliser son passe en ma présence, il a poussé un soupir et il s'est contenté de glisser les enveloppes sous les portes.

Quand je suis revenue dans le couloir, Bonnat était debout devant la 503, il tenait un paquet à la main. Je lui ai dit :

« Posez-le, je le lui mettrai quand j'irai la faire. » Et je l'ai dépassé sans m'arrêter, pour aller ouvrir la 506. Il m'a regardée d'un œil mauvais et puis il a poussé la porte vitrée de l'escalier et il a disparu.

Ce type m'a toujours déplu. Il n'a pas trente ans, lui, et il fait déjà mon âge. Il a la tête des méchants dans les bandes dessinées de mon fils. C'est malheureux, pour un homme si jeune. Il est aigri. L'accident qu'il a eu quand il était à l'armée. Remarquez, s'engager dans les parachutistes et se faire une triple fracture la première fois qu'on saute, c'est bête. Mais ça n'est la faute de personne. Et puis il a vite retrouvé du travail. Gardien de nuit à l'hôtel de ville pendant quatre ans. Très bien payé. Mais quand il s'est marié, ça ne lui plaisait plus. Il a voulu être plus tranquille. Vivre sur son lieu de travail. Le gardien du foyer prenait sa retraite, on l'a casé là. Ça lui convenait, vu qu'il venait de se marier... L'appartement du gardien, au rez-de-chaussée, a trois pièces, mine de rien. Bon, il faut qu'il ouvre à 6 h 30 et ferme à 1 heure du matin, mais on ne peut pas dire que ce soit un gros inconvénient. C'est un travail tranquille. Il n'a même pas le ménage à faire. Juste sortir les poubelles, aider les étudiants à emménager ou déménager – et il ne se gêne pas pour tendre la main quand il est avec les parents, toujours généreux quand il s'agit de leur petit chéri... Enfin, ici, en tout cas. Ce foyer-ci, c'est quand même autre chose que la cité universitaire. D'abord, le ménage est fait tous les jours...

D'un seul coup, ça ne va pas, je sens que ça tourne, j'ai l'impression que je vais tomber. Comme j'ai déjà ouvert la porte de la 510, je m'appuie au chambranle. Mon docteur me dit tout le temps que si j'ai des vertiges c'est parce que je ne mange pas le matin. Mais je ne peux rien avaler, à part mon café. Une fois que j'ai habillé Julie et que je l'ai fait déjeuner, je suis déjà épuisée. Heureusement, depuis qu'ils ont installé la rampe, l'ambulancier peut monter la chercher avec un fauteuil roulant. Autrement, avant, il fallait qu'on lui fasse descendre les marches tous les deux sur une chaise, tous les matins. Mais quand elle s'en va, il est l'heure de partir pour moi aussi et je n'ai pas le temps de manger. Parfois, je n'ai même pas bu mon café, je le finis, même s'il est froid. Je garde le goût dans la bouche. Je ne crois pas que ce soit la faim, de toute manière. À midi, quand je sors du foyer, je n'ai pas faim. J'ai du mal à avaler quoi que ce soit. Ça fait quelques mois que ça dure. Enfin, au moins, j'ai perdu les dix kilos que j'avais en trop...

Si au moins ça avait pu faire revenir mon mari.

Je sais bien qu'il n'est pas parti pour ça. Pas parce que j'avais grossi. Il ne serait jamais parti pour ça. C'est à cause de Julie, je le sais bien. Il me le disait depuis longtemps, qu'il ne supportait pas de la voir comme ça. De savoir qu'elle serait toujours comme ça.

Moi non plus, je ne le supporte pas, mais qu'est-ce qu'on peut y faire ? Et comment est-ce que j'aurais pu le savoir qu'elle tomberait malade à deux ans et demi, elle qui était si vive, si gaie, si forte, elle qui marchait depuis l'âge d'un an, elle qui commençait à parler ? Comment est-ce que j'aurais su que d'un seul coup elle ne dirait plus rien, qu'elle se mettrait à pleurer et à hurler tout le temps, à casser les objets... à se salir de nouveau sans arrêt alors qu'elle était propre et qu'on me l'avait prise à l'école... Comment j'aurais su qu'elle passerait son temps à se faire mal ?...

J'entre dans la chambre 510. Je ne connais pas encore le garçon qui vit là, mais il m'a l'air différent des autres. Je ne sais pas comment dire. Les autres... Beaucoup sont là depuis plusieurs années. Ici, on ne fait que passer ou on s'incruste. Il n'y a que des garçons depuis que le foyer de jeunes femmes a ouvert à l'autre bout de l'avenue. Il y a deux ans, le cinquième étage a été loué à des élèves infirmières, parce que l'école ne leur trouvait pas de logement ailleurs, et comme le maire est président du conseil d'administration, il a fait en sorte de les dépanner. Bonnat, qui venait d'arriver, passait son temps à patrouiller entre deux étages, pour vérifier que les garçons ne montaient pas tout le temps chez les filles. Il a une mentalité de flic, ce pauvre Bonnat. Je plains sa femme.

Elle me fait pitié, cette jeune femme. Elle a l'air intelligente comme tout, elle a des diplômes, un bon travail, et elle est ravissante. Je ne comprends pas ce qu'elle fait avec lui. J'ai cru comprendre qu'ils se connaissent depuis qu'ils sont tout petits, qu'ils se sont retrouvés au lycée. Mais je ne sais pas si connaître un garçon depuis longtemps, c'est une bonne raison de se marier avec lui. Surtout quand, une fois mariés, il vous maltraite.

Signes d'appartenance, 1

Monsieur Nestor

Faculté de médecine, 15 mars 2003

La première année, l'appariteur que j'allais remplacer m'a fait venir à l'amphi quelques jours avant que je commence. Il m'a décrit ce qu'il fallait que je fasse, mais ne m'a pas expliqué tout ce qui pouvait se passer, évidemment. Quand je lui ai demandé comment étaient les étudiants, il m'a répondu : « Il y en a quelques-uns qui sont gentils, mais pas beaucoup. La plupart sont des petits cons. Fils et filles à papa. Malheureux de savoir que c'est ça qui va nous soigner plus tard. Quand on voit déjà comment ils se traitent entre eux. » Ça, évidemment, ça a attiré mon attention. Je lui ai demandé ce qu'il voulait dire par là. Il m'a répondu :

— Tu verras ça par toi-même, au bout d'une ou deux semaines de cours.

— Je verrai quoi ?

— Pourquoi on les appelle des carabins.

— Tiens, oui, dis donc, pourquoi on les appelle comme ça ?

— Parce qu'y a que leur petite carabine qui compte. Ils ratent pas l'occasion de la sortir pour tirer sur tout ce qui bouge.

> CARABIN : au Moyen Âge, les médecins portaient des masques pour se protéger des miasmes... Ces

masques, que l'on peut voir dans quelques illustrations sur la Grande Peste, les faisaient ressembler à des scarabées ou « carabes ». Ce nom aurait par extension été donné aux étudiants de médecine qui, lorsqu'ils étaient obligés de déterrer les morts des fosses communes afin de faire des dissections, portaient les mêmes masques.

— Ah, ce sont des chauds lapins, tu veux dire ?

— Entre autres.

— Mais ça doit être marrant, non ? Les étudiants en médecine, ça a la réputation de rigoler beaucoup !

— Si on veut. Ça dépend pourquoi. Bon, y'a tout leur cirque avec la faluche...

— La faluche ?

> FALUCHE : coiffure traditionnelle des carabins de France. Elle a remplacé la toque datant du Moyen Âge. Les carabins français l'ont ramenée d'Italie en juin 1888, après un congrès international qui adopta le béret de velours des habitants de la région bolognaise. [...] La faluche est portée lors des manifestations estudiantines. On ne l'enlève pas même devant un professeur, sauf s'il a le rang de recteur. [...] Elle comporte deux parties : 1) le ruban circulaire (avec ses emblèmes) ; 2) le velours noir (avec ses rubans supérieurs). Le ruban circulaire est à la couleur de la discipline principale. Pour la médecine, c'est du velours rouge [...]. Sur le ruban doivent figurer :
> - le baccalauréat – pour le bac A (philosophie) la lettre Phi ; pour le bac C (mathélem), la lettre epsilon, etc. ;
> - l'emblème de la discipline (pour un médecin, le caducée de médecine ; pour un chirurgien dentaire, une molaire, etc.) ;
> - des étoiles : une étoile dorée par année d'étude, une

palme pour le major de promotion, une étoile argentée pour les redoublements, etc.
Sur le velours noir sont accrochés :
- des insignes : associations ; congrès ; villes où l'étudiant a séjourné pendant ses études ; clubs auxquels il a appartenu ;
- une devise personnelle en grec, en latin, en français, en hébreu...
- des symboles marquant les diverses étapes de la vie de l'étudiant ; par exemple : un cochon (à l'endroit s'il n'a pas subi le bizutage, à l'envers s'il l'a subi) ; un squelette (à l'endroit, indique l'amour de l'anatomie ; à l'envers, de l'anatomie féminine) ; une grappe de raisin (amour du bon vin) ; une bouteille de bordeaux (cuite certifiée) ; une bouteille de champagne (coma éthylique certifié) ; un sou troué (nuit passée au poste de police) ; une ancre (amour de la navigation) ; une lyre (amour de la musique) ; une plume (amour de la littérature) ; une poule (fille très chaude) ; un chameau (à l'endroit : célibataire ; à l'envers, cœur pris, dans l'antichambre du mariage) ; une feuille de vigne (garçon dépucelé) ; une rose (fille dépucelée) ; un pendu (je suis marié(e)); une flèche (décernée par la partenaire d'un éjaculateur précoce) ; une épée (décernée par le/la partenaire d'un(e) bon(ne) baiseur/baiseuse) ; une lime (décernée par la partenaire d'un baiseur laborieux). Tout étudiant ayant, au cours de sorties, repas ou soirées, tiré un coup en bonne et due forme devra mettre une carotte à l'intérieur de sa faluche. Pour une pipe, un poireau ; pour un cul, un navet. Pour un dépucelage, il aura droit, suivant l'endroit, à deux légumes placés en X. [...] Toute pucelle effarouchée ou donzelle à la jambe mutine, demandant à voir le potager particulier (intérieur de la faluche) d'un étudiant, devra, comme il se doit, en

> passer par les armes suivant les goûts dudit étudiant, choisissant le lieu, le jour, et l'heure. [...] Lors d'une garde assurée par le carabin, tout passage de vie à trépas sera sanctionné par une faux placée sur le velours noir.

— Ils mettent leur... faluche pour aller en cours ?

— Parfois, oui. Mais surtout, il leur arrive de sortir en bande le soir, en ville. Là, ils mettent leur faluche et vont picoler tous ensemble. À la fin de la soirée, ils sont tellement bourrés qu'ils se mettent à faire des conneries : ils investissent les restaurants, bousculent les serveurs, renversent les assiettes de soupe sur les tables, passent la main dans la robe des femmes et coupent leurs bretelles de soutien-gorge, ou tranchent les cravates des hommes d'un coup de scalpel au ras du nœud...

— Et personne ne dit rien ?

— Non. Quand ils voient débarquer une vingtaine de gaillards qui gueulent comme des gorets, les gens ont peur, ils ne bougent pas, ils espèrent qu'ils ne feront pas trop de dégâts sur leurs beaux costumes... Ça n'arrive pas souvent, remarque bien. Mais quand ça arrive...

— Oui ?

— Parfois, ça fait du grabuge. Mais le doyen laisse faire. Et LeRiche, le vice-doyen, est un ami du préfet de police, alors en général, s'il y a des dégâts, il arrange ça avec lui.

— Et ça va jusqu'où, le grabuge, quand y'en a ?

— Jusqu'à... Je sais pas si tu as envie de le savoir. Et je sais pas si j'ai envie de te le dire. Tu verras bien... Enfin, le plus souvent, ils se contentent de monter sur les tables et de chanter une de leurs chansons paillardes. Tu en entendras plus d'une dans l'amphi. Les premières semaines, les redoublants passent parfois des cours entiers à chanter, pour pourrir le moral des petits nouveaux. Au bout de quelques jours, les petits nouveaux chantent aussi, alors les redoublants ne trouvent plus ça drôle et ils arrêtent.

— Leurs paillardes, c'est comme les chansons qu'on chantait au régiment ?

— Ouais. En plus... anatomique.

L'Interne de garde
(sur l'air d'*Amsterdam*, de Jacques Brel)

Dans la chambre de garde, y a un interne qui rêve
De son sommeil trop lourd, attendant la relève
Dans la chambre de garde, l'interne est allongé
Sur le vieux lit trop dur, sur les draps maculés
Dans la chambre de garde il rêve qu'une putain
Lui crie « Hardi, hardi ! Allez, baise-moi bien ! »
Mais l'interne de garde est seul contre le mur
Et se cogne la tête jusqu'au petit matin
Dans la chambre de garde, notre interne se touche
Se tripote la queue, se lamente et se mouche
Elle est moche et défaite, elle est molle et fripée
Faut dire que l'eau est froide, et qu'elle est délaissée
Dans la chambre de garde, chaque nuit, à toute heure
Le téléphone sonne, le téléphone pleure
C'est une vieille qu'est tombée, c'est un vieux qu'a claqué
Et le certificat, faut aller le signer
Dans la chambre de garde y a un interne qui baise
Qui jouit et se réjouit et qui réjouit encore
De la bouche gourmande qui lui suce le nœud
La bouche pas farouche d'une fille qui en veut
Elle a les lèvres rouges et la moule velue
Elle le pompe hardiment et quand elle a tout bu
Il la lui r'met au cul et l'enfile en cadence
Et ils jouissent en chœur sans penser aux urgences
Dans la chambre de garde...

Je me souviens avoir répliqué :

— Alors ça doit pas être bien dramatique. Au pire, ça fait

rougir les jeunes filles. Mais elles en verront d'autres, quand elles seront médecin.

Il soupire.

— Oui. Probablement. Mais elles en verront d'autres avant ça.

— Avant ?

Les trois étudiants

Le Grand Café, 1er octobre 1974

Quand Bruno Sachs pénètre dans la salle du fond, il n'est pas très impressionné. Il rentre d'Australie et il en a vu d'autres ; là-bas, à l'université, on boit encore plus sec, et l'on fume... comme des pompiers – ce qui n'est pas une litote car les incendies sont redoutables, sur le continent austral, et nombre de jeunes gens sont engagés volontaires dans la guerre du feu.

Bruno cherche des yeux la crinière blanche de Vargas. Alors qu'il scrute la salle d'un regard circulaire, un groupe attire son attention. Au milieu d'une poignée de garçons bruyants se tient un grand gaillard que, à sa peau café au lait, à ses cheveux frisés et à son accent créole, Bruno devine originaire des Antilles. Il porte une grande veste de cuir manifestement neuve qu'il fait admirer à ses camarades.

— C'est le cadeau... d'une amie, disait-il en se pavanant.

— Ben voyons ! Sacré Basile ! C'est ta mère qui te l'a offerte ! Je t'ai vu l'acheter avec elle aux Galeries, l'autre jour !

— Arrête tes conneries ! C'est une femme... *bien sous tous rapports* qui me l'a offerte.

— Mais ta mère en est une ! renchérit l'autre, en riant. Enfin, c'est ce qu'on m'a dit...

— André, explique à ce... *trou de Botal* ce qu'il en coûte

d'insulter ma mère ! s'exclame Basile Bloom en se tournant vers un jeune homme de petite taille âgé de vingt ou vingt-deux ans, au visage fin et au sourire irrésistible. Debout à quelques mètres du groupe, nonchalamment appuyé contre un pilier, André Solal couvre de paroles une très jolie jeune fille manifestement séduite. En entendant son nom, il se contente de faire à Basile un vague signe et se concentre de nouveau sur son interlocutrice. Innocemment, il lui prend la main. La jeune fille rougit.

Basile et ses camarades éclatent d'un rire tonitruant.

— Trop occupé pour te venir en aide...

Bruno sourit et s'avance au milieu des étudiants. Au fond de la salle, à la table de Vargas, les deux jeunes femmes se lèvent, serrent la main de l'enseignant et se dirigent vers la sortie, à la rencontre de Bruno. L'une d'elles a des reflets roux dans ses cheveux noirs, elle fronce les sourcils, sa jolie bouche est pensive. L'autre lui ressemble, mais paraît un peu plus âgée. Elle a le nez très fin, des yeux très verts, et semble avoir pleuré tout récemment. Sa compagne la tient par le bras comme pour la soutenir. Bruno s'efface pour leur céder le passage et les entend échanger quelques phrases.

— Il a raison, tu sais, Charlotte...

— Je sais qu'il a raison, mais je ne peux pas... Oh, Emma ! je ne sais pas quoi faire...

— Si tu ne fais rien, ça va continuer...

Tandis que les deux jeunes femmes s'éloignent, Bruno s'avance vers le sosie de Léo Ferré.

— Professeur Vargas...

L'enseignant lève la tête. Lui aussi semble très pensif. Bruno cesse de respirer. Le mot (probablement illisible) que Bram lui a écrit s'est envolé dans l'accident de l'autre jour, Vargas ne va pas se souvenir de son ancien condisciple ; Bruno se voit déjà obligé de raconter la saga familiale depuis les origines afin d'éveiller une lueur de reconnaissance dans ces impénétrables yeux gris.

— *Mmmmh ?*

— Je m'appelle Sachs. Bruno Sachs. Vous avez connu mon p...

Le visage de Vargas s'illumine ; il se lève d'un bond et lui tend les bras.

— Tu es le fils de Bram ? Sans blague ! Approche-toi, que je te regarde ! Tu es magnifique, tout le portrait de ton père !

Pendant que Vargas l'étreint, Bruno, stupéfait, rougit. Autour d'eux, le silence s'est fait. Tous les regards se sont tournés dans leur direction. Jamais ils n'ont vu le « Lion » se comporter ainsi. Quel est cet inconnu qui, par sa seule arrivée, a pu dessiller le taciturne enseignant ?

— Assieds-toi ! C'est merveilleux que tu sois là ! Tu viens prendre la suite de ton père ! Moi je ne suis qu'un rat de laboratoire, et j'ai toujours crevé de jalousie devant lui ! Quel grand clinicien ! Quel humaniste ! Qu'est-ce que je t'offre ?

Bruno est à la fois stupéfait et gêné par cet enthousiasme.

— Euh... rien, je suis un peu pressé, il faut que j'aille récupérer ma voiture au garage, j'ai eu un... accrochage.

— Un accrochage ?

Bruno lui raconte sa douloureuse rencontre avec le curieux couple, à l'entrée de la faculté.

— Tels que tu me le décris, le type en pantalon de golf est certainement Max Budd, l'un des deux chefs de clinique de LeRiche, le vice-doyen ; et la femme dans la BMW... c'était une décapotable ?

— Euh, oui, je crois, mais le toit était fermé.

— Mathilde Hoffmann. L'autre chef de clinique. Ton père t'a parlé du vice-doyen ?

— Vaguement. Il est obstétricien, c'est ça ?

— Oui. Sa spécialité, c'est de faire sauter les utérus. Le dernier article qu'il a publié recensait tous ceux qu'il avait enlevés, et les motifs d'intervention. Et tu sais quoi ?...

— Euh, non ?

— Dans ses statistiques, il avait ajouté la catégorie : « Motif indéterminé : 6 %. » C'est à des détails comme celui-là qu'on sait qu'un grand patron est un grand salopard : *il ne sait pas pourquoi il ampute ses patientes, mais il le fait quand même !*

Quant à ses deux chefs de clinique – tes deux tourtereaux de ce matin –, ils ne valent pas mieux. Ils font mine de s'entraider, mais c'est à qui soufflera le poste d'agrégé à l'autre... Allons, oublie ces malfaisants et parle-moi de ton père ! Comment va-t-il ?

— Bien, bien ! répond Bruno, en pensant au regard triste que Bram posait sur lui quarante-huit heures plus tôt. Mais justement, la voiture que j'ai abîmée à cause de ces deux-là, il m'en avait fait cadeau et... *Non ! C'est pas vrai ! C'est lui ! Là, dehors !*

— Qui ça ?

— Votre Budd, là. Je l'ai vu passer par la fenêtre. Il faut que j'aille le choper !

Bruno a sauté hors du box et entrepris de retraverser la salle encombrée mais se heurte à quelques obstacles. Il commence par bousculer la queue d'un joueur penché sur le billard. L'homme pousse un cri et se retourne. Il a le visage grave, est nettement plus âgé que les étudiants qui l'entourent.

— Pardon ! s'écrie Bruno en tentant de s'écarter.

L'homme le saisit par le col.

— Comment ça, « pardon » ? Tu me fais perdre la partie et tu crois que « pardon » va me réparer ça ? Tu sais combien tu m'as fait perdre ?

— Euh... Cent francs ?

— Tu rêves ? *Mille !* Je considère que tu me les dois. Si tu ne les as pas, il va te falloir me les regagner. J'espère pour toi que tu sais jouer...

Trop pressé de sortir, Bruno hoche la tête.

— D'accord ! Quand ?

— À 14 heures. C'est plus calme. Tous les innocents sont en cours !

— Tope là. Je m'appelle Bruno Sachs.

— Christophe Gray.

Aussi impressionnant qu'Orson Welles à la sortie de *Citizen Kane*, Christophe sourit avec un mélange d'impatience et de complicité. Mais déjà Bruno a repris sa course vers la sortie.

Devant lui, un tourbillon. Le bel Antillais qu'il a aperçu en entrant vient d'ouvrir son manteau et tourne sur lui-même pour le montrer à ses amis. Bruno n'a pas le temps de s'arrêter et s'empêtre dedans. Les deux jeunes gens tombent à la renverse et entraînent avec eux le plateau que la serveuse venait de poser sur une table voisine. Un déluge de bière et de Coca inonde la veste de cuir de Basile Bloom, qui pousse un hurlement.

— Grand con !

— Désolé ! dit Bruno. Il se relève et tend la main à sa victime. Une fois debout, Basile lui semble immense.

— *Désolé ?* Tu te fous de moi ? Tu sais ce que ça va me coûter en nettoyage, cette connerie ?

— Euh, je paierai la note. Je reviens vous donner la somme ici, à... à 14 heures ! J'ai déjà un rendez-vous, alors...

— Tu as intérêt. Sinon, je te retrouve et je te fais ton affaire.

— Comptez sur moi !

Bruno sort dans la rue. Évidemment, Max Budd n'est nulle part en vue. Il court dans la direction où il a cru le voir disparaître, tourne le coin, et manque se cogner à un couple tendrement enlacé. Cette fois-ci, il évite la catastrophe. Les jeunes gens tournent la tête vers lui ; la jeune fille rougit. Bruno rougit en réponse. Il fait un pas en arrière, sent qu'il marche sur quelque chose, le ramasse. C'est un tout petit carré souple recouvert de papier métallisé, qu'il brandit sans réfléchir en s'adressant au jeune homme.

— Euh... c'est à vous ?

L'autre le regarde en ouvrant de grands yeux.

— Tu m'as bien regardé ? J'ai la tête à semer des capotes dans la rue ?

— C'était par terre, à vos... à tes pieds... J'ai pensé que tu l'avais perdu.

Il désigne le sac en toile que le garçon a posé contre le mur, mais qui s'est renversé. En voyant qu'effectivement le préservatif a pu glisser du sac de son compagnon, la jeune fille écarte vivement la main que le jeune homme venait de poser délicatement sur sa poitrine, elle gifle les deux garçons l'un après l'autre, et les plante là.

Une main sur la joue souffletée, les deux étudiants éclatent de rire et se serrent l'autre.

— Bruno Sachs.

— André Solal. Tu me dois une tournée générale.

— Oui, ça vaut au moins ça... Au Grand Café, à... 14 heures ?

— Sois ponctuel.

« Pas de risque, pense Bruno. J'ai pas le choix ! Si ça continue comme ça, les études de médecine vont me coûter *très* cher... »

Les élus et les nuls, 3

Moi, j'ai voulu faire médecine parce que je ne savais pas quoi faire d'autre. Alors, quitte à faire des études...

Moi, j'ai voulu faire médecine parce que j'aime les enfants.

Moi, j'ai voulu faire médecine parce que j'aime les personnes âgées.

Moi, j'ai voulu faire médecine parce que je savais que je ne serais jamais au chômage. Des malades, y'en aura toujours.

Moi, j'ai voulu faire médecine parce que ma mère voulait que je sois avocat, et ça ne me tentait vraiment pas.

Moi, j'ai voulu faire médecine parce que j'en avais marre de voir tous ces gens souffrir.

Moi, j'ai voulu faire médecine parce que j'étais attiré par l'humanitaire. Et puis, en y réfléchissant, ça m'a aussi paru un bon moyen de faire de la politique.

Moi, j'ai voulu faire médecine parce que mon père a été obligé de faire pharmacie comme son père, et il ne l'a jamais digéré.

Moi, j'ai voulu faire médecine parce que mon père est mort pendant son service en Algérie. Ma mère était enceinte de moi quand il est parti. Quand il a été question que je fasse des études, elle m'a dit que si j'étais médecin, au moins, on ne m'enverrait pas me battre.

Moi, j'ai voulu faire médecine parce que le corps médical est une corporation réactionnaire et proche du pouvoir ; normal : ceux qui choisissent médecine sont toujours les fils de bourgeois. Alors, il faut des médecins originaires des milieux ouvriers. Sinon, ça ne changera jamais.

Moi, j'ai voulu faire médecine pour sortir ma famille de la merde.

Moi, j'ai voulu faire médecine pour partir loin de chez moi – y'avait pas de fac de médecine dans ma région, mais il y avait tout le reste.

Moi, j'ai voulu faire médecine parce que j'ai vu un documentaire, une fois, à la télé. Ça parlait de transplantation cardiaque.

Moi, j'ai voulu faire médecine parce que dans la maison à côté de chez moi, quand j'étais petit, il y avait un vieux monsieur qui était paralysé. Tous les matins, mon père allait aider sa femme à le lever au fauteuil, et tous les soirs, en sortant du boulot, il passait l'aider à le coucher. C'étaient des braves gens. Comme mon père ne voulait pas qu'ils le paient, ils lui donnaient des bonbons ou des livres pour nous, et chaque fois que ma sœur ou moi on fêtait notre anniversaire, sa femme nous faisait un gâteau. Le médecin passait les voir une fois par mois ; il se contentait de lui prendre la tension, de recopier l'ordonnance précédente et de faire la feuille avant de demander le chèque. J'ai pas voulu qu'il n'y ait que des sales cons comme lui pour soigner les braves gens comme eux.

Moi, j'ai voulu faire médecine parce que mes parents m'ont dit que si plus tard je devais émigrer, comme eux, je trouverais du travail partout où j'irais. Je n'aurais qu'à poser ma plaque.

Moi, j'ai voulu faire médecine parce que j'avais envie de participer à la recherche contre le cancer. Il paraît que c'est une discipline d'avenir.

Moi, j'ai voulu faire médecine parce que c'est un bon métier.

Moi, j'ai toujours voulu faire médecine, depuis que je suis toute petite. Je ne sais pas pourquoi, mais je ne veux rien faire d'autre.

Moi, je voudrais être psychanalyste. Et on m'a dit que pour ça, il fallait être médecin.

Moi, je suis physicien spécialisé dans l'acoustique ; je suis en train de mettre au point un système d'exploration par les ultrasons qui pourrait parfaitement servir à l'examen des vaisseaux sanguins. Mais quand je suis allé proposer à des services de CHU de l'expérimenter, on m'a regardé de haut et on m'a dit : « Faites médecine, et après, on verra. » J'ai répondu : « À trente-trois ans, vous voulez que je me remette à faire dix ans d'études ? Vous déraillez ? » Ils n'ont rien voulu savoir. Enfin, ils m'ont quand même dispensé du concours d'entrée.

*

Après mes hospitalisations à répétition, j'ai entrepris des études d'infirmière ; j'avais envie de soigner, mais je pensais ne pas pouvoir devenir médecin. Je n'avais pas la patience de faire des études longues. Et je ne pensais pas en avoir les capacités. Un jour, à la fin de ma formation, j'étais en stage dans un service de médecine, et on nous a amené un très vieux monsieur qui venait de perdre sa femme et qui avait fait un malaise chez lui. Ses enfants étaient très angoissés, très agités, et comme tout le monde était à la visite quand ils sont arrivés pour le voir, je les ai fait entrer dans le bureau de la surveillante, je les ai fait asseoir et je les ai écoutés. Et puis je les ai emmenés à sa chambre. Il était à demi content seulement de les voir, et ses enfants ne comprenaient pas. Ils ont commencé à se chamailler, lui en disant qu'il fallait le laisser mourir, eux en répondant qu'il n'avait pas le droit de parler comme ça, et la mayonnaise montait. Alors, j'ai bien écouté ce qui se disait et au bout d'un moment je me suis risquée : « Vous savez, je crois que vous êtes tous tristes de la disparition de votre épouse, de votre mère, et que vous ne savez pas comment vous en parler... » Et à ce moment-là, le vieux monsieur s'est mis à pleurer, sa fille aussi, et son fils se frottait les yeux pour ne pas montrer qu'il était ému également. Petit à petit, ils se sont parlé plus affectueusement, et j'ai senti qu'il valait mieux les laisser ensemble. La porte de la chambre était restée entrebâillée, et quand je suis sortie je me suis trouvée face à un homme d'une quarantaine d'années, grand, mince, très beau mais un peu triste et qui m'a dit : « Docteur John Markson ; je suis le médecin de cette famille... Je venais rendre visite à mon patient... » Son nom à consonance anglo-saxonne m'a intriguée, mais il n'avait pas d'accent. Il a demandé : « Comment va-t-il ? Vous êtes l'interne, je présume ? » J'ai rougi, je lui ai répondu que je n'étais que l'élève infirmière, que je ne pouvais pas lui dire grand-chose, qu'il valait mieux qu'il interroge la surveillante ou l'interne...

Il a ouvert de grands yeux et a dit : « Ah ? Je vous ai entendue leur parler par la porte entrouverte. Vous êtes une très bonne soignante. »

J'ai eu le sentiment qu'il m'avait fait un grand cadeau en me disant ça. Ça m'a beaucoup troublée, et j'ai vu dans ses yeux qu'il ne plaisantait pas. Je me suis dit que j'avais peut-être eu tort de brider mon désir. Pourquoi est-ce que je n'avais pas essayé de faire médecine ?

Je l'ai rencontré de nouveau par hasard, au Royal, quelques semaines plus tard. J'allais revoir *Harold & Maude*. C'était la toute dernière séance, alors ils avaient programmé le film dans la petite salle, celle qui ne comptait que cinquante places. Il ne restait qu'une place libre au premier rang, et il était assis dans le siège voisin. Il lisait. Je l'ai reconnu tout de suite et j'ai senti mon cœur battre à tout rompre. Je me suis dit que j'étais stupide : il m'avait sûrement oubliée. Quand je me suis assise, il a levé la tête, il a souri et m'a dit : « Ah ! Emma ! Vous ici... » Je lui ai demandé comment il connaissait mon prénom. « Vous portiez un badge, l'autre jour, à l'hôpital. C'est si rare ici que je l'ai remarqué. Et puis, Emma, c'est un prénom qu'un John n'oublie pas... » Je n'ai pas répondu. Dans la semi-obscurité, j'ai deviné qu'il rougissait ; pendant que le rideau se levait, il a murmuré qu'il venait voir le film pour la quatrième fois. J'ai répondu que pour moi, c'était la cinquième. Comme chaque fois, quand on apprend à Harold que Maude est morte, je me suis mise à sangloter. John a posé sa main sur la mienne. Cette nuit-là, nous sommes allés parler au Grand Café jusqu'à la fermeture ; et puis, ensuite, je n'ai pas eu envie de le quitter, et il n'avait pas envie de rentrer chez lui. Je l'ai emmené chez moi et nous sommes devenus amants. Au printemps, j'ai décroché mon diplôme. À l'automne, je me suis inscrite en médecine.

Signes d'appartenance, 2

Monsieur Nestor

Faculté de médecine, 15 mars 2003

BIZUTAGE : un amphi aux portes lourdes, mais peu nombreuses (trois ou quatre, maximum). Au moment le moins attendu d'un cours, les anciens, en dehors de l'amphi, frappent des coups assourdissants sur toutes les portes en même temps, pendant huit ou dix secondes. À l'arrêt du bruit les « carrés » (redoublants) entonnent, d'abord en murmurant, puis en augmentant le volume sonore : « Tremblez bizuths ! » Ensuite, l'un des anciens éteint les lumières et plonge l'amphithéâtre dans le noir. Au bout de quelques secondes, quelques novices se lèvent pour ouvrir les portes, et celles-ci font entrer des hommes cagoulés, une torche à la main. La masse des étudiants de toutes les années suit les cagoulards et bloque les issues, afin qu'aucun novice ne puisse sortir. On aura bien entendu recruté les redoublants afin qu'ils s'installent en bout de rang pour empêcher les récalcitrants de sortir. Une fois les portes verrouillées, les festivités peuvent commencer.

L'année avant mon arrivée, ils avaient fait ça le premier jour, ça avait surpris tout le monde. Martell avait râlé en les voyant débarquer parce que les redoublants et les internes ne l'avaient pas prévenu. Mais ils l'avaient fait exprès : ils ne voulaient pas qu'il vende la mèche. Comme ça n'avait pas bien tourné, paraît-il – j'ai entendu parler d'une jambe cassée et d'un jeune homme qui avait fait un malaise assez grave, une crise d'épilepsie, je crois, le doyen a convoqué les organisateurs pour leur passer un savon et leur interdire de recommencer. L'année d'après – c'était ma première année –, le bruit a couru qu'il n'y aurait pas de bizutage. Le premier jour, les petits nouveaux étaient quand même sur leurs gardes, ils se retournaient sans cesse pour surveiller la porte, mais rien ne s'est passé. Le deuxième jour, même chose. Pareil le troisième. Et puis, au fil des jours, ils se sont détendus, ils se sont dit que c'était probablement vrai : le doyen avait dû l'interdire. Que c'en était fini de ce truc-là. Ça faisait trois semaines qu'ils étaient là quand, dix minutes après avoir commencé son cours, ce salaud de Martell s'est arrêté au milieu d'une phrase, il a regardé tous les gamins qui levaient la tête vers lui en se demandant pourquoi il ne parlait plus et il a dit : « Bon, puisque vous avez été bien sages, vous allez avoir droit à la surprise que tout le monde attendait. » Et puis, avec un mauvais, très mauvais sourire, il a posé son micro sur le bureau et il est sorti par la porte du fond.

Je m'en veux encore de n'avoir rien fait. Ce n'est pas parce que je ne voulais rien faire. Mais je n'ai pas pu. Quand ils sont entrés dans la salle, coiffés de cagoules, les torches à la main, comme ces types qui brûlent des croix et pendent des Noirs dans les westerns, j'ai eu peur qu'ils mettent le feu, je me suis précipité vers la petite pièce où était rangé l'extincteur – il n'y en avait qu'un à l'époque, pour un amphi de huit cents personnes, vous voyez le souk... – et là j'ai trouvé Martell en grande conversation avec deux étudiants de deuxième année hilares, un gros visqueux, le poil ras et noir, et un grand au nez pointu, au crâne chauve entouré d'une couronne de cheveux qui ressemblaient à de la ficelle ; c'étaient des anciens redoublants, je les avais déjà vus à l'entrée de l'amphi le premier jour. À présent, je comprenais que ce jour-là ils étaient venus en repérage. J'ai pris Martell à partie, en disant qu'il ne fallait pas qu'il laisse faire ça. Il m'a répondu sèchement :

— Vous êtes nouveau, vous ne connaissez pas les rituels. Vous verrez, tout se passera bien. Laissez-les faire... Ne vous en mêlez pas.

— Mais...

— Vous êtes là depuis quelques semaines seulement. Si vous tenez à votre place, *ne vous en mêlez pas.*

Je venais de décrocher ce boulot, et à ce moment-là Mireille était enceinte. Si j'avais su ce qui allait se passer, je lui aurais dit merde, à ce con de Martell, mais je ne le savais pas, et je ne savais pas non plus que ce salaud n'avait aucune autorité pour me faire virer... J'ai eu peur, à peine embauché, de me retrouver au chômage avec une femme et un enfant, alors je ne l'ai pas fait...

Mais je suis retourné dans l'amphi parce que je ne supportais pas de laisser les choses se passer sans rien faire. J'étais encore en forme, malgré ma patte folle, et je me suis dit que je ne pourrais pas tout contrôler, mais que je pourrais au moins éviter que certains deviennent violents...

Ils ont été ignobles. Ils avaient bien sûr pris soin de ne rien faire de brutal – ils avaient trop peur que le doyen ne leur tombe dessus une nouvelle fois. Alors, ils s'en sont tenus à l'intimidation, aux humiliations. Comme ils avaient éteint les lumières et fermé les rideaux, comme pour une projection, il n'y avait plus que la lumière des torches. Les cagoulés gravissaient les allées, désignaient des étudiants et des étudiantes et leur disaient de sortir du rang. Ils les poussaient en bas de l'amphi, les faisaient monter sur l'estrade pour les soumettre à diverses... « épreuves ». Ils ont d'abord fait déshabiller les garçons un à un et, en sous-vêtements, les ont fait poser en une parodie de défilé de Monsieur Muscle, en appelant la salle à les ovationner ou à les huer. Ils avaient bien aligné une douzaine de garçons malingres et boutonneux, incapables de se défendre, et un jeune homme très athlétique qu'ils avaient mis en bout de rang pour la fin. Quand il a enlevé sa chemise et montré ses muscles, deux cagoulés ont poussé les filles qui se trouvaient sur la scène à se coller à lui comme s'il avait été l'homme le plus désirable du monde. Le cagoulé en chef (c'était l'un des deux types que j'avais vus avec Martell, le gros visqueux, qui était allé prendre le micro) haranguait la salle et a dit au type musclé de choisir une des filles qui l'entouraient, qu'il serait le roi de cette promotion-bordel et que la fille qu'il choisirait serait à lui pour la journée...

— Et peut-être aussi pour la nuit et toutes les autres nuits...

Le musclé a choisi une fille dans le lot, et, au sourire entendu qu'elle lui a fait, j'ai cru comprendre qu'ils se connaissaient déjà...

Toute la salle a applaudi.

J'avais envie de vomir. Au début, la plupart des petits nouveaux, terrorisés, ne disaient rien, mais, petit à petit, poussés par les redoublants dans leurs rangs, ils s'étaient mis à crier eux aussi, à huer les garçons en slip, à encourager le musclé qui se pavanait sur l'estrade, à lancer des noms aux filles...

Car le tour des filles est venu. Elles aussi, elles ont dû se déshabiller et se mettre en sous-vêtements devant tout le monde. Je me disais que l'une d'elles, au moins, allait refuser, et que les autres refuseraient aussi, mais non, voilà que les deux premières, tout sourire, ôtaient leurs vêtements en rythme (quelqu'un avait apporté un magnétophone à cassette et l'avait mis à fond), pièce par pièce, et les jetaient aux cagoulés sous les vivats. Quand j'ai vu que l'une d'elles avait mis des bas et des porte-jarretelles sous sa jupe, j'ai compris qu'elle était de mèche avec les redoublants, c'était probablement l'une de leurs copines, elle savait que le bizutage avait lieu ce jour-là et elle s'était préparée. Elle leur a fait un vrai numéro de strip-tease, en finissant par les bas (elle a gardé son slip et son soutien-gorge mais ils étaient si transparents qu'ils ne cachaient pas grand-chose), et puis elle est allée se coller langoureusement contre la tunique blanche du gros visqueux, qui éructait dans son micro. Quand les dix ou douze autres jeunes filles qui étaient sur l'estrade l'ont vue s'effeuiller sous les hurlements de tous les garçons présents, elles ont dû se dire qu'elles ne pouvaient pas se défiler. Elles l'ont toutes imitée et se sont retrouvées à leur tour en sous-vêtements. Évidemment, les cagoulés avaient choisi celles qu'ils trouvaient les plus mignonnes, alors il y a eu plus de bravos que de huées. Chaque fois que l'une d'elles avait fini d'ôter ses vêtements, le gros visqueux (il avait relevé le bas de sa cagoule et embrassait de manière assez dégueulasse la fille collée à lui, qu'il retenait régulièrement par le poignet quand elle faisait mine de s'éloigner, et comme la sueur ruisselait sur ses joues mal rasées, elle était obligée de s'essuyer chaque, fois qu'il lui collait son museau sur le visage...) commentait : *Oui, pas mal, pas mal, mademoiselle... Ah ! Très bien, très beau, ce cul, jeune fille !... Ouh, la salope, mais y'a du monde au balcon !!!*, et invitait la salle à applaudir et à frapper les bancs en guise de vote...

Finalement, le gros visqueux a « sélectionné » cinq filles et leur a remis à toutes un trophée en chocolat en forme de sexe ; il s'est tourné vers le grand chauve, qui poussait devant lui un brancard sur lequel on avait disposé des formes cubiques recouvertes d'un drap. Le grand chauve a éteint le magnétophone et levé les bras pour demander le silence... Le gros visqueux a murmuré dans son micro :

— Et maintenant, voici le clou du spectacle. Sous ce drap, il y a un cadeau...

Le grand chauve a soulevé le drap. Sur le brancard à roulettes, il y avait une chaîne haute-fidélité au complet. J'ai vu le gros visqueux se tourner vers les cinq étudiantes qui se tenaient devant lui en sous-vêtements...

— Et ce cadeau ira à celle qui sera assez brave *pour nous montrer ses seins...*

Brusquement, la salle s'est tue.

Il y a eu un flottement parmi les filles qui se tenaient sur l'estrade, un murmure dans les rangs de l'amphithéâtre... Et puis, petit à petit, des étudiants ont commencé à taper du poing sur les tables, et à taper des pieds par terre, en rythme, de plus en plus vite, de plus en plus fort, pour les inciter à passer à l'acte, pour pousser l'une d'elles à le faire. Au bout d'un long moment, dans le bruit assourdissant, j'ai vu l'une d'elles hésiter, je me suis dit : « Non, ma petite, n'y allez pas, ne faites pas ça... » Et puis elle s'est avancée, elle a regardé le gros visqueux, et il a levé la main une nouvelle fois pour arrêter les cris. La salle s'est tue. Le gros visqueux a porté le micro à sa bouche et a dit : « Allez, vas-y, ma belle... », et on l'entendait respirer comme un porc... La jeune fille a levé les mains pour faire cesser les cris et puis, crânement, elle a dégrafé son soutien-gorge et l'a jeté par-dessus son épaule. Dans les rangs tous les garçons ont hurlé et se sont remis à taper du poing et des pieds. Le gros visqueux a murmuré : « *Aaaaaah, c'est bien...* » La jeune femme a mis ses poings sur ses hanches et l'a regardé en souriant avec un air de défi.

Le gros visqueux était écarlate et il transpirait de plus en plus.

— Mais ce n'est pas tout, *jolie salope...* Pour gagner le cadeau, il vous faut aussi *enlever le reste* !

C'en était trop pour moi, j'ai voulu m'avancer pour leur dire que ça suffisait, mais Martell m'a retenu par le bras.

— Rappelez-vous ce que je vous ai dit... *Ce n'est pas votre affaire...*

Sur la scène, l'étudiante était décomposée. Elle avait été complètement surprise par ce qui lui arrivait. Elle n'avait pas compris qu'il lui faudrait aller si loin. Comme pour se protéger, elle avait croisé les bras devant ses seins, mais le grand chauve s'était approché d'elle et lui avait saisi le poignet. Elle était tétanisée, au bord des larmes. Le visqueux haletait sur son micro et souriait de toutes ses dents.

— Alors ? Qu'en penses-tu, ma jolie ? Une belle chaîne comme ça, est-ce que ça ne vaut pas de faire un petit effort ? Tu es en médecine, tu sais, on en a vu d'autres ! Et on en verra d'autres !

À présent, aucune fille ne riait plus. Seuls les cagoulés et les redoublants qui les avaient rejoints criaient et applaudissaient.

J'ai vu la jeune fille se redresser et prendre une grande inspiration. Et puis, sans prévenir, elle a glissé les doigts de chaque côté de sa petite culotte et d'un seul geste elle l'a enlevée. Tout le monde s'est tu. Le visqueux lui-même n'en croyait pas ses yeux. Et il ne l'a pas vue venir quand elle a fait trois pas dans sa direction et lui a collé sa culotte sur la figure.

Les filles ont éclaté de rire et tout le monde les a imitées. Bientôt, les boulettes de papier et les gommes volaient, pas en direction de l'étudiante, mais du gros visqueux. Pendant que la jeune femme se rhabillait sous les vivats – sans remettre ses sous-vêtements –, il la fusillait du regard. Il n'avait pas du tout prévu ça. Il croyait l'humilier, et c'était elle qui l'humiliait... Et le plus drôle, c'est que c'était sa chaîne haute-fidélité qu'il avait mise sur le brancard, et il fallait qu'il la lui donne ! C'était un pervers et un frustré, alors, évidemment, il ne l'a pas digéré. Et comme c'était aussi un salaud de première, à la première occasion il s'est vengé.

Les trois serments

Roland Vargas

Le Grand Café, 1er octobre 1974

— Sachs et les autres ? Ah, je me souviens très bien de leur première rencontre. J'avais vu le Bruno arriver au Grand Café la bouche en cœur, il venait se présenter à moi comme si j'étais je ne sais quel grand capitaine, et m'apportait le bonjour de son père – chic type et bon médecin, je l'aimais beaucoup, quel malheur de finir comme ça... –, et brusquement, avant même qu'on ait commencé à discuter, voilà qu'il saute sur ses pieds, se précipite dehors et bouscule mes trois Zouaves au passage !

Il faut dire que ce n'étaient pas des faciles, ces trois-là. Quelles forces de la nature !

Christophe était le plus âgé, de cinq ans au moins. Il avait pas mal bourlingué avant de se décider à devenir médecin. Et en tant qu'aîné, c'était aussi un peu leur idéologue. C'est lui probablement qui leur avait mis en tête qu'on ne faisait pas médecine par hasard, que soigner ça n'était pas n'importe quelle activité, qu'on ne devait pas devenir médecin sans s'interroger : pourquoi faire ce métier ? pour qui ? dans quel but ? On était au milieu des années soixante-dix, les barricades n'étaient pas si vieilles, et on lisait encore beaucoup de slogans sur les palissades. Ces slogans, Christophe les avait hurlés. Les idées qu'ils exprimaient, il les portait en lui. Avec pas mal de valises plus pesantes, bien entendu. Mais il avait la trempe d'un interniste, d'un soignant qui pourrait s'occuper de malades chroniques atteints de saloperies sans nom, et qui leur apporterait du réconfort.

André était moins bavard que Christophe, et son visage poupin lui donnait un air juvénile, mais c'est lui qui, d'après ce qu'ils m'avaient raconté, avait décidé calmement, le jour du bizutage de leur première année, de faire sortir les jeunes gens qui ne voulaient pas rester enfermés. Il n'était pas grand, mais très pugnace. Il me rappelait ce que Bram Sachs disait d'Albert Camus jouant au football dans les rues de Bab el-Oued : petit et hargneux. Le redoublant qui voulut lui bloquer le passage hors de l'amphithéâtre a commencé par prendre un coup de boule sur le nez. Comme ses acolytes se mettaient à plusieurs pour taper sur André, Christophe et Basile – qui ne le connaissaient pas et ne se connaissaient pas encore – s'en sont mêlés ; et bientôt, les portes ont été grandes ouvertes... Quand ils sont sortis de l'amphi, les petits nouveaux les ont quasi portés en triomphe comme s'ils avaient été des héros. Eux-mêmes, ils n'en revenaient pas. Et voilà comment, parce qu'on refuse de laisser faire, on devient des étudiants engagés !

Il paraît que les hourras couvraient même les hurlements de Thévenard, le type gros et visqueux qui a longtemps servi de grand ordonnateur aux actions d'éclat des Perses en général, et au bizutage en particulier. Un vicieux. Un courtisan. Très copain avec Martell, LeRiche, Budd et les autres. Autrement dit : intouchable. Mais ça m'étonnerait qu'il pratique un jour la médecine. Il aime trop *tripoter* et *palper* pour pouvoir soigner... Rien à voir avec la délicatesse d'André. Un homme à femmes, André, mais le plus attentionné qui soit. Devant lui, les filles... fondaient. Et pourtant, jamais il n'en profitait. Je l'ai entendu dire qu'il n'aimait rien mieux qu'un petit goût de trop peu. Je l'imaginais sans mal devenant obstétricien...

Quant à Basile, c'était la nonchalance même. En tout cas en apparence. Grand, beau, noir, toujours hilare, il impressionnait autant les garçons que les filles. Je me demande d'ailleurs s'il n'appréciait pas les uns comme les autres. Il dominait ses camarades et pourtant je ne l'ai jamais vu mépriser personne. Et quel interne il a été quand il est passé en pédiatrie ! Là-bas, comme il jouait de la guitare à merveille, les enfants et les infirmières l'adoraient, évidemment.

Ils avaient une grande carrière devant eux, ces trois-là. Mais figurez-vous que dès le début Christophe leur a bourré le crâne avec la nécessité de *répondre aux besoins de santé de la population ;* de *créer des unités sanitaires de base ;* de *soigner les individus dans leur environnement...* Bref, de choisir la médecine générale, et non une spécialité chirurgicale ou hypertechnologique qui les éloignerait des réalités du soin.

Je ne sais pas si André et Basile étaient très convaincus par ce discours, mais je pense qu'au fond ça n'était pas leur problème. Ils avaient certainement envie de soigner, tous les trois – ils m'ont suffisamment confié leurs histoires personnelles pour que je le sache –, mais ils avaient aussi très envie de vivre leur vie et leurs amours... et de dire merde aux institutions ! Alors, la médecine générale, qui était alors si dévaluée à l'époque – je vous l'accorde, ça n'a pas beaucoup changé, en trente ans... –, ça leur a paru concilier l'utile à l'agréable... Ils s'étaient même trouvé une devise... Ah, comment était-ce ? Là, tout de suite, je ne m'en souviens plus, ça va sûrement me revenir...

Qu'est-ce que je disais ? Ah, oui ! Bruno ! Ah, Bruno... Si j'avais eu un fils, j'aurais aimé qu'il soit comme lui... Et on peut dire que, dans une certaine mesure, il a été comme un fils pour moi. Enfin, on se l'est partagé avec Zimmermann et Lance. Il a été notre disciple commun, en quelque sorte : on s'est retrouvés tous les trois à son jury de thèse... Mais j'anticipe... Je parlais de sa première rencontre avec les trois...

Je ne sais pas ce qui s'était dit quand Bruno leur avait marché sur les pieds, mais le voilà contraint à revenir se frotter à eux.

Toujours est-il que ce jour-là, alors que tous les étudiants se pressent hors du Grand Café pour aller en cours, il arrive vers 14 heures. Comme d'habitude, Christophe Gray est penché sur le billard ; Bruno s'approche et lui dit :

— Bon, alors, on se la fait cette partie ?

Il saisit une queue d'un air décidé, mais au moment où Gray ouvre la bouche pour lui répondre, Basile surgit, sa belle veste tachée à la main. Évidemment, en bon *sapeur*, il s'est changé de pied en cap.

— Alors, maladroit ! Tu as apporté de quoi payer ?

— Holà, Mister Bloom ! s'exclame Christophe. Qu'est-ce qui te prend d'interrompre une partie ?

— Quelle partie ? Ce zèbre a saboté ma veste. Il faut qu'il allonge la monnaie !

— Désolé, j'étais là le premier : il me doit les mille balles qu'il m'a fait perdre ce matin. Pour le pressing, Brummel, tu devras attendre !

— Euh, je ne veux pas avoir l'air de compliquer les choses, mais vous ne pouvez pas vider les poches de ce charmant garçon sans mon autorisation : il me doit une tournée générale.

C'est André Solal qui vient de parler. Son sourire narquois est communicatif, car les deux autres se mettent à rire comme des baleines. Comment ce garçon a-t-il donc fait pour s'attirer le même jour les foudres des trois amis ? Bruno est visiblement déconcerté. Christophe pose sa queue de billard à la verticale et, appuyant dessus ses mains jointes, il déclare :

— Eh bien, messieurs, si nous ne sommes pas d'accord, il va nous falloir jouer pour savoir qui ce garçon va indemniser en premier

— Au billard ? Et puis quoi encore ? rétorque Basile ; puis, se tournant vers André : Il nous prend pour qui, le vieux ?

— Pour des bleus... Allez, Chris ! On veut bien te le jouer, mais au flipper !

— Non, merci. Je sais à quoi m'en tenir avec vous deux...

À ce moment-là, entrent quatre Perses en tenue de combat :

blouse au col relevé, manteau bleu de garde. L'un d'eux se nomme Chiari, il est interne chez LeRiche, je le reconnais. À son teint cireux et sa barbe de trois jours, je devine qu'il sort de garde. Les trois autres sont certainement des externes de cinquième année qu'il a pris sous sa coupe et qui suivent sa conférence d'internat. Ils s'approchent de la table de billard et, d'un air méprisant, Chiari fait aux quatre garçons un mouvement du menton qui veut dire : « Barrez-vous, les petites merdes ! », ou quelque chose d'approchant. Comme mes Zouaves ne bougent pas, les Perses enlèvent leurs manteaux et se placent autour d'eux, comme pour signifier qu'ils sont prêts à en découdre.

Les garçons se regardent. Basile pose sa veste sur une chaise. André remonte ses manches et Christophe retourne la queue de billard pour en faire une massue. Bruno, surpris, reste en retrait.

Au moment où je sens que la confrontation va dégénérer, je me lève de mon box. Les quatre Perses, qui ne m'avaient pas aperçu jusqu'alors, s'immobilisent.

— Bonjour, Monsieur, me dit Chiari. Nous... discutions.

— Je vois ça. J'avais une suggestion à faire : pourquoi ne pas régler ça à la loyale ? Au baby-foot, par exemple...

Basile, André et Christophe me sourient de toutes leurs dents.

— À quatre au baby contre ces trois péquenauds ? dit Chiari, méprisant. C'est inégal...

— Nous sommes quatre, mon pote !

Bruno, qui a saisi le regard d'intelligence que j'ai fait au trio, vient de prendre une boule sur la table de billard et s'est mis à la lancer en l'air et à la rattraper au vol comme George Raft dans *Scarface*.

— Pas d'objection à ce que je me joigne à vous, les gars ? Entre amis de Monsieur Vargas !

— Quoi ? Tu es un ami du professeur ? s'écrie Basile.

— Il fallait le dire ! poursuit André.

— Évidemment, dans ces conditions... conclut Christophe. Si une partie en trois manches contre la fine fleur de la race des

Saigneurs ne te fait pas peur, tu es des nôtres. Eh bien, les gars, vous en êtes, ou vous vous dégonflez ?

Les quatre Perses hésitent. L'interne me lance un regard. Je lui fais une grimace qui veut dire qu'il n'a pas trop le choix. C'est ça ou partir, et il ne veut pas perdre la face. Les huit garçons se répartissent sur les deux baby. Basile et André, tous deux aguerris, ont rapidement raison de leurs deux adversaires, sur le score de 10 à 3. Christophe et Bruno, eux, sont battus 10 à 9. La belle doit se jouer entre les champions de chaque équipe. Basile et André jouent à pile ou face celui qui affrontera l'interne. La pièce s'envole, mais ne retombe pas. Bruno l'a rattrapée au vol.

— Laissez-le-moi ! Si je perds, je vous rembourserai à chacun le double de ce que je vous dois.

Les trois camarades se regardent.

— Ce garçon en a ! déclare Basile.

— Je dirais même plus : il en a de solides ! acquiesce André.

— Et elles sont probablement de fort belle taille ! poursuit Christophe. Attention à la concurrence ! Alors, messieurs, soyons clairs sur l'enjeu : l'équipe qui perd cédera le billard à l'autre sans discuter, à la moindre requête, pendant l'année qui vient !

Le cercle se forme autour des deux joueurs. Pendant que Bruno se mesure à l'interne, les six autres emplissent la salle de leurs cris. Attirés par la clameur, quelques étudiants présents dans le café sont entrés dans l'arrière-salle. Moi-même, je me surprends à crier quand Bruno marque et à hurler quand il prend un but. Très vite, l'interne prend le dessus : *1/1, 2/1, 3/1, 4/1, 5/1,* en jouant de manière déloyale : il a compris que la main droite de Bruno est plus malhabile, et il en profite. Mais Bruno se ressaisit, il dribble, il feinte, il renvoie la balle de puissants mouvements du poignet gauche, marque par trois fois et, enfin, égalise ! La suite du match est une succession de marques réciproques. Alors qu'ils sont à 8 partout, Chiari prend l'avantage. Sûr de gagner le dernier point, il harcèle pendant plusieurs échanges les buts de Bruno sans pouvoir marquer. In extremis, le fils de Bram lui prend la balle et égalise. Les deux joueurs se toisent. Chiari lance un regard à l'un de ses acolytes. Celui-ci se rapproche du baby-foot pour lui imprimer des coups de hanche et perturber la frappe de Bruno – un vieux truc de tricheurs expérimentés. Mais Basile l'a vu et lui fait signe de s'éloigner. Chiari regarde Bruno et se prépare à remettre en jeu. Il fait mine de poser la balle aux pieds d'un de ses joueurs, mais, au dernier moment, pour déconcerter son adversaire, choisit de la jeter à la verticale. L'espace d'un instant, la balle semble suspendue en l'air. Juste au moment où elle arrive à hauteur de jeu, Bruno change de main et, d'un extraordinaire coup de poignet gauche, la cueille au vol, se fait une passe en avant et *marque* !

Je me souviens de la joie avec laquelle ils ont crié victoire, tous les quatre. Basile a pris Bruno dans ses bras et l'a soulevé de terre ! Christophe et André applaudissaient à tout rompre. Moi qui ai connu tant d'étudiants jeunes et exubérants, je peux dire que ces quatre-là nageaient littéralement dans le bonheur !

Je me souviens que nous avons arrosé leur victoire jusque tard dans la soirée. Je me souviens que ce jour-là, pour la première fois, nous avons parlé jusqu'à plus soif des deux choses qu'on n'aborde jamais en faculté : la mort et le sexe.

C'est cette nuit-là qu'ils ont véritablement adopté Bruno comme l'un des leurs et lui ont fait prêter leurs trois serments.

Celui de rester amis et de se soutenir toute leur vie :

« *Un pour tous, et tous pour un !* »

de se vouer entièrement à la médecine générale :

« *Une pour tous et tous pour elle !* »

de toujours respecter les patients et les femmes qui les laisseraient les aimer (« Et quelques hommes... », a tranquillement ajouté Basile) – et je les vois lever leurs chopes et trinquer, et je les entends rire aux éclats et brailler à tue-tête :

« *Quatre pour tous, et toutes pour nous !* »

Correspondance

Bruno Sachs

Play, 15 mars 2003

En fouillant dans mes papiers pour préparer la conférence, j'ai retrouvé dans une vieille chemise le brouillon d'une lettre adressée au « Professor Raymond Markson, 9977 Chatham Hill Dr., Canberra ».

30 septembre 1974

Hey, Buddy,

Me voilà étudiant tourmentais (!), installé dans ce foyer plutôt sordide et gris, où je ne connais personne, mais où, au moins, je suis loin de la maison et de la distance coupable et envahissante de ma mère. Demain, j'entre en faculté de médecine. Pourquoi Tourmens et pas ailleurs ? En toute bonne logique, j'aurais dû aller plus loin, à Brennes ou à Tours ou même à Montpellier (berceau de la médecine française, HA !) pour m'éloigner un peu plus, mais je n'avais pas très envie d'avoir à me taper le concours. Mon père m'avait donné un viatique pour un de ses amis, prof à la fac qui devait, pensait-il, me faciliter les choses. Et comme la fac de Tourmens est une fac pilote, qui a passé des accords pédagogiques avec plusieurs autres écoles de médecine dans le monde (Chicago, Minneapolis,

Oxford... et Canberra !), mes deux années parmi les kangourous pouvaient me faire passer directement en deuxième année – j'ai bien fait de prendre des cours comme Physiology *ou* Philosophy & Bioethics *en plus de ton cours de* creative writing... *Mais je me sentais mal de court-circuiter ainsi des centaines de gamins (oui, c'est moi, le gamin, qui les appelle comme ça aujourd'hui parce que d'abord je ne t'ai plus sur le dos,* Big Fat Aussie, *et ensuite parce qu'ils ont deux ou trois ans de moins que moi et ça compte !) qui vont trimer pendant un an ou deux pour un concours que beaucoup ne pourront jamais décrocher. Ma seule consolation étant que je ne suis pas le seul à bénéficier de ce traitement : d'après la secrétaire de la faculté à qui j'avais demandé un rendez-vous avec le vice-doyen, il y a au moins une quinzaine d'étudiants français et étrangers qui sont dans le même cas chaque année... Bref, je suis un privilégié parmi les privilégiés, et je le sais, et si on me le demande je dirai la vérité, alors inutile de me balancer Marx ou Lénine, car grâce à toi j'ai fait mienne la phrase de Gramsci :* La vérité est toujours révolutionnaire !

Tout ça pour noyer le poisson et ne pas me poser la question fondamentale : qu'est-ce que je fous là ? Est-ce que je suis fait pour ce boulot ? Qu'est-ce qui m'a pris de quitter le jeune et vigoureux continent austral – la terre des damnés, des exclus, des criminels musclés devenus éleveurs et des incendies dévastateurs – et une prometteuse carrière de journaliste, pour retourner à ce pays archaïque et féodal ? Et si je voulais devenir médecin, pourquoi ne pas le faire à Canberra, moi qui rêvais enfant, quand je lisais Spirou, *d'être ce médecin volant qui reçoit les appels sur un énorme poste de radio à ondes courtes, saisit sa petite sacoche, saute dans son* Piper-Cub, *et survole le veldt en pilotant au pif pour partir à deux cents kilomètres examiner un gamin qui a mal au bide et donc peut-être une appendicite qu'il lui faudra opérer sur la table de la cuisine ? Je sais que ça n'est pas du tout ce qui m'attend à la faculté de médecine de Tourmens. Alors, pourquoi revenir* ? Et ne me dis pas que ce retour a quelque chose à voir avec Bram !!! *Je lui en veux suffisamment d'avoir insisté pour m'adresser personnellement à Vargas... Cela dit, ce n'est pas sa recommandation qui me vaudra de passer en deuxième année sans avoir besoin de présenter le concours. Je l'ai égarée, et Vargas n'est pas homme à demander des passe-droits. Mes deux années de collège ont eu du poids, et je n'ai pas dit à Bram que, trois semaines avant la rentrée, on a fait plancher les quinze types qui sont dans le même cas que moi sur une épreuve de contraction de texte. Une formalité, nous a-t-on dit. Mais j'en étais presque venu à souhaiter de me faire éliminer. J'aurais pu, à ce moment-là, aller dire à mon père que ça ne marcherait pas, que de toute manière je n'étais pas sûr de pouvoir être un bon médecin, que finalement je m'étais trompé... Et puis les résultats sont revenus, et là, je n'avais plus aucune excuse pour faire marche arrière. Mais quand je suis allé lui raconter l'épreuve en lui disant que j'avais obtenu la note maximum, crois-tu qu'il m'a félicité ? Non ! Il a simplement dit : « Évidemment. Cette sale épreuve était faite pour éliminer les étudiants étrangers. Mais tu n'es pas un étranger, toi, tu comprends le français ! » Autrement dit : à ses yeux, c'était normal. Tout ce que je fais est normal. Le fils de Bram Sachs doit entrer en médecine en fanfare.*

Tu m'as répété à loisir qu'il n'est pas tout à fait naturel – qu'il est peut-être même pervers – de ne pas détester ses parents de temps à autre. Eh bien, sois heureux : quand il m'a dit ça, j'ai eu envie de le tuer ! Oui, je sais, je te répète à peu près dans chaque lettre que je ne sais pas si je suis fait pour ce métier, et toi, tu me répètes dans chacune des tiennes qu'il faut absolument que j'aille voir ton-cousin-britannique-John-M.-installé-à-quinze-kilomètres-de-Tourmens-par-amour-pour-une-Française-qui-lui-a-donné-quatre-enfants-superbes... Si sa situation n'avait pas changé de manière dramatique au cours des derniers mois, je serais allé le voir dès mon arrivée. Mais sachant ce qui lui est arrivé, je suis moins vaillant. Oui, je sais, pour un futur médecin, éviter soigneusement ceux qui sont plongés dans l'affliction, c'est pas glorieux – mais arrête de me faire la morale pendant que je t'écris, ça me gonfle que tu sois là à lire par-dessus mon épaule, comme si ça suffisait pas que de prof tu sois devenu mon ami mon mentor mon grand frère mon sens moral mon emmerdeur de première... Putain ! Comme tu me manques ! Comme vous me manquez tous ! Comme j'aimerais...

La lettre s'arrête là-dessus. Je ne l'ai ni terminée ni postée. Et vu ce qui m'est arrivé par la suite, il n'est pas très étonnant que je n'aie plus beaucoup écrit à Ray.

Physiologie

(1974-1975)

PCEM 2 (Premier cycle d'études médicales, 2e année)
Anatomie. Biochimie. Histologie. Embryologie. Physiologie. Psychologie. Sciences économiques et sociales. Biophysique / ultrasons / informatique.

Dans l'amphithéâtre

Monsieur Nestor

Faculté de médecine, 15 mars 2003

Ma montre indique 8 h 40, mais je ne vois toujours personne. D'ailleurs, l'amphi ne se remplit plus. Il y a royalement deux douzaines d'étudiants, qui ont l'air, comme moi, de trouver le temps long. La conférence aurait dû commencer il y a dix minutes. Est-ce que je me serais trompé de jour ? Mais non. Vous vous êtes mis à deux pour m'appeler, avant-hier, pour vérifier que je serais bien là. Je ne sais plus lequel d'entre vous m'a proposé de passer me chercher, et j'ai répondu qu'il n'en était pas question, que je prendrais le bus, à mon âge ça fait du bien de marcher un peu. Je ne voulais pas vous dire que j'avais décidé d'arriver en avance.

J'aperçois des étudiants à l'une des portes de l'amphithéâtre. Ils lisent quelque chose qui doit être affiché sur le mur. Le jeune homme aux cheveux très courts apparaît devant moi et me dit :

— Je suis désolé, la conférence a été repoussée à 10 h 30 et on ne m'avait pas prévenu.

— Ah bon ? Ce n'est pas grave. Je vais attendre. J'ai tout mon temps, moi, vous savez. Ça ne gêne pas que je reste ici en attendant ?

— Non, pas du tout. Mais ce n'est pas très confortable...

Je souris.

— On voit bien que vous n'avez pas connu les vieux amphithéâtres avec les sièges en bois. À côté de ça, des sièges rembourrés comme il y en a dans celui-ci, c'est du luxe...

Je lui fais comprendre que tout va bien pour moi, et je demande :

— Et vous ? Vous êtes occupé, là, tout de suite ?

— Euh, non. Je suis comme vous, je vais poireauter en attendant que ça commence.

Je désigne le siège voisin.

— Alors, si ça ne vous ennuie pas de tenir compagnie à un vieil homme, je vais vous raconter comment c'était de mon temps. Je faisais le même travail que vous, vous savez ?

Il regarde sa montre.

— Pourquoi pas !

Et il s'assied à côté de moi.

Des étudiants qui s'étaient déjà installés laissent leurs sacs sur les sièges et descendent lentement des gradins. Je tends le menton vers eux.

— Ils vont prendre un pot à leur cafétéria ou peut-être potasser un bouquin à la bibliothèque...

— Le café, je veux bien, mais potasser ? Un samedi ?

— Bien sûr. Ce sont des étudiants de première année, n'est-ce pas ? Ils sont jeunes. Ils pensent encore que la médecine ça s'apprend dans les livres. Comme tout le monde...

Compétence

— Excusez-moi de regarder par-dessus votre épaule, mais je vois que vous lisez un livre de physiologie. Vous êtes étudiant en médecine, c'est ça ? Vous prenez ce train souvent, je vous aperçois le dimanche soir, vous rentrez sur Tourmens ? Interne ? Non, pas encore ? Enfin, vous le serez bientôt... Justement, je voulais vous demander – vous me le dites si ça vous embête, hein ? –, qu'est-ce que vous pensez des traitements pour maigrir ?

— Monsieur Christophe ! Ça fait un moment qu'on ne vous avait pas vu. Comment allez-vous ? Vous avez l'air très en forme ! Alors, toujours dans la... Non ? Des études de médecine ? C'est vrai ? Ah ben ça, si je m'étais douté ! C'était pas trop tard pour commencer ? Non, je suis bête, on peut faire ça quand on veut, le principal c'est d'avoir les moyens... et puis l'intelligence, aussi, bien sûr. Ah, ben ça alors ! Ça alors ! Si mon mari savait ça ! Il va falloir revenir nous voir plus souvent, maintenant que vous allez devenir docteur ! Un bon docteur, on en a toujours besoin ! Et c'est mieux d'avoir affaire à quelqu'un qu'on connaît bien, qui vous connaît bien et qui est compétent ! Et vous, je vous connais depuis que vous êtes tout petit, alors ça peut pas mieux tomber !

— Ah, vous êtes le fils de Nadia Solal ! Enchanté de vous rencontrer. Votre mère nous a beaucoup parlé de vous, évidemment ! Félicitations, il paraît que vous avez décroché le concours de médecine ! En deuxième année, c'est ça ? Ah, j'imagine que ça doit être passionnant ! La vie, la mort, la maladie, les opérations à cœur ouvert ! Et dites-moi, à quelle spécialité vous destinez-vous ?

— Comment tu t'appelles ? Basile Bloom ? C'est quoi ce nom ? T'es quoi, toi ? On t'a jamais vu ici ! Étudiant en... Médecine ? Tu vas être médecin ? Tu te fous de moi ? Des nègres comme toi, ils en prennent en médecine ? C'est quoi ce pays de merde ?

— Nom ? Prénom ? Date de naissance ? Profession ? Étudiante en quoi, vous dites ? En médecine ? Vous avez eu le concours, alors ? Chapeau, il paraît que c'est très dur. Moins pour les filles que pour les garçons, paraît-il, parce que les filles sont plus sérieuses, alors que les garçons, quand ils se retrouvent livrés à eux-mêmes dans une grande ville comme Tourmens, avec toutes ces tentations autour d'eux... Tandis que les filles... Remarquez, les filles, il y en a beaucoup qui sont tête en l'air et qui s'inscrivent en faculté pour se trouver un mari. Surtout en droit et en médecine : un avocat, un chirurgien, après, elles sont tranquilles. Mais je suis sûr que ça n'est pas votre cas ! Vous, vous m'avez l'air sérieuse. Vous devez beaucoup travailler. Tiens, justement, puisque vous êtes là, je peux vous embêter un petit peu ? J'ai une question qui me tracasse depuis longtemps, et entre femmes, on doit s'entraider... Alors voilà, depuis trois mois, ma fille ne mange plus...

— Une demande de prêt à taux préférentiel ? Pour quel motif ? Vous êtes étudiant ? Je regrette, mais ça risque d'être difficile... Quelles études ? *Médecine ?* Ah, alors ça peut peut-être s'arranger. Justement, nous avons créé des modalités d'emprunt spécifiques... Vous vous installez quand ?

— Emma, toi qui es en médecine, qu'est-ce que tu penses de la loi sur l'interruption volontaire de grossesse ? Quoi, tu ne savais pas ? On ne parle que de ça en ce moment, les députés sont en train de plancher dessus ! Évidemment, c'est une femme qui l'a proposée, parce que s'il fallait attendre qu'un homme le fasse... Oui, je sais que la pilule, on la doit à Pincus, qui était un homme, mais ce sont des femmes, la féministe américaine Margaret Sanger et son amie milliardaire – j'oublie son nom –, qui l'ont poussé à la roue. Quant au député qui a proposé la légalisation de la contraception en France, c'est certainement sa femme qui le lui a soufflé. Faut pas rêver... En tout cas, on fait passer des pétitions dans toute la France, en ce moment, il faut absolument que cette loi soit votée : il en va de la liberté des femmes. Et toi, en tant que femme... Tiens ! Tu signes là.

— Dis donc, Sachs, toi qui as un père médecin et accoucheur, tu as sûrement entendu parler de la loi sur l'avortement ? Évidemment, c'est une bonne femme qui l'a rédigé, le projet de loi, un homme ne ferait jamais ça. Tu te rends compte ? Si les bonnes femmes peuvent se faire avorter, où on va ? Déjà qu'avec la pilule elles peuvent avoir un amant sans que leur mari s'en rende compte... Oui, je sais que la contraception, en 66 ou 67, c'est un type qui l'a proposée. Mais si tu veux mon avis, ce type-là, il avait une femme, elle devait le tenir par les couilles et c'est pour ça qu'il l'a proposée, la loi. Moi, je trouverais insensé que les députés votent une loi sur l'avortement. Bon, je veux bien que certaines soient en difficulté, et pour celles-là il faut sûrement faire un effort, mais pour les autres... Je veux dire, si on les écoutait, maintenant, les bonnes femmes, elles décideraient toutes seules si elles veulent être enceintes ou pas, sans nous demander notre avis ! C'est pas suffisant qu'elles se fassent mettre en cloque quand elles veulent nous mettre le grappin dessus, mais en plus il faudrait qu'après elles décident quels enfants elles veulent ou pas ? Tu imagines ? Le lundi tu couches avec, le jeudi elle est enceinte, le samedi tu passes à la mairie, à l'église, tout le tremblement, et le lundi suivant elle te dit : « Finalement, j'ai plus envie, je le garde pas, on est pas mieux seuls tous les trois – toi, ton compte en banque et moi ? » Le cauchemar !

— Bonjour, je suis désolée de vous déranger, mais c'est une... amie qui m'a parlé de vous... Vous allez comprendre tout de suite... Mon ami et moi, on met des préservatifs la plupart du temps, et les fois où on n'en met pas, il... fait attention... Mais je ne sais pas ce qui s'est passé, j'ai pas eu mes règles le mois dernier... Ça ne m'arrive jamais, mais quand je m'en suis rendu compte, je suis allée voir mon médecin, qu'il me donne quelque chose pour les faire revenir, mais ça n'a pas marché... Et là, j'ai déjà trois semaines de retard, et je suis très, très inquiète, j'ai les seins qui me font mal, j'ai envie de vomir tous les matins... Mon amie m'a dit que vous l'aviez aidée, elle, et que vous pourriez sûrement m'aider, moi aussi... parce que... Je peux vraiment pas le garder...

Cadavres exquis, 1

Basile dans la fosse commune

Pour apprendre l'anatomie, on nous avait conseillé de nous procurer un squelette. Certains avaient des parents suffisamment riches pour aller en acheter un dans un magasin spécialisé : un jour, ils recevaient une boîte de contre-plaqué d'aspect anodin d'où ils sortaient un demi-squelette tout blanc – un crâne entier, une colonne vertébrale, un demi-bassin, un bras et une jambe –, inodore et sans particularité. Les restes d'un homme ou d'une femme récupérés dans on ne sait quelle morgue et plongés dans une solution désinfectante et acide qui en avait dissous, détaché, le moindre lambeau de chair, avant d'être réassemblés par de petites mains qui avaient transpercé les phalanges de tiges métalliques pour les faire tenir ensemble, agrafé les vertèbres et fixé la calotte découpée sur le crâne au moyen d'attaches à ressort.

Je n'avais pas les moyens de me payer un demi-squelette, mais l'un de mes camarades m'avait indiqué qu'il était possible, certains jours, de se procurer des os humains à la fosse commune du cimetière de Tourmens.

J'y suis allé un soir, sans rien demander à personne. J'avais lu dans le journal qu'on allait transférer le contenu de tombes très anciennes qui n'étaient plus entretenues, afin de les libérer pour des morts plus récents.

Je pensais qu'on ne me laisserait pas entrer, mais lorsque j'ai frappé à la guérite, l'homme qui m'a ouvert m'a toisé d'un seul regard et a dit : « Vous êtes étudiant. Vous venez pour les ossements. » J'ai hoché la tête. Il s'est tourné vers une étagère pour y prendre une lampe torche et puis il est sorti en me faisant signe de le suivre.

Nous avons traversé le cimetière sur toute sa longueur, et, à mesure que nous avancions, je voyais que les tombes n'étaient pas entretenues, en mauvais état, que les pierres étaient affaissées ou tombées, les dalles fendues ou enfoncées. Au bout du cimetière, il y avait une toute petite maison, avec une grande dalle devant. La fosse commune. Je me suis posté devant la dalle. Il m'a regardé en disant : « Vous allez la soulever à mains nues ? Allez, petit rigolo. Venez par ici. »

Il m'a fait entrer dans la petite maison. Il faisait sombre. Le seul éclairage était celui que projetait sa torche. Il m'a désigné une plaque métallique carrée posée sur le ciment. « C'est là. » J'ai saisi la poignée, j'ai soulevé. La plaque n'était pas très lourde. Dessous, il y avait une ouverture béante. Il a braqué sa torche à l'intérieur. Deux ou trois mètres plus bas, j'ai vu des crânes émerger d'ossements entassés.

« C'est là qu'on les range. »

Je suis resté là, debout, sans bouger. J'ai entendu : « Eh bien ? Allez-y ! » Je ne comprenais pas. Il a pris un sac en plastique dans un coin, me l'a fourré dans les mains, m'a poussé vers le trou et m'a dit : « Allez-y, descendez ! » J'ai regardé vers le bas et j'ai vu que sa torche éclairait les barreaux d'une échelle métallique. Je suis descendu dans la fosse et j'ai fouillé dans les ossements. Je transpirais comme un bœuf. Je levais sans cesse les yeux vers la trappe, de peur qu'il ne m'enferme et ne me laisse là. Mais il tenait placidement sa lampe dans l'axe de l'ouverture, et fumait une cigarette dont je voyais les cendres voleter autour de moi quand il les faisait tomber dans la fosse... J'ai ramassé un peu au hasard des os plus ou moins longs, un crâne sans mandibules – à l'époque, je ne savais pas très bien à quoi étaient censés ressembler un fémur, un tibia, et bien entendu je n'osais pas le lui demander.

Et puis, au bout de deux ou trois minutes, j'ai senti que les murs se refermaient sur moi, je suis remonté à toute vitesse. Je me suis assis au bord de la fosse, pour reprendre mon souffle, j'étais trempé de sueur. Le gardien m'a pris le sac des mains, il a regardé à l'intérieur et a dit : « Ah, vous n'irez pas loin avec ça... Allez, vous me faites pitié, tiens. » Il m'a tapé sur l'épaule, et il est descendu dans la fosse avec sa lampe entre les dents. Je l'ai entendu farfouiller parmi les ossements. Je n'ai pas osé regarder. Il sifflotait « *Moi mon colon /celle que je préfère /c'est la guerre de 14-18* ». Quand il est remonté, quelques minutes plus tard, sa blouse couverte de poussière blanche, il m'a tendu le sac en me disant : « Le compte y est. Avec ça, vous êtes paré. »

Quand je suis rentré chez moi, j'ai vu que le bas de mon blue-jean était couvert de la poussière blanche que j'avais vue sur la blouse du gardien. Je l'ai mis à la poubelle et, pendant des semaines, j'ai brossé le bas de tous mes pantalons avant de les enfiler.

Mme Moreno, 2

Foyer des étudiants, novembre 1974

Onze heures trente. J'ai presque fini ce côté. Je suis fatiguée, mais je vais quand même ouvrir la chambre 510. Il ne doit pas y avoir grand-chose à faire : Bruno ne me donne pas beaucoup de travail. Son lit est toujours fait. Il range ses affaires presque tous les jours, je me demande comment c'est possible. Tout ce que j'aurai besoin de faire, c'est passer le balai et la serpillière. Et ouvrir la fenêtre. Souvent, ça sent le tabac. Bruno ne fume pas mais un de ses amis abuse de la cigarette. Monsieur... Gray, je crois. Il est plus âgé que Bruno et ses autres camarades de faculté. Ils ont vingt, vingt et un ans, et lui doit en avoir vingt-six ou vingt-huit. D'abord, j'ai cru que c'était le frère aîné de quelqu'un. Mais Bruno m'a expliqué qu'il est en faculté de médecine, comme eux. Simplement, il a... bourlingué avant d'avoir l'idée de devenir médecin. Il paraît même qu'il a été marié. Très brièvement. Mais qu'il n'aime pas en parler. C'est un homme plutôt causant ; il m'a parlé longuement l'autre jour, il était venu voir Bruno mais avant qu'il ne frappe à la porte je lui ai dit qu'il était déjà parti, il s'est approché de moi et puis de fil en aiguille il s'est mis à me parler d'un voyage qu'il a fait il y a quelques semaines, en Angleterre, pendant les vacances d'été, dans un service hospitalier où on s'occupe des personnes qui vont mourir... Je sais, ça a l'air sinistre, quand je dis ça, mais ça ne l'était pas quand il m'en parlait. Il m'expliquait que, là-bas, on ne laisse pas les gens mourir dans la douleur, on leur donne des médicaments qui les soulagent sans les assommer, et qui leur permettent de finir leur vie tranquillement, de réaliser les choses dont ils ont envie pendant le temps qu'il leur reste – ranger leurs affaires, faire un voyage pour aller visiter un château, une église qu'ils ont toujours voulu voir, se réconcilier avec leurs parents ou leurs enfants, raconter leur vie pour qu'il en reste quelque chose...

En l'écoutant, j'avais envie de pleurer, parce que ça m'a fait penser à mon frère, à la manière dont il est... parti sans que je puisse lui demander... lui dire...

Et quand Monsieur Gray a vu que j'étais émue, il s'est confondu en excuses, il pensait qu'il m'avait choquée en me parlant de ces personnes qui vont mourir, mais je lui ai dit que non, que ça m'intéressait beaucoup, mais que ça me rappelait des choses personnelles....

Le plus bizarre, avec Bruno et ses amis, c'est qu'ils me rappellent tous quelque chose de personnel. Prenez André, qui habite dans une chambre au premier – au 101, je crois, je n'y vais jamais, évidemment, c'est l'étage de Suzanne. C'est un garçon très gentil, et j'ai toujours le sentiment qu'il est intimidé par les femmes : la première fois que je l'ai vu, c'était un matin vers 8 heures et quart, j'allais commencer ma journée, Bruno était debout au seuil de sa chambre – enfin, quand je dis debout, il était plutôt adossé au chambranle de la porte comme s'il avait du mal à décider d'entrer ou de sortir, et il était tout habillé, mais si... fripé, les cheveux en bataille, qu'on aurait dit qu'il venait de se réveiller après une nuit un peu agitée. Devant lui, dans le couloir, se tenaient Monsieur Gray et le quatrième de leur petite bande, un grand garçon impressionnant à la peau café au lait dont j'oublie le nom, et tous les deux riaient et tenaient Bruno par les épaules. Et puis André est apparu dans l'encadrement, une tasse pleine de café fumant à la main, et leur a dit : « Il y en a pour tout le monde, mais la première est pour toi, après une nuit pareille, ça me paraît indispensable. » Et puis, il m'a aperçue le premier et j'ai cru voir son visage changer, passer d'une sorte d'assurance rieuse à ce regard à la fois coupable et éperdu qu'on voit dans les yeux d'un petit enfant pris en flagrant délit... un regard que j'ai déjà vu chez mon fils quand il était petit et grimpait sur la chaise de la cuisine pour attraper le bocal à réglisses...

En me voyant, Bruno s'est redressé et il a voulu me présenter à ses amis, mais, manifestement, il n'était pas dans son assiette. Monsieur Gray et le grand garçon café au lait l'ont soutenu et poussé à l'intérieur de la chambre, ils riaient tous les deux, et André, son bock de café dans les mains, s'est tourné vers moi en disant doucement : « Il est fatigué, on l'a fait veiller tard... Vous ne lui en voudrez pas s'il passe une bonne partie de la journée au lit ? », sur le même ton charmeur que s'il m'avait... je ne sais pas... demandée en mariage !

À partir de ce jour-là (c'était l'an dernier, en octobre ou novembre, je crois), je les ai vus souvent ensemble avec Bruno : je les croisais le matin quand ils sortaient tous ensemble du foyer et s'engouffraient dans la vieille Renault de Bruno ou dans la voiture rouge de Monsieur Gray... Ou bien je les entendais revenir de cours dans l'après-midi. Un jour, je revenais de ma pause déjeuner, je croyais que la chambre était vide, je suis entrée pour faire le ménage et je les ai trouvés tous les quatre assis silencieusement, par terre ou sur le lit ou à la table bureau de Bruno, des livres et des papiers devant eux. Je me suis confondue en excuses et j'ai voulu partir, mais Bruno s'est levé et m'a dit : « Entrez, madame Moreno, vous arrivez bien, j'allais faire du café. Vous en prendrez bien un avec nous... »

Il me propose toujours un café quand il est là dans la journée et me voit arriver. Il a je ne sais combien de cafetières et de sortes de café différentes posées sur son petit réfrigérateur. Ça sent toujours le café, chez lui. Plus souvent que le tabac. Il faut dire que, depuis que je me suis remise à fumer, l'odeur du tabac, je ne la sens plus trop...

Ce jour-là, j'ai appris qu'André logeait effectivement au

premier étage – et que ça ne se passait pas trop bien entre Bonnat et lui, mais ça ne m'a pas étonnée, Bonnat est un con ! –, ils m'ont dit que Monsieur Gray avait un appartement dans le vieux Tourmens et que leur ami... Basile ? Oui, c'est ça, il est antillais... logeait à la cité universitaire. Et j'ai compris qu'ils révisaient tous ensemble parce que c'était plus facile que de faire ça tout seul dans son coin. Je ne sais pas pourquoi, pendant que j'étais en train de boire le café bien chaud – un très bon café, qui avait un parfum que je ne connaissais pas du tout, et que je n'ai jamais retrouvé depuis, Bruno m'a dit que c'était la fin du paquet, que c'était un café qui venait de très loin, de l'autre bout du monde (il a désigné une carte qu'il a collée au mur et qui représente l'océan Pacifique), qu'il n'en aurait plus comme celui-là et qu'il était content que je boive la dernière tasse –, ils se sont mis à me raconter des histoires, ils voulaient même que je m'asseye mais je n'osais pas, Bonnat pouvait débarquer d'un instant à l'autre, c'est sa spécialité d'apparaître et de disparaître sans prévenir, une vraie fouine... et je ne veux pas qu'on dise que je tire au flanc, Bruno est le seul pensionnaire du foyer qui m'offre le café comme ça... presque le seul qui me parle, en fait... et l'une des histoires qu'ils m'ont racontées était plutôt impressionnante : ils avaient découvert qu'à la faculté de médecine il n'y avait pas de polycopiés pour tous les étudiants, et ils ont voulu changer ça... Je ne me rappelle plus exactement les détails, mais je sais que ça a fait des histoires, que le doyen s'en est mêlé et qu'ils ont eu chaud...

J'aime qu'ils me racontent des histoires. Ils le font tous, sauf Basile, qui n'est pas bavard du tout, mais très gentil : il est tout le temps en train de sourire ou de rire... Mais quel musicien ! Au printemps dernier, ils s'étaient installés tous les quatre sur un banc du square, devant le foyer, et ils entonnaient à tue-tête des chansons anglaises ou américaines. Basile et Bruno avaient une guitare (Basile jouait, Bruno tentait de suivre), André faisait des percussions avec des petites cuillères, et Monsieur Gray, lui, jouait de l'harmonica.

Ils s'aiment beaucoup, tous les quatre. Une chose qui ne trompe pas : ils partagent souvent leurs repas ensemble dans la chambre de Bruno. Et ils aiment le bon vin. Mais je ne les ai jamais vus ivres, non. Enfin, sauf peut-être ce premier matin, à la réflexion, Bruno avait peut-être un peu trop bu. Ils m'ont parlé d'un match de football, je crois, qu'ils avaient bien arrosé... Et puis il est arrivé que Basile, qui loge à l'autre bout de la ville, dorme dans la chambre de Bruno, ils mettent le matelas par terre et l'un des deux dort sur le sommier...

Souvent ils partagent de petits plats mitonnés...

Charlotte Pryce

Appartement d'Emma Pryce, novembre 1974

À vrai dire, je ne sais pas comment c'est arrivé. Enfin, si, je sais, mais je veux dire : je ne sais pas comment j'ai pu me laisser aller... Tu crois que c'est parce que j'étais désespérée ? Non, ce n'est pas ça. Ce n'est pas par désespoir que je... Et pourtant, tu sais combien c'est difficile. Mais je ne sais plus quoi penser, je ne sais plus qui croire, en dehors de toi. Et même toi, Emma, tu as l'air si heureuse avec John, alors même qu'il a quinze ans de plus que toi. Oui, je sais que ça n'est pas une question d'âge... Mais me voilà entichée d'un garçon qui... L'année où je me suis mariée il était encore en terminale ! Je le sais parce que j'étais pionne cette année-là, juste avant que je passe ma maîtrise de biologie, et j'ai surveillé une de ses épreuves du bac ! Il portait un pull ras du cou avec une pointe de col de chemise dedans, une autre dehors... Je me souviens avoir pensé : C'est encore un enfant. Et j'ai pensé la même chose quand je l'ai vu se garer devant le foyer. J'étais assise à mon bureau, je regardais par la fenêtre et je l'ai vu sortir de sa voiture jaune toute cabossée, il avait de nouveau un pull ras du cou, une pointe de col cachée et pas l'autre, et j'ai eu le sentiment de me retrouver longtemps en arrière... bien avant mon mariage... Dans la quatrième dimension...

Je n'aurais pas dû me marier si vite. Bernard était pressé, et mes parents aussi... Si j'avais su que j'allais perdre le bébé... Et si tu savais comment ils me regardent, depuis... Sonia Fisinger m'avait confiée à un médecin vacataire qu'elle connaît à l'hôpital nord. Un homme très doux, très bon. Je n'avais pas retenu son nom sur le moment, j'étais trop perdue, seulement que son prénom venait de la Bible. C'est lui qui m'a fait ma révision utérine, après la fausse couche. Au réveil de l'intervention, il était là près de moi, j'ai dit que j'avais mal et il a demandé à l'anesthésiste de me donner de la morphine. Après, très vite, je me suis endormie, et je n'ai plus souffert. Ou alors, j'ai oublié la douleur. Le lendemain, il est entré dans la chambre, il s'est assis près de moi, il a posé sa main sur la mienne et m'a dit que ça arrivait, qu'une fausse couche à trois mois c'est bénin, que ça ne voulait rien dire, que ça ne m'empêcherait pas d'avoir des enfants, autant que j'en voudrais. Et là, il m'a fait un grand sourire, très doux, très consolant.

Ça fait presque quatre ans que ça m'est arrivé, et j'ai toujours peur de me retrouver enceinte. Bernard n'arrête pas de dire que si je ne veux pas réessayer, nous n'aurons jamais d'enfants, mais je ne veux pas. Pas maintenant. Pas si tôt. Et puis, j'aime mon travail. Depuis que j'ai décroché ce poste, je me sens revivre, je ne me vois pas du tout enceinte et avec des enfants sur les bras. Je m'entends très bien avec Sonia Fisinger. Elle me fait confiance. Elle m'a toujours fait confiance. Tu te rends compte : quand j'ai fait ma fausse couche, elle venait de m'engager comme assistante. Elle m'a dit plus tard qu'au bout de cinq minutes d'entretien elle savait déjà qu'elle aimerait travailler avec moi. Je pensais qu'elle ne voudrait pas d'une femme qui risquait de s'arrêter du jour au lendemain, mais je n'avais pas voulu lui cacher que j'étais enceinte, et j'avais commencé par le lui dire. Ma franchise l'avait touchée, je crois... Quand j'ai commencé à saigner et à faire de la fièvre, ça faisait quinze jours que j'étais dans le service.

Un vendredi, j'avais tellement mal que j'étais à deux doigts d'appeler pour dire que je n'irais pas travailler, et puis j'ai pensé : Je ne peux pas lui faire ça, il faut que je finisse ce que j'ai commencé. En arrivant dans le service, j'allais si mal que j'ai voulu aller m'asseoir, et il paraît que je n'ai même pas atteint mon bureau : je suis tombée dans le couloir. Quand je me suis réveillée, après l'intervention, elle était là, avec le médecin qui m'avait soignée. Je me disais : Elle va me dire qu'elle ne peut pas me garder. Mais quand nous nous sommes retrouvées seules, elle m'a dit : « Remettez-vous vite, Charlotte, car j'ai besoin de vous. » Quinze jours plus tard, quand je suis retournée travailler, l'année universitaire commençait, elle a proposé de me confier les enseignements dirigés de deuxième année. Évidemment, tout le monde n'était pas d'accord, mais il était difficile de refuser ça à la femme du doyen... Depuis ma... fausse couche, Bernard ne me parle plus de Sonia. De toute manière, il a toujours été désagréable quand il parle d'elle, un jour il a laissé échapper qu'elle est « hystérique comme toutes les Méditerranéennes », et je me suis engueulée avec lui... Son idole, c'est ce tordu de LeRiche... Il ne jure que par lui. Il a entendu parler de ses travaux sur les accouchements prématurés et les femmes stériles... Il est persuadé que LeRiche pourrait me guérir, et j'ai beau lui dire que je suis guérie – je peux de nouveau avoir des enfants, seulement je n'en veux pas encore, je ne me sens pas prête, c'est tout –, il ne veut pas me croire.

Tu vas me dire : « Quel rapport avec ton étudiant ? » Eh bien, quand je l'ai vu arriver dans sa voiture jaune, avec son bonnet bleu et ses cheveux longs, sa barbe de trois jours et son duffel-coat usé, j'ai bien sûr reconnu le lycéen dont j'avais surveillé le bac trois ans auparavant, mais il m'a aussi rappelé quelqu'un, que je n'arrivais pas à situer. C'est une remarque de Bernard qui m'a fait comprendre de qui il s'agissait. Il était dans sa guérite... Je ne comprends pas pourquoi il passe son temps là-bas... Je ne comprends rien à ce qu'il fait, d'ailleurs... Je ne comprends pas qu'il insiste pour garder ce travail médiocre, qu'il ne cherche pas autre chose. Je gagne ma vie, je pourrais travailler pour deux pendant quelques mois. Mais il refuse absolument. Chaque fois que j'ai abordé le sujet, il m'a dit qu'il ne voulait pas en entendre parler, qu'il se sentirait humilié. Alors, je n'insiste plus... Et de la fenêtre de la guérite, il l'a vu arriver... Et il s'est exclamé : « Tiens, v'là le fils à papa ! » Ça m'a surprise qu'il dise ça : beaucoup d'étudiants du foyer sont des fils à papa, et il ne parle pas d'eux comme ça. Je lui ai demandé ce qu'il voulait dire par là. Il m'a répondu que ce garçon était le fils d'un obstétricien de l'hôpital nord, un *docteur Abrasax,* qui avait l'air de beaucoup le chouchouter, au point d'envoyer sa femme visiter le foyer. Et là, brusquement, mon cœur s'est mis à battre à tout rompre, Bernard ne l'a jamais vu, alors il ne peut pas le savoir, mais j'ai compris tout de suite que ce garçon est le fils de l'homme qui m'a soignée...

Les jours suivants – tu vas rire –, j'avais peur de le croiser dans le hall du foyer. Il n'y avait pas grand risque, car je pars tôt, dès 7 h 15, pour arriver au laboratoire avant tout le monde. J'aime préparer les machines en attendant l'arrivée de Sonia et des collègues. Et je rédige les enseignements dirigés au calme. Dans l'appartement, ça n'est pas possible... Bernard dit que j'en fais déjà trop pour le laboratoire.

Enfin, quelques jours plus tard, après déjeuner, avant de retourner au labo, j'ai retrouvé Sonia dans l'amphithéâtre des deuxième année – elle présentait le programme d'hématologie et des enseignements dirigés et voulait que je sois là – et je me suis assise au bord d'un rang, à l'arrière, sur un siège vide. Le garçon qui occupait le siège voisin parlait avec ses camarades et me tournait le dos. J'écoutais Sonia quand j'ai entendu une voix me dire : « J'ai de la chance : le jour où je me décide à aller en cours, une jolie fille s'installe à côté de moi. » J'ai trouvé que c'était un peu fort de café de la part d'un étudiant de me parler comme ça et j'allais le moucher, quand j'ai vu que c'était lui. Et comme je restais bouche bée, il m'a fait un grand sourire, très doux, très tendre, le même sourire que son père m'avait fait après m'avoir opérée, et il m'a tendu la main en me disant : « Bruno Sachs. Et toi, quel est ton nom ? » Et à ce moment-là je me suis rendu compte que, comme il faisait très beau ce jour-là, j'étais allée déjeuner en chemisier et en jeans, et comme je n'étais pas repassée au labo avant le début du cours, je n'avais pas de blouse : il me prenait pour une étudiante. J'étais troublée et stupéfaite, je me suis sentie rougir jusqu'aux oreilles et, pour qu'il ne s'en rende pas compte, je me suis levée sans un mot, un peu brutalement. À ce moment-là, Sonia m'a aperçue et, en me désignant, a dit : « Les enseignements dirigés d'hématologie sont organisés par mon assistante, Charlotte Pryce, à qui je vais passer la parole. » J'ai descendu les marches de l'amphi et j'ai pris le micro. Je ne sais pas ce que j'ai raconté, j'essayais seulement de ne pas regarder les rangs du fond...

Ça aurait pu en rester là. Ça aurait dû en rester là. Et puis... Je ne sais pas si tu crois au destin – j'imagine que oui : c'est sûrement le destin qui t'a fait rencontrer John, et surtout dans ces circonstances... –, mais... je m'étais juré de ne jamais me retrouver nez à nez avec lui à la faculté. J'avais déjà beaucoup de mal à supporter l'idée qu'il vivait sans le savoir cinq étages au-dessus de ma tête, je prenais un luxe de précautions pour entrer et sortir du foyer de peur de le croiser dans le hall, alors, comme je m'occupais de plusieurs groupes d'étudiants, j'avais pris le soin de l'affecter à celui qui a cours le mardi, le jour que je passe en recherches bibliographiques. Mais le premier jour, au moment où j'entre dans la salle pour m'occuper de mon groupe, j'entends une voix derrière moi :

— Mademoiselle Pryce... Je voulais vous présenter mes excuses.

Je me retourne, et c'est Bruno, tout éperdu, les deux mains étreignant son bonnet.

— C'est *Madame* Pryce. Et de quoi voulez-vous vous excuser, jeune homme ?

— De... de vous avoir parlé comme ça l'autre jour, je croyais...

— N'en parlons plus. Vous avez sûrement cours, et j'ai un enseignement dirigé...

— Oui, je sais, je suis dans votre groupe. Un de mes

camarades m'a demandé d'échanger, car il est pris le jeudi et préfère venir un autre jour de la semaine. L'autre jour, à l'amphi, vous nous avez autorisés à faire des échanges de groupe en début d'année à condition de nous y tenir ensuite. Vous vous souvenez ?

À cet instant-là, j'aurais dû l'ignorer, comme la première fois ; ou bien j'aurais dû lui faire un sourire maternel, comme une institutrice à un gamin.

Mais ce n'est pas du tout ce qui s'est passé. Je suis restée sans voix, parce que j'ai eu le sentiment que tout s'arrêtait. À cet instant-là – je sais que c'est absurde et insensé, mais c'est la vérité –, à cet instant-là, j'ai su qu'il était amoureux de moi, et que j'étais amoureuse de lui.

Cadavres exquis, 2

André au bord de la piscine

Quand j'ai fait ma seconde première année, je traînais quand même à la fac de médecine, j'allais y voir ceux de mes copains qui avaient eu le concours la première fois. Quelques jours avant leur première séance, j'ai vu un panneau disant que l'amphithéâtre d'anatomie cherchait deux étudiants pour préparer les dissections – je pensais que ça consistait à les découper à l'avance. Je me suis dit qu'il fallait que je saute sur l'occasion, les copains seraient verts de jalousie si je disséquais des cadavres avant eux. Je me suis présenté le jour dit. L'appariteur qui se trouvait là m'a toisé sans rien dire, puis a demandé : « Vous êtes nouveau ? » J'hésitais à répondre, et puis il a enchaîné : « De toute manière je m'en fous, le principal, c'est que vous me donniez un coup de main à la piscine. » Il m'a conduit dans une salle où se trouvait un immense bassin surélevé, qui devait bien faire cinq mètres de long sur quatre de large. Le liquide qu'il contenait était presque verdâtre. Dedans, il y avait des corps. Enfin, des bouts de corps. Il fallait les tirer près du bord avec une longue perche qui se terminait par un crochet. Il y avait des bras, des jambes, des troncs amputés, des têtes toutes boursouflées. J'ai plongé ma perche dans le liquide, et j'ai ramené un bras tout vert, tout boursouflé. Le bras d'un enfant. J'ai vomi dans la piscine.

La plus belle fille du monde...

Dès les premières heures passées à leurs côtés, Bruno avait dégusté la compagnie des trois camarades. Ensemble, c'étaient des conteurs intarissables. Ils pouvaient tenir une audience en haleine sur des sujets aussi divers qu'improbables. Christophe avait déjà vécu une demi-douzaine de vies et exercé une quinzaine de métiers et de petits boulots avant d'entrer en médecine. Assis devant une bière et devant un public, il pouvait disserter sur la presse, l'immigration clandestine, la construction des gratte-ciel, le crime dans les métropoles américaines, la vie au fond des océans, le conflit sino-tibétain, les transformations de la corydale cornue ou le *Tractatus Logico-Philosophicus* de Wittgenstein. Bruno ne comprenait pas la moitié de ce qu'il racontait, mais il buvait ses paroles.

— Il s'écoute parler, mais ça en vaut toujours la peine ! commentait chaleureusement André.

André, lui, avait un vocabulaire si fin, si précis, si subtil, qu'on avait peine à croire qu'il faisait des études de médecine. Il était intarissable sur deux sujets : les femmes (dont, par délicatesse, il ne parlait qu'en général, mais rarement en particulier, sinon pour les donner en exemple...) et le football. Il avait aussi un faible, on peut le comprendre, pour tous les sports féminins et se plaignait à qui voulait l'entendre de ce qu'excepté l'athlétisme et le tennis les compétitions du beau sexe ne soient pratiquement jamais retransmises sur les chaînes de télévision de l'hexagone. La vue de corps féminins en mouvement le transportait. Mais il ne pouvait tout de même pas passer sa vie dans les stades...

— D'autant que tu aimes aussi parfois qu'elles ne *bougent pas trop*, ajoutait volontiers Basile.

Pour le bel Antillais, comme on le devine, les vêtements, la musique constituaient l'essentiel de son vocabulaire et, aurait-on dit, de sa vie. Il parlait fort, riait encore plus fort, et lorsqu'il apercevait une guitare ou un piano il n'était pas possible de l'empêcher de jouer – fort bien – de l'une ou de l'autre. Sa voix était extraordinaire : il pouvait indifféremment susurrer une ballade, *crooner* comme Sammy Davis Jr et Louis Armstrong ou – ce qui était plus bizarre, car il était certainement heureux en amour – imiter Jacques Brel dans ses complaintes les plus désespérées.

— Chante-nous ce que tu veux, mais épargne-moi *Mathilde* ! prévenait Christophe quand son camarade entonnait *J'vous ai apporté des bonbons...*

André, qui logeait dans le même foyer municipal que Bruno, quatre étages plus bas, retournait régulièrement voir sa mère à cinquante kilomètres de Tourmens. Un dimanche soir, alors qu'il revenait d'aller voir ses parents, Bruno croisa André qui sortait de la gare, une petite valise à la main. Il s'arrêta, le fit monter et le ramena au foyer. Apprenant qu'André prenait toujours le même train pour regagner Tourmens, Bruno proposa de venir le chercher à la gare.

— Tu es sûr que c'est prudent ? lui demanda son ami en posant une main inquiète sur la portière branlante de la voiture jaune.

— Ça ne serait pas prudent de refuser...

Quand il gara le vénérable véhicule devant le foyer, André l'invita à monter.

— Je voudrais te montrer quelque chose.

Une fois dans la chambre, il posa sa petite valise sur la table et l'ouvrit. Elle contenait des boîtes en plastique amoureusement garnies de petits plats cuisinés et de douceurs diverses.

Bruno souleva la petite valise qu'il avait sortie de la voiture, l'ouvrit à son tour et découvrit ce que Fanny Sachs avait insisté pour lui donner au moment où il regagnait le foyer d'étudiants. Ils éclatèrent de rire, se regardèrent d'un air entendu et s'en allèrent partager leurs trésors avec leurs deux amis.

Désormais, quand l'un, l'autre, ou les deux, rentraient le dimanche soir une valise à la main, il y aurait quatre heureux. Après s'être retrouvés à la gare, André et Bruno passaient prendre Basile chez l'une de ses nombreuses *cousines* – par bonheur, elles vivaient toutes dans l'une des tours de la cité universitaire et il leur suffisait de stationner sur le parking et de faire retentir le klaxon selon un code convenu pour le voir en sortir dix minutes plus tard. Ils se rendaient ensuite chez Christophe, qui logeait dans un appartement mansardé du vieux Tourmens sis rue des Merisiers, petite artère pavée interdite aux véhicules automobiles. Ils sonnaient, Christophe leur lançait par la fenêtre la clé de la lourde porte sur rue, et ils entraient dans la cour intérieure d'une maison ancienne de bel aspect transformée en immeuble de rapport.

L'hiver, au rez-de-chaussée, les fenêtres trop hautes pour qu'on puisse distinguer ce qui se trouvait derrière étaient toujours éclairées ; à l'une d'elles, assis entre le rideau et la vitre, un chat noir montait la garde. Un soir, André fit signe à ses amis de ne pas monter tout de suite, il les fit reculer vers le milieu de la cour, ramassa un caillou et le lança contre la vitre, à quelques centimètres du chat. L'animal décampa, et son mouvement souleva brièvement le rideau. En regardant bien, les trois garçons aperçurent, sur le mur latéral, le portrait photographique d'une magnifique jeune femme.

— C'est la locataire ? demanda Bruno.

— Je pense. Je ne l'ai jamais vue, sinon sur cette photo...

— Comment sais-tu que c'est sa photo, et pas celle de sa fille ou de sa sœur ?

— C'est la sienne, il n'y a pas de doute.

— Elle ressemble à Jacqueline Bisset, murmura Bruno, pensif.

— Tu n'as pas tort, acquiesça Basile. Mais comme on ne voit pas tout, c'est peut-être simplement une affiche de *Bullitt.*

— On ne voit pas Jacqueline Bisset sur les affiches de *Bullitt*...

Arrivés chez Christophe, André et Bruno vidaient leurs valises, Basile sortait de la caisse à guitare l'instrument et une bouteille qu'il avait glissée près du manche – tantôt un fin rosé de Loire, tantôt un bordeaux de derrière les fagots, et même, une fois, une liqueur de banane qu'il avait rapportée de Guadeloupe et qui leur réchauffa à tous le gosier et le cœur.

Rat de bibliothèque invétéré et lecteur compulsif, Christophe savait tout ce qu'il fallait savoir de l'actualité politique, médicale et culturelle du pays ; il leur avait rituellement préparé une omelette salade et une revue de presse de la semaine. Ils s'asseyaient, se mettaient à lire, à parler, à manger et à boire en même temps, partageaient leurs réflexions et leurs découvertes, et ils refaisaient le monde.

Une chose étonnait Bruno : ses trois amis, si diserts et bavards, livraient rarement le fond de leur cœur. Aucun d'eux ne parlait jamais de sa vie passée et, si André et Basile laissaient régulièrement entendre à mots plus ou moins découverts qu'ils venaient de faire une conquête ou de passer une nuit de folie, ils ne nommaient jamais l'élue lors de leurs soirées pourtant bien arrosées. Christophe, lui, ne parlait jamais de femmes. Dès que l'un d'eux abordait le sujet, il se fermait comme une huître.

Ils avaient aussi leurs zones crépusculaires. Basile jouait au poker, et perdait plus souvent qu'à son tour. Il n'empruntait jamais d'argent à ses camarades, mais à plusieurs reprises, alors qu'il avait la tête tournée, Bruno vit Christophe et André glisser des billets dans la boîte à guitare. Il comprit immédiatement et contribua lui aussi à renflouer discrètement leur ami. Quand Basile trouvait les billets dans sa caisse de guitare et se tournait vers le trio en fronçant le sourcil, ils se regardaient tous les trois et hochaient la tête en feignant l'ignorance.

Périodiquement, à l'heure où Bruno descendait et frappait à

sa porte avant d'aller en cours, André affichait sans raison intelligible un visage fermé et douloureux ; il disait qu'il n'avait pas envie de sortir et s'enfermait dans sa chambre pour n'émerger que le lendemain, pâle et épuisé. Un jour, Bruno voulut passer voir vers midi comment il allait. À travers la porte, il entendit André hoqueter et gémir, mais n'osa pas frapper.

Très vite, les trois étudiants usèrent de leur autorité pour donner à leur cadet des conseils précieux. D'un air très sérieux, Christophe Gray lui conseilla de toujours bien manger à midi mais de dîner légèrement avant d'aller au cinéma ou de lire un bon livre chaque soir : « Un bon médecin doit se nourrir et se cultiver » ; hilare, Basile lui recommanda vivement de troquer sa vieille voiture contre un vélo : « Un bon médecin doit se maintenir en forme » ; André, avec un sourire complice, l'enjoignit de se trouver une amie : « Un bon médecin doit se faire soigner. »

Aux oreilles de Bruno, ces conseils n'étaient pas seulement sages, ils résonnaient comme l'évidence même. Il avait suivi les deux premiers à la lettre, acheté un vieux vélo et, abandonnant régulièrement le véhicule paternel sur le petit parking du foyer, l'enfourchait le matin pour aller du foyer à la faculté avec André et Basile ; à midi, de la faculté de médecine au restaurant universitaire, et le soir du foyer ou de l'appartement de Christophe au Royal, le cinéma d'art et d'essai de Tourmens. Quant au troisième conseil, les trois étudiants espéraient bien que ses sorties au Royal aideraient Bruno à s'y conformer. Ils avaient en effet vite compris que jamais jusque-là leur jeune camarade n'avait passé la nuit entre les bras d'une femme.

Mais Bruno n'avait pas attendu les conseils d'André pour tomber amoureux. Dès son arrivée à Tourmens, il avait été fasciné par la jeune femme brune, divinement belle, qu'il avait d'abord brièvement croisée dans le Grand Café le jour où il s'était présenté à Vargas. Accompagnée par une amie qui la tenait par le bras comme pour la soutenir, elle se pressait de sortir, et Bruno avait cru voir qu'elle pleurait. Il était beaucoup trop préoccupé – et elle trop éplorée – pour lui adresser la parole, mais depuis il n'avait cessé de penser à elle. Quelques jours plus tard, alors qu'il écoutait le Dr Sonia Fisinger (– *Qui est-ce ?* avait demandé Bruno. – *Elle n'aimerait pas que je dise ça, mais c'est l'épouse de notre doyen,* avait répondu Christophe avec un sourire ironique. – *Eh bien dis donc, c'est vrai ce qu'on dit ! Il a une veine... de cocu, le doyen ! – Que veux-tu dire ? – Il paraît que Sonia passe beaucoup de temps avec son ami le professeur Buckley, le dandy au nœud papillon. – Tu le connais ? – Jamais vu. Alors, c'est vrai ? – Quoi ? – Mme Fisinger et lui ? – C'est une sale rumeur,* avait répondu Christophe d'un air bourru. *Tu connais les rumeurs... S'il y a moyen de dire du mal d'une femme qui a réussi, on s'arrange toujours pour le faire. Et Sonia Fisinger a été la plus jeune agrégée de France et la première femme à devenir professeur d'hématologie...*) présenter son enseignement, il avait senti quelqu'un s'asseoir à ses côtés. Il s'était retourné pour découvrir, si proche qu'il pouvait sentir son parfum, la jeune femme brune du Grand Café. La prenant pour une de ses camarades, il avait baragouiné un compliment quelconque, la belle lui avait répondu par un silence hautain, et il avait pâli en la voyant se lever, rejoindre le Dr Fisinger, prendre le micro et annoncer : « Je suis Charlotte Pryce, l'assistante de Mme Fisinger. C'est moi qui organise les enseignements dirigés d'hématologie. » Pendant que les applaudissements et les sifflets admiratifs s'élevaient pour saluer la jeune femme, irrésistible en jeans moulants et chemisier presque transparent, Bruno avait senti le rouge de la honte lui monter aux joues. La voix de Bram lui avait murmuré à l'oreille : *Prends garde de ne jamais dire une bêtise à une femme intelligente, mon fils. Car c'est ce qu'il y a de plus difficile à rattraper.*

Décidé à réparer sa gaffe, Bruno avait conspiré et fait des pieds et des mains pour se retrouver dans le groupe dirigé personnellement par *Mlle* Pryce. Mais lorsqu'il s'était présenté devant elle, sa froideur et les remarques désobligeantes qu'elle avait faites à son endroit lui avaient donné à penser qu'il était bien mal parti pour lui plaire.

On pourra s'étonner qu'un garçon de vingt ans soit ainsi ému par une jeune femme déjà installée dans la vie, alors qu'il lui aurait probablement suffi de se tourner vers des camarades de son âge pour trouver une petite amie qui soit à son goût et qui le trouve au sien. Mais voilà : Bruno était amoureux. Il était absolument, irrémédiablement, désespérément amoureux. C'était pour lui d'autant plus difficile à supporter que cela ne lui était jamais arrivé. Il avait certes flirté avec plusieurs jeunes filles, au lycée puis au cours de ses deux années en Australie. Certaines avaient même été à deux doigts de l'entraîner dans leur lit, mais il avait toujours décliné l'invitation... Ou alors, trop naïf et dénué de vanité pour croire à sa bonne fortune, il s'était mépris sur la nature des avances qu'on lui faisait et... il lui était régulièrement arrivé de s'endormir innocemment dans un sac de couchage sur un sol dur et inconfortable pendant que la jolie fille qui l'avait invité à la rejoindre l'attendait en vain dans la paille d'une grange...

Car Bruno était aussi romantique qu'il était puceau. Et son idéal féminin, aux contours jusque-là très flous, avait pris forme le jour où il avait posé les yeux sur Charlotte Pryce. Il était tombé amoureux de ses hanches, de sa taille, de ses seins, de ses mains fines à la peau presque transparente, de sa bouche très rouge et de ses yeux de myope (elle ne mettait pas toujours ses lunettes), de ses cheveux bruns teints au henné comme cela se faisait beaucoup à l'époque, de ses grandes boucles d'oreille et de ses bagues, de ses chemisiers échancrés, de ses tailleurs serrés et de ses jeans immaculés.

Il la cherchait le jour dans les allées de la faculté, et rêvait d'elle la nuit au point de devoir régulièrement changer ses draps le matin. Bref, il était obsédé par elle, et il souffrait de cette obsession qui l'empêchait de se consacrer à ses études comme il l'aurait dû.

Depuis qu'il s'est glissé dans son groupe, les enseignements dirigés d'hématologie sont pour lui un bonheur et une torture : il peut y contempler Charlotte pendant deux heures, l'écouter, et parfois lui parler, mais Charlotte, elle, l'ignore. Elle n'a que faire d'un étudiant. Elle est mariée (il a vu à son doigt une bague de fiançailles doublée d'une alliance) et, si elle n'a pas d'enfants d'après ce qu'il a entendu dire, elle pourrait en avoir. Elle va peut-être en avoir bientôt.

À ses yeux, je suis un gamin. Elle ne voit pas à quel point je l'aime, à quel point je suis prêt à tout pour elle.

À tout ? Ah, est-il prêt à *tout* ? Et d'ailleurs, qu'est-ce que ce tout à quoi il est prêt ? Il faut qu'il en parle. Il envisage d'aller demander conseil à son père... puis se ravise. Charlotte travaille à la faculté. Bram y connaît beaucoup de monde. Pas question d'être indiscret. Tiraillé par toutes les questions qui se pressent en lui, il décide d'aller en parler à Christophe.

— Tu veux me parler de femmes, à moi ? s'exclame son ami, stupéfait. Va voir Basile et André ! Les femmes, c'est leur rayon !

— Justement, je n'ai pas besoin de la comprendre elle, je veux comprendre ce qui m'arrive à moi ! Et je suis sûr que toi, tu peux m'aider.

Christophe le regarde un long moment sans rien dire, puis soupire enfin :

— J'ai peur que tu ne te trompes lourdement, petit frère. Mais va, je t'écoute...

Corps d'élite, 2

Monsieur Nestor

Faculté de médecine, 15 mars 2003

Au bout d'une ou deux années de ce régime, j'en ai eu marre de passer mes journées à ouvrir, ranger, balayer, nettoyer et fermer cet amphithéâtre qui, malgré son immensité, finissait par puer la sueur, la colère et la frustration. Alors j'ai demandé à mon chef, au service de l'entretien, si je ne pouvais pas faire un autre boulot. Il m'a lancé un regard méchant et m'a dit qu'il n'y avait pas d'autre boulot disponible, mais que si l'amphi de la première année ne m'occupait pas assez, il pouvait m'indiquer autre chose, que ça n'était pas payé, mais que je pouvais me faire quelques pourboires et que l'avantage, c'était que je n'y allais que si je voulais. J'ai demandé de quoi il s'agissait.

— Du café des étudiants, à la fac.

Le café des étudiants en médecine – qu'on a très vite appelé le Petit Café, évidemment – était une pièce désaffectée au rez-de-chaussée du bâtiment de biologie. Les pièces voisines, disposées en enfilade, servaient habituellement de salles d'enseignement dirigé ou bien, pendant les congrès et les journées d'enseignement post-universitaire, de salles d'exposition pour les stands des laboratoires pharmaceutiques, ou encore de salles de prélèvement lorsque, deux jours par trimestre, le centre de transfusion sanguine venait recevoir les dons des étudiants en médecine. Et quand je dis recevoir, je devrais dire attendre... Mais bon, ça, c'est une autre histoire.

La pièce située à l'extrémité du rez-de-chaussée n'avait jamais trouvé de fonction bien précise jusqu'à ce qu'un enseignant – je ne sais plus si c'était le professeur Vargas ou ce saligaud de Martell – suggère au doyen d'y ménager un lieu de rencontre pour les étudiants, qui s'y asseyaient par terre entre deux cours pour bavarder ou fumer. Vargas – oui, je me souviens à présent : Simone, la secrétaire pédagogique de l'époque (une femme très gentille, elle avait eu deux beaux garçons qui sont tous les deux devenus prêtres, elle n'a jamais compris pourquoi alors que son mari et elle avaient toujours été complètement athées), me l'a raconté, c'est bien lui, il passait par là quand il descendait de son labo pour aller à la bibliothèque et quand il voyait des jeunes installés là il s'arrêtait pour parler ou en griller une avec eux –, Vargas a fait remarquer au cours d'une réunion de conseil d'enseignement que laisser les étudiants assis par terre, ça n'était pas digne, qu'on pourrait leur installer des sièges, des tables basses et des banquettes dans la pièce désaffectée, et pourquoi pas un bar et une machine à café ? La fac pouvait sûrement leur acheter ça...

Là-dessus, Martell, qui voulait toujours se ménager les faveurs du doyen et continuer à entretenir sa popularité auprès des étudiants qui, après avoir franchi l'étape du concours, risquaient de l'oublier comme le contenu de ses cours, donc ce pourri de Martell a pris la parole en disant que cela faisait longtemps qu'il avait eu l'idée et que, quelle coïncidence, il allait justement en parler, d'ailleurs, grâce à la vente des polycopiés, qu'il supervisait de près, la corporation aurait sûrement les moyens de se procurer d'occasion un percolateur professionnel... et qu'il suffisait de vendre les consommations à un prix raisonnable pour le café et le chocolat en poudre, les tasses en plastique et le sucre...

Devant cette double requête, Fisinger s'est probablement tourné vers LeRiche pour lui demander son avis, mais, si je me souviens bien, LeRiche n'était pas présent ce jour-là, il devait être occupé à former un de ses élèves à une intervention de la dernière chance, comme d'habitude, et s'il était là, lorsqu'il a probablement objecté de son air de faux jeton que favoriser l'oisiveté en plein milieu de la faculté n'était peut-être pas tout à fait souhaitable, je suis à peu près sûr que Mme Fisinger, qui était sûrement présente, elle (et elle ne ratait jamais une occasion d'appuyer Vargas, qu'elle aimait beaucoup, et de contrer LeRiche, qu'elle ne pouvait pas piffer), l'a coupé : « C'est une très bonne idée, Roland ! De nombreux étudiants m'ont déjà confié qu'ils aimeraient avoir un lieu bien à eux » ; alors là, vice-doyen ou pas, l'affaire a été entendue.

Je ne savais évidemment pas tout ça quand mon chef m'en a parlé – on me l'a raconté plus tard –, mais quand il m'a proposé de tenir le Petit Café des étudiants, j'ai tout de suite répondu : « Pourquoi pas ! » Il m'a expliqué qu'il avait ouvert quelques semaines plus tôt. Grâce à son ami le patron du Grand Café, Vargas avait récupéré un bout de bar et une machine qui n'avait jamais servi à cause d'un défaut de fabrication minuscule. Le service était assuré par des étudiants bénévoles, mais il fallait quelqu'un pour les relayer et vérifier que les fournitures ne disparaissaient pas, qu'il n'y avait pas de gaspillage ou de dégradations... J'y suis allé le jour même. Quand je suis entré dans la salle, j'ai été accueilli par deux de mes trois inséparables – bien sûr, je me doute que vous en avez entendu parler !... Je les avais déjà remarqués dans l'amphi de première année parce qu'ils me disaient toujours bonjour. Un jour qu'ils étaient en grande conversation, ils sont venus vers moi me poser une question comme si j'avais été le prof. Christophe, qui était l'aîné, m'a dit : « Excusez-nous, Monsieur... Nestor, on n'arrive pas à se mettre d'accord sur – je ne sais plus quoi exactement – et on voulait vous demander de nous éclairer, vous savez sûrement ça. » Je crois bien que c'était la première fois depuis que je travaillais dans cet amphithéâtre que des étudiants s'adressaient à moi comme à un être humain, alors évidemment, on est devenus copains très vite – et donc deux d'entre eux, André et Basile, étaient là en grande conversation avec trois ou quatre jeunes filles, comme d'habitude, et ils se sont levés tous les deux d'un bond en plantant là leurs amies et sont précipités vers moi. « Monsieur Nestor ! Vous venez nous aider à tenir le Petit Café ! »

Ce n'était pas une question, je crois que c'est ce qu'ils attendaient, sans jamais avoir osé me le demander. J'ai découvert ensuite qu'ils s'étaient proposés d'emblée pour assurer le service et qu'ils se relayaient tous les trois – enfin, tous les quatre, ils avaient un copain de plus, eh oui, le petit Bruno, je me souviens qu'à l'époque il était grand et maigre, les cheveux longs attachés derrière la nuque, des grandes lunettes pour cacher son acné, caban bleu et bonnet de marin l'hiver, blouson léger et chemisette l'été. Quel drôle de numéro, le Bruno. Il parlait déjà fort et avec les mains et les bras, sauf quand il était devant une fille, alors là c'était touchant, il perdait tous ses moyens, il bégayait, ses bras ballaient ou pire : il mettait les mains derrière le dos comme un gamin devant une maîtresse d'école, les trois autres, ça les faisait marrer ou secouer la tête ou lever les yeux au ciel...

Bref, j'étais attendu et plutôt deux fois qu'une, alors j'ai senti tout de suite que j'avais ma place. Et puis même s'ils n'allaient pas souvent en cours, ces garçons n'avaient pas que ça à faire... Je me suis dit que Mireille aussi serait contente de venir s'occuper du Petit Café de temps à autre, ça la changerait de son boulot qui, déjà, n'était pas folichon. Elle sortait à 4 heures mais elle embauchait bien assez tôt... Alors, petit à petit, comme on n'avait personne à aller chercher à l'école, on s'est retrouvés à passer là tous les deux toutes nos fins d'après-midi, et aussi le jeudi – c'était notre jour de congé à tous les deux –, et c'est comme ça qu'on a connu tout le monde, les étudiants et les internes qui roulaient des mécaniques et les laborantins qui descendaient des étages et venaient manger les sandwichs qu'on préparait, Mireille et moi. Quand un des Zouaves arrivait, en général avec une fille, et nous voyait occupés à couper le pain et à dépiauter le saucisson, il posait son sac, nous présentait, enlevait sa veste, remontait ses manches, et disait à la fille : « On les aide ? » Le plus souvent, les petites se joignaient à nous, elles étaient souvent très gentilles et pas fières, mais parfois l'une d'elles faisait la grimace ou prétextait qu'elle ne voulait pas se salir ou s'abîmer un ongle. Celle-là, on était sûr qu'on ne la reverrait plus, parce qu'à partir de ce moment-là notre garçon ne lui adressait plus la parole...

Avec les années, on en a vu passer des jeunes gens, on les a vus vieillir, prendre des coups et de la bouteille, on en a vu se marier, et d'autres divorcer, on a vu des filles enceintes et heureuses de l'être et d'autres qui ne l'étaient pas du tout, on a vu des garçons et des filles abattus par l'annonce de la mort d'un de leurs camarades, d'autres désespérés parce qu'ils étaient sûrs d'avoir provoqué celle d'un malade, et celles à qui leur patron avait fait des avances, et ceux que leur interne ou leur chef avait humiliés, et les laborantins hilares qui travaillaient chez Vargas, et les techniciennes harassées que Martell n'arrêtait pas de houspiller... On en a entendu, des histoires, tous les deux, on en a recueilli, des confidences...

Un soir, comme ça, nous étions tous les deux au Petit Café, Mireille et moi, et exceptionnellement il n'y avait pas un chat – je crois que c'était un jeudi de printemps, une veille de jour férié ou de week-end prolongé, la plupart des étudiants avaient séché les cours, on n'avait vu pratiquement personne, pas même un des quatre garçons, il était 4 heures et demie de l'après-midi, il faisait un soleil splendide et on se disait qu'on ferait aussi bien de plier, de tout ranger dans le cagibi, de tout mettre sous clé, de prendre nos vélos et d'aller se balader tous les deux au bord de la Tourmente et de s'allonger sur l'herbe pour regarder le soleil se coucher, quand elle est entrée, comme une somnambule, dans le Petit Café. D'abord, j'ai cru qu'elle cherchait quelqu'un, et qu'elle ne le trouvait pas, en la voyant venir vers nous je me suis dit qu'elle allait nous demander où tout le monde était passé. Elle a posé les deux mains sur le comptoir, elle nous a regardés et sa bouche s'est ouverte, mais elle ne pouvait pas parler. Elle me disait quelque chose mais je n'arrivais plus à la situer. Elle portait un imperméable avec la ceinture très serrée et son col était relevé, ça m'a paru bizarre vu le temps qu'il faisait. Elle avait les yeux rouges, ses cheveux étaient collés sur son front en sueur, elle avait un bleu sur la pommette, et j'ai vu que ses mains étaient violettes et que ses ongles avaient du rouge dessous, comme du sang coagulé.

Mireille a compris tout de suite, elle m'a dit de lui servir un verre d'eau avec de la glace dedans, elle a fait le tour du comptoir et l'a prise par le bras pour la faire asseoir.

Je m'en voulais de ne pas arriver à mettre un nom sur son visage, je ne connaissais qu'elle pourtant, elle était là depuis au moins deux ans et elle passait sûrement au Petit Café une ou deux fois par semaine au minimum, comment se faisait-il que je ne la reconnaisse pas ? Et puis quand je me suis approché d'elle pour lui donner le verre et que j'ai entendu ce qu'elle commençait à peine à dire, à grand-peine, et encore c'est parce que Mireille avait déjà compris qu'elle arrivait d'abord à faire oui oui de la tête et puis à répondre par monosyllabes, soudain je l'ai reconnue, c'était elle qui avait eu le courage de se déshabiller, l'année précédente, pendant le bizutage, et avait jeté sa culotte à la gueule du visqueux qui voulait l'humilier. Une fille non seulement courageuse mais brillante : elle avait eu le concours du premier coup et parmi les premiers, mais ce que Mireille avait deviné, ce qu'elle n'arrivait pas à dire tant elle était choquée, mais qu'on a fini par apprendre plus tard, c'est que ce jour-là, alors que les amphithéâtres étaient vides et que la fac était déserte, le visqueux – il devait attendre ça depuis longtemps – l'avait coincée à la sortie de la bibliothèque, il l'avait entraînée dans une des salles d'enseignements dirigés, il avait verrouillé la porte derrière lui et là, il l'avait fourrée dans les pattes de trois ou quatre types tout aussi malsains que lui, il s'était assis, et il les avait regardés la violer.

...ne peut donner que ce qu'elle a !

Christophe Gray

Tourmens, 7, rue des Merisiers, novembre 1974

...Tu étais bouleversé, pauvre Bruno, et je ne savais pas quoi faire, alors je me suis contenté de t'écouter, en faisant comme Vargas, *Mmmhh, mmhhh*, parce qu'en faisant ça, au moins, on ne se trompe jamais. Et je me disais : Pourquoi s'est-il adressé à moi, pour me raconter ça ? Croit-il vraiment que je le comprendrai, que je saurai quoi lui dire ? Pense-t-il vraiment, alors que nous passons pratiquement toutes nos soirées ensemble et que je me réfugie systématiquement dans le mutisme quand Basile ou André parlent de leurs poules à mots à peine couverts, pense-t-il que j'ai la moindre envie de l'entendre parler de la sienne ? C'est à eux qu'il aurait dû s'adresser, pas à moi. Pas avec mon histoire. Pas avec ce que j'ai vécu... Seulement, voilà, même si je ne veux rien entendre, même si je n'ai rien demandé, il est là, il me parle et je ne peux pas faire comme s'il n'existait pas, je ne peux pas le renvoyer purement et simplement, parce que c'est mon ami, et parce qu'au fond... il n'a pas tort. Tout ce qu'il brûlait de me dire, tout ce qui se bousculait en lui, tout ce qui lui étreignait le cœur, je l'avais ressenti avant lui, ce n'est pas si loin. Je ne voulais plus le ressentir, je l'avais caché dans un coin sous un tapis, mais c'est toujours là. Et dans le même temps, je lui en veux de réveiller ainsi ce qui m'a fait un mal de chien il n'y a pas si longtemps... et je lui en sais gré... Il souffre, je le vois bien, et ça me fait mal pour lui. Si je peux l'aider, l'empêcher de souffrir, comme j'ai souffert...

— Tu comprends, ça ne m'est jamais arrivé, jamais (*Il y a un début à tout, petit frère*), de ressentir ça pour une fille, enfin c'est une femme, tu l'as vue, hein ? (*Mmhh...*) Elle est mariée, elle a dû connaître d'autres hommes, elle a sûrement déjà de... l'expérience, et je suis sûr qu'elle me prend pour un gamin, un petit con, et je la comprends, bien sûr, qu'est-ce qu'elle pourrait me (*Exagère pas, tu es beau et intelligent, je suis sûr que tout plein de filles... Ah, bon Dieu ! J'aurais voulu avoir ta gueule il y a dix ans et ne pas tomber sur*) vas te foutre de moi, une femme comme elle, j'en rêve depuis que je lis des romans de science-fiction où les femmes ne sont pas des potiches ou des demoiselles en détresse, mais des aventurières comme Jirel de Joiry ou la fille avec laquelle Gulliver Foyle s'évade de la mine (*Chais pas qui c'est mais j'ai pigé le tableau*) compagne qui sait faire le coup de feu – non, pas comme les nanas qui organisent les forums féministes à la fac de lettres, la guerre des sexes, très peu pour moi –, je ne sais pas comment l'expliquer, dès que je l'ai vue, c'est comme si (*tu l'avais reconnue, tu savais qui c'était, tu sentais qu'elle était faite pour toi et toi pour elle... Ah, petit frère, si tu savais*) comme elle me manque, physiquement, quand je ne la vois pas, et je ne peux pas être fourré en permanence aux ED d'hémato, même si ce n'est pas l'envie qui m'en manque... Je suis même allé demander au laboratoire s'ils n'embauchent pas des étudiants pour balader les prélèvements entre les services ! Évidemment, on m'a ri au nez !

— Et elle ? Elle réagit comment ?

— Ah ! Elle... Elle me tue. Elle ne dit rien. Quand je lui dis quelque chose, elle me regarde en souriant comme si... j'étais quelqu'un d'autre. Elle se fout de moi, c'est sûr.

— Alors pourquoi insister ?

— Parce que je sais que c'est elle ! Et je sais qu'elle m'aime aussi ! Et c'est pas la peine de me dire (*Houlà ! Danger ! Tu es si obsédé par cette femme que tu ne me laisseras pas seulement te donner mon avis*) cinglé, je sais que je suis cinglé, je suis fou d'elle, c'est bien simple, le matin j'ai remarqué qu'elle arrive au boulot vers neuf heures moins dix, alors je me poste sur le banc, dans l'allée, face à l'entrée du laboratoire d'hémato, et dès que je la vois arriver, le temps qu'elle attache son vélo, je sens mon cœur battre deux fois plus vite.

Quand je la vois dans le bâtiment, j'ai le ventre qui se serre... C'est insensé ! Si une chose pareille m'arrive à vingt ans, je vais crever avant d'avoir (*le temps arrange tout, tu verras*) quand même pas possible de se sentir complètement dépendant de quelqu'un qu'on connaît à peine...

— Elle va au boulot à vélo ? (*Manière comme une autre de te relancer après un long silence qui me fout la pétoche, tu vas pas te jeter par la fenêtre de ton cinquième pour une gonzesse quand même ?*)

— Oui (*rire*), la première fois je me suis dit qu'elle n'habitait pas loin, je ne croyais pas si bien dire... (*Nouveau silence, mais avant que j'aie*) si je m'étais contenté de l'apercevoir une fois de temps à autre entre deux cours à la noix, ça aurait peut-être fini par passer, mais depuis que j'ai découvert où elle habite...

— Tu l'as suivie ?

— Mais non ! C'est pas mon genre... Encore que... Mais tu vas voir, c'est pire ! D'ailleurs, tu ne vas pas le croire... (*Tu secoues la tête d'un air désespéré.*) L'autre jour, je sortais du foyer avec André pour aller à la fac et voilà que je croise le gardien – tu ne l'as jamais vu ? un nommé Bonnat, une sorte de bouledogue malfaisant (*Doublé d'un bœuf charolais. Je l'ai croisé dans les couloirs, j'ai cru qu'il allait me marcher dessus sans me voir*), il a dû être systématiquement flic ou CRS dans toutes ses vies antérieures, c'est un facho en tout cas, et maintenant il emmerde les étudiants en verrouillant systématiquement les portes du foyer à 1 heure du matin comme s'il avait peur qu'on lui vole sa cafetière, et comme si les gars qui habitent là cessaient d'avoir une vie à minuit cinquante-neuf – un teigneux, un crétin, un obtus, un épais ! Bref, André et lui étaient en train de s'engueuler parce que notre ami était rentré après la fermeture du pont-levis, et comme il est coutumier du fait il avait vu le coup venir : la gouttière court juste à côté de sa fenêtre alors il l'avait laissée ouverte et il a escaladé le mur, le premier étage n'est pas très haut, et il est entré comme ça. Manque de pot, Bonnat l'a entendu taper du pied contre son volet pendant la nuit, et le lendemain matin, au moment où on traversait le hall, il sort de sa guérite, il prend André par le bras, il l'entraîne dehors et avec le faisceau de sa lampe de poche il lui montre la fenêtre du rez-de-chaussée. J'ai failli m'écrouler de rire : la veille, il pleuvait à verse, et on voyait parfaitement les traces que les bottes d'André avaient laissées sur le volet ! Mais l'autre épais, lui, ne rigolait pas, et je voyais le moment où André allait lui coller un pain (*Ouh là non...*). Je le tirais par la manche en lui disant de laisser tomber (*T'avais pas envie qu'on le vire du foyer !*), et à ce moment-là j'ai failli tomber à la renverse : je l'ai vue sortir du hall.

— Tu as vu sortir qui ?

(*Tu te lèves.*)

— Eh bien, Charlotte Pryce !

— Qu'est-ce qu'elle fabriquait là ?

— C'est exactement ce que je me suis demandé... Et là, j'ai eu la vision d'horreur de ma vie : l'épais s'est retourné vers elle et il a dit : « À tout à l'heure, ma chérie ! » Et elle...

(*Tu serres les poings. J'ai beaucoup de mal à me retenir de rire...*)

— Oui ?

— Elle... elle a fait deux pas vers lui et j'ai cru qu'elle était à deux doigts de l'embrasser...

— Et alors ?... *Et alors ?*

— Alors, elle m'a vu et elle s'est arrêtée net. Elle m'a regardé fixement, et puis elle a dit : « À tout à l'heure », et elle est partie.

— Alors...

— Alors, non seulement la femme dont je suis amoureux

habite dans le foyer où je loge, mais en plus c'est la *femme du gardien* !

(*Je manque de m'étrangler.*)

— *Sa... femme ? Tu es sûr ?*

— Oui, hélas ! Mme Moreno – la dame qui travaille à mon étage – me l'a confirmé. Ils sont mariés depuis plusieurs années. Ils étaient promis l'un à l'autre depuis leur naissance ou presque : leurs parents se sont rencontrés pendant leurs lunes de miel respectives sur le camping de Palavas-les-Flots en 1947. Tu vois le genre ? L'année suivante, toujours sur le même camping, les deux femmes étaient enceintes, l'année d'après les deux moutards ont passé le mois d'août sous le même parasol... mais ils n'ont rien en commun, bordel ! Elle, elle est superbe, intelligente, biologiste ! Lui... il était *parachutiste* !

— Quelle horreur ! (*Je suis au bord de l'apoplexie, mais comme je ne veux pas te froisser, j'essaie de faire passer ma grimace de souffrance pour une moue de dégoût.*) Comment une femme aussi fine et subtile...

— Ah, ne m'en parle pas !

(*Tu me fends le cœur mon pauvre, ami... Et je commence à me sentir mal. Quel droit ai-je donc de rire de toi ? Moi, encore moins que les autres...*)

— Ah, Bruno, tu es bien mal tombé... Les femmes, tu sais, sont imprévisibles et parfois bien dangereuses...

(*Tu as dû sentir quelque chose dans ma voix, car tu lèves les yeux et j'y lis une interrogation.*)

— C'est vraiment ce que tu penses ?

— C'est vraiment ce que je pense.

— Tu as eu une expérience malheureuse...

— Cuisante. J'ai été marié.

— Non ! ?

— Si. Mais je n'ai pas envie d'en parler. Je me suis marié il y a longtemps, sur un coup de tête. C'était une erreur, je l'ai regretté amèrement, j'ai divorcé, et voilà. André et Basile sont déjà au courant, alors je n'ai pas de raison de te le cacher. Mais n'en parlons plus.

(*Et là, tu hésites, tu ouvres la bouche, puis, en comprenant sans doute que je veux sincèrement que tu me fiches la paix, je te vois te raviser et hocher du chef.*)

— *Mmmhh.*

Manifestement, c'est à ton tour de te payer ma tête.

Cadavres exquis, 3

Emma et Madeleine

C'était une femme de cinquante-cinq ou soixante ans. Peut-être. En me disant cela je me suis rendu compte que je ne savais rien d'elle. Que je ne pouvais rien savoir. Qu'il est impossible de savoir ce genre de chose quand on regarde le corps sans vie d'une personne inconnue.

J'ai levé la tête pour regarder autour de moi. Nous étions cinq ou six étudiants autour de la table, et le moniteur d'anatomie nous décrivait ce qu'il nous faudrait faire de ce *cadavre.*

Le mot m'a fait sursauter, et plus encore le ton sur lequel il était dit. Ce n'était plus une personne, c'était un *cadavre*, un tas de chair et d'os, une charogne. Et le moniteur – un interne de chirurgie qui participait à l'enseignement d'anatomie pour arrondir ses fins de mois, à ce que j'avais compris – nous montrait le scalpel, les pinces, avec lesquels nous allions inciser la peau, écarter les chairs, séparer les muscles des aponévroses, les veines des artères, les nerfs des vaisseaux...

Je regardais le visage de cette femme, elle avait un visage fatigué et un énorme cocard vert-jaune sur l'œil gauche, et brusquement je n'ai plus entendu l'interne parler, je n'ai plus rien vu bouger autour de moi, mais les paupières de la femme allongée se sont ouvertes, elle m'a regardé de ses yeux ternes, de ses yeux sans couleur, sa bouche s'est ouverte à son tour et elle a dit :

Je m'appelle Madeleine, j'avais quarante-neuf ans quand je suis morte, oui, je sais, je fais plus vieille... plus vieux ? mon Dieu, je ne sais plus comment on dit, on en oublie, des choses, quand on meurt... je sais que je ne fais pas mon âge, voyez, mon corps est blanc, presque lisse, alors que mon visage est fripé et tanné, mais vous savez, c'est comme ça à la campagne, on travaille dur, on est toujours dehors, été comme hiver, le soleil le vent la pluie le froid, ça vieillit, mais quand le corps est bien couvert ça le protège, et même avec mes grossesses – j'en ai porté cinq, sans compter les fausses couches – c'est vrai que j'ai encore le ventre plat, mais quand on travaille on ne fait pas de lard, et puis j'avais beau avoir l'âge que j'avais, j'étais jeune encore, je veux dire : moi, j'étais encore une femme, alors qu'à quarante-deux ans ma mère était déjà ménopausée. Mais aujourd'hui on vit moins mal, quand même, on mange mieux, on ne manque de rien, on peut faire venir le médecin dans la journée sans attendre trois jours qu'il ait le temps de venir, comme ma tante quand elle a accouché de mon cousin, c'était en 41, le docteur à l'époque faisait ses visites à bicyclette, et bien sûr il est venu la voir dès qu'il a entendu qu'elle entrait en travail, mais bien sûr elle ne l'a pas attendu, le bébé est né et, comme il avait le cordon autour du cou, il est resté bleu longtemps et il ne s'en est jamais remis, le pauvre, il est toujours un peu ralenti... Alors que moi, bien sûr, j'ai accouché à l'hôpital ou à la clinique et heureusement tous les cinq allaient bien à la naissance... et il ne m'est rien arrivé. L'hôpital, c'était plus rassurant pour moi, alors que ma mère, quand je lui ai dit que j'allais accoucher là-bas, elle s'est mise à crier : « Tu es folle, ils vont te tuer ! », et c'est vrai que pendant toute mon enfance j'ai entendu ma mère raconter comment les deux femmes de la ferme d'en bas étaient allées à l'hôpital pour mettre leur enfant au monde et qu'elles étaient mortes le lendemain de leur accouchement ou quelques jours après, d'une embolie ou d'une hémorragie ou je ne sais quoi, et moi, bien sûr, je me disais qu'elles seraient sûrement mortes de toute manière, que c'était comme ça, on ne choisit pas, on ne sait pas de quoi la vie sera faite, aller à l'hôpital n'avait pas dû y changer grand-chose... Moi, je n'avais pas peur de l'hôpital parce que je n'avais pas peur de mourir, mais je ne voulais pas qu'il arrive quelque chose à mes enfants alors j'ai voulu aller accoucher là-bas en me disant : Si je meurs c'est que ça devait arriver, mais au moins qu'il y ait quelqu'un pour prendre soin de mon enfant, vous comprenez ? Je ne voulais pas qu'il reste handicapé, ou qu'il meure à la naissance parce que j'aurais accouché toute seule toute nue sur mon lit, j'ai toujours trouvé ça honteux d'être nue dans un lit, même avec mon mari je ne me suis jamais mise nue, j'ai toujours porté une petite chemise, il pouvait passer les mains dessous, il avait des mains douces, il était très gentil, même si j'avais pas toujours envie il ne m'a jamais forcée, il a toujours été très doux et certaines fois, je me souviens, c'était vraiment très bon, je suis désolée de vous raconter ça à vous qui êtes toute jeune, quel âge pouvez-vous bien avoir ? Vingt-quatre, vingt-cinq, pas plus, vous êtes si mignonne avec vos cheveux courts et ces reflets roux, et votre bouche est jolie, je suis sûre que les garçons vous regardent tout le temps, et que les gens vous regarderont avec plaisir quand vous serez leur docteur... C'est bien que vous deveniez docteur, vous savez, il faudrait plus de docteurs femmes, ça faciliterait les choses pour les femmes, parce que c'est dur de parler aux docteurs hommes, il y a des choses qu'on ne peut pas leur dire, des choses que seules les femmes peuvent comprendre, alors ça ferait du bien aux femmes qu'il y ait plus de docteurs comme vous et même aux hommes, d'ailleurs, ils ne veulent jamais aller chez le docteur, je vois mon mari, il disait toujours qu'il n'était pas malade même quand il allait très mal, mais je suis sûr que si on avait eu une gentille... doctoresse – c'est comme ça qu'on dit – comme vous, il serait sûrement allé vous voir – oui, je vous vois sourire, ça me fait plaisir de vous faire sourire comme ça, ça me console d'être allongée ici toute nue devant tous ces jeunes gens, moi qui n'ai jamais aimé ça, on ne m'a pas demandé mon avis, vous savez, quand je suis morte je n'ai rien senti ou presque... J'étais dans la cour, je surveillais mon petit-fils – oui j'étais déjà grand-mère, c'est ma fille aînée qui a eu un petit avec son ami, ils ne sont pas mariés et mon mari n'a pas aimé ça, mais j'ai vu tout de suite qu'ils s'aimaient et que lui était sérieux, d'ailleurs il avait passé un concours pour entrer à la poste et il l'a eu et c'est un bon métier, alors quand elle nous a annoncé qu'elle attendait un bébé mon mari était plutôt inquiet mais je l'ai rassuré, je lui ai dit que ça se passerait bien, elle était si rayonnante, si belle, quand elle était enceinte... Vous, telle que je vous vois, vous lui ressemblez, vous êtes fraîche et mignonne et gentille – je sais que vous êtes gentille puisque vous me regardez et vous m'écoutez, vous ne faites pas attention à votre moniteur et à ses machins coupants, vous ne le regardez pas me couper la peau du bras et l'écarter, et enlever les bouts de graisse jaune qui dépassent et montrer mes muscles à vos camarades, vous préférez m'écouter vous raconter mon histoire, l'histoire de ma mort quand j'étais assise à côté de mon petit-fils Adrien, il était dans son petit transat, là, à l'ombre, devant la maison, et puis j'ai entendu des choses lourdes tomber, comme exploser dans la cour, et je ne voyais pas ce qui se passait, alors je me suis rapprochée du bruit, j'ai fait le tour de la maison et au pied du pignon j'ai vu des tuiles en mille morceaux et je me suis dit : Ça, c'est le vent qui a soufflé l'autre jour qui les a déplacées, elles ont glissé du toit, il faut que je dise à René, et j'ai levé la tête et je pense que c'est comme ça que c'est arrivé, je suis arrivée dessous juste au moment où une autre tombait, mais, vous savez, je n'ai rien senti, juste un coup là sur mon front au-dessus de l'œil je me dis que je devais pas être belle à voir, c'est triste de partir mais partir comme ça c'est bête et surtout je me suis fait du souci pour mon Adrien, heureusement il était à l'ombre et il dormait, il s'est sûrement rendu compte de rien et de toute manière sa mère était dans la maison, elle a dû sortir peu de temps après et c'est elle sûrement qui m'a trouvée, je m'en veux de lui avoir imposé ça, c'est pas drôle pour elle, elle avait un tout petit, un homme avec qui on est bien et toutes les raisons d'être heureuse, et voilà que je lui fais ça, enfin c'est pas ma faute, bien sûr, mais j'aurais été plus prudente ça me serait peut-être pas arrivé... pardon je vous ennuie, je vous parle, je vous raconte mon histoire, mais vous n'êtes pas là pour ça, vous êtes là pour apprendre, c'est pour ça que j'avais toujours dit à René que je voulais qu'on donne mon corps à la faculté, pour que les jeunes gens comme vous puissent apprendre, à l'époque je savais pas qu'on pouvait aussi donner ses organes, il paraît qu'on peut prendre les reins d'une personne qui a eu un accident et les donner à quelqu'un dont les reins sont malades, mais ça, je ne le savais pas, et ça fait pas très longtemps que ça se fait, même à Tourmens, alors quand c'est arrivé je pense que René a dû dire que c'est ce que je voulais, même si lui ne voulait pas, je me souviens il était tout chose quand je lui ai dit ça, on était jeunes, on ne pensait pas à mourir, et il m'a regardée avec ses grands yeux, ces yeux qui m'ont rendue amoureuse, et il m'a dit : « Mais si tu donnes ton corps à la faculté, on sera pas enterrés ensemble ! », et je lui ai dit : « Est-ce que c'est important ? On sera toujours ensemble sur les photos que nos enfants ont de nous, et je ne sais pas lequel de nous deux partira le premier, mais si c'est moi, tu mettras ma photo à côté de la tienne sur la tombe et voilà, quelle importance si en dessous on n'y est pas, on sera plus que des os alors que sur la photo, dans leur souvenir, on sera vivants... » Et bon, il était pas vraiment très heureux mais on était jeunes et on s'aimait beaucoup beaucoup et il m'a dit d'accord parce qu'évidemment à ce moment-là on était loin de penser que ça nous arriverait un jour, quand on est jeune on ne pense pas à ça... Vous, si, peut-être, je le vois à cette tristesse dans vos jolis yeux, mais vous, vous avez le temps, vous êtes là pour soigner, vous soignerez longtemps, et même si aujourd'hui vous êtes triste de me voir ici, dans vos yeux je sais qu'il y aura de la joie... comme dans les miens quand je regardais René, je l'aimais tellement... je lui avais dit que la seule chose qui me gênait un peu c'est de me retrouver toute nue devant tout le monde et que personne ne sache qui je suis même si bien sûr je savais que c'était inévitable, mais je lui avais dit : « Si c'est possible, il faudrait que tu leur dises, qu'ils mettent mon nom quelque part et que s'ils veulent prendre mon corps pour montrer aux étudiants docteurs comment c'est fait le corps d'une femme, il ne faut pas qu'ils me montrent toute nue en entier », mais je me rends bien compte que c'est pas possible, seulement ça me soucie vraiment, et je n'ai plus de bouche pour le dire, je n'ai plus d'yeux pour montrer que je suis gênée, je n'ai que vous pour leur dire... Alors j'ai demandé : « Est-ce qu'on peut la couvrir ? »

L'interne s'est arrêté de parler parce que j'avais parlé fort, si fort que tout le monde dans la pièce s'est retourné pour me regarder.

— *Est-ce qu'on peut la couvrir ?* Elle n'aime pas être nue comme ça devant tout le monde. Et elle aimerait bien qu'on sache qu'elle s'appelle Madeleine, qu'elle a cinq enfants, qu'elle est morte accidentellement et qu'elle aimait son mari, René.

Tout le monde s'est mis à ricaner autour de moi, à commencer par l'interne, qui m'a dit : « Pour une jolie fille, t'es drôlement marrante, toi... » Je ne l'ai pas supporté et j'ai failli hurler, mais juste à ce moment-là, derrière moi, une voix a dit sèchement : « La demoiselle a raison. C'est pas digne, ce que vous faites ! » C'était l'appariteur du laboratoire d'anatomie. Il avait posé la main sur mon bras pour m'appuyer, et il m'a invitée à le suivre. Il a ouvert un placard, en a sorti quatre carrés de lin blanc et m'a dit doucement : « On les utilise pour couvrir le corps des gens, quand les étudiants font des dissections. » Il me les a tendus. « Vous pouvez m'en demander quand vous voulez. Et si je ne suis pas là, je range la clé du placard ici. » Et puis il a ajouté : « Comment savez-vous tout ça sur cette dame ? Quand les corps arrivent ici, en principe, on ne doit rien savoir d'eux... » Je n'ai pas répondu, je suis retournée à la table, j'ai posé un carré de lin blanc sur le ventre de Madeleine et un autre sur sa poitrine pendant que l'interne cessait de lui disséquer le biceps et tendait un scalpel et une pince à un de mes camarades.

Quand je suis sortie de l'amphi, je ne sentais plus rien, je ne voyais plus rien, j'avais mal au ventre et au cœur. En montant dans le bus, j'ai senti l'odeur de formol sur moi, je me suis dit que tout le monde autour de moi devait la sentir aussi, qu'ils allaient deviner, qu'ils allaient savoir, qu'ils allaient comprendre ce que je venais de faire, et j'ai eu le sentiment que j'allais porter cette odeur sur moi toute ma vie, et j'ai eu envie de pleurer comme jamais je n'avais eu envie de pleurer, et quand j'ai tourné la clé dans la porte, mes larmes se sont mises à couler et je me suis mise à sangloter contre la porte close, jusqu'à ce que John sorte de la chambre et s'approche de moi pour me prendre dans ses bras, mais je ne voulais pas, j'avais peur que l'odeur de mort se colle à lui, alors je l'ai repoussé, et je pleurais tellement que je ne sais pas ce que je lui ai dit parce que rien ne sortait de ma gorge, je ne sais pas comment il a compris, mais il m'a enlevé mon manteau, il m'a prise par la main, il m'a emmenée dans la salle de bains, il a fait couler l'eau, il m'a déshabillée, il m'a fait entrer dans la baignoire et il m'a lavée entièrement de la tête aux pieds, et puis il m'a mis mon peignoir et il m'a poussée jusqu'au lit, il m'a fait entrer dedans et m'a demandé si je voulais du thé, il allait en préparer, mais je n'ai pas lâché sa main, j'entendais Madeleine dire : *René, comme on s'aimait*, et j'ai serré la main de John et je l'ai attiré vers moi, j'ai murmuré : *Aime-moi, aime-moi*, et je l'ai attiré contre moi, en moi, pour m'emplir de son odeur, de son corps, de son amour, de sa vie...

Le mari et l'amant

Foyer des étudiants, 20 décembre 1974

Je le regarde sans rien dire. Je vois bien qu'il a envie de parler. Ce n'est pas le genre à se confier, mais là, s'il est venu frapper à ma porte, même bourré comme il l'est, c'est parce qu'il en a gros sur la patate. Pourquoi est il venu frapper à *ma* porte ? Je ne sais pas. Ironie du sort ou perversion ? Ou les deux... Ce qu'il veut cracher n'arrive pas à sortir, alors j'attends. Je suis patient. D'ailleurs, en l'occurrence, je n'ai que ça à faire : me taire. Des types dans cet état, ils finissent toujours par s'épancher. Et lui ne fait pas exception à la règle. Il passe devant moi pour entrer, il tourne en rond comme un chien cherche sa place, il finit par s'asseoir au bord du lit. Je referme, je tire la chaise devant moi, je m'installe dessus à califourchon, je pose mes bras sur le dossier et mon menton dessus, et je le regarde. Au bout d'un long moment, sans cesser de regarder ses godillots, il se lance.

— C'est ma femme... Je ne comprends pas ce qu'elle a. Elle devrait pourtant être heureuse. Elle a tout pour être heureuse. Un boulot qu'elle aime, un mari qui l'aime. Il ne manque que des enfants. Alors, je comprends qu'elle n'en veuille pas pour le moment – encore que... Mais je ne comprends pas qu'elle me fasse la gueule comme ça en ce moment. Je suis pourtant gentil. Moi, je veux tout bien, j'ai toujours tout bien voulu. Quand elle a voulu attendre, j'ai attendu. Quand elle a voulu se marier, on s'est mariés. Quand elle m'a dit qu'elle garderait son nom, je n'ai pas protesté. J'aurais bien aimé qu'elle s'appelle comme moi, mais ce que je voulais c'est qu'on vive ensemble, alors le nom, j'ai trouvé que ça n'avait pas grande importance... Et je ne dis rien quand elle passe ses journées au boulot, je sais qu'elle a beaucoup d'affection pour sa patronne, et c'est vrai qu'elle lui doit beaucoup, mais je trouve le temps long. Le plus souvent, elle part à 8 heures et demie le matin, et parfois elle ne rentre pas avant 19 ou 20 heures, je suis obligé de nous faire à dîner, et ça n'est pas très fameux, je ne cuisinerai jamais aussi bien qu'elle. Et parfois elle ressort le soir, elle me dit qu'elle retourne au laboratoire parce qu'il y a des machines à surveiller, et pendant longtemps je l'ai crue, mais maintenant je n'y arrive plus. On ne sort pas comme ça le soir pour retourner surveiller des machines. Elle me raconte des histoires. Je suis sûr qu'il se passe quelque chose. J'en suis venu à me demander s'il n'y avait pas... un autre homme. Elle est distante. Elle ne veut plus... enfin, vous voyez ? Elle ne veut plus. On dort dans le même lit, mais c'est tout. Ça fait longtemps que c'est comme ça. Au moins six ou huit mois. C'est pour ça que je pense que... Elle ne me repousse pas franchement, si vous voyez ce que je veux dire, mais elle me dit : « Non, je n'ai pas envie », et elle se tourne de son côté du lit. Et moi, je ne sais pas quoi dire, alors je me tourne de mon côté et puis j'attends. Et bientôt elle s'endort, je l'entends respirer tout doucement, je sais qu'elle dort profondément et que je ne vais pas la réveiller, alors... vous comprenez, je... me débrouille tout seul. Je sais, c'est pas glorieux, mais merde, je suis un homme, j'ai des besoins vitaux et je peux quand même pas aller voir des putes. Notez bien, je pourrais, mais je n'en ai pas envie. Je n'en avais déjà pas envie quand j'étais engagé, alors. Je comprenais bien que les camarades y aillent, il faut bien... décharger de temps à autre, surtout quand on reste cantonnés pendant plusieurs mois sans rien faire, mais moi, ça me convenait pas. Je dis pas que j'y suis jamais allé, mais pas souvent. Rarement, même. Avec une pute... j'y arrive pas bien. Elles me mettent mal à l'aise. J'ai toujours peur qu'elles me refilent quelque chose. Même si on met des capotes. On sait pas, hein ? J'ai des copains

paras qui se sont ramassé des saloperies alors qu'ils en mettaient systématiquement... Enfin, c'est ce qu'ils disaient... Quand ils étaient bien bourrés, j'imagine qu'ils avaient probablement du mal à enfiler une capote, mais probablement aussi la fille, alors, ça revenait au même : ils ne risquaient pas grand-chose... Et pourtant, ils ont chopé des trucs pas nets. Moi pas. Je suis pas allé voir les putes assez souvent, faut croire. Parce que je l'aime, ma femme, vous comprenez ? Je l'aime. Et je supporte pas l'idée qu'elle voie quelqu'un d'autre. Je me dis qu'avec tous les médecins qu'elle croise à l'hôpital, ça doit être facile. Elle est si belle... Elle n'aurait qu'à se baisser, ils viendraient lui manger dans la main. J'en connais un ou deux... Ils sont célibataires, ils sont médecins, ils gagnent sûrement beaucoup d'argent. En tout cas, si c'est pas encore le cas, ça tardera pas à l'être. Ils sont beaux. Prenez le docteur Budd. Vous le connaissez ? Un gynécologue. Il travaille chez le professeur LeRiche. Un grand type brun, à moustache noire. Il porte tout le temps des gants. Je crois qu'il joue au golf. Il est toujours en mouvement, pour le rattraper, il faut lui courir après ! Je suis sûr que c'est un type comme lui qui l'a séduite. Et que c'est pour ça qu'elle ne rentre pas avant des heures impossibles et qu'elle ressort le soir. Alors, vous comprenez, je ne sais plus quoi faire, moi. Je sais que ça a été dur, cette fausse couche... Et j'ai eu peur de la perdre. Le docteur qui l'a soignée a dit qu'elle avait fait une infection grave, que ça devait couver depuis longtemps et qu'on a eu de la chance qu'elle n'en meure pas. C'était déjà bien assez grave qu'on perde le bébé... Il était gentil ce docteur. Je ne l'ai vu qu'une fois, pas très longtemps, et j'ai eu du mal à retenir son nom, je crois bien qu'il était... il doit être juif, sûrement. Bon, les Juifs, je les apprécie pas plus que ça, mais vous savez ce qu'on dit toujours : ce sont de très bons médecins. Lui, en tout cas, il l'est sûrement, parce qu'il l'a sauvée. Au début je ne lui faisais pas confiance parce qu'il en avait trop l'air. Je veux dire... trop l'air juif. Je sais pas comment vous dire, je vois ça tout de suite, les Juifs, je les repère à cent mètres. Et au début, j'étais plutôt furax parce que je l'avais pas choisi, c'est la patronne de ma femme qui l'avait fait entrer dans son service, à l'hôpital nord, parce qu'elle n'aime pas le professeur LeRiche, allez savoir pourquoi ? C'est pourtant un grand monsieur, il est tout le temps parti à droite et à gauche en congrès, il a ses entrées au ministère, alors c'est sûrement quelqu'un de très très fort dans son domaine, mais elle n'en voulait pas, et ma femme suit tout ce que dit sa patronne à la lettre, alors... Enfin, toujours est-il qu'il a été très bien, cet accoucheur. Il ne payait pas de mine, mais il a pris les choses en main tout de suite, et finalement ça s'est bien passé : il a dit qu'on avait de la chance d'avoir pris ça à temps et d'avoir évité l'opération, sinon plus question pour elle... pour nous, d'avoir des enfants. Je lui ai demandé s'il fallait qu'on attende pour essayer à nouveau, il m'a dit que oui, bien sûr, mais qu'au bout de six mois elle serait complètement guérie et qu'on pourrait envisager de recommencer. Il a dit que c'était dangereux pour elle d'être enceinte d'ici là, et qu'il valait mieux qu'elle prenne la... pilule. Moi, je n'étais pas trop pour, et je le lui ai dit : j'ai lu dans le journal que le professeur LeRiche est plutôt contre, parce qu'on risque peut-être de provoquer des stérilités avec ça, et que c'est contre nature... Mais le docteur Zacks – il s'appelle comme ça, je m'en souviens, à présent – m'a rassuré en me disant que si elle la prenait pendant six ou huit mois elle ne risquait rien... que les risques, elle les courrait surtout si elle était enceinte trop tôt.

...ça fait plus de trois ans, maintenant, qu'elle la prend, la pilule. Elle ne veut toujours pas être enceinte. Elle dit qu'elle a trop peur, qu'elle n'est pas prête. Moi, je me demande si elle veut vraiment des enfants... Elle prend de plus en plus de responsabilités au laboratoire, elle coordonne les laborantins, elle organise l'enseignement des étudiants – si ça se trouve, vous pourriez l'avoir en cours si vous étiez dans son groupe...

...je sais pas pourquoi je viens vous dire ça à vous, ce ne sont pas les médecins qui manquent, dans cette ville, ni d'ailleurs dans ce foyer, j'en ai vu passer un certain nombre depuis que je travaille ici... Je sais qu'elle ne voulait pas qu'on s'installe dans l'immeuble, elle aurait préféré qu'on vive ailleurs, mais ça n'était pas possible, ça faisait partie du contrat. C'est pas très reluisant comme boulot, mais quand on a une patte folle, pas facile de trouver mieux. Il y avait bien une place d'appariteur à prendre à la faculté, il y a quelques années, mais un autre type me l'a soufflée à quelques jours près. Lui aussi, il est pensionné... un accident du travail, je crois. Vous avez sûrement eu affaire à lui, il travaille sur la colline, à la faculté des sciences, il s'occupe de l'amphithéâtre des première année... Ah, oui, j'oubliais, vous n'êtes pas allé là-bas... Vous êtes passé directement...

...je suis désolé, je ne sais pas pourquoi je vous raconte tout ça. Je... j'ai un coup dans le nez, je pense que ça se voit... Je me sens si seul, vous comprenez ? Elle est encore sortie ce soir, je ne sais pas quand elle va rentrer, encore, alors j'ai picolé, parce que ça va moins mal ; comme ça, je m'endors, je ne vois pas à quelle heure elle rentre... Et je sais qu'elle déteste ça, que je pue le vin ou le pastis quand elle se couche près de moi... Parfois, elle prend une couverture et dort sur le canapé, je me lève dans la nuit, je vais la regarder... Elle est si belle, vous savez. Et je l'aime tellement. Je ne sais pas à qui dire ça, les hommes, on ne se confie à personne, ça a l'air trop con de dire qu'on aime sa femme, qu'on est malade fou d'elle... Vous, vous êtes jeune, vous n'allez pas vous marier tout de suite, mais croyez-moi, quand vous rencontrerez celle qu'il vous faut, celle qui sera faite pour vous... Vous aurez envie de vous marier tout de suite, de ne laisser à personne l'occasion de vous la souffler... Moi, je suis sûr que j'ai trouvé celle qu'il me faut... Seulement...

Il se tait. Ses épaules tressautent, il sanglote, et des larmes coulent sur ses joues, à présent.

— ... seulement je ne suis pas sûr d'être celui qu'il faut... pour elle...

Il renifle. Il se mouche du revers de la main. Je le trouve pitoyable et laid. Je le déteste et j'aimerais le tuer de mes mains. Et pourtant, j'ai senti ma gorge se serrer pendant qu'il parlait, parce qu'au fond il disait exactement ce que je ressens pour Charlotte, et je m'en veux de savoir qu'il porte en lui tout ce que je porte en moi. Je me tourne vers le bureau, je prends la boîte de mouchoirs en papier avec lesquels je m'essuie les doigts quand ils sont tachés d'encre. Je la lui tends. Il la regarde sans comprendre, puis en prend un, se mouche et s'essuie ensuite les yeux avec. Pauvre type ! Il me dégoûte ! J'ai envie de me lever et de hurler : *Pauvre tare ! Comment une femme aussi merveilleuse a-t-elle pu se marier avec une épave comme toi ?*, et je crois voir et entendre mon *putain de bordel de merde de père* secouer la tête et dire : *Tu n'as pas le droit d'humilier qui que ce soit. Même si c'est ton pire ennemi.*

— Vous... vous m'écoutez patiemment, vous êtes gentil. Je le savais parce que je vois comment Mme Moreno parle de vous. Elle vous a trouvé gentil tout de suite. Elle vous aime beaucoup. Alors que moi... je la dégoûte. Je le sais, à la manière dont elle me regarde. Tandis que vous... Je vous ai vu l'autre jour prendre le café tous les deux sur le pas de votre porte, et je le voyais bien à la manière dont elle vous regardait pendant que vous lui parliez, elle vous adore... Et vous, j'ai vu que vous saviez parler aux femmes, et puis les écouter, aussi... C'est peut-être pour ça que je suis venu vous voir, ce soir... Je me disais que vous sauriez peut-être me dire ce que vous feriez si vous étiez à ma place... Mais c'est bête, bien sûr, vous n'êtes pas à ma place... Vous êtes jeune. Vous avez encore le temps de rencontrer des femmes qui vous mettront dans cet état-là...

Comme pour se réveiller de sa torpeur, il se tape sur les cuisses et se lève, brusquement dégrisé.

— Allez, faut pas que je vous retienne ! Tout à l'heure, quand je vous ai demandé si je pouvais entrer, vous m'avez dit que vous deviez aller au cinéma... J'espère qu'il n'est pas trop tard... Charlotte aime beaucoup le cinéma... Mais on n'y va plus depuis longtemps... Merci de m'avoir écouté. Quand je vous ai vu l'autre jour écouter Mme Moreno, vous m'avez fait penser au docteur Zacks, qui a sauvé ma femme. D'ailleurs, vous portez presque le même nom, c'est bizarre... Vous ne seriez pas parents, par hasard ?

La dernière séance

La tête bouillonnante, Bruno sort le premier de la salle de cinéma. Il croyait aller se nettoyer le cerveau, mais *Deep End* l'a replongé dans sa tourmente. S'il avait su... il serait quand même venu le voir. Cette tragique histoire de garçon de bain qui tombe amoureux fou d'une fille de joie... Ça colle parfaitement à son humeur du moment.

Tout à l'heure, il n'a même pas pris l'ascenseur, il a dévalé quatre à quatre les cinq étages du foyer et sauté sur son vélo pour fuir ce qu'il venait d'entendre, pour éloigner sa colère contenue de l'homme qui s'était épanché sur lui. Il frissonnait à l'idée de l'entendre lui confier ce qu'il fait à Charlotte quand elle le rejoint dans le lit conjugal et a soupiré de bonheur en apprenant qu'elle découche souvent sur le canapé. Passe encore d'être amoureux d'une femme qui ne vous le rend pas, mais s'il faut en plus se taper les confidences du mari ! Demain, c'est décidé, il se cherchera une chambre ailleurs. Il ne veut plus passer une nuit de plus dans ce maudit foyer. D'ailleurs, il ne rentre pas dormir là-bas. Le film s'est terminé bien après minuit. À l'heure qu'il est, Bonnat a mis le verrou à la porte d'entrée, et pas question de grimper jusqu'au cinquième par la gouttière... Il n'a qu'à aller dormir chez Christophe, qui est insomniaque et ne se couche jamais avant 3 ou 4 heures du matin.

Autour de Bruno, les spectateurs du Royal sortent en bavardant, se regroupent par deux ou par quatre, se saluent, se séparent. Il se dirige vers son vélo, fixé par un antivol à un panneau de signalisation. Alors qu'il le libère, il entend une voix familière. « Ça ira ? » Il lève la tête. De l'autre côté de la rue, deux silhouettes féminines se découpent dans l'encadrement d'une porte. L'une des deux femmes, qui vient probablement d'entrer car elle allume la lampe du couloir, se tient à l'intérieur, l'autre lui fait un signe de la main et s'éloigne. Bruno sursaute. Cette silhouette... C'est Charlotte Pryce ! Oui, il en est sûr !

Que fait-elle dans les parages ? Raccompagnait-elle une amie ?... Déjà, elle tourne dans la rue adjacente. Sans plus réfléchir, Bruno rattache son vélo et s'élance à sa suite.

Elle marche vite. Il a du mal à la suivre, parce qu'il sent que quelque chose ne va pas. Ce n'est pas le fait de s'être ainsi lancé à sa suite, mais de ne faire que ça, marcher dans la rue sans savoir vers quoi. Elle marche la tête haute, son sac serré d'une main contre sa poitrine, l'autre main enfoncée dans la poche de son imperméable. Bruno se rend compte brusquement que le bruit de ses pas, comme une mauvaise bande-son, résonne bruyamment dans la rue déserte. Au bout de cent cinquante mètres, il voit la silhouette de Charlotte se raidir. Elle ralentit l'allure, puis s'immobilise tout à fait et se retourne lentement, comme pour laisser à son poursuivant le temps de choisir... Bruno avise un porche, se dit qu'il va disparaître... et puis non ! Il marche droit sur elle, pendant qu'elle achève de se tourner vers lui. Quand elle le voit enfin, il est si près qu'il pourrait la toucher.

— Que me voulez-vous ?

Il fait deux pas en arrière.

— Je ne vous veux que du bien, vous le savez !

Elle le regarde, stupéfaite.

— Vous ! Que faites-vous là ? Ça vous arrive souvent de suivre une femme dans la rue ?

— Mais non, non !... Je ne suis pas une femme...

Elle éclate de rire.

— Vous n'êtes pas une femme ? J'avais remarqué.

Il se fige une seconde, puis remue les mains.

— Non, non, je veux dire : je vous suis, vous.

Charlotte n'entend pas poursuivre sur le même ton. Elle explose

— Bruno Sachs, vous vous enfoncez ! Je sais que vous me suivez ! C'est exactement ce que je vous reproche ! D'abord, vous m'avez fait la peur de ma vie ! En d'autres circonstances, j'aurais adoré vous voir seule à seul, mais pardon ! Dans une rue sinistre à 1 heure du matin, et précisément cette nuit, ça tombe très mal !

— Je suis désolé, je... *Qu'est-ce que vous avez dit ?*

— Que ça tombe mal !

— Non ! Avant... qu'en d'autres circonstances, vous... Je le savais ! Vous êtes *amoureuse de moi* !

Ces trois derniers mots, il les a criés.

— Hein ? Quoi ? Taisez-vous ! Vous êtes fou ?

Il se redresse, il sourit, il n'a jamais été aussi sûr de lui.

— Vous êtes amoureuse de moi. Je l'ai toujours su !

Il fait un pas en avant. Elle ne recule pas, mais lève la main.

— Bruno... (Sa voix s'étrangle.) Non... Ne...

— Vous êtes aussi amoureuse de moi que moi de vous...

Charlotte ferme les yeux, secoue la tête et semble suffoquer.

— Bruno, ce n'est ni le lieu ni...

La voix de Bruno est si douce qu'elle l'entend à peine. Mais elle l'entend.

— Vous n'avez pas dit non. Vous ne m'avez pas envoyé balader. Nous sommes tombés amoureux le premier jour dans l'amphithéâtre – au premier regard, comme dans les films... Vous et moi. L'un de l'autre. Ensemble.

Charlotte n'a toujours pas ouvert les yeux. Bruno a l'illusion d'entendre son cœur battre à tout rompre sous l'imperméable. La voix de la jeune femme n'est plus qu'un murmure.

— Vous... vous allez trop au cinéma...

— Pas trop. Juste assez pour reconnaître l'amour quand je le croise...

— Bruno, vous êtes fou ! Vous êtes un enfant, et moi, je suis...

— Mariée, je sais. Et en plus vous trompez votre mari ! Si jamais j'apprends avec qui, je le tuerai...

Les yeux de Charlotte se sont écarquillés.

— Quoi ? Mais vous perdez la tête ! Je n'ai jamais trompé Bernard ! Qu'est-ce qui vous fait dire une chose pareille ! Si c'est une nouvelle technique de drague, je vous garantis qu'elle ne marche pas avec moi !

Bruno est brièvement désarçonné, mais il insiste :

— Alors pourquoi rentrez-vous à des heures impossibles ? Qui voyez-vous le soir ? Vous pouvez essayer de faire croire à votre imbécile de mari que vous allez bosser à l'hosto la nuit, mais avec moi ça ne marche pas !

Hors d'elle, Charlotte lève la main pour le gifler. Il lui saisit le poignet. Elle lâche son sac et lève l'autre main. Il l'immobilise également. Elle se débat et tente de lui donner des coups de pied dans les tibias. Pour la maîtriser, sans lâcher les poignets de la jeune femme, Bruno la pousse fermement contre le mur. Brusquement, leurs visages sont tout proches, leurs lèvres s'effleurent, Bruno a conscience du parfum de Charlotte, de ses seins contre sa poitrine, de son sexe durci contre le ventre de la jeune femme. Effrayé, il la libère et recule jusqu'à la chaussée.

— Je suis... désolé... Je ne voulais pas... Je vous demande pardon...

Charlotte reste debout, interdite, contre le mur. Elle ouvre la bouche, pose les deux mains sur son ventre.

Il tend la main vers elle.

— Je... je vous ai fait mal ?

— Non... Non...

Elle lève les yeux vers lui et lui prend la main.

— Venez...

Elle l'attire, effleure son visage, lui murmure à l'oreille.

— Oui, oui, c'est vrai, moi aussi, je suis amoureuse de vous, j'ai envie de vous, mais pas ce soir, pas comme ça... Je vous jure, je vous jure, je n'ai personne dans ma vie, je n'ai même pas de... vie avec mon mari, je croyais que je n'aurais jamais plus... de vie, que c'était fini pour moi, et voilà qu'un garçon de vingt ans débarque et me met sens dessus dessous... Oh ! je rêve, dites-moi que je rêve, que je vais me réveiller, que la réalité est plus simple que ce rêve...

Elle caresse de ses doigts le visage du jeune homme interdit – ses lèvres se posent sur son cou, ses joues, ses paupières, puis, tel un papillon, volent autour de sa bouche, sur laquelle elles se posent à présent pour laisser le passage à sa langue douce, chaude, impérieuse.

Bruno est tétanisé. Au bout d'un moment qui lui paraît durer une éternité, il répond au baiser de Charlotte. Mais il tremble comme une feuille. Jamais on ne l'a embrassé ainsi. Jamais il n'a été embrassé par une femme aussi pleine de désir. Il pose les mains sur les épaules de Charlotte et, au prix d'un effort surhumain, se détache doucement d'elle. Le temps que sa vue s'éclaircisse, il reprend son souffle.

— Vous... avez raison. Pas ici, pas comme ça... Mais alors, où ? Et quand ?

— Ailleurs, un autre jour, je ne sais pas. Il faut que je parte...

— Où allez-vous ?

— Je ne peux pas... Je ne peux pas le dire... Je n'ai pas le droit d'en parler.

— Vous n'avez pas confiance en moi ?

Il a posé la question calmement, sans jalousie. Comme si, après s'être trouvé contre, tout contre elle, il avait pris conscience de tout ce qui les sépare encore.

Elle prend la main de son très jeune amant, la serre contre elle et sourit.

— Si. Si, bien sûr. C'est en moi que je n'ai pas confiance. Et puis... je ne veux pas que vous soyez inquiété.

— Inquiété ?

— Ce que je fais cette nuit… et souvent d'autres nuits… C'est risqué. Je ne veux pas vous mêler à ça…

— Si vous le faites, c'est parce que c'est important. Ce qui est important, c'est toujours risqué. La vie, c'est risqué. Et votre vie, je veux en faire partie… Ou alors, à quoi bon ?

Charlotte le regarde sans répondre. Puis elle se rapproche de nouveau de Bruno, pose un baiser sur ses lèvres et dit : « Viens. »

Elle ramasse son sac, lui prend le bras et l'entraîne avec elle. Elle marche d'un bon pas, en se serrant contre lui. Incrédule, il règle son pas sur le sien et marche sans la quitter des yeux.

Collés l'un à l'autre, ils empruntent des ruelles pavées du vieux Tourmens, s'embrassent et rient silencieusement ; ils se séparent et marchent droit devant eux le temps de traverser les rues éclairées, puis se rapprochent comme des aimants dès qu'ils se retrouvent à l'abri des murs anciens. Par deux fois ils s'arrêtent. La première, c'est lui qui la retient et la pousse doucement contre le mur pour se coller à elle et l'embrasser. La seconde, c'est elle qui le fait pivoter, le coince contre la muraille, l'embrasse, glisse une main sous sa chemise, une cuisse entre ses jambes.

Ils repartent, essoufflés et ébouriffés, et ils s'embrassent encore, et ils ne s'arrêtent plus de marcher pour se dévorer de baisers, ils marchent et tournent l'un et l'autre et s'embrassent – si on les filmait à cet instant-là, ce serait sûrement le plus long baiser du cinéma –, mais voici qu'elle presse le pas, il sent qu'ils sont près du but, mais il reconnaît le quartier – oui, c'est la rue des Merisiers, l'appartement de Christophe est à l'autre bout… Ils s'en approchent et, au moment où il se prépare à passer devant et à dire qu'un de ses meilleurs amis vit ici, il la sent obliquer vers la grande porte, justement, il voit la main de Charlotte s'élever vers les boutons de sonnette, presser celui du deuxième étage. Avant qu'il ait pu poser la moindre question, la porte s'ouvre, on leur braque la lumière d'une torche dans les yeux, une première voix s'élève.

— Ah, c'est vous... Tout s'est bien passé ?

— Oui, mais il y a eu de l'imprévu. J'ai ramené de la compagnie, explique Charlotte d'une voix émue.

— Un... *garçon* de compagnie ! s'exclame une deuxième voix.

— Décidément, tu ne peux pas t'empêcher de mettre ton nez partout, petit frère, ironise la troisième.

— *Christophe ! ? Basile ! ? André ! ?*

Dans l'amphithéâtre

Monsieur Nestor

Faculté de médecine, 15 mars 2003

— André !!! Ah, comme je suis content !

Il est aussi beau que dans mon souvenir. Il a beaucoup moins de cheveux que dans le temps, mais ça lui va bien.

— Vous m'avez reconnu ?

— Évidemment ! Tu sais, je lis le journal, je regarde la télévision. Chaque fois que l'un de vous fait parler de lui, je suis au courant !

Je me lève, j'ai un peu de mal, il me dit de rester assis, mais j'insiste, je le prends dans mes bras, je suis si content de le voir.

— Je suis confus, Monsieur Nestor – ça ne vous ennuie pas que je vous appelle comme ça ?

— Bien sûr que non, pour vous j'ai toujours été Monsieur Nestor, et ça me va parfaitement !

— ...je suis confus, on a dû repousser la conférence de deux heures et hier soir j'ai complètement oublié de vous prévenir.

— C'est pas grave, mon grand, c'est pas grave. J'ai passé le temps avec mon jeune collègue, ici, en lui racontant vos... exploits...

Il sourit au jeune homme.

— Bonjour, Jacques. Merci de lui avoir tenu compagnie ! Ce

vieux Nestor a une mémoire phénoménale, il connaît tout le monde, ici, mais il ne faut pas croire tout ce qu'il dit, il invente beaucoup...

— Ben, je suis bien obligé d'inventer, des fois ! Je vais quand même pas raconter les secrets qu'on m'a confiés, quand même ! C'est pas à toi que je vais apprendre le secret professionnel ! Avec tout ce que tu dois entendre ! Et voir !

André éclate de rire.

— Ah, mais vous vous faites sûrement des idées sur ma spécialité. Mon boulot, ça consiste beaucoup plus à écouter qu'à regarder...

— Oui, j'imagine...

Je fais un geste vers l'estrade.

— Alors, c'est toi qui as organisé cette conférence ?

Il s'installe sur le siège libre à ma gauche.

— Avec Christophe. Je suis chargé de l'enseignement des sciences humaines en première année, et lui du troisième cycle de médecine générale. On s'occupe chacun d'un bout des études. Comme ceux qui sont au milieu font encore de la résistance, on ne travaille pas souvent ensemble. Là, c'était l'occasion. Et on est vraiment contents que vous soyez là...

— Moi aussi, mon grand, moi aussi. Et j'en connais un qui aurait beaucoup aimé être là aujourd'hui...

Il regarde droit devant lui, et je crois voir ses yeux s'embuer.

— *Mmmhh...*

Les militants

Tourmens, 7, rue des Merisiers, 20 décembre 1974

Roland Vargas

Quand Charlotte est entrée avec son invité surprise, la dernière patiente commençait à reprendre des couleurs. Elle serrait encore la vessie de glace sur son ventre, mais elle s'était redressée, puis assise sur le lit pliant, et elle disait que ça allait mieux. Sonia lui tenait la main, Buck lui prenait la tension. Dans la cuisine, les deux conseillères du Planning nettoyaient les instruments tandis que je préparais l'enveloppe d'antalgiques que la patiente pourrait prendre le lendemain, et les deux dernières plaquettes de pilules. D'habitude, nous leur en donnions trois, mais cette nuit-là nous n'en avions plus beaucoup et j'avais été obligé de les rationner.

Lorsque la machine s'était tue, j'avais entrouvert la fenêtre pour laisser entrer un peu d'air frais. J'ai d'abord sursauté en entendant les éclats de voix, dans la cour, deux étages plus bas, puis j'ai souri, quand j'ai entendu les Zouaves découvrir que Charlotte avait ramené leur protégé. *Small world*, décidément. Il fallait que le fils de Bram se retrouve ici, lui aussi.

Ils sont entrés, Basile riait aux éclats, André secouait la tête, Christophe levait les yeux au ciel. Bruno, lui, ouvrait de grands yeux en entrant dans la pièce, il a aperçu la table d'examen, puis la machine à aspiration que nous venions de recouvrir d'un drap, puis il a regardé les blouses blanches et vu, enfin, la femme en chemise de nuit et en robe de chambre assise, le visage pâle, sur le lit pliant, et je l'ai entendu dire machinalement : « Bonsoir, madame », comme un petit garçon à qui on présente une invitée, il a fait un signe de tête à Buck et à Sonia, et puis, quand il m'a vu, ses yeux se sont écarquillés encore plus et il a dit : « Bonsoir, Monsieur... » D'un coup, Charlotte et lui ont pris conscience qu'ils se tenaient par la main, ils se sont regardés, se sont lâchés brièvement, et puis, en nous voyant sourire, ils ont laissé leurs doigts se mêler de nouveau, ils étaient vaguement gênés de se montrer aussi amoureux devant nous, c'était émouvant à pleurer. Alors, en pensant qu'ils arrivaient juste en cet instant solennel, cet instant où nous attendions tous un coup de téléphone, un message, nous indiquant que ce que nous avions fait ici ce soir, nous l'avions peut-être fait pour la dernière fois, en les regardant si jeunes et si heureux, si amoureux et riches de vies à venir, alors, j'ai pleuré.

*

Sonia Fisinger

Oh, Charlotte, tu es de plus en plus belle, depuis que tu es amoureuse. Et je ne t'avais jamais vue aussi belle que cette nuit. Oui, l'amour transforme, il transporte. Quand tu es entrée, ta main serrée sur celle de ton jeune amant, j'avais le sentiment que tu flottais au-dessus du sol. Et lui... il avait tour à tour l'air d'un gamin et d'un homme mûr, solide comme l'homme qu'on veut avoir à ses côtés. L'homme qui t'accompagne est un homme qui te soutiendra et se battra avec toi. Comme Buck le fait avec moi.

Ah, George Buckley... Mon ami, mon amant, mon double, mon confident, mon complice. Comment aurais je fait si je ne t'avais pas rencontré ? Comment aurions-nous pu aider toutes ces femmes si tu ne nous avais pas montré ce que nous pouvions faire, si tu ne nous avais pas enseigné ce que nous voulions apprendre ?

Tu es là, penché sur la femme que j'ai... libérée tout à l'heure. J'ai encore mal au ventre, moi aussi, mais je voulais le faire, chaque fois que je viens ici, même si Roland ou toi êtes présents, je le fais parce qu'il faut que les femmes le fassent, elles aussi. Il ne faut pas que ce geste-là reste un geste d'homme, il ne faut pas que seuls les hommes avortent les femmes enceintes d'autres hommes. Il ne faut pas que nous soyons éternellement victimes ou soumises ou subissantes, ou redevables aux hommes. Il faut que nous soyons les actrices de nos vies.

Je regarde cette femme, et je me dis que le chemin est encore long avant que les femmes puissent choisir librement de garder ou non leur grossesse et, si elles choisissent de la garder, avant qu'elles puissent mettre au monde sans danger ; avant que les femmes qui ne veulent pas avoir d'enfants soient enfin respectées à l'égal de toutes. Avant que les femmes soient des sujets et non des objets, précieux ou méprisés.

Et la colère m'emplit quand je pense aux femmes croisées depuis que je suis née, aux femmes qui ont porté grossesse sur grossesse, en espérant que, de temps à autre, une fausse couche les délivrerait ; aux femmes mortes en couches parce que le médecin n'est pas arrivé à temps ; aux femmes déchirées, mutilées par un bébé trop gros sorti trop vite ; aux femmes mortes d'hémorragie parce qu'on ne les a pas surveillées ; aux femmes qui se sont tordues de douleur pendant des heures sur une table sans que personne vienne leur donner la main ou les soutenir ; aux femmes stériles que l'on a répudiées ; aux femmes à qui on arrache leurs enfants ; aux femmes violées contraintes de mettre au monde l'enfant de leur agresseur ; aux femmes soumises à l'inceste de leur père ou de leur mère ; aux femmes à qui l'on a refusé une contraception et qui sont mortes d'une grossesse – la grossesse de trop... ; aux femmes aliénées que l'on stérilise *pour leur bien* ; aux femmes que l'on contraint à porter un enfant qu'elles abandonneront à la naissance en le donnant à des étrangers ; aux femmes atteintes de cancer que l'on ampute sans hésiter ; aux femmes qui saignent et à qui un homme fait *sauter l'utérus* parce que c'est plus simple ; aux femmes à qui on dit qu'elles sont trop vieilles pour être enceintes, et qui le sont malgré tout ; aux femmes à qui l'on interdit d'avoir des relations sexuelles mais qui disent merde à leurs censeurs et vivent pleinement leur désir ; aux femmes savantes que les hommes mettent à l'index ; aux femmes qu'on prostitue, qu'on humilie, qu'on enchaîne, qu'on contraint à accoucher en prison d'un enfant qu'elles ne reverront jamais ; aux femmes à qui l'on interdit d'exercer leur métier ou qu'on fait travailler pour rien ; aux femmes que l'on somme de choisir entre maternité et féminité... Je pense aux femmes qui s'allongent sur les tables de cuisine des faiseuses d'anges et qui, quelques jours après, meurent de septicémie dans un lit d'hôpital, sous le regard impitoyable de ceux qui s'autorisent à les juger mais ne jugent pas utile de retirer le crochet de cintre qui perfore leur utérus ; je pense aux femmes qui se saignent aux quatre veines pour payer le chirurgien marron qui les avortera avant de les jeter dehors sans ménagement et de les laisser mourir d'hémorragie parce que, tout saigneur en blouse blanche qu'il soit, il ne poussera pas la conscience professionnelle plus loin que la poche de son portefeuille...

Et puis, je regarde l'homme qui m'a aidée à avorter cette femme dans ce lieu secret. Et la colère m'envahit en pensant aux hommes que l'on prive du droit d'être père et qu'on humilie en leur accordant deux jours de visite par quinzaine ; aux hommes que l'on méprise parce qu'ils ne peuvent pas ou *ne veulent pas* être pères ; aux hommes qui soutiennent leur compagne et qui, pour cela, se font traiter de traîtres ; aux hommes bons et intègres, comme Buck, comme Roland, comme ces trois étudiants qui nous assistent ici fidèlement depuis deux ans, surveillent les allées et venues, vont chercher les femmes et les ramènent chez elles, qui n'ont pas peur de se salir les mains et de risquer la prison pour que les femmes soient libres et vivent...

Aux hommes qui aiment les femmes, comme ce jeune homme qui a l'air d'aimer follement Charlotte...

Et soudain je me mets, moi, à avoir peur pour toi, mon amant, mon complice. Tu es un étranger sur une terre hostile. Cela fait cinq ans déjà que tu nous apportes ton expérience, à mes amies et à moi, que tu nous as expliqué la technique, que tu nous as montré les gestes, que tu nous procures les instruments – en les passant en fraude, s'il le faut – et que tu nous soutiens pendant que nous pratiquons nous-mêmes les avortements. Nous sommes des hors-la-loi, et toi plus encore que les autres. Si tu étais dénoncé, si tu étais pris, je ne le supporterais pas. Et aussitôt je sens ma colère monter en sentant combien je dépends de toi, de ta présence, de ton désir, de tes mots. Je me dis que je suis comme les autres, comme celles dont je dénonce la dépendance. Je ne me le suis jamais avoué, mais je dépends de toi. Alors que je dois, moi aussi, montrer l'exemple et m'assumer comme femme.

Et brusquement cela me vient comme une révélation, je me dis que ça suffit, que je suis assez grande, à présent, pour me débrouiller seule. Je me suis passée de mari, je me passe d'enfants, je peux me passer d'amant, même s'il s'agit de l'homme que j'aime le plus au monde. Si je veux pouvoir faire ce que je dois faire, je *dois* me passer de toi.

Je me dis que j'ai assez abusé de ton amour, de ta compréhension et de ton soutien. Ce n'est plus ton affaire. C'est la mienne, c'est la nôtre – celle des femmes qui ont besoin de se tenir debout et de se battre seules. Je me retiens de regarder Charlotte, je ne veux pas voir son sourire béat de femme comblée ou sur le point de l'être. Je ne veux pas voir le visage du jeune homme dont elle est déjà pleine et jouissante avant même – je le sais, je le sens – qu'ils ne se soient allongés ensemble sur la même couche... Je repousse les souvenirs de désir, d'étreinte et de plaisir qui remontent à ma mémoire chaque fois que je pense à toi, chaque fois que je te touche, chaque fois que je t'entends – tout proche ou si loin –, chaque fois que je lis tes lettres.

Je prends une grande inspiration, je me lève, je te regarde, je demande à te parler, je passe devant toi dans la pièce voisine, dans laquelle nous rangions les cartons de sondes stériles, les rouleaux de draps en papier, les serviettes, les instruments, les ordonnances antidatées que je rapporte du service pour prescrire aux femmes ce dont elles ont besoin, j'attends que tu sois entré, je referme la porte derrière toi et je tire le verrou.

Et puis je te prends les mains, je te dis que je t'aime, que je t'aimerai toujours, et que je ne veux plus jamais te revoir.

*

George Buckley

En bon Britannique, j'ai d'abord cru qu'elle plaisantait. Et puis je me suis rendu à l'évidence : Sonia est une femme grave, elle ignore la dérision. Je l'ai regardée sans comprendre.

— Nous ne devons plus nous voir ici. Je ne veux plus te revoir ici.

— *Why ?*

— Parce qu'en ce moment, cette nuit même, la loi autorisant l'interruption volontaire de grossesse est votée par le Parlement. Si elle est adoptée, une ère nouvelle s'ouvrira pour nous.

— Mais je ne vois pas en quoi...

— Laisse-moi parler... Il faudra créer des centres spécialisés dans tous les CHU. Ces centres ne seront pas créés à l'intérieur des services les plus appropriés – les services de gynécologie, les maternités. Je connais les obstétriciens français. Je reçois leur spécimen le plus caricatural, le plus ignoble, tous les vendredis soir à ma table, parce que je suis l'épouse du doyen et lui le vice-doyen. LeRiche est une ordure, un être malfaisant. Mais c'est un politique habile. Il sait parfaitement quelle est ma position à l'égard de l'avortement. Il sait que de par la loi, dans tous les centres qui s'ouvriront, le personnel ne pourra qu'être composé de volontaires. Que seuls des professeurs en chaire pourront les diriger. Et que, parmi ceux de Tourmens, moi seule accepterai de diriger le centre qui sera, inévitablement, créé au CHU. Or LeRiche cherchera par tous les moyens à me faire compromettre afin de me faire abandonner ce poste. Et mon seul point faible... c'est toi.

— *You'll have to explain this, Darling*[1]...

— Tout le monde – et LeRiche plus qu'un autre – soupçonne que nous sommes amants. Jusqu'ici, paradoxalement, nous n'avions rien à craindre : LeRiche ne peut pas révéler notre liaison sans révéler aussi que nous sommes complices dans un réseau d'avortements clandestins. S'il me compromet, il compromet également mon mari et le force à démissionner. Or LeRiche a besoin de lui, car il sait qu'il ne sera jamais élu doyen à sa place. Ses collègues l'ont élu vice-doyen parce que Louis en a fait la condition pour se représenter, il y a deux ans. Il sait que sa seule chance de rester à cette place, c'est d'y garder « le Vieux »... Mais que cette loi soit votée, et tout change : je vais officiellement prendre les IVG en charge. Si LeRiche peut prouver que nous sommes amants, alors il peut me contraindre à démissionner sous peine de le révéler à Louis – et à lui seul. La France, ce n'est pas comme l'Angleterre – où l'on prend les mœurs sexuelles très au sérieux. Ici, l'adultère d'une épouse de doyen ne fera pas trois lignes dans un journal. Mais, prises en flagrant délit d'adultère, les femmes ne bénéficient pas du tout de la compréhension dont jouissent les hommes. Je connais Louis et son jésuitisme. Il me pardonnera – il me pardonne tout –, mais il me demandera de démissionner de mes postes de responsabilité. Je devrai renoncer à tout. Et ça, je ne peux pas en courir le risque... L'enjeu est bien trop grand. Les femmes ont trop besoin de femmes pour leur montrer le chemin. De femmes qui ne se contentent pas d'occuper des postes d'hommes, mais qui montrent aussi qu'on peut diriger un service, et soigner, autrement que les hommes. Mon service n'est

1. Il va falloir m'expliquer ça, ma chérie...

pas un service de soignants. C'est un service de laboratoire. Je pourrais me consacrer à la cancérologie, mais on me l'interdit en m'opposant le fait que je n'ai pas de place pour installer des lits et y accueillir des malades. Je suis – probablement à vie – cantonnée à rester le chef d'un service très performant et probablement prometteur – mais voué aux machines, et non aux êtres humains. Prendre la tête des IVG, c'est pour moi la seule possibilité de soigner et de former des soignants...

— Je comprends tout cela, Sonia, mais... C'est ridicule, nous pouvons nous voir tout de même... Nous serons prudents...

— Nous ne pourrons pas être éternellement prudents. Et puis, je ne veux plus me cacher. Je me suis suffisamment cachée. J'en ai assez de me cacher !

Je me sens peu à peu perdre mon calme. Je suis fou de cette femme mais elle me rend fou. *J'en ai assez de me cacher !* Que veut-elle dire par là ?

— Eh bien, divorce !

Elle sourit, d'un sourire tendre et – chose rare de sa part – ironique.

— Évidemment, c'est une solution toute masculine. Mais toi, est-ce que tu... divorceras de tes postes à Oxford ? Non, bien sûr. Et ça ne résoudra rien. Même si LeRiche ne pouvait pas me compromettre, il s'attaquerait à toi. Il connaît aussi bien que nous la position de ton université sur le chapitre de l'étiquette sexuelle... Et je ne le supporterais pas.

Je regarde cette femme que j'aime plus que tout au monde, plus que je ne pensais jamais pouvoir aimer, et je comprends, tout à coup, que c'est définitif. Qu'elle ne reviendra pas sur sa décision. Sonia n'est pas n'importe quelle femme. C'est l'une des personnalités les plus trempées que je connaisse. *An Iron Lady.* Et moi, je ne suis qu'un *Ironic Man*[1].

Je la prends dans mes bras, et je dis :

1. Une dame de fer (iron) et un homme ironique...

— Mais tu voudras bien continuer à me parler ? Je t'appellerai de temps à autre... J'ai besoin de t'entendre...

Je sais qu'elle se retient de pleurer. Elle répond, si bas que j'ai du mal à comprendre :

— Et toi, est-ce que tu m'écriras ? J'ai besoin de te lire. Même si tu ne m'écris rien de personnel...

Elle sort son beau stylo en laque de la poche de sa blouse, le glisse dans la poche de ma chemise, me regarde.

Je hoche la tête.

— *Oui, Darling,* bien sûr. Je t'écrirai.

Alors, pour la première fois depuis l'adolescence, je me mets à prier tous les saints et tous les démons de l'enfer pour que cette loi ne soit pas votée, pour que les députés français restent englués dans leur féodalité archaïque et n'accordent pas à ces *veaux* de citoyens la loi dont les Britanniques disposent déjà depuis 1961 : la loi qui donne aux femmes le droit d'exister seules, sans enfant pour enchaîner les hommes ou s'enchaîner à eux.

*

Roland Vargas

Nous étions le 20 décembre 1974, et il était 3 heures du matin quand le téléphone a sonné. Mon correspondant à l'Assemblée nationale me prévenait que la loi avait été votée quelques heures plus tôt. Malgré une nuée d'amendements, le sens du texte n'avait pas été dénaturé. Seule concession aux opposants les plus réactionnaires : le texte était adopté à l'essai, pour deux ans. Les plus favorables à la loi y voyaient là une faille dans laquelle s'engouffreraient les extrémistes de tout poil pour demander l'abrogation du texte à la première occasion. Je subodorais que des hommes comme LeRiche mettraient tout ce qui était en leur pouvoir pour produire force enquêtes et études montrant que la légalisation de l'avortement entraîne chez les femmes qui y ont recours une baisse de la natalité, augmente – de manière exponentielle, au moins ! – le nombre d'hospitalisations pour complications du post-abortum, de grossesses extra-utérines, de divorces, de dépressions, de violences à enfant et je ne sais quoi encore... Mais cette perspective me faisait sourire, et je me souvenais de l'époque où Bram Sachs m'avait appris à pratiquer un curetage, au début des années cinquante, dans l'une des salles de son service. Je me souviens de nos conversations, une fois la patiente miséricordieusement endormie par une potion à la morphine et installée dans un lit où sa famille viendrait lui rendre visite en la consolant de sa fausse couche inopinée et en se félicitant des bons soins qu'elle avait reçus dans le service. Un jour, je lui ai demandé pourquoi il s'était mis, lui, un accoucheur, un donneur de vie, à faire des avortements. Il avait soupiré, calé ses reins contre la paillasse, ôté son calot et son masque et répondu : « Ceux qui élèvent le plus la voix – et brandissent leur veto – en public contre les avortements clandestins n'hésitent jamais à faire avorter leurs femmes ou leurs maîtresses quand ça les arrange. Un jour, un très, très grand bourgeois, catholique pratiquant, est venu me demander d'avorter... sa propre fille. Il m'offrait beaucoup, beaucoup d'argent. Je lui ai demandé pourquoi il venait me demander ça à moi. Il m'a répondu avoir entendu dire que je le faisais souvent, parce que j'étais juif et qu'un avortement, aux yeux d'un Juif, ça n'était pas un péché. Je lui ai répondu avec un grand sourire qu'il avait manifestement une très haute opinion des Juifs mais que je ne pratiquais jamais ce genre d'intervention sur commande. Surtout pas sur une femme qui ne m'avait rien demandé. Et encore moins à la requête de son père, car cela me paraissait contraire à l'enseignement des Évangiles. Évidemment, je ne l'ai jamais revu. Or, voyez-vous, je n'avais jamais avorté une femme avant ce jour. Je me suis dit que si le bruit courait déjà que j'étais un avorteur, autant qu'il coure pour de vrai. Et, à partir de ce moment-là, j'ai commencé à pratiquer des avortements dans ma clinique – sans jamais demander un sou, bien entendu. Le plus drôle, c'est que, dans les milieux les plus respectables, on s'est mis à voir en moi un farouche adversaire de l'avortement... »

Cette histoire m'était revenue dans un éclair, au moment où l'on m'annonçait le vote de la loi. En reposant le téléphone, j'ai eu envie d'aller la raconter à Bruno, mais il avait déjà quitté l'appartement, plantant là ses trois amis.

Le fils de Bram n'avait pas besoin que je lui raconte les hauts faits de son père. Inconsciemment mais sûrement, il marchait sur ses traces : devant la mine défaite de ses trois camarades épuisés par plusieurs nuits successives de va-et-vient clandestins, il avait sans rien demander subtilisé les clés de voiture de Christophe et ramené la patiente chez elle, à trente kilomètres de Tourmens. Charlotte, évidemment, l'avait accompagné...

Le lendemain matin, Buck est rentré en Angleterre. Son départ était prévu – sa session de cours reprenait. J'ignorais, bien sûr, que je ne le reverrais jamais.

La première fois

Cette nuit-là, Charlotte et moi avons ramené une patiente chez elle, à trente kilomètres de Tourmens. J'avais emprunté la Valiant de Christophe. À l'aller, la femme s'est assise entre nous sur la banquette avant. Je n'arrêtais pas de lui demander si elle avait mal, et elle me répondait que non, on lui avait donné ce qu'il fallait. Au bout de quelques kilomètres, elle s'est endormie contre l'épaule de Charlotte.

Cette nuit-là, Bruno et moi avons raccompagné chez elle une femme qui venait de se faire avorter. C'est le dernier avortement clandestin que Sonia et Buck aient fait ensemble. C'était en décembre, il faisait froid, il y avait du brouillard dans la rue quand il m'avait rejointe, et il y avait encore plus de brouillard sur les petites routes de campagne, autour de Tourmens. À l'aller, la femme s'est endormie contre moi et nous n'osions pas parler de peur de la réveiller. De temps à autre je regardais Bruno, je me sentais en sécurité, il conduisait très posément, mais j'avais peur qu'il soit épuisé, alors je posais ma main sur son épaule pour le soutenir, et il hochait la tête en souriant pour dire « Ça va ». Quand il a démarré, je me suis dit : « C'est vraiment le monde à l'envers : Bruno conduit, je réconforte une femme qui a dix ans de plus que moi, et tous les deux nous la ramenons à la maison comme si elle était notre enfant. » Et j'ai pensé que l'amour, c'était ça aussi : soigner quelqu'un d'autre, ensemble.

Cette nuit-là, c'était la première fois que je conduisais dans un brouillard pareil. Je ne voyais pas à dix mètres devant moi. La femme habitait dans une ferme reculée au bout de nulle part, les routes étaient étroites et les courbes étaient souvent masquées par des haies. J'avais très peur de rater un virage et de nous envoyer dans le fossé, alors je roulais presque au pas et je pensais : « Qu'est-ce qui m'est passé par la tête de prendre la Valiant de Christophe pour ramener chez elle cette femme que je ne connais ni d'Ève ni d'Adam ? » En très peu de temps il s'était passé beaucoup de choses, mais ce qui dominait en moi, c'était le sentiment que si, par amour, Charlotte m'avait entraîné avec elle, je voulais en être digne. Je débarquais, mais les Zouaves étaient déjà au courant depuis longtemps. Le soir de son emménagement au dernier étage de la maison, en rentrant chez lui, Christophe était tombé nez à nez avec Vargas, Sonia et la dernière patiente de la nuit. Vargas n'avait fait ni une ni deux, il l'avait pris par le bras et l'avait fait entrer dans l'appartement pendant que Sonia raccompagnait la femme chez elle. Là, il lui avait montré tous les instruments en lui expliquant exactement à quoi ils servaient. Après avoir tout écouté sans mot dire, Christophe avait simplement demandé : « Que puis-je faire pour aider ? » Évidemment, il avait enrôlé les deux autres, ce qui expliquait leurs fréquentes absences des cours le matin. Quand je les ai vus là, épuisés de s'être relayés plusieurs nuits pour faire les navettes dans et autour de Tourmens, j'ai su tout de suite comment je pouvais aider, moi aussi. L'amitié, c'est simple. On sait tout de suite où est sa place. Et l'amour, au fond, c'est la même chose...

Cette nuit-là, je le regardais conduire et j'imaginais quel homme il deviendrait dix ou vingt ans plus tard, avec les cheveux courts, du gris aux tempes, des rides au coin des yeux. Je le regardais et je pensais : « Il est beau et bon. Bon à aimer. »

Cette nuit-là je me tournais vers elle pour croiser son regard ;

elle regardait vers la route ou regardait la femme endormie contre elle, et je me disais, pour la première fois, qu'il devait être bon d'aimer, de vivre, d'avancer, de vieillir avec une femme comme elle.

*

Cette nuit-là – la première nuit... –, quand Charlotte et Bruno ont déposé la femme devant chez elle, la porte s'est ouverte, des visages ont souri, ils ont vu qu'elle était attendue. Rassurés, ils sont remontés en voiture. Bruno a remis le contact, et puis il a marqué une pause. Charlotte a posé sa main sur la sienne et dit : « On y va ? » Il a soupiré : « Oui, mais où ? » Elle a hoché la tête.

— D'habitude, quand je ne veux pas rentrer, je vais dormir chez Sonia. Cette nuit, évidemment, il n'en est pas question. Je suis sûre qu'elle n'y verrait aucun inconvénient, mais...

— Je ne vois pas le professeur Fisinger déjeunant en tête-à-tête avec l'amant de l'amie de sa femme...

— Moi non plus.

Il faisait froid, le chauffage de la voiture ne fonctionnait pas. Charlotte a recouvert leurs jambes avec la couverture dans laquelle la femme était enveloppée. Elle s'est serrée contre Bruno en disant : « Ça ne fait rien. Rentrons. D'ici à ce qu'on arrive en ville, on aura trouvé une solution. »

*

La première nuit, pendant que Charlotte se serrait contre moi, je me battais contre la brume et la chaussée humide, et je me disais : « Ça ne tient pas debout. Cette femme est stupéfiante, et je suis fou d'elle, mais qu'est-ce qu'elle peut bien me trouver ? On nage en plein délire. Quand on sortira de la voiture, elle va se réveiller et comprendre qu'elle n'a rien à me dire. »

La première nuit, pendant que Bruno nous ramenait, je pensais : « Je suis folle. Bruno me met dans tous mes états, mais un garçon comme lui, ça ne *peut pas* n'avoir qu'une seule femme dans sa vie. En tout cas, pas la pre... – *mon Dieu, je suis la première ! Il se dit peut-être que je sais déjà tout et que je vais lui apprendre... Alors que je ne suis qu'une gourde...* Bruno, mon presque amant, tu aimes une danseuse maladroite sur la corde du temps... Voilà qu'à mi-chemin j'ai le vertige et j'ai peur... de t'approcher et de te décevoir, parce que le temps passera sur moi, comme sur les autres femmes, une jolie fleur qu'on cueille et qui se fane... »

La première nuit, le corps chaud de Charlotte blottie contre moi, je me disais : « Et même si elle acceptait... si elle allait jusqu'à... passer la nuit avec moi, elle va se rendre compte tout de suite que je n'y connais rien, que je suis une andouille, un crétin – y'a pas plus bête. Ils avaient raison de se moquer de moi, les copains de la *Frat*, quand je leur déclarais avec le plus grand sérieux que je n'avais jamais passé la nuit avec une fille parce que je n'en avais jamais encore aimé une suffisamment pour avoir envie de passer la nuit avec elle... Ils avaient éclaté de rire et l'un d'eux avait lancé : *Wake up, Froggy ! When you're our age, you dont sleep with girls to talk love, you sleep with them to fuck*[1] *!* »

Sur le moment, ça m'avait foutu dans une rage folle. Et là, je me disais : il avait peut-être raison ! Si je passe la nuit avec Charlotte, ce sera une catastrophe. Elle sera certaine que je suis un gamin. Ce sera la honte de ma vie. Je ne pourrai plus regarder la femme que j'aime en face...

*

La première nuit, là, dans la voiture, ils écoutaient troublés leurs cœurs battre la chamade en s'imaginant ensemble dans le

1. Réveille-toi, le Français ! À notre âge, on ne couche pas avec les filles pour parler d'amour. On couche avec elles pour *baiser* !

même lit. Et puis, au même moment, ils se sont regardés et ils se sont dit : *Et puis merde, on s'en fout,* c'est *maintenant ou jamais, la vie est bonne à vivre ! Et la vie, c'est risqué.*

Ils se sont dit aussi

J'irai pas à pas

Rien ne presse

Doucement, doucement

Je prendrai mon temps

et, pour avoir moins peur, ils ont imaginé, plan par plan, ce qui allait arriver

Ils ont vu la voiture se garer sur les quais

ils ont entendu les portières se fermer

une main a pris sa main, un bras a pris sa taille

ils ont marché, tête baissée, dans le brouillard, en direction du vieux Tourmens

serrés l'un contre l'autre, ils se sont avancés à pas comptés sur les pavés glissants

et puis, peu à peu, l'un et l'autre il se sont résolus

ils ont su tous les deux qu'ils étaient prêts à tout

ils se sont vus entrer dans une ruelle familière et ouvrir la porte sur rue

ils se sont vus gravir l'escalier lentement, arriver à la porte de l'appartement qu'ils avaient quitté une heure plus tôt

ils se sont imaginés hochant la tête et riant ensemble, d'un rire désespéré : nous voulons faire l'amour *et la porte est fermée...*

Jusqu'à ce qu'ils entendent le tintement de la clé.

*

La première nuit, dans la voiture, alors que nous franchissions le Grand-Pont pour entrer dans Tourmens, nous avons entendu, en même temps, le trousseau de Christophe tinter contre le tableau de bord. Nous nous sommes regardés. L'un de nous a dit : « Nous avons une clé de l'appartement de Christophe... » Et l'autre a ajouté : « Et c'est la *seule* clé. »

La première nuit, quand le moteur s'est éteint, nous sommes sortis de la voiture et nous avons couru main dans la main

La première nuit, à chaque étage nous nous sommes embrassés à perdre le souffle

La première nuit, nous n'arrivions pas à glisser la clé dans la serrure

La première nuit, les lumières étaient allumées et nous les avons éteintes, une à une, sans nous lâcher

La première nuit, nous nous sommes allongés tout habillés dans le noir, prêts à nous dévorer

et puis brusquement

nous nous sommes arrêtés, suspendus l'un à l'autre, retenant notre souffle, jusqu'à ce que nos formes se dessinent dans la pénombre

La première fois, je me souviens de mes mains sur ton corps, de tes doigts sur ma peau

La première fois, je me souviens de ta voix si près de moi si loin

La première fois, j'ai eu envie que ça ne s'arrête jamais

La première fois, il a dit : c'est la première fois

Et elle a répondu : pour moi aussi, c'est la première fois

Plus tard, toujours recommencé
tu m'attires, tu me tiens, tu murmures
des mots aimants brisés que je ne comprends pas
tes mains sur mes reins pour te perdre sans me perdre
Plus tard, encore plus tard, tu me lies de tes bras
dos contre ventre, nos peaux collées
la sueur et le drap froissé
les soupirs épuisés

Mme Moreno, 3

Foyer des étudiants, printemps 1975

...et souvent ils se partagent de petits plats mitonnés : Bruno m'a expliqué qu'André retourne dans sa ville natale toutes les fins de semaine et rapporte dans sa valise des plats que sa mère lui a donnés. La mère de Bruno, elle aussi, a l'air de cuisiner beaucoup : la première année qu'il a passée au foyer, je trouvais souvent sur le réfrigérateur une pile de boîtes de conservation vides, soigneusement lavées et essuyées. Il m'expliquait que lorsqu'il allait chez ses parents sa mère ne le laissait jamais partir sans lui donner des tonnes de nourriture, et que parfois, dès qu'il rentrait au foyer, il les dévorait avec ses amis. Alors, quand je me suis rendu compte que peu à peu il se mettait à rester au foyer le dimanche, je me suis posé des questions. Sa famille n'habite pas loin, mais depuis quelques mois il va de moins en moins souvent les voir. D'abord, je me suis demandé s'il était fâché avec eux, et je me suis fait du souci.

Et puis, un lundi matin, un peu après la fin de l'année universitaire, en entrant dans la chambre, j'ai compris qu'il avait une raison, une très bonne raison, mon Bruno, de rester là le samedi et le dimanche !

Il avait ouvert la fenêtre mais il pleuvait depuis deux jours et les volets étaient restés fermés. Et il y avait dans la chambre une odeur que je n'avais pas sentie depuis longtemps. L'odeur de deux personnes qui sont restées enfermées parce qu'elles attention à son apparence – c'est moi qui lui ai toujours acheté ses vêtements et préparé ses affaires le matin, depuis qu'on est mariés. Et puis, petit à petit, j'ai surpris ses regards sur moi quand je l'observais, et j'ai compris qu'il se rendait bien compte que quelque chose n'allait pas. Mais qu'il ne voulait pas en parler. Je connais Bram, je sais que c'est une tête de mule. Pas question qu'il aille consulter un médecin. Alors, j'ai décidé d'aller en consulter un à sa place ; je suis femme de médecin, vous savez, je connais un certain nombre de choses. Alors, j'ai bien observé tous ses symptômes, et voilà, tout est marqué là.

Le neurologue me fait un sourire poli et feuillette le carnet, d'abord rapidement, puis plus lentement, et je vois que, bientôt, il lit tout. Comme j'écris très lisiblement, il n'a aucun mal.

Finalement, il lève les yeux et hoche la tête.

— Eh bien, il n'est pas courant que l'on puisse poser un diagnostic à partir des observations de l'entourage, mais en l'occurrence je suis forcé de reconnaître que vous avez fait là un travail remarquable, Madame... Tout y est, effectivement. La fatigabilité, les fasciculations, la diminution de la force motrice de l'extrémité à la racine des membres... Le diagnostic ne fait aucun doute.

— Vous savez de quoi souffre mon mari ?

— Certainement. Si j'en crois vos... observations, il souffre d'une sclérose latérale amyotrophique. Que l'on appelle également maladie de Charcot.

Je me sens soulagée, je souris.

— Ah, tant mieux. J'avais peur qu'il ait un cancer... ou une maladie inconnue. Mais puisque vous savez ce qu'il a, on va pouvoir le soigner.

Il lève la main. Ses traits se durcissent.

— Pardon, je vous arrête. Il n'y a pas de traitement. Il sera mort dans six mois.

Séméiologie

(1975-1976)

DCEM 1 (Deuxième cycle d'études médicales, 1re année)
Anatomie pathologique. Bactériologie. Pharmacologie. Génétique. Hématologie. Parasitologie. Immunologie. Séméiologie médicale. Séméiologie chirurgicale. Psychiatrie.

Interrogatoire

Tourmens, commissariat central, 21 décembre 1974

— Alors, mon pote, tu es prêt à causer ?

— Je ne suis pas votre pote. Et je n'ai rien à vous dire.

— Ah, je regrette, faut que tu causes ! On t'a pris en flagrant délit de tentative de vol de voiture...

— Mais puisque je vous dis que c'est *ma* voiture ! Elle était garée à deux pas de chez moi, en plus...

— Oui, mais tu étais assis dans une voiture à 5 heures du matin, tu tripotais les fils sous le tableau de bord, et quand mon collègue t'a demandé de sortir, tu n'avais ni les clés de la voiture ni celles de l'appartement où tu dis loger. Et, manifestement, cette voiture, tu n'as pas eu besoin de clés pour y entrer...

— Non, parce que la portière est faussée ! Si on sait s'y prendre, on arrive à l'ouvrir. Mais là, de toute manière, elle n'était pas verrouillée. Bruno a dû oublier...

— Bruno ? C'est qui, ça, Bruno ? Un pote à toi ?

— Un camarade de fac.

— T'es en médecine, c'est ça ? Quelle année ?

— Deuxième.

— Quel âge t'as ?

— Vingt-huit ans.

— Vingt... T'as quintuplé ta première année, ou quoi ?

— J'ai commencé tard.

— Te fous pas de moi. Tu peux prouver ce que tu avances ?

— Non, mes papiers sont restés chez moi. Dans l'appartement...

— ...dont tu n'as pas les clés.

— Non, Bruno me les a prises pour raccompagner une... amie chez elle.

— Comment elle s'appelle, cette amie ?

— Je ne sais pas. C'est une... une amie de Bruno.

— C'est sa bonne amie ?

— Non. Sa bonne amie était avec lui, dans la voiture...

— La voiture était vide quand on t'a vu essayer de la faucher.

— Mais je n'essayais pas de la faucher, enfin ! C'est *ma* voiture !

— Bon, admettons. Alors, que faisais-tu dehors à 5 heures du matin ?

— Je regardais si par hasard il n'avait pas laissé les clés dedans. Je voulais rentrer chez moi, pardi ! Bruno m'a emprunté les clés de la voiture vers 1 heure du matin, mais sur le trousseau il y a aussi la clé de mon appartement. Comme il était parti avec, je ne pouvais pas rentrer me coucher. Alors, quand je suis revenu, lorsque j'ai vu la voiture dans la rue, j'ai pensé qu'il était rentré. J'ai sonné à l'appartement, mais personne ne m'a ouvert, et je me suis dit que Bruno m'avait peut-être laissé les clés dans la voiture... Il sait qu'on peut l'ouvrir facilement, si on sait s'y prendre...

— Mais elle était *déjà* ouverte ?

— Oui.

— Et les clés n'étaient pas à l'intérieur ?

— Non.

— Alors, pourquoi t'es-tu installé dedans ?

— Parce qu'il y avait une couverture, et je me suis dit : Ça m'aidera à finir la nuit. C'était mieux que de dormir dehors, par ce temps...

— Mais alors, qu'est-ce que tu trafiquais, sous le tableau de bord ?

— Au bout d'un moment, j'ai eu froid, j'ai essayé de faire

démarrer la voiture en nouant deux fils, comme on le fait dans les films... mais ça ne marchait pas, et j'ai pris du jus dans les doigts. Remarquez, ça n'aurait pas changé grand-chose, parce que le chauffage est en panne depuis trois mois, *mais il fallait bien que je fasse quelque chose, j'en avais marre de geler dans ma caisse, à deux pas de chez moi, parce que ce petit con...*

— Qui ça ?

— Bruno...

— Je croyais que c'était ton pote !

— *C'est* mon pote ! Enfin, il l'était avant de se barrer avec sa... gonzesse.

— La gonzesse qu'il a raccompagnée chez elle ?

— Non, celle avec laquelle il était arrivé.

— Il est arrivé avec une femme et il est reparti avec une autre ?

— Non, avec les deux.

— Eh bien, il s'ennuie pas, ton pote !

— Mais non ! C'est pas ça ! Vous mélangez tout !

— Comment ça, je mélange tout ? C'est toi qui m'as dit qu'il était parti avec deux femmes !

— Oui, mais pas pour coucher avec elles. Son amie et lui, ils ont raccompagné la deuxième femme.

— Dans ta voiture ?

— Oui...

— Que tu lui as prêtée ?

— Oui, enfin non, il l'a prise sans rien me demander, mais de toute manière j'étais tellement crevé... je n'étais pas en état de la raccompagner...

— Qui ça ?

— La femme... l'amie qu'il a raccompagnée...

— Tu m'as toujours pas dit qui c'était !

— Je sais pas comment elle s'appelle.

— Et qu'est-ce qu'elle faisait là ?

— Où ?

— Ben, là où vous étiez, elle et toi et ton copain Bruno et sa gonzesse, quand il t'a... emprunté les clés de la voiture pour la raccompagner.

— Elle était là... en visite.

— Elle te rendait visite ?

— Pas à moi, à ceux qui habitent dans l'appartement...

— Quel appartement ?

— L'appartement où on se trouvait...

— Tu te fous de ma gueule ? Où est-il, cet appartement ?

— Je ne crois pas que je vais vous le dire. Après tout, vous me soupçonnez de vol de voiture. Pas de cambriolage !

— Pourquoi, t'es cambrioleur ?

— J'en ai l'air ?

— ...non. T'en as pas l'air. Tu m'as plutôt l'air d'un gars qui a forcé sur la bouteille ou sur le hasch. Bon, et une fois que ton pote Bruno et ses deux femmes sont partis, qu'as-tu fait ?

— Je vous l'ai déjà dit : j'ai voulu rentrer chez moi au-d... et puis je me suis rappelé que la clé de mon appartement était sur le trousseau que Bruno avait pris.

— Et alors ? Où es-tu allé ?

— Chez... un autre copain. Enfin, chez la... *cousine* d'un copain.

— Il s'appelle comment, ce copain ? Tu ne connais pas son nom, à lui non plus ?

— Si, bien sûr. Il s'appelle Basile Bloom. Il est étudiant en médecine, comme moi.

— Et il habite où ?

— Il a une chambre chez l'habitant, boulevard Lasne.

— Pourquoi t'as pas fini la nuit chez lui, alors ?

— Parce qu'il était trop tard, il ne voulait pas réveiller ses logeurs, et puis il n'avait pas la place. Alors on est allés chez sa... *cousine.* À la cité universitaire.

— Toi et Basile ?

— Oui, avec André.

— Qui c'est ça, André ? Tout à l'heure t'étais seul, et maintenant vous êtes *trois* ?

— Oui, on ne se quitte jamais. André Solal. Un autre étudiant en médecine.

— Il ne savait pas où aller, lui non plus ?

— Non, son foyer ferme à 1 heure du matin. Il était presque 2 heures.

— Alors, vous êtes partis tous les trois ensemble ?

— C'est ça.

— Vous êtes très très copains, alors ?

— Oui...

— Plus qu'avec ton pote Bruno, là, le type aux deux gonzesses ?

— Autant, mais là, Bruno était parti raccom...

— ...raccompagner la femme dont tu ne connais pas le nom qui était dans l'appartement dont tu ne veux pas me donner l'adresse... C'est très clair... Poursuivons ! Elle a pu vous loger, la *cousine* de ton copain... Basile ?

— Non, pas vraiment. Basile nous avait dit que ça ne posait pas de problème, qu'elle avait l'habitude de l'héberger et qu'on se serrerait...

— Je veux bien le croire. Une de mes nièces a une chambre à la cité universitaire, c'est vraiment pas grand...

— Mais là, elle hébergeait déjà une copine...

— Ah, bon. Décidément, t'as pas de chance... Et alors ?

— Alors, pour Basile il n'y avait pas de problème, sa *cousine* lui a fait une petite place... Quant à André, il a fait connaissance avec la *copine de la cousine* de Basile, et ils se sont mis à... bavarder...

— Et toi, tu t'es retrouvé tout seul, comme un con !

— Oui... C'est ça. Je vois que vous me comprenez...

— Je connais. Je me souviens qu'une fois... Bon, enfin, ça n'a pas d'importance, et on n'a pas que ça à faire... Finissons-en ! Alors, tu as décidé de retourner chez toi ?

— Oui, parce qu'il était 5 heures passées.... On était allés là-bas à pied, forcément, puisque Bruno...

— ...t'avait emprunté ta voiture, j'ai pigé...

— Et donc je suis retourné chez moi, rue des Merisiers, et là, j'ai vu que la voiture était dans la rue adjacente et, comme personne ne répondait quand j'ai sonné, je me suis dit...

— Que tu allais regarder à l'intérieur pour voir si tu trouvais les clés...

— Voilà !!! Vous avez tout compris.

— *Mmhhh...*

— Quoi ?

— Quoi, « quoi » ?

— Vous avez fait *Mmhhh...*

— Ah bon ? J'ai fait *Mmhhh* ?

— Je vous assure, Monsieur l'inspecteur, que vous avez fait *Mmhhh...*

— Je ne m'en suis pas rendu compte.

— Oui, parfois on fait les choses sans s'en rendre compte...

— Si c'est ta voiture, tu dois connaître son numéro d'immatriculation ?

— Le num... Bien sûr ! 4795 MZ 75 ! Vous voyez, que c'est ma voiture !

— Mmmmoui... Enfin, t'aurais pu le mémoriser avant de monter dedans... D'ailleurs, pourquoi est-elle immatriculée à Paris ?

— Parce qu'elle vient de là-bas.

— Tu l'as achetée à qui ? Tu vas me dire que tu ne connais pas son nom...

— Je l'ai depuis dix ans. On me l'a donnée.

— Qui ça ?

— Mon oncle d'Amérique.

— Tu te fous de moi ?

— Vous pensez que je suis en position pour me foutre de vous ? Oh, et puis j'en ai marre, je suis trop crevé. Si vous devez me garder, au moins, que ça me permette de pioncer...

— Qu'est-ce que tu fais ? Ne t'allonge pas ! C'est pas un dortoir, ici ! Lève-toi ! Lève-toi, je te dis !

Dans l'amphithéâtre

Monsieur Nestor

Faculté de médecine, 15 mars 2003

— Ne vous levez pas, Monsieur Nestor ! Ne vous levez pas !

— Mais qu'est-ce que vous avez tous à vouloir me faire rester assis, nom d'une pipe ? Je suis pas encore invalide !

Christophe se tient devant moi, plus souriant que dans mon souvenir. Et plus enveloppé. Jeune, il n'était pas mince, mais là il ressemble encore plus à son artiste préféré... C'est bizarre, je n'arrive plus à me rappeler son nom, je crois que ça commence par un W...

Il m'embrasse.

— Ah, comme c'est bon de vous voir ! La fête n'aurait pas été complète sans vous !

— Tu exagères un peu...

— Pas du tout. D'abord, celui qui exagère toujours, c'est pas moi, c'est André...

— Et voilà comment on entretient les légendes...

Je me réinstalle sur mon siège.

— Bon, vous n'allez pas vous disputer aujourd'hui ?

— Si, bien sûr. D'ailleurs on se dispute sans arrêt ! C'est plus drôle !

— Alors, explique-moi ce que tu fais ici ! André m'a dit qu'il s'occupe des étudiants pendant la première année, et toi pendant leur année de thèse...

— Non, un peu avant. Je m'assure que ceux qui vont faire de la médecine générale ne sont pas largués dans la nature sans savoir à quoi ils s'exposent et sur quoi ils vont tomber. Parce que ce ne sont pas nos chers confrères spécialistes qui le leur expliqueront !

Jacques, mon jeune collègue de l'amphithéâtre, s'est levé pour aller mettre en marche son système de télévision intérieure. Christophe s'affale à sa place.

— Ah ! S'asseoir, dormir, rêver peut-être...

— Tu as encore un cabinet, toi ?

— Plus depuis que j'ai été nommé à la tête du département de médecine générale, il y a six mois. Il y en a une qui a fait drôlement la gueule en l'apprenant, c'est mon associée.

— Ah bon ? Elle n'était pas contente pour toi ?

— Pas vraiment. Elle a vécu ça comme une épouse trompée... Elle n'a pas supporté que je quitte mon cabinet.

— À une exception près, tu n'as jamais eu de chance avec les femmes, commente André.

— Peut-être que ce sont les femmes qui n'ont pas eu de chance avec moi...

Je pose ma main sur son bras, pour le consoler. Je sais trop bien pourquoi il dit ça.

Corps d'élite, 3

Jacques l'appariteur

Faculté de médecine, 15 mars 2003

Drôle de profession, médecin, quand on y pense. Voilà des gens qu'on va voir pour se faire soigner, parce qu'on a mal par-ci par-là, ou encore parce qu'on a peur, ou parce qu'on ne se sent plus bon à rien. On leur apporte notre vie, nos sentiments, on se déshabille devant eux, on leur raconte des trucs qu'on ne raconterait à personne.

Et on fait ça sans jamais se demander ce qu'ils ont dans la tête.

Parce que enfin, d'habitude, si on veut confier un secret ou parler de ses misères, on cherche plutôt à le dire à quelqu'un en qui on a toute confiance, quelqu'un qui s'en est montré digne : un ami, un parent proche, quelqu'un qui ne nous a jamais fait de mal. Pas facile à trouver !

Si on est croyant, encore, on peut se tourner vers un prêtre... Bon, je sais, ils sont pas tous folichons, mais au moins on peut se dire qu'il font pas ce boulot-là pour l'argent. Mais les médecins... Ils ont peut-être pas choisi ça pour l'argent, non, pas tous, quand même pas, mais s'ils ont fait sept ans d'études, c'est tout de même pas pour rester pauvres !

Seulement, il y en a parfois, on se demande si ça les intéresse vraiment de savoir ce qu'on ressent. Si ce qu'ils veulent surtout, ce ne serait pas se débarrasser de nous le plus vite possible, pour recevoir un autre couillon qu'ils feront cracher aussi sec. Alors, évidemment, les médecins, on leur fait confiance – bien obligé –, mais on s'en méfie un peu tout de même.

Surtout que, quand on va les voir, c'est pas pour une visite de courtoisie, c'est quand même parce qu'on n'a pas le choix. Parce qu'on souffre, parce qu'on va pas bien. Alors, on aimerait bien tomber sur quelqu'un... de gentil, quoi. Quelqu'un qui nous maltraite pas.

Seulement, quand on voit un médecin, on voit surtout une blouse ou un costume cravate, un type posé, qui parle pas beaucoup, dont on ne sait rien, qui vous regarde derrière son bureau quand vous allez le voir ou du bout du lit quand c'est lui qui vient. Enfin, qui vous regarde... *Quand* il vous regarde !

Un médecin, c'est souvent quelqu'un d'impressionnant. Dame ! Sept ans d'éducation, c'est pas rien. Ça vous pose un homme. Ou une femme : il y en a de plus en plus qui font ce métier, qui est un métier dur, quand même, il faut tout de même tenir son bout.

Un médecin, quand on va le voir, on est dans ses petits souliers. On marche sur des œufs. On sait pas trop où se mettre, quoi lui dire. D'autant que, si on ne sait pas d'avance à qui on a affaire, on ne sait pas sur qui on va tomber.

Il y en a qui vous disent à peine bonjour

Il y en a qui vous aboient dessus

Il y en a qui reniflent quand vous leur expliquez pourquoi vous venez

Il y en a qui prennent des notes pendant que vous parlez, et vous vous dites : À voir ses ordonnances, m'étonnerait qu'il arrive à se relire

Il y en a qui vous regardent fixement comme si vous aviez dit une bêtise : *Vous pouvez répéter ?*

Il y en a qui vous reprennent : *C'est sûrement pas ça !*

Il y en a qui sourient l'air de dire : *Mon pauvre monsieur, ma pauvre dame,* à vous donner envie de rentrer sous terre

Il y en a qui ne sourient jamais

Il y en a qui vous font mal rien qu'en vous prenant la tension

Il y en a qui vous interrompent : *Déshabillez-vous*, et qui passent un coup de téléphone pendant que vous vous défaites, et vous restez là à moitié habillé debout au milieu de la pièce, comme un imbécile, en attendant qu'il ait fini de parler, et quand il repose le téléphone il vous dit agacé : *Fallait vous allonger !*

Il y en a qui ne veulent pas vous adresser la parole quand vous les abordez dans la rue pour leur demander s'ils consultent ce jour-là

Il y en a qui ne se souviennent même pas de votre nom alors que vous les voyez tous les quinze jours depuis dix ans

Il y en a qui ne veulent pas répondre à vos questions – il y en a, d'ailleurs, avec qui c'est même pas la peine d'en poser

Il y en a qui disent toujours : *Vous n'avez rien !*

Il y en a qui rigolent : *Vous avez le chic pour venir pour des bricoles, vous !*

Il y en a qui haussent les épaules : *C'est pour ça que vous me dérangez ?*

Il y en a qui disent : *M'embêtez pas avec ça, j'ai pas le temps !*

Il y en a qui vous engueulent : *Pourquoi n'êtes-vous pas venu plus tôt ? Vous aviez vraiment envie de crever ? Eh bien, maintenant, c'est trop tard !*

Il y en a qui disent : *C'est pas de mon ressort... moi, je ne peux plus rien pour vous !*

Il y en a qui veulent toujours chercher la petite bête – et qui la trouvent

Il y en a qui ne veulent pas dire qu'ils ne savent pas

Il y en a qui veulent toujours que vous alliez passer des examens *par prudence*

Il y en a qui vous mettent dehors sans que vous compreniez pourquoi

Il y en a qui vous envoient à un spécialiste et qui rédigent une lettre en silence et disent qu'ils la lui enverront par la poste, comme si on n'était pas capable de la porter nous-même

Il y en a qui vous demandent plus d'argent que les autres et vous ne voyez pas pourquoi – vous vous dites : *Ils sont tellement pris qu'il faut bien payer pour avoir le droit de les voir,* et vu le peu de temps qu'ils passent à vous regarder, c'est du vol – mais comment refuser ?

Il y en a qui vous disent : *Je vous déclencherai lundi, à mon retour de week-end,* et puis le bébé ne l'entend pas de cette oreille et c'est l'assistant qui vous accouche le samedi, et le lundi quand ils passent vous voir ils font la moue : *Vous auriez quand même pu attendre,* et pour la peine ils vous font payer quand même

Il y en a qui vous disent : *C'est comme ça et c'est pas autrement, qui c'est le médecin, ici ?*

Il y en a qui annoncent : *Si vous continuez comme ça vous n'allez pas faire long feu*

Il y en a qui vous annoncent la date de votre mort comme ça, sans sourciller

Il y en a qui remballent leurs affaires dans leur sac et qui sortent en vous plantant là, sans un mot

Ouais, les médecins ne sont pas des gens faciles. Les médecins, ça connaît des trucs qu'on n'imagine même pas. Les médecins, ça sait sur nous des choses qu'on aimerait mieux ne pas savoir. Les médecins, ça fait peur.

Les médecins, parfois, on aimerait savoir ce que ça a dans la tête. Mais on se le demande jamais. Ça fait trop peur d'y penser.

Certains médecins, on se demande d'où ils sortent. On se demande s'ils se souviennent qu'ils n'ont pas toujours été médecins. On se demande s'ils ont été jeunes, un jour. On se demande si ça leur est arrivé de souffrir et d'avoir à aller chez le médecin.

Parce que, s'ils sont vraiment si éduqués que ça, pourquoi a-t-on parfois le sentiment qu'ils ne savent dire ni *bonjour* ni *au revoir* ni *pourriez-vous me prêter une cuillère* ni *s'il vous plaît* ni *merci*, ni un geste en sortant ni un sourire en passant quand on les croise dans l'escalier ?

C'est vrai, quoi, certains médecins sont tellement malpolis qu'on se demande qui les a élevés.

Jusqu'au moment où on se met à travailler dans une faculté de médecine.

Et là, on comprend.

Enfin, quand je dis qu'on *comprend*, je ne veux pas dire qu'on *accepte* que tant de médecins soient si mal embouchés, si mal aimables, si mal élevés, si malotrus, si malfaisants.

Mais qu'on soupçonne *comment ils le sont devenus*. Ou restés.

Parce que les études de médecine, c'est pas une éducation. C'est la douche écossaise. Du chaud qui brûle, du froid qui glace, sans prévenir, pendant toutes leurs études.

Deux années de concours pour éliminer ceux qui ont du sentiment, ceux qui ont de la gentillesse. Les plus faibles, les plus fragiles – ceux qui nous ressemblent le plus.

Et puis pendant les deux années qui suivent, on leur dit qu'ils vont être les meilleurs... s'ils ne relâchent pas leurs efforts. S'ils font exactement ce qu'on attend d'eux. S'ils suivent bien les enseignements de leurs professeurs. S'ils apprennent tout par cœur. S'ils ne se laissent pas distraire. Par rien. Et surtout pas par eux-mêmes.

Il y en a avec qui ça ne marche pas, bien sûr. Qui continuent à faire la fête et vont au cinéma, et dînent entre copains, et partent à la mer sans crier gare pour respirer l'air pur. Bref, qui vivent leur vie de jeunes gens, tout en poursuivant leurs études, et qui ne s'en portent pas plus mal. Ceux-là, celles-là, on les repère très vite : ils disent bonjour, ils ont le sourire, ils ne sont pas énervés, ils donnent un coup de main pour le café et les sandwichs. Ils nous connaissent par notre prénom et par notre nom de famille parce qu'ils nous l'ont demandé. Et on connaît les leurs... Ceux-là, ils tranchent, on dirait des belles vertes dans un lot de pommes fripées. Ils font plaisir à voir. Ils ne sont pas bien nombreux. Ce sont ceux-là qui tiennent la main des autres quand ils vont mal, qui les écoutent quand ils déraillent. On serait presque à s'étonner qu'ils aient décidé de venir là. On en vient presque à souhaiter qu'ils aient choisi un autre métier. On aimerait les protéger, car ils ne savent pas encore ce qui les attend. On a peur du jour où quelqu'un prendra plaisir à les casser.

Il y en a d'autres, en revanche, qui n'osent pas sortir le nez de leurs livres tant ils se sentent coupables d'être passés là devant les autres, tant ils sont inquiets de ne pas aller jusqu'au bout, tant ils se sentent obligés d'apprendre et de potasser parce qu'ils ont peur, à la fin, de n'être pas assez bons, assez savants, assez compétents aux yeux de leurs collègues. Ceux-là, ils sont nombreux. On ne les entend pas, parce qu'ils sont toujours sur la défensive, dès qu'on leur adresse la parole. Ils sont angoissés pendant l'année, et trois fois plus au moment des examens. Ils n'arrêtent pas de se dire *: Et si je rate mes partiels ? Et si j'ai pas l'internat ? Et si je deviens pas chef de clinique ? Et si je suis obligé d'aller exercer en ville ?* Ils ne se demandent jamais tout haut *: Et si je tue quelqu'un ?* Parce qu'ils le pensent, bien sûr, mais ils ne le disent pas. Ils ont trop peur que, rien que de le dire, ça arrive. Ceux-là, ils sont souvent seuls à l'intérieur d'eux-mêmes. Ils n'ont besoin de personne pour s'y terrer, et personne ne les aidera à en sortir.

Il y a aussi ceux qui se la jouent. Qui s'imaginent, parce qu'ils ont eu le concours, qu'ils ont leur vie toute tracée. Ils se voient déjà spécialistes, chirurgiens, chefs de service. Ils se voient déjà professeurs, conseillers, députés. Ils sont tellement arrogants que rien ne les émeut. Et pendant quelque temps ils n'ont peur de rien ni de personne. Ils sont persuadés qu'ils font partie de la crème. Et puis un jour, brutalement, ils tombent sur un os – un plus arrogant qu'eux, plus âgé, mieux placé, qui rabat leur caquet, les humilie, les traite comme des merdes. Alors ils rentrent dans le rang, ils ravalent leur vanité, et comme ils sont bien mal dans leur peau depuis le départ, ils se mettent à raser les murs. Ils sont persuadés de leur médiocrité. Ils *savent* qu'ils sont

mauvais. Alors ils font semblant. Ils tournent autour du pot. Ils prennent la tangente. Ils fuient. Ils ne se regardent plus dans la glace.

Et puis, il y a l'élite. La race des Seigneurs. Ceux qui sont les fils de leur père, le père de leurs fils. Ceux qui n'ont qu'à claquer du doigt. Ceux qui ne doutent de rien. Ceux qui savent que tout leur est dû. Et à qui on le donne. Ceux qui marchent sur les autres parce qu'ils ont appris à faire comme ça. Ceux qui ne s'encombrent pas de scrupules mais savent parfaitement manipuler les scrupules des autres.

Ceux-là, ils peuvent mentir, voler, bluffer, humilier, saboter, picoler, se droguer, trafiquer, dégrader, faire virer, violer ou pousser quelqu'un au suicide pendant leurs études, personne ne leur dira rien.

Et vous croyez vraiment qu'une fois leur diplôme en poche, ils *changent* ?

Les Merdes et les Perses

Monsieur Nestor

Faculté de médecine, 15 mars 2003

Si j'ai bien compris, au petit matin, André sonne rue des Merisiers. Il n'est pas très surpris de voir Bruno ouvrir et lui lancer la clé par la fenêtre. Mais lorsqu'il a gravi les marches jusqu'à la mansarde, tous deux s'inquiètent de ne pas avoir la moindre nouvelle de Christophe, et ils se demandent ce qu'il est devenu.

Discret, André se garde de tout commentaire lorsque Charlotte sort de la salle de bains. Il la salue d'un sourire et d'un bonjour mais évite soigneusement de la nommer ou de prononcer à son sujet la moindre phrase à la deuxième personne, car il ne sait pas s'il faut continuer à lui dire « Vous », comme il l'a toujours fait – après tout, il s'agit d'une de ses enseignantes –, ou « Tu », comme si Charlotte était à présent une des filles de la bande. Dans les films, tout le monde sait ça, au petit matin, les amants délaissent le Vous de la veille au profit du Tu de l'éveil. Et s'il avait passé la nuit avec elle, André n'aurait guère hésité... Mais que dit-on à la femme qui vient de partager la couche de l'un de vos meilleurs amis ?

Bien qu'ils aient passé de nombreuses nuits aux côtés de Sonia et Vargas, les trois camarades ne se sont jamais permis de les tutoyer, par déférence envers ceux qu'ils considèrent comme leurs aînés. Mais Charlotte semble plus jeune que jamais, ce matin. Elle a perdu la froideur et la distance qu'elle affichait jusqu'alors chaque fois qu'André l'a aperçue. Malgré la présence d'André, elle ne cesse de rire et de se coller à Bruno, de l'embrasser et de caresser son visage, comme s'ils étaient seuls au monde, comme le ferait l'une de ces étudiantes en compagnie de qui André et Basile viennent de passer une nuit blanche.

On sonne. Bruno se penche à la fenêtre. C'est Basile, justement. Un peu plus tôt, en quittant la minuscule chambre de la cité universitaire, André pensait que son ami allait dormir une partie de la matinée. Mais le bel Antillais est déjà debout, frais comme un gardon, il appuie comme un fou sur la sonnette, et il crie :

— Christophe s'est fait ramasser par les flics !

*

Ce n'est pas la première fois que l'un, l'autre ou les trois garçons ont maille à partir avec la maréchaussée. En ce milieu des années soixante-dix, quoique peu nombreux – une cinquantaine d'étudiants sur plus de neuf cents –, le groupuscule des Merdes, fortement politisé, dont ils constituent en quelque sorte la tête de pont, tient à ouvrir la faculté de médecine au monde extérieur.

Grâce à l'appui des professeurs Vargas et Sonia Fisinger, le Petit Café est considéré comme une zone franche. En militants actifs de la lutte contre tous les pouvoirs et d'un accès aux soins aussi large que démocratique, les jeunes tenants de la médecine générale ne perdent jamais une occasion de convier des « gens du dehors » à y rencontrer leurs camarades. André invite des syndicalistes, Basile des musiciens, et Christophe, dont le goût pour le théâtre et la littérature ne peut échapper à personne, invite régulièrement les comédiens des nombreuses troupes locales à présenter des extraits de leurs spectacles – quand il ne réquisitionne pas ses compères pour lire à haute voix, dans la cour de la faculté, les textes d'écrivains qui l'ont marqué et que tout futur médecin devrait, d'après lui, connaître : Soubiran, Artaud, Vian, Marcœur, Reverzy, Bensaïd, Balint, Williams...

Ces intrusions du monde réel dans l'univers frileux de la faculté ne manquent pas de créer des frictions. Lorsque, deux fois par mois, les Merdes réquisitionnent le Petit Café et les salles attenantes pour l'une de leurs manifestations subversives, les Perses saisissent la moindre occasion de venir la perturber. Lorsque le public est nombreux – comme c'est le cas pour les concerts de musique antillaise ou jamaïcaine que supervise Basile –, ils y regardent à deux fois. Mais syndicalistes, acteurs et écrivains, qui ne mobilisent pas les foules, sont des cibles de choix. À plusieurs reprises, les Merdes ont ainsi dû s'opposer physiquement aux jeunes gens en blouse, calot et masque de chirurgien, qui cherchent à compromettre leurs activités culturelles.

Ces altercations se sont déjà, par deux fois, soldées par l'intervention de la police, mandée par des âmes bienveillantes. Chaque fois, les assaillants se sont comme par miracle envolés avant l'intervention de la force publique, laissant les Merdes face aux flics au milieu des décombres. Le vice-doyen s'est évidemment ému de voir la faculté devenir un lieu d'intervention policière. Il a immédiatement attribué la responsabilité de ces troubles aux *étudiants perturbateurs* qui prennent le lieu sacré pour un parc d'attractions et n'hésitent pas à introduire cannabis, alcool et autres substances toxiques dans l'enceinte d'une école de soignants. Pour couper court à ses accusations, Vargas et Sonia Fisinger ont rétorqué que ce sont les Perses qui perturbent les lieux et ils ont exigé que LeRiche identifie les agresseurs. En attendant, ils ont désamorcé ses manœuvres auprès du doyen en s'engageant à superviser à tour de rôle les activités de leurs étudiants. Mais depuis quelques mois, les Merdes savent que LeRiche les a à l'œil – et qu'il a probablement de très bons rapports avec les flics. Au moindre nouveau faux pas, toute personne étrangère sera bannie de l'enceinte de la faculté de médecine, qui redeviendra un désert culturel.

Apprendre que leur ami a passé la nuit au poste a donc de quoi plonger les jeunes gens dans l'inquiétude. Quel que soit le motif de cette arrestation, Christophe, qui apparaît depuis longtemps comme l'un des idéologues du petit groupe, risque fort de se voir convoqué dans le bureau de LeRiche et de se voir signifier son expulsion.

*

En fin de matinée, après que le résultat de la prise de sang a montré qu'il n'a pas absorbé la moindre goutte d'alcool et que ses amis ont apporté ses papiers et son trousseau de clés au commissariat, le prévenu est relâché par un inspecteur de police bougon. Dès que les quatre garçons ont quitté l'immeuble, l'homme décroche son téléphone pour joindre le professeur LeRiche.

Le surlendemain, au Grand Café, un Christophe pâle comme la mort dépose devant Vargas le recommandé qu'il vient de recevoir : il est convoqué devant le conseil de discipline.

Dix minutes plus tard, Vargas déboule au secrétariat du doyen. L'assistante de Fisinger lui déclare que ce dernier est déjà en conférence avec le professeur LeRiche.

— Ça tombe bien, murmure Vargas, je veux les voir tous les deux !

Et il entre. Sans frapper, mais avec la ferme intention de le faire.

Un quart d'heure plus tard, il ressort, le sourire aux lèvres. Il n'a pas eu à frapper. Il lui a suffi de prononcer un seul mot – ou plutôt un nom : Thévenard.

LeRiche a blêmi.

— Thévenard ? Qui est Thévenard ? a demandé Fisinger.

— Le... saligaud de quatrième année soupçonné d'agression sur une étudiante, la semaine dernière. Elle a été violée : son examen clinique a été pratiqué dans le service de *notre ami* LeRiche, dont le chef de clinique, cette chère Mathilde Hoffmann, a certifié qu'elle présentait bien des traces de violences sexuelles. De plus, les personnes qui s'occupent du Petit Café ont attesté qu'elle a prononcé le nom de Thévenard... qui, vous l'ignorez peut-être, mon cher Louis, est très lié à Max Budd, l'autre chef de clinique de *notre ami* LeRiche : Thévenard est le secrétaire de l'association « Les Perses », dont Budd est le président d'honneur... De plus, il se trouve que j'étais à la bibliothèque de la faculté peu avant que le viol ait lieu. Et j'ai vu Thévenard sortir sur les talons de la victime...

— Où voulez-vous en venir, Vargas ? a demandé Fisinger, tandis que LeRiche frôlait l'apoplexie.

— Oh, mais c'est très simple : un étudiant passant en conseil de discipline pour avoir dormi dans sa voiture, ça ne ferait pas trois lignes dans un journal, mais une instruction judiciaire pour un viol survenu dans les murs de notre vénérable institution, ça ferait la une ! Alors, comme ni vous ni *notre ami* LeRiche n'aimez qu'on dise du mal de la faculté dans la presse, il y aurait peut-être moyen de s'arranger...

Vargas connaît son Fisinger et son LeRiche par cœur. Un coup de fil et le conseil de discipline est annulé.

Mais s'il sourit en sortant du bureau du doyen, ce n'est pas seulement parce qu'il a sauvé la mise à Christophe. Pour la première fois de sa vie, il a décidé d'aller faire une déposition au commissariat. Il déteste les flics, mais il n'est pas question que cette ordure de Thévenard s'en tire.

Examen clinique : les préliminaires

Docteur Guy Dugay

Faculté de médecine, fin 1975

Ils sont une douzaine. Neuf garçons, trois filles. Quel âge peuvent-ils avoir ? Vingt, vingt-deux ans, pas plus. La plupart des garçons ont encore de l'acné et sont mal dans leur peau. Deux des filles ont toujours leur air sage de lycéennes estampillées d'un bac avec mention. La troisième est assise sur le bord d'une table. Elle a les cheveux courts et frisés et une grande gueule, manifestement. Tout comme le grand garçon à front haut et lunettes rondes à qui elle parle. Ils parlent fort. Les autres se taisent, et soupirent quand j'entre. Ils devaient espérer que le cours serait annulé. Deux regardent leur montre. La fille aux cheveux frisés s'installe à la même table que le garçon aux lunettes rondes.

Je pose ma pile de documents sur le bureau.

— Bonjour, désolé d'être en retard. Une de mes malades voulait me dire au revoir avant de mourir.

Plusieurs étudiants ricanent. Les deux grandes gueules se regardent puis me scrutent en haussant un sourcil. Ces deux-là n'ont pas le même sens de l'humour que les autres. Intéressant.

— Bien. Je me nomme Guy Dugay. Je suis pneumologue de formation, et je travaille dans le service de médecine interne du doyen Fisinger, où je m'occupe plus particulièrement des maladies infectieuses. Je suis chargé de deux missions : vous enseigner l'examen clinique, et vous guider dans l'apprentissage et la compréhension de la séméiologie. C'est dire que je servirai également à vous aider à comprendre ce qu'on vous raconte en cours. Car c'est souvent peu intelligible...

— Ça dépend de celui qui fait le cours, commente le garçon aux lunettes rondes.

— C'est vrai. Certains enseignants sont plus abscons que d'autres... Bon, on n'est pas là pour dresser un tableau d'honneur. Alors, quelques précisions : nous nous verrons ici deux fois par mois pendant toute l'année. Mieux vous serez préparés à cette séance, plus vous en tirerez profit.

— *Comment faut-il se préparer ?* demande une des deux lycéennes.

— Je vous indiquerai, à la fin de chaque séance, les recherches que vous devrez faire pour la fois suivante.

Un brouhaha s'élève. Les deux lycéennes notent frénétiquement. Les garçons s'agitent sur leurs chaises. Les deux grandes gueules sourient mais ne bougent pas.

— *Des recherches ? Comment ça, des recherches ?* demande un jeune homme mal rasé, mal fagoté, mal luné.

— Apprendre, ça ne se résume pas à engouffrer ce que les enseignants vous racontent. Et celui qui parle dit infiniment moins de choses que celui qui écrit. Ce que je vais vous dire n'est donc qu'une infime partie de ce que vous êtes susceptibles d'apprendre, vous en apprendrez beaucoup plus en lisant. Vous avez une excellente bibliothèque à trente mètres d'ici. Elle contient plusieurs milliers de volumes et de revues. Il va falloir l'utiliser dès maintenant, car le jour où vous vous trouverez devant un patient – et vous remarquerez que je ne dis pas « malade », mais « patient »...

— *C'est quoi, la différence ?*

— C'est très simple : un *malade* attend qu'on soigne ce qui le rend malade. Un *patient* attend...

— Qu'on lui dise de quoi il est malade, avant de décider s'il veut se faire soigner...

C'est le garçon au front haut et aux lunettes rondes qui a parlé. La fille aux cheveux frisés sourit. Moi aussi. Les autres ne bronchent pas.

— C'est un peu ça... Plus sérieusement : toutes les personnes qui entrent dans votre cabinet ou dans les services où vous travaillerez ne sont pas *malades*. Mais elles souffrent. Ce sont donc des patients... du latin *pati*, souffrir.

— *Mais ils souffrent bien d'une maladie ?* demande un autre garçon...

— Pas toujours.

— *Alors, qu'est-ce qu'ils viennent foutre chez le médecin ?*

Tout le monde se met à rigoler, sauf les deux lascars du premier rang qui haussent les épaules en me regardant. Je soupire. Ça ne va pas être de la tarte.

— Bon, avant toute chose, on va commencer par l'équipement. Voici ce dont vous avez besoin pour faire un examen clinique correct.

J'ôte le manteau élimé que je trimbale avec moi depuis que je suis interne, je vide les poches de ma blouse en déposant sur l'une des tables un stéthoscope, un appareil à tension, une boîte oblongue contenant un otoscope et des spéculums d'oreille et de narine, un spéculum gynécologique dans un emballage stérile, des gants en latex, des doigtiers dans un emballage plastifié, une boîte d'abaisse-langue, un mètre de couturière, un marteau à réflexes, une lampe de poche et un flacon de verre orné d'un quadrillage multicolore. Je retourne le col de ma blouse.

— Ici, j'ai en plus une épingle de sûreté, et il vous faut une toise et une balance, mais ça ne tenait pas dans mes poches. Ces séances d'enseignement dirigé vont servir en particulier à vous apprendre l'intérêt et le maniement de ces instruments. Mais d'abord : avez-vous des questions ?

Personne ne moufte. Sauf le garçon du premier rang.

— Il manque quelque chose.

— Ah ? Je t'écoute.

— Un carnet.

— Pourquoi ?

— Parce que tout ce qu'on apprend, il faut bien le noter...

— Il y a des feuilles d'observation, pour ça...

— Non, je ne voulais pas dire « ce qu'on apprend sur le malade », mais ce qu'on apprend, nous... et ce qu'on ressent. Ça aussi, il faut le noter. Dans un endroit qui ne soit qu'à nous... Un journal de bord, quoi...

— *Hé ! La médecine, ça consiste pas à noter tes états d'âme !*

C'est un grand type aux cheveux courts et à la carrure d'athlète qui vient de parler.

— Toi, là-bas, tu penses que ce que tu ressens n'a rien à voir avec la médecine ?

— *Ben, ouais. On est là pour s'occuper du patient, pas de nous.*

— Ah ? Et qui s'occupera de vous si vous ne le faites pas ?

Un brouhaha s'ensuit. Les deux lycéennes se regardent, affolées. L'une d'elles lève le doigt.

— Vous pouvez nous expliquer ça, Monsieur ? Je ne comprends pas.

Je sens la moutarde me monter au nez. Parfois, j'en ai ras le bol de leur naïveté, elle confine vraiment à la connerie. J'ai envie de faire ce que j'ai fait au groupe de l'année précédente et de leur balancer sans prévenir que l'un d'eux – ou peut-être plusieurs – risque de mourir d'ici la fin de l'année ou de rester handicapé après un accident de voiture ou de moto à la mords-moi le nœud... J'ai envie de leur balancer que tous, ils ont probablement déjà eu des relations sexuelles ou en auront très bientôt pour la première fois, et que certains attraperont une blennorragie ou une chouette syphilis des familles, car évidemment les capotes ils ne connaissent pas, mais les putes – maintenant qu'on n'est plus chez maman papa –, ça vous forme un mec, n'est-ce pas ?... J'ai envie de leur dire que l'une ou l'autre et peut-être les trois filles se retrouveront enceintes et (même si la loi a changé, même si désormais, dans cette bonne ville de

Tourmens comme partout en France, on peut aller dans un bâtiment en préfabriqué demander l'interruption de sa grossesse, il s'en faut de beaucoup que ce soit passé dans les mœurs, et encore moins celles des étudiantes en médecine, qui ne vont tout de même pas aller la bouche en cœur raconter qu'elles ont un polichinelle dans le tiroir à des gens, même volontaires, même bienveillants, qui travaillent dans l'hôpital même où elles font leurs études et risquent de les suivre ou de les précéder dans la file, au restaurant du personnel) opteront pour le mariage un peu prématuré, mais pas moyen de faire autrement – et puis les parents seront contents de la marier en blanc si jeune, elle sera resplendissante, et quand elle montrera les photos à ses enfants, dans vingt ans d'ici, elle ne répondra pas lorsqu'ils demanderont si elle n'était pas déjà enceinte d'eux ce jour-là, mais bon, c'est un moindre mal... J'ai envie de leur dire que n'importe lequel d'entre eux peut débarquer un jour amaigri mais bourrelé de ganglions gros comme des patates, comme l'un de leurs camarades l'an dernier, et c'est une chance que la camarade qui l'examinait me l'ait signalé – alors qu'il lui avait demandé surtout de ne rien dire à personne –, ce qui m'a quand même permis de l'envoyer immédiatement à Sonia pour qu'elle le soigne, sinon ce foutu Hodgkin ne l'aurait peut-être pas raté... J'ai envie de leur dire que certains d'entre eux vont peut-être du jour au lendemain réaliser qu'ils n'ont pas ou plus envie de faire ce boulot de chien, ou qu'ils n'ont plus la patience, ou plus assez de courage, ou plus assez d'argent, ou qu'ils ont trouvé leur voie ailleurs, dans le commerce des papiers peints, l'import-export ou la réhabilitation des fermettes dans le bocage – les Anglais aiment beaucoup la région, ça leur rappelle Oxford, la pluie en moins... J'ai envie de leur dire que pendant qu'ils font ces études à la noix, la vie ne les oublie pas, qu'elle va se charger d'eux, et que s'ils en réchappent – ou plutôt s'ils tiennent le coup –, il faudra bien qu'ils apprennent à vivre avec les sentiments – parce que les sentiments, c'est pareil que les caresses et les coups, ça fait du bien ou ça fait mal, mais quand ça fait mal, ça reste à l'intérieur, et là-dedans y'a pas de pansement qui tienne. Alors, oui, il a raison, mon gars aux lunettes rondes, le carnet c'est pas bête, mais comme ses petits copains n'ont pas ses heures de vol, ils sont à mille lieues de comprendre à quoi ça peut servir parce qu'ils sont encore à mille lieues de comprendre combien ils vont souffrir, et comme je ne me vois pas partir dans une tirade qui nous prendra les deux heures – on n'a pas que ça à faire –, pour noyer le poisson je souris à la lycéenne et je dis sur le ton le plus paternel possible :

— Vous allez apprendre des choses qui ne sont pas dans les livres ; et vous vous trouverez face à des questions auxquelles vous n'aurez pas de réponse. Si vous ne les notez pas, vous les oublierez, et vous raterez l'occasion de les poser à ceux qui peuvent y répondre. D'où l'intérêt du carnet.

La lycéenne hoche la tête et note fidèlement. Le garçon aux lunettes rondes se redresse, pour protester et expliquer que je n'ai rien compris, mais, avant qu'il ait dit un mot, je prends un des objets sur le bureau et je demande :

— Allez, avant de continuer, on va rapidement s'assurer que vous savez ce que sont ces différents instruments. Tiens, toi, devant, oui, toi, la grande gueule... Ce truc-là, tu peux me dire ce que c'est et comment on s'en sert ?

De l'auscultation médiate (extraits)

1. De toutes les maladies locales, les affections des organes contenus dans la cavité thoracique sont sans contredit les plus fréquentes ; leur danger ne peut être comparé qu'à celui des altérations organiques du cerveau ; et, quoique ordinairement moins présent, il est souvent tout aussi grave. Le cœur et le poumon forment en effet avec le cerveau, suivant l'ingénieuse expression de Bordeu, le trépied de la vie ; et aucun de ces viscères ne peut être altéré d'une manière un peu forte ou étendue sans qu'il n'y ait danger de mort. Les mouvements continuels des viscères thoraciques, la vie plus active en eux que partout ailleurs, la délicatesse de leur organisation expliquent la fréquence et la gravité de leurs altérations. [...]

Quelque dangereuses que soient les maladies de la poitrine, elles sont cependant plus souvent curables qu'aucune autre maladie interne grave ; et, sous ce double rapport, les médecins de tous les âges ont dû nécessairement chercher des signes propres à les faire reconnaître et distinguer entre elles. Leurs efforts, jusqu'à ces derniers temps, ont été suivis de peu de succès ; et cela devait être tant qu'on s'en est tenu aux signes que peuvent donner l'inspection et l'étude du trouble des fonctions. [...]

Quelques médecins ont essayé [...] *d'appliquer l'oreille sur la région précordiale. Les battements du cœur, appréciés ainsi à-la-fois par les sens de l'ouïe et du tact, deviennent beaucoup plus sensibles. Cette méthode est cependant loin de donner les résultats qu'elle semblerait promettre. Je ne l'ai trouvée indiquée nulle part ; tous les médecins à qui je l'ai vu pratiquer l'avaient apprise par tradition. L'idée première en a peut-être été puisée dans un passage d'Hippocrate que j'aurai occasion d'examiner ailleurs ; elle est si simple, au reste, qu'elle doit être fort ancienne : cependant je ne sache pas que personne en ait jamais tiré un certain parti ; cela tient sans doute à ce qu'elle peut souvent induire en erreur, pour des raisons diverses qui seront exposées chacune en son lieu. Aussi incommode d'ailleurs pour le médecin que pour le malade, le dégoût seul la rend à-peu-près impraticable dans les hôpitaux ; elle est à peine proposable chez la plupart des femmes, et chez quelques-unes même, le volume des mamelles est un obstacle physique à ce qu'on puisse l'employer. Par ces divers motifs, ce moyen ne peut être mis en usage que très rarement, et on ne peut par conséquent en obtenir aucune donnée utile et applicable à la pratique ; car on n'arrive à un résultat semblable, en médecine, que par des observations nombreuses et assez rapprochées pour permettre d'établir facilement entre les faits des comparaisons propres à les réduire à leur juste valeur, et à démêler la vérité au milieu des erreurs qui naissent continuellement de l'inexpérience de l'observateur, de l'inégalité journalière de son aptitude, de l'illusion de ses sens, et des difficultés inhérentes à la méthode d'exploration qu'il emploie.* [...] *Cependant, faute d'un moyen plus sûr, j'avais depuis longtemps l'habitude d'employer la méthode dont je viens de parler, lorsque, dans un cas obscur, elle se trouvait praticable ; et ce fut elle qui me mit sur la voie pour en trouver une meilleure.* [...]

Je fus consulté, en 1816, pour une jeune personne qui présentait des symptômes généraux de maladie du cœur, et chez laquelle l'application de la main et la percussion donnaient peu de résultat en raison de l'embonpoint. L'âge et le sexe de la malade m'interdisant l'espèce d'examen dont je viens de parler, je vins à me rappeler un phénomène d'acoustique fort connu : si l'on applique l'oreille à l'extrémité d'une poutre, on entend très distinctement un coup d'épingle donné à l'autre bout. J'imaginai que l'on pouvait peut-être tirer parti, dans le cas dont il s'agissait, de cette propriété des corps. Je pris un cahier de papier, j'en formai un rouleau fortement serré dont j'appliquai une extrémité sur la région précordiale, et posant l'oreille à l'autre bout, je fus aussi surpris que satisfait d'entendre les battements du cœur d'une manière beaucoup plus nette et plus distincte que je ne l'avais jamais fait par l'application immédiate de l'oreille. [...]

9. Je présumai dès lors que ce moyen pouvait devenir une méthode utile, et applicable non seulement à l'étude des battements du cœur, mais encore à celle de tous les mouvements qui peuvent produire du bruit dans la cavité de la poitrine, et par conséquent à l'exploration de la respiration, de la voix, du râle, et peut-être même de la fluctuation d'un liquide épanché dans les plèvres ou le péricarde. Dans cette conviction, je commençai sur-le-champ, à l'hôpital Necker, une suite d'observations que je n'ai pas interrompues depuis. J'ai obtenu pour résultat des signes nouveaux, sûrs, saillans pour la plupart, faciles à saisir, et propres à rendre le diagnostic de presque toutes les maladies des poumons, des plèvres et du cœur, plus certain et plus circonstancié peut-être que les diagnostics chirurgicaux établis à l'aide de la sonde ou de l'introduction du doigt. [...]

15. L'extrémité du cylindre destinée à être appliquée sur la poitrine du malade, c'est-à-dire celle qui est formée par l'en-bout ou obturateur, doit être très légèrement concave ; elle en est moins sujette à vaciller, et cette cavité, que la peau remplit très facilement, ne forme jamais de vide, même sur les points les plus plats de la poitrine. Lorsqu'un amaigrissement excessif a détruit les muscles pectoraux, au point de laisser entre les côtes des gouttières assez profondes pour que l'extrémité du cylindre ne puisse porter de toute sa surface, on remplit ces intervalles de charpie ou de coton recouvert d'un linge ou d'une feuille de papier. La même précaution doit être prise pour l'exploration du cœur, chez les sujets dont le sternum est enfoncé en arrière dans sa partie inférieure, comme il arrive fréquemment chez les cordonniers et chez quelques autres artisans. [...]

16. Quelques-uns des signes que l'on obtient par l'auscultation médiate sont très faciles à saisir, et il suffit de les avoir entendus une fois pour les reconnaître toujours : tels sont ceux qui indiquent les ulcères des poumons, l'hypertrophie du cœur à un haut degré, la communication fistuleuse entre la plèvre et les bronches, etc. Mais il en est d'autres qui demandent plus d'étude et d'habitude ; et par cela même que cette méthode d'exploration porte la précision du diagnostic beaucoup plus loin que les autres, il faut aussi se donner plus de peine pour en tirer tout le parti possible. [...]

18. Par ces divers motifs, ce n'est guère que dans les hôpitaux que l'on peut acquérir d'une manière sûre et complète l'habitude de l'auscultation médiate, d'autant qu'il est nécessaire d'avoir vérifié, au moins quelquefois, par l'autopsie, les diagnostics établis à l'aide du cylindre, pour être sûr de soi-même et de l'instrument, prendre confiance en son observation propre, et se convaincre par ses yeux de la certitude des signes donnés par l'ouïe. Il suffit, au reste, d'avoir observé deux ou trois fois une maladie pour apprendre à la reconnaître sûrement ; et la plupart des affections des poumons et du cœur sont si communes, qu'après les avoir cherchées pendant huit jours dans un hôpital, il ne restera plus guère à étudier que quelques cas rares, qui presque tous se présenteront encore dans le cours d'une année, si l'on examine attentivement tous les malades. Ce serait sans doute trop exiger d'un médecin livré entièrement à la pratique civile que de l'engager à suivre un hôpital pendant un temps aussi long ; mais le médecin chargé du service, et obligé par devoir à cet examen journalier de tous les malades, peut facilement éviter cette peine à ses confrères en les avertissant lorsqu'il rencontrera quelque cas rare ou intéressant.

(René Théophile Hyacinthe Laennec, *De l'auscultation médiate ou Traité du diagnostic des maladies des poumons et du cœur : fondé principalement sur ce nouveau moyen d'exploration*, Paris, 1819.)

Le mort-vivant

John Markson

8 mars 1976

Cher Ray,

Tu seras sans doute surpris que je t'écrive en français, mais cette langue me colle à la peau depuis si longtemps que je n'ai pas envie de la quitter… Parfois j'ai le sentiment que si je cessais de la parler ou de l'écrire, ce serait comme une trahison. Et comme tu la lis couramment…

Tu te demanderas sûrement, en recevant ma lettre : « Pourquoi m'écrit-il *aujourd'hui* ? »

Je ne le sais pas moi-même. Cela fait bien longtemps que nous ne nous sommes pas vus – vingt ans, au moins. Et nos derniers échanges de lettres remontent à la naissance de mes enfants. Lorsque je t'envoyais leurs photos, je savais que tu n'aurais probablement pas très envie de me répondre. J'ai bien conscience que mon bonheur d'alors avait quelque chose de gênant, de presque provocateur. La famille Markson cumule le plus grand nombre de divorces et de conflits familiaux de toute la zone urbaine de Canberra. Il a fallu que je quitte l'Australie et vienne m'installer en France pour que la malédiction semble m'épargner. Du jour au lendemain. Un temps seulement, diraient certains, puisque tout ce que ma vie m'a donné – une compagne dont j'étais profondément amoureux et qui l'était de moi, des enfants que nous avions eus par amour et qui ne demandaient qu'à vivre – m'a été enlevé en une terrifiante seconde, il y a, il me semble, une éternité… Trois ans seulement, en réalité.

Rassure-toi, je ne vais pas te jouer les Job sur son fumier ou les Martin Gray sur ses cendres, car je ne crois ni à dieu ni à diable ni au destin, mais ton coup de téléphone impromptu, il y a quelques mois, pour m'annoncer l'arrivée à Tourmens d'un de tes élèves, m'a rappelé que tu existais, et que bien que cousins seulement toi et moi, il y a longtemps, nous étions frères.

C'est au frère que j'écris. Pour lui raconter mon histoire, une histoire dont je ne parviens pas bien à comprendre le sens. Et je me souviens de ce que tu disais, lorsque nous étions adolescents : « Écrire à un parent éloigné, ça permet parfois de mieux voir ce qui est tout près. »

Longtemps après que Rachel et les enfants m'ont… quitté (tu vois, je n'arrive toujours pas à l'écrire, tant j'ai l'impression qu'il s'agit d'un abandon, tant je leur en veux d'avoir ainsi disparu sans crier gare, tant je m'en veux de ne pas être parti avec eux) j'ai été un mort-vivant.

J'écris « j'ai été », parce que je ne le suis plus. Et je n'en reviens pas.

En vingt ans de médecine, j'ai vu beaucoup d'hommes et de femmes mourir. J'étais près d'eux quand ils ont rendu leur dernier soupir. Et j'en ai vu certaines, certains, lever le bras une dernière fois vers leurs parents, vers leurs enfants, leur tendre la main comme s'ils voulaient leur dire au revoir, les désigner du doigt comme pour les accuser, ou serrer le poing comme pour maudire le sort. J'en ai même vu deux ou trois se redresser, s'asseoir presque dans leur lit quelques secondes après qu'on les avait crus morts, et plonger leur entourage dans un kaléidoscope de peur, d'espoir insensé et d'affliction lorsqu'ils sont retombés pour la dernière fois.

Pendant un an et demi, j'ai agonisé debout, en ayant le

sentiment d'être l'un de ces hommes et de ces femmes que j'avais accompagnés, à qui j'avais donné à boire, à qui j'avais injecté de la morphine pour qu'ils cessent de souffrir, de l'atropine pour qu'ils n'étouffent pas dans leurs sécrétions bronchiques, à qui j'avais épongé le front, tenu la main. Mais, pendant mon agonie, personne ne me donnait à boire, personne ne me tenait la main. J'avais si mal que je ne sentais rien. J'agonisais seul. Personne ne voulait me voir et je ne voulais voir personne.

Un veuf est inconsolable. Un veuf qui a perdu le même jour sa compagne et ses enfants est un martyr. Mais lorsque ce veuf sort sans une égratignure de l'accident de voiture qui a emporté sa famille, c'est un lépreux, un pestiféré. Pour ne pas dire un criminel. Un de mes patients, qui vit seul depuis de nombreuses années, est sorti debout, il y a trente ans, du camp de concentration où toute sa famille avait été exterminée. Périodiquement, il plonge dans la dépression la plus noire. Depuis des années j'essayais naïvement de lui remonter le moral et il me répondait : *Vous ne comprenez pas. Vous ne pouvez pas comprendre.* La première fois que je l'ai revu, après l'accident, je n'ai pas supporté son regard – il signifiait : *Maintenant, vous comprenez.*

Le jour des obsèques, il y avait des dizaines de mes patients à l'église, les commerçants du village, les enseignants, les camarades de classe des enfants et leurs parents. Et tout le monde pleurait. Moi, j'étais sec, j'avais envie de hurler que ce n'était pas juste qu'on les pleure, eux : ils étaient morts, ils ne souffraient plus. Qui pleurait pour moi ? Ils m'avaient laissé là, abandonné dans le désert, boyaux à l'air, bouche cousue à vif, sous un soleil de plomb, pour mourir à petit feu. À chaque poignée de main qu'on me donnait en quittant le cimetière, je pensais : « Je les hais de m'avoir abandonné, je vous hais de les pleurer. »

Pendant les trois semaines qui ont suivi, j'ai fait mon travail comme si de rien n'était : j'ai reçu les patients, je suis allé les voir, je les ai écoutés, je les ai soignés. Mais chaque fois que j'entrais quelque part ou qu'un patient s'asseyait devant moi, je pensais :

« Peut-être que vous, vous me comprendrez et vous ne me jugerez pas. » Et chaque fois que je rangeais mes ordonnances dans mon sac ou qu'un patient quittait le cabinet, je pensais : « Il m'a jugé, et condamné. »

Au bout de trois semaines – c'était un samedi –, j'ai décidé que ça ne pouvait plus durer. J'ai rangé le cabinet, j'ai laissé à ma secrétaire un chèque antidaté comptant pour six mois de salaire, j'ai classé mes papiers et je suis rentré chez moi, dans la maison où rien n'avait changé depuis leur disparition.

Rachel disait toujours qu'il n'y a rien de plus triste que rentrer de vacances dans une maison en désordre, alors nous avions fait le ménage en grand, tous ensemble, juste avant de partir. La première fois que j'y avais remis les pieds après l'accident, j'allais chercher des vêtements pour les habiller tous les cinq. Quand j'ai ouvert les tiroirs pour y prendre des sous-vêtements, les placards pour y choisir des pantalons et des chemises, j'ai cru qu'on m'arrachait le cœur, j'ai eu le sentiment de cambrioler ma propre maison, de violer les êtres qui m'étaient le plus chers au monde.

Trois semaines plus tard, je n'avais toujours rien touché. J'avais dormi sur le canapé : je ne pouvais pas défaire le lit et y dormir sans Rachel. Je n'avais même pas rebranché le frigo. Je ne voulais pas manger, je n'avais pas le droit de le faire sans les enfants. Je n'avais pas ouvert un livre, je n'avais pas le droit de penser à autre chose qu'à eux. Je ne m'étais donné que le droit de boire la souffrance de mes patients jusqu'à plus soif. Et j'en avais assez.

Rachel disait souvent que lorsque le moment *vient*, on le sait. Elle avait raison. Quand le moment est venu de lui demander de m'épouser, je l'ai su, je l'ai fait et elle sentait que j'allais le faire. Quand le moment est venu d'avoir des enfants, nous l'avons senti ensemble. Ce soir-là, j'ai senti que le moment était venu d'aller les rejoindre. Ça n'était pas douloureux, ni angoissant. C'était même plutôt apaisant. Puisque j'avais été jugé et condamné, il était juste que je purge ma peine.

J'ai rédigé une lettre succincte que j'ai laissée sur la table de la cuisine. Et puis j'ai déplacé une chaise et j'ai grimpé dessus pour attraper, au sommet d'une armoire, le fusil de chasse confisqué à un patient suicidaire, quelques années plus tôt. J'avais retiré et planqué les chevrotines, bien sûr, mais je me suis immédiatement rappelé où elles étaient. J'ai chargé le fusil – c'était un beau fusil à canons superposés, je me suis toujours demandé pourquoi son propriétaire ne me l'avait jamais réclamé –, j'ai pris des sacs en plastique sous l'évier, dans la cuisine, j'ai éteint toutes les lumières et je suis descendu à la cave. J'ai étalé les sacs par terre en me disant : *Ils n'auront plus qu'à m'envelopper dedans.* Et puis je me suis assis sur les sacs, dans le noir, j'ai calé le fusil entre mes jambes, j'ai mis le canon dans ma bouche, j'ai pensé à la photo posée sur une étagère du salon, où on nous voit tous les six entassés les uns sur les autres dans le canapé, j'ai posé les doigts sur les deux détentes et j'ai entendu les deux coups.

Juste après, j'ai entendu la voix d'une femme. Une voix dehors, qui appelait le docteur Markson.

Et je me suis surpris à penser : « Qu'est-ce qu'elle lui veut, celle-là, au docteur Markson ? Il est mort ! Je viens d'entendre deux coups de fusil, il s'est fait sauter la cervelle. »

Mais les deux coups ont retenti une nouvelle fois. Et deux coups encore. Et j'ai compris que ce n'étaient pas des détonations, mais deux coups frappés très fort à la porte. Et entre les coups, j'entendais : « Docteur Markson ! Docteur Markson ! »

Je ne me rappelle pas m'être relevé, être remonté de la cave, avoir allumé puis déverrouillé la porte.

Je me souviens seulement du visage de la femme quand elle m'a vu, le fusil à la main. Dehors, il faisait nuit noire.

— Oh, mon Dieu, Docteur, je suis désolée de vous avoir fait peur, il faut absolument que vous veniez voir mon père !

Je me rappelle avoir hoché la tête, posé le fusil derrière la porte, pris ma sacoche dans l'entrée et être sorti derrière elle. Je ne comprenais pas qui elle était. Dans un coin de ma tête, je me souvenais vaguement l'avoir vue, et il a fallu que je la suive sur le chemin qui part derrière la maison pour comprendre que je ne connaissais qu'elle : c'était la fille de mon voisin, homme vénérable qui s'était toujours flatté, depuis que nous avions emménagé, de n'avoir jamais eu affaire à un médecin, et qui, alors qu'il promettait en riant d'enterrer tout le monde... avait enterré sa femme quelques mois plus tôt et ne s'en remettait pas.

Rachel était allée le voir presque tous les jours après la mort de sa femme ; moi, depuis trois semaines, je l'évitais comme la peste : je ne voulais pas qu'on joue aux veufs éplorés tous les deux, et je ne me voyais pas comparant ma souffrance à la sienne... Bref, sa fille me parlait pendant que nous marchions et je ne comprenais pas un mot de ce qu'elle disait, je pensais drôlement : *How come I'm still alive ? She's not the kind of gal who could wake up the dead*[1]... Et j'ai pensé à toi, d'abord parce que pour la première fois depuis longtemps je me remettais à penser, et en anglais qui plus est ; ensuite *because that was the kind of joke you'd crack, Buddy*[2].

Elle m'a fait entrer dans la maison, et d'un seul coup je suis sorti du brouillard, mes réflexes de soignant ont repris le dessus et j'ai compris ce qui se passait : le vieux qui ne mange plus, qui en a marre de la vie, qui est tombé chez lui et ne va pas bien, les enfants qui viennent de s'en rendre compte et ne veulent pas le laisser seul et demandent qu'il soit hospitalisé ; le vieux qui en retour résiste et gueule : *Plutôt crever !* Bref : l'apocalypse familiale en bocal.

J'avais envie de hurler, j'étais désemparé, dépassé, mais, comme toujours, j'ai retrouvé une contenance en faisant les gestes automatiques, les gestes rituels, ceux qui permettent de s'isoler mentalement en faisant mine de se pencher très sérieusement sur le problème. J'ai sorti mon stéthoscope, j'ai fourré les écouteurs dans mes oreilles et j'ai fait *shhhh* pour obtenir le

1. Comment se fait-il que je sois encore vivant ? Elle n'est pas le genre de femme qui ressuscite les morts...

2. Parce que c'est le genre de blague que tu ferais, mon pote.

silence. Et dans les écouteurs, derrière les bruits du cœur du vieil homme, *poum-tackchhh poum-tackchhhh*, j'ai entendu le mien se remettre à battre. Lent d'abord, hésitant, puis plus rapide, plus régulier, comme un homme qui se remet à boiter puis à marcher dans une rue pavée. Je l'ai entendu battre d'un bon pas, et j'ai senti qu'il ne voulait plus s'arrêter. Plus maintenant.

Je ne sais plus comment j'ai convaincu mon vieux voisin d'aller à l'hôpital. Son état le justifiait, et j'imagine lui avoir dit qu'il était un homme responsable et que ça calmerait les angoisses de sa famille, et surenchéri *tongue in cheek*[1] qu'après tout, s'il voulait mourir, on mourait beaucoup plus vite à l'hôpital, autant que ce soit sans souffrir et sans faire souffrir sa famille inutilement, et je l'envoyais dans un service où on leur collerait des calmants à eux et *quelque chose de plus radical à lui.*

Je me souviens qu'il m'a regardé en disant *: Elle était gentille, votre petite dame*, et qu'il s'est mis à pleurer.

Quand je suis rentré, j'ai ouvert la porte et – je te jure que c'est vrai – j'ai entendu Rachel me dire : « C'était grave ? » Et je me suis entendu répondre : « Non, mais il ne va pas bien. » Et elle, comme elle le faisait toujours : « Tu vas arranger ça. » Je suis allé m'affaler dans le canapé du salon, et je me suis endormi. Le téléphone m'a réveillé. C'était la fille de mon voisin, qui voulait me raconter son hospitalisation et me confier qu'elle était inquiète parce qu'aux urgences on ne leur avait rien dit, on ne leur avait pas expliqué ce qu'il avait, on ne leur avait pas indiqué où on allait le faire dormir, c'était un week-end chargé et il y avait beaucoup de monde. J'ai répondu : « Je vais arranger ça. »

Je suis allé à l'hôpital, j'ai discuté avec Marc Levert, le médecin des urgences, et j'ai fait transférer mon vieux voisin dans un des services que je connais.

Quand je suis rentré, une heure plus tard, j'ai décroché le téléphone pour appeler sa fille et lui dire que son père allait bien et que je repasserais le voir le lendemain. Et quand j'ai raccroché, je

1. D'un air pince-sans-rire.

suis resté interdit en voyant, posé contre la console, tout près du combiné, un fusil de chasse à deux coups. J'ai hurlé : « C'est quoi cette horreur ? On ne fait pas entrer un fusil dans une maison où il y a des enfants ! » – la phrase que Rachel avait dite en me voyant le rapporter. (Quand je lui ai expliqué pourquoi je l'avais fait, elle a exigé que je le mette hors d'atteinte, hors de vue, et je ne crois pas qu'il se soit passé une semaine par la suite sans qu'elle me regarde et désigne l'armoire du regard pour me signifier qu'elle n'oubliait pas sa présence, et sans que je lui réponde : « Oui, je vais m'en débarrasser, je vais m'en débarrasser. »)

J'ai pris le fusil en tremblant, j'ai enlevé les chevrotines, et je suis allé sur-le-champ m'en débarrasser à la gendarmerie la plus proche.

Quand je suis rentré à la maison, j'ai ouvert toutes les fenêtres en grand et je me suis mis à faire le ménage.

Le lendemain, je suis allé voir mon vieux voisin dans le service où je l'avais fait transférer. Et là, la foudre m'est tombée dessus : pour la deuxième fois de ma vie, j'ai rencontré la femme de ma vie.

Examen clinique : les cinq sens

Guy Dugay

Faculté de médecine, début 1976

— Qu'est-ce que vous faites quand vous voyez entrer quelqu'un ?

— *On lui demande ce qu'il a !* lance une voix au fond.

— Eh, il ne sait pas ce qu'il a, banane ! C'est justement pour ça qu'il vient ! murmure entre ses dents la fille aux cheveux frisés. J'ai appris qu'elle s'appelle Jackie.

— Alors, quelle est la première chose que vous faites quand un patient entre ?

— On lui dit bonjour et on le *regarde*... ?

— Merci, Jackie. On le salue, et on le regarde. Les premiers outils du médecin, ce sont ses cinq sens. Comme ils sont branchés directement sur le cerveau – enfin, en principe... –, ils permettent de recueillir un tas d'informations avant même que vous ayez sorti votre stéthoscope ou la grosse artillerie. Autrement dit : vous avez des yeux, utilisez-les. Cet homme qui est entré, est-ce qu'il est grand ou petit ? maigre ou gros ? Est-ce qu'il est pâle ou rougeaud ? Est-ce qu'il marche droit, est-ce qu'il boite ? Est-ce qu'il sourit, est-ce qu'il a l'air de souffrir, est-ce qu'il a l'air inquiet ? Bref : faites connaissance en regardant déjà ce qu'il vous montre.

— Les vêtements, ça compte aussi ?

— Bien sûr que ça compte. Un dépressif ne sera jamais tiré à quatre épingles, il sera fripé, négligé. Un homme fatigué qui semble flotter dans ses vêtements a sûrement beaucoup maigri, et récemment... Un homme ou une femme habillés tristement n'ont certainement pas une vie très gaie... Et l'attitude compte également. Un homme ou une femme qui sortent du travail sont mal à l'aise quand vous leur demandez de se déshabiller, à l'idée de sentir la sueur... Une femme qui a un regard brillant, des yeux grands ouverts, peut avoir une maladie de la thyroïde. Un homme qui se gratte tout le temps a peut-être un eczéma.

— *C'est déprimant, ce que vous nous dites là, Monsieur.*

— Si tu voulais rigoler tous les jours, il fallait choisir un autre boulot.

— *On ne rigole jamais en médecine ?*

— Si, bien sûr, mais pas tous les jours...

Jackie lève son crayon.

— Ce que vous nous dites, là, l'aspect des gens... il faut le noter ?

— Quand vous rédigerez des observations à l'hôpital, on vous demandera de le noter. Plus tard, vous n'aurez pas besoin de le faire. Vous prendrez ces notes-là mentalement. Ça se fera sans que vous y pensiez. Ça vous arrivera même avec les gens dans la rue. Vous vous mettrez à poser des diagnostics rien qu'en regardant les gens entrer.

— Comme Holmes...

Je souris. C'est André, le garçon aux lunettes rondes, qui a parlé.

— Oui, André. Comme Holmes.

— *Qui ça ?*

— Sherlock Holmes. Le détective.

— *C'est quoi, ces conneries ?*

— Tu n'as jamais lu les *Aventures de Sherlock Holmes ? Une étude en rouge ?* Alors tu as au moins entendu parler du *Chien des Baskerville* ? Non ? Et les autres jeunes gens ici présents ? Ah, vous ne savez pas ce que vous ratez ! Conan Doyle, le créateur de Sherlock Holmes, était médecin. C'est l'un de ses enseignants, Joseph Bell, un professeur de chirurgie d'Édimbourg, qui lui a inspiré le personnage. Quand il voyait entrer un inconnu, Bell était capable de dire d'où il venait, quelle était son activité, et souvent de quoi il souffrait. C'était un très grand clinicien. Vous feriez bien de vous inspirer de sa méthode...

— *Est-ce que sa méthode nous dira si nos patients sont des assassins ?*

Je souris, parce que ce n'est pas la première fois qu'un étudiant me lance ce genre de commentaire.

— Non, bien sûr. Mais elle peut vous éviter de le devenir. Ouvrez vos oreilles, à présent. En dehors de ce que le patient dit ou dira, qu'est-ce que vous pouvez entendre ?

Un grand silence.

— *S'il tousse...*

— Oui, très bien. S'il tousse, s'il crache, s'il se racle la gorge, s'il est essoufflé et respire vite même quand il est assis, si sa respiration est sifflante... S'il geint. Si sa voix est rauque ou cassée – il peut avoir simplement une extinction de voix si ça dure depuis trois jours, ou un cancer du larynx si ça fait des semaines... Et il y a d'autres choses : s'il bâille de manière répétée, ce n'est pas forcément parce qu'il a sommeil ; ça peut être le signe d'une maladie neurologique, ou l'effet secondaire d'un médicament. Qu'est-ce qu'on peut entendre, encore ?

— *Le hoquet ?*

Plusieurs rires s'élèvent.

— Le hoquet. Les sanglots. Les soupirs.

— *Ce sont des symptômes, les soupirs ?*

— Oui. Pas forcément ceux d'une maladie grave, mais ça peut être un symptôme.

— *Pour ceux qui chantent et qui parlent tout seuls, le diagnostic est facile : ils sont psys !*

— Ou amoureux...

Ils me regardent, en se demandant si c'est du lard ou du cochon.

— *Les amoureux ne vont pas chez le médecin.*

— Ah bon ? Pourquoi ?

— *Ils n'en ont pas besoin. Sauf quand ils ont la chtouille !*

Là, les rires fusent à peu près de partout, sauf de la bouche d'une des lycéennes, qui blêmit et rentre dans sa coquille.

J'évite de la regarder, et je détourne la conversation pour que personne ne voie à quel point elle va mal.

— Et l'odorat ?

— *L'odorat ?*

— Oui, vous avez un odorat. Ça peut servir.

— *Faut qu'on renifle les gens ?*

— Non, mais s'ils ont une odeur, elle peut être intéressante. Si vous êtes appelé chez quelqu'un qui a fait un malaise et dont l'haleine pue l'acétone, vous avez peut-être affaire à un diabétique... Et certaines maladies donnent à la personne qui en souffre une odeur particulière...

— *Quand ils ne sentent pas la merde...* murmure quelqu'un.

— Quoi ? Tu peux répéter ?

— *Vous voulez que je répète, Monsieur ?*

— S'il te plaît.

— *J'ai dit : « Quand ils ne sentent pas la merde... »*

— Qui est-ce qui sent la merde ?

Le garçon pique du nez sur sa feuille et se met à gribouiller.

Je vois qu'il n'a pas du tout envie de répondre, que son commentaire lui a échappé, qu'il doit avoir quelque chose sur le cœur... quelque chose qui ne peut pas sortir.

— C'est vrai, parfois, les gens dont on s'occupe sentent mauvais. Ils sentent la sueur parce qu'ils ont travaillé avant de venir consulter et n'ont pas eu le temps de se doucher. Ils sentent le savon bon marché. Ils sentent les produits chimiques qu'ils manipulent à leur boulot – vous-mêmes, vous sentirez l'hôpital quand vous rentrerez chez vous après une nuit de garde... Ils sentent l'huile de friture parce qu'ils bossent dans une cantine ;

ou l'essence parce qu'ils sont garagistes. Un jour, dans le lit où on venait de l'installer, j'ai examiné une femme qui sentait les prés.

— Les prés ? demande Jackie.

— Elle était fleuriste... Mais le plus souvent, les gens malades ne sentent pas bon. Beaucoup de personnes âgées qui vivent seules et se lavent avec difficulté s'aspergent d'eau de Cologne en pensant que ça passera inaperçu. Les gens de la campagne trimbalent avec eux une odeur de feu de bois qui imprègne leurs vêtements... Alors, oui, l'odeur, ça compte. Et le goût ?

— *Le goût ? Faut goûter les patients, Monsieur ?*

— Il vaut mieux pas. Mais comment pouvez-vous utiliser votre goût ?

— Je sais que, dans le temps, les médecins goûtaient les urines... avance André.

— Oui, ça permettait de détecter un diabète : les urines étaient sucrées. Mais plus prosaïquement, il y a au moins deux choses que vous pouvez goûter de manière utile : les aliments, pour voir s'ils sont salés, par exemple ; les médicaments liquides ou solubles, pour savoir s'ils ont bon ou mauvais goût. Si vous donnez du sirop de paracétamol à un gamin, par exemple, il vaut mieux savoir que pour un tiers de la population il a un goût abominable, tandis que les deux autres tiers le trouvent plutôt bon.

— *Comment ça se fait ?*

— *Ça se fait* parce que nous ne sommes pas tous fabriqués de la même manière. Certains d'entre nous sont porteurs de gènes qui rendent ce goût désagréable ; d'autres ne le sont pas.

Un silence.

— *Et le toucher, alors, M'sieur ?*

— On y arrive, on y arrive.

De l'usage du spéculum

À partir des années 1820, le contexte technique de l'examen gynécologique subit toutefois un changement important : il s'agit, bien sûr, de la redécouverte du spéculum [...] [qui] *modifie en profondeur la signification de l'examen : il substitue un sens à un autre, en l'occurrence la vue au toucher. Il introduit en outre un objet intermédiaire entre l'observateur et la femme – en ce sens, on peut dire qu'il participe du mouvement général qui affecte l'ensemble des techniques d'examen au* XIX*e siècle, avec la diffusion du stéthoscope ou du thermomètre (Hoerni, 1996 ; Crémer 1997). La vitesse à laquelle se multiplient les modèles proposés par des accoucheurs dans les années 1820-1840 est d'ailleurs frappante, témoignant du succès de l'objet et de la réalité de son usage.*

Le modèle initial de Récamier, simple tube de buis, est très vite doté d'un manche puis d'un embout qui en facilite l'introduction ; il est ensuite rapidement dépassé par le flot des spéculums bivalves, puis trivalves, aux formes et aux propriétés parfois très proches. Le Nouveau dictionnaire de médecine et de chirurgie pratiques, *à la fin du siècle, ne présente pas moins de 20 figures de modèles en circulation, auxquels il faut ajouter les modèles univalves anglo-saxons assez peu usités en France.* [...]

Comme tout instrument, le spéculum apporte par son existence même un surcroît de qualification à celui qui le manipule. La technicité requise par l'examen se trouve, d'une certaine façon, renforcée. En tant que tel, le spéculum participerait donc lui aussi à la professionnalisation de la gynécologie, un peu comme l'avait fait le forceps, un siècle auparavant, pour les accoucheurs. Sauf que son emploi semble se diffuser hors de cette sphère, dans la médecine générale de cabinet ; d'où deux démarches complémentaires et successives chez les spécialistes en obstétrique et gynécologie.

La première, chronologiquement parlant, consiste à marginaliser son usage, à n'en faire qu'un instrument d'appoint par rapport au toucher, « chef-d'œuvre » de la maîtrise gynécologique et préalable indispensable à toute autre exploration. Les difficultés de maniement de l'instrument, les douleurs occasionnées lors de son introduction ou de son retrait, les pincements causés par les modèles bivalves provoquent en effet des réticences chez certains praticiens, qui dénoncent en outre un usage souvent abusif. [...]

La deuxième attitude consiste, une fois que le spéculum est devenu trop banal pour l'ignorer, à en codifier l'usage et à insister, comme on l'avait fait pour le toucher, sur les subtilités de sa manipulation, inaccessibles au premier venu. Comme le toucher, l'examen au spéculum réclame donc une certaine expérience : il faut d'abord choisir le bon modèle pour le bon usage, à la taille appropriée ; savoir l'introduire sans provoquer de douleur, en le graissant et en le chauffant, mais aussi en l'orientant correctement. Comme le dit avec une certaine fatuité le docteur Landry, après avoir exposé longuement sa méthode, « le médecin qui ne fait usage du spéculum que par hasard et suivant les besoins de la pratique ordinaire ne pourra nécessairement jamais arriver à une aussi grande habileté que celui qui s'est appliqué, depuis plus ou moins longtemps, à l'étude et au traitement des affections qui réclament l'emploi continuel du spéculum. Aussi m'arrive-t-il souvent de voir des malades qui viennent me trouver après avoir consulté d'autres médecins manifester leur étonnement et leur satisfaction de ce que l'introduction du spéculum, qui jusqu'alors avait toujours provoqué chez elles de vives douleurs, avait pu s'opérer par mes mains sans leur occasionner les souffrances qu'elles redoutaient, non sans raison » *(Landry, 1863, 256)*.

(Anne Carol, *L'Examen gynécologique en France,* XVIII-XIXe *siècle : techniques et usages.)*

Armand LeRiche, professeur de gynécologie-obstétrique

CHU de Tourmens printemps 1976

Je sors du bureau du doyen. J'ai envie de tuer quelqu'un. En ce moment, Fisinger est insupportable. Impossible de lui faire entendre raison. Il ne jure que par sa garce de femme. On dirait qu'il vient d'en tomber amoureux. Il faut dire que Buckley n'a pas mis les pieds à Tourmens depuis un bon moment. Et depuis que la Sonia a pris la tête du centre d'interruption de grossesse, il ne jure que par elle, son courage, sa détermination. Pauvre naïf ! Il ne comprend pas qu'il se fait manipuler...

*

Dans le service, ils sont tous là à m'attendre, comme des petits soldats. La surveillante, les trois infirmières, les quatre élèves infirmières, les trois internes, les deux chefs de clinique, les huit étudiants. C'est tout juste s'ils ne se mettent pas au garde-à-vous quand j'arrive. Ils me saluent d'un murmure. La surveillante me tend la liste des patientes. Comme je le lui ai demandé, elle a souligné d'un trait rouge les entrantes, mis un trait bleu sous le nom des sortantes, un point d'interrogation aux autres. Je regarde mes deux chefs.

Budd trépigne, comme d'habitude. Il aimerait que je passe d'abord dans son aile, pour pouvoir s'éclipser et aller jouer au golf un peu plus tôt. Je ne comprends pas son engouement pour ce jeu stupide, mais je ne peux rien lui dire : il opère extrêmement bien, et très vite. Et surtout, il n'a pas les états d'âme de cet imbécile de Lance… En voilà un qui a bien fait de changer de spécialité. Il regardait trop du côté des Anglais. Chirurgie, radiothérapie, il hésitait beaucoup trop. Il est trop sensible avec les femmes. L'urologie, ce sera plus dans ses cordes : les reins, les vessies, les prostates, ça n'est pas aussi troublant. Et puis, s'il a envie d'opérer des femmes de temps à autre, il aura ma bénédiction pour s'occuper de leurs reflux…

Mais pour les cancers gynécologiques, Budd est parfait. S'il faut faire sauter un utérus ou un sein, il ne tourne pas autour du pot, et il s'arrange toujours pour que les patientes ne meurent pas sur la table. Avec lui, les statistiques d'intervention sont impeccables. En toute bonne logique, je devrais le soutenir lors de l'attribution des prochains postes d'agrégation, mais en faire mon agrégé, c'est m'allier un technicien très habile et dénué d'intelligence et de sens politique. Je ne pourrai pas compter sur lui s'il s'agit d'aller me représenter dans un congrès – il y a trop de liens importants à nouer… – et je ne pourrai certainement pas lui confier le service si c'est moi qui m'y rends.

Je fais à Budd une moue navrée et je me tourne vers Hoffmann et ses externes.

— Aujourd'hui, nous commencerons par l'aile B. Qui parmi vous s'occupe des lits du docteur Hoffmann ?

Trois étudiants et une étudiante lèvent la main.

— Je vous écoute, dis-je en entrant dans la première chambre.

Dans un lit, une femme est en pleurs. Sa voisine s'est assise près d'elle et lui tient la main.

— Que faites-vous là, madame ? Veuillez regagner votre lit pendant la visite, s'il vous plaît.

Sans un mot, elle retourne s'allonger. L'un des étudiants s'approche et commence à ânonner son observation. Je ne l'écoute qu'à moitié. Je n'ai pas la tête à ça.

Soudain, j'entends la voix d'Hoffmann. Elle a dû comprendre

à mon regard que je n'écoutais pas, car elle interrompt son étudiant sur un ton très sec.

— C'est insuffisant, vous ne connaissez pas le dossier de cette endométriose !

— Mais je...

— Inutile de discuter ! Vous essaierez de vous rattraper la prochaine fois. En réalité, Monsieur, reprend-elle, le tableau était typique dès l'entrée...

Je regarde la feuille de température.

— Je vois, Hoffmann. Y a-t-il une indication chirurgicale chez cette patiente ?

— Je pense que oui, mais j'attendais que vous nous donniez votre avis...

— Alors nous en parlerons tout à l'heure.

Je désigne la femme qui s'est recouchée à ma demande.

— Et celle-ci ?

— Elle est sortante à 14 heures, Monsieur, m'annonce la surveillante.

La femme ouvre la bouche, mais je n'ai pas envie d'entendre le son de sa voix.

— Très bien, vous pouvez rentrer chez vous, madame.

Et je quitte la chambre.

*

Je hais Vargas. Il représente tout ce que j'exècre.

Je hais son aspect, ses attitudes, ses déclarations d'intention, ses lubies pédagogiques, sa camaraderie dégoulinante avec les étudiants. Il est inacceptable qu'un incapable pareil soit en charge d'un laboratoire de microbiologie et d'une partie de l'enseignement, par-dessus le marché.

Si je pouvais, je le...

Mais mes mains sont liées. Il est trop proche de Fisinger et de sa garce de femme pour que je puisse me débarrasser de lui. Et je ne peux même pas neutraliser sa petite troupe d'étudiants. Si ça continue, il me sera impossible de mener mes projets à bien. Le projet de nouvelle école de médecine est bien avancé. Si Buckley réussit à en faire passer l'idée à ces crétins de Brennes, et si Sonia Fisinger s'y intègre, c'en sera fini de la médecine et de la chirurgie à la française. Finies, la pensée pasteurienne, la méthode expérimentale d'Auguste Comte et l'approche anatomo-clinique de Charcot et de ses élèves. Ce sera le règne du pragmatisme à l'anglo-saxonne. Il ne faut en aucun cas que pareille chose arrive. Mais tant que des Roland Vargas et des Sonia Fisinger me mettront des bâtons dans les roues...

*

La visite s'éternise et m'ennuie. Je déteste cette grand-messe obligatoire et je l'ai toujours détestée. Je suis obligé de les accueillir, mais les externes n'ont rien à faire dans ce service. Ils ne savent rien, ne comprennent rien. Ils nous marchent sur les pieds, s'intéressent à ce qui ne les regarde pas, posent des questions stupides. Je n'éprouve aucun plaisir à les entendre bafouiller devant tout le monde. Je perds mon temps, et le temps m'est précieux. Mais je sais que les internes ont besoin de sentir que ce service est dirigé. Qu'il a un patron. Que les décisions m'appartiennent. Lorsque Lance était chef, impossible de contrôler ce qu'il faisait dans son aile. Il avait réparti les externes sur les deux demi-journées. Ceux qui voulaient aller en cours venaient le matin ; les autres venaient l'après-midi. Les uns suivaient la visite à midi ; les autres, la contre-visite à 17 h 30. Il disait qu'il était plus facile de parler avec eux. Je me souviens les avoir trouvés un jour, une étudiante et lui, assis de chaque côté du lit d'une malade. Ils riaient, tous les trois. Ça m'a révulsé. Comment peut-on se laisser aller à pareille promiscuité ? Ne sait-il pas que chaque fois qu'il sympathise avec une de ses malades, c'est un peu de confiance qu'il lui enlève ? La vulgarité n'est jamais loin, et la chirurgie ne tolère pas la vulgarité.

Je n'ai pas ce problème avec Hoffmann ou Budd. Encore heureux qu'ils aient été là quand Lance m'a fait faux bond. Le voilà qui m'annonce un jour, de but en blanc, qu'il change de voie.

— Ah, bon ? Je ne comprends pas bien ce choix. Les voies génitales sont pourtant plus nobles que les voies urinaires !

Il n'a rien répondu. En plus de sa sensiblerie à l'égard des femmes, je le soupçonne d'être plutôt paresseux. La chirurgie urologique, ce n'est que de la plomberie un peu élaborée : couper, recoudre, c'est tout ce qu'il faut savoir faire. La chirurgie gynécologique, l'obstétrique, c'est tout de même autre chose. Accoucher les femmes, les sauver d'un cancer... c'est tout à l'honneur de cette spécialité. Et avec la création du centre de conservation du sperme et le développement des inséminations artificielles on pourra bientôt leur rendre la fertilité qui leur a été refusée par le sort... Qui sait, un jour on pourra peut-être même féconder des embryons en éprouvette et les réimplanter chez des femmes soigneusement sélectionnées, comme on le fait déjà expérimentalement chez les rats...

*

— Voulez-vous l'examiner, Monsieur ?

Budd m'a tendu un doigtier. Je l'enfile machinalement, je tends la main vers la surveillante ; elle sort un tube de sa poche et dépose une noix de vaseline au bout de mon index. Je fais signe aux infirmières de défaire le bout du lit. Je me penche vers la malade et je glisse mon bras sous le drap pour lui faire un toucher vaginal. Elle serre les cuisses. Je la regarde. Elle me jette un regard bovin. Elle n'a pas l'air d'accord.

— Je dois vous examiner, madame. Veuillez écarter, s'il vous plaît.

Ses cuisses se desserrent mais, autour du vagin, les muscles releveurs restent aussi tendus que des cordes à piano. Je n'ai ni la patience de l'amadouer ni le temps d'attendre qu'elle se décontracte. Je passe d'abord un doigt, puis l'autre. Elle pousse un cri. Je ne sens rien du tout. J'enfonce mes doigts le plus loin possible pour tenter d'atteindre le col, et j'appuie aussi fort que je peux sur son abdomen, mais sa panse de vache est toujours aussi insondable.

Je me relève. La femme grimace et pleure. Quel manque de dignité !

— Eh bien, Budd ?

— Oui, Monsieur. Que pensez-vous...

— Est-ce vous qui posez les questions, mon ami, ou moi ?

— C'est vous, Monsieur...

— Alors, je vous écoute !

— Je crois sentir un gros ovaire à gauche.

— Vous *croyez* seulement ? On ne soigne pas avec des croyances, mais avec des certitudes. Vous n'avez qu'à refaire l'examen sous anesthésie générale.

Un étudiant a pâli. Brusquement, il sort de la pièce. Je demande à la surveillante de noter son nom. Je ne tolère pas qu'on aille et vienne ainsi comme dans un moulin. Quand on quitte la visite, on présente ses excuses.

*

Quand je regagne mon bureau, je ne suis pas calmé. La pensée de Vargas et de Sonia Fisinger ne me laisse aucun répit. Comment faire pour les mettre hors d'état de me nuire ?

Ma secrétaire me tend le courrier. *Le Quotidien du médecin* fait sa une sur le projet de réforme des études médicales et consacre deux colonnes à un portrait de Buckley. Je suis à deux doigts de le déchirer et de le jeter à la poubelle lorsque je découvre la magnifique photographie qu'on a faite de lui pour l'occasion. Et je sens monter en moi une joie indescriptible.

*

— Vous m'avez fait appeler, Monsieur ?

— Oui, Hoff... – je veux dire, Mathilde. Vous permettez que je vous appelle Mathilde ?

— Bien sûr, Monsieur...

Elle est étonnée, mais pas désarçonnée. Elle est ravissante, comme d'habitude. Pas étonnant que les internes se battent pour aller de son côté. Cela dit, si j'avais leur âge, je ne me fourrerais pas entre ses pattes. J'aurais trop peur d'y laisser ma virilité.

— Dites-moi, Mathilde, vous avez entendu parler du congrès de Bournemouth ?

— La réunion des obstétriciens d'Europe du Nord ? Dans quelques semaines ?

— C'est cela même. J'aimerais que vous vous y rendiez.

— Mais je pensais que vous aviez l'intention d'y aller vous-même, Monsieur. Ou que vous y enverriez Max.

— Budd ne maîtrise pas la langue anglaise aussi bien que vous. Et si j'ai pensé à vous c'est parce que notre collègue et... ami, George Buckley, doit y faire une communication sur le stérilet, cette méthode contraceptive qui provoque tant de catastrophes et d'affliction parmi les femmes qui ont l'imprudence d'y recourir.

Mathilde ne perd pas son sourire.

— Vous savez que nous ne sommes pas d'accord sur ce point, Monsieur.

— Je sais, Hoff... euh, Mathilde. Je sais. Vous posez souvent des stérilets à vos patientes. J'en suis venu à me demander si vous n'en portiez pas un vous-même. Mais je n'aurai pas l'indélicatesse de vous poser la question...

— Je vous en remercie, Monsieur. Mais justement, Buckley...

— Oui, Buckley veut faire état d'observations sur le retour à la fertilité après le retrait des dispositifs intra-utérins.

— Apparemment, il a repris les travaux de Tietze...

— Je vois que vous êtes au courant. Alors vous irez à Bournemouth à ma place. En mon nom et au nom du service.

— Je serai honorée, Monsieur.

— Sachant que j'avais l'intention de m'y rendre moi-même, la Société française de gynécologie et d'obstétrique m'a commandé un compte rendu qui doit être publié dans plusieurs organes professionnels. À votre retour, c'est vous, bien entendu, qui le rédigerez. Et vous le signerez. Seule.

— *Seule ?*

— Seule. Vous le méritez largement. Vous savez que plusieurs postes d'agrégés vont bientôt s'ouvrir...

Elle se met à respirer plus vite. Sa charmante poitrine se soulève. Je crois entendre ses collants crisser légèrement lorsque, sous l'effet de l'émotion, et pour garder une contenance, elle décroise et recroise ses jambes.

— Je... je suis comblée par ce que vous me laissez entendre, Monsieur.

— Je ne le laisse pas entendre, chère amie. Je le dis. D'ici quelques mois, vous serez mon agrégée.

— Que... puis-je faire pour vous montrer ma reconnaissance ?

Je la regarde sans répondre. Insensiblement, ses jolies lèvres se sont humectées, ses paupières papillonnent. Ah, si elle n'était pas ma chef de clinique... Mais quand on veut garder le pouvoir, il est imprudent d'avoir une même femme dans son équipe et dans son lit. D'autant plus que cette femme-ci est bien plus excitée par le pouvoir que par le sexe. Ils sont un certain nombre à en avoir fait la cuisante expérience...

Je penche la tête et je souris.

— Trois fois rien... Vous avez vu la une du *Quotidien,* aujourd'hui ?

Je fais glisser le magazine en sa direction.

— Il consacre un article tout à fait élogieux à notre ami Buckley. Regardez le magnifique portrait photographique qu'on a fait de lui. Il occupe la moitié de la page. Il a un très beau stylo, ne trouvez-vous pas ? Et très original. Je me demande s'il ne s'agit pas d'une pièce unique.

Examen clinique : les mots

Guy Dugay

Faculté de médecine, janvier 1976

— Dans tous les manuels d'examen clinique, vous lirez qu'il faut *interroger* les patients. Personnellement, je ne suis pas sûr que ce soit vrai.

— *Pourquoi ça, M'sieur ?*

— Un grand médecin qui m'a beaucoup appris, le docteur Bernachon, vous expliquerait que lorsqu'on pose des questions, on n'obtient que des réponses...

— *Ben alors, comment on fait pour savoir pourquoi les gens viennent, si on le leur demande pas ?*

— Parce qu'ils vous le disent en arrivant.

— *Comment peuvent-ils le savoir ? Ils ne sont pas médecins, eux !*

— Très juste. Mais c'est dans leur corps que ça se passe. Les signes – ce que vous allez observer –, c'est *leur corps* qui les exprime ; les symptômes – ce qu'ils ressentent –, ce sont *leurs mots* qui les formulent. Si vous leur posez des questions directives, vous allez les éloigner de ce qu'ils ont à vous dire.

André lève son crayon.

— Mais est-ce qu'on ne doit pas se laisser guider par ce qu'on a déjà vu, dans leur attitude, dans leur manière de s'habiller, de se tenir ?

— Si, bien sûr. Mais « se laisser guider », ce n'est pas *diriger.* Et si le patient te donne des signes visuels, c'est pour que tu avances avec lui, pas à sa place. Par exemple, si quelqu'un entre et semble souffrir, que lui dites-vous ?

— Où avez-vous mal ?

— Non.

— *Comment ça, non ?*

— Mettons que je te pose la question : « Où as-tu mal ? » Que vas-tu répondre ?

— *J'ai mal au pied, j'ai mal au ventre.*

— Si tu as mal à un endroit précis. Mais si tu ne sais pas où tu as mal, tu vas répondre : « Je sais pas exactement. » Quand on pose des questions, on n'obtient que des réponses... qui ne nous apprennent peut-être rien. Ce qui nous apprend quelque chose, c'est le *récit* que le patient fait de son mal.

— *Qu'est-ce qu'il faut poser comme question, alors ?*

André reprend :

— Il faut peut-être dire un truc comme : « Ça n'a pas l'air d'aller... »

— Oui. Ou encore : « Vous semblez souffrir. »

— *Eh, c'est stupide ! Il sait qu'il souffre, puisqu'il est là !*

— Lui, il le sait. Mais il ne sait pas si le médecin le sait. Si le médecin lui dit « Je vois que vous souffrez », le patient se sentira autorisé à expliquer ce qui l'amène.

— *C'est vrai qu'il y a des gens qui tournent autour du pot...*

— Pourquoi, à votre avis ?

— *Parce qu'ils ne savent pas ce qu'ils veulent !*

— *Parce qu'ils sont pas médecins, le médecin c'est nous !*

— Parce qu'ils ne savent pas par où commencer...

— *Parce qu'ils ont plusieurs choses à la fois !*

— *Parce qu'ils ne savent pas ce qui est important ou non !*

— Parce qu'ils sont fatigués et parce qu'ils en ont marre...

— *Parce qu'ils n'ont pas eu d'éducation !*

— *Parce qu'ils n'ont pas les mots !*
— Parce qu'ils ne trouvent pas les mots...
— *Parce qu'ils savent pas le dire !*
— *Parce qu'ils peuvent pas le dire !*
— Parce qu'ils n'osent pas le dire...
— *Parce qu'ils veulent voir si on va deviner !*
— *Parce qu'ils sont bourrés !*
— *Parce qu'ils sont bornés !*
— *Parce qu'ils sont bêtes !*
— Parce qu'ils souffrent trop...

Je hoche la tête.

— Oui, pour toutes ces raisons. Mais il y en a une qu'on ne mentionne jamais : à cause de l'image qu'ils ont du médecin et d'eux-mêmes. Rappelez-vous de l'époque où vous n'étiez pas étudiants en médecine. Chacun de nous – vous et moi compris – est porteur d'une certaine image du médecin, forgée à partir de la manière dont nous avons été soignés ou dont les membres de notre famille l'ont été. Cette image est bâtie sur des préjugés ou sur une expérience limitée. Et elle conditionne la manière dont nous irons nous adresser au médecin, pour lui parler de ce qui nous inquiète ou nous fait souffrir. Si c'est vrai pour vous, c'est vrai pour tout le monde. En France, le médecin est depuis toujours un personnage important, un grand bourgeois, un notable. On ne le dérange pas pour rien. Même si les choses ont évolué entre la fin du XIXe siècle et le dernier quart du XXe, cette image continue à nous habiter tous. Et c'est pour cette raison que chaque personne qui entre chez un médecin se doit d'apporter un « motif » suffisamment sérieux pour justifier l'intérêt d'un si grand personnage. Souvent, les gens entrent avec un *pré*-texte. Une formule. Une manière de présenter les choses. Qu'il faut décoder.

Jackie se met à rire.

— Oui, comme les mecs avec les filles.

Elle se tourne vers le garçon assis derrière elle, une sorte de baraque que j'ai souvent vu descendre de moto.

— Toi, par exemple, si ta copine te dit : « Tu conduis trop vite », tu comprends quoi ?

— *Qu'elle veut pas qu'on se fasse gauler par les flics...*

— Pas du tout ! Ça veut dire qu'elle a peur !

— *Ben pourquoi elle le dit pas, alors ?*

— Parce que c'est difficile de dire qu'on a peur. Ou mal. T'as jamais mal nulle part ?

— *Si, au genou. Je me le suis luxé au rugby. J'ai tout le temps mal quand le temps change.*

— Quand t'as mal, tu le dis ?

— *Ben non, j'aurais l'air d'une mauviette.*

— Alors si tu as mal, comment tu te soignes ?

— *Je me soigne pas, j'attends que ça passe.*

— Et si ça passe pas ?

— *Je vais chez le médecin.*

— Et tu lui dis quoi ?

— *Que... je me suis luxé le genou au rugby.*

— Tu ne lui dis pas que tu as mal ?

— *Si, mais il va bien s'en douter, non, puisque je suis là ?*

Jackie se tourne vers moi.

— Qu'est-ce que vous en pensez, Msieur ?

— Et toi, qu'est-ce que tu en penses, Jackie ?

— Que « se douter » de la raison pour laquelle les gens viennent, ça ne suffit pas. Ce dont on « se doute » est peut-être faux. Comme quand Albert, là, se trompe sur ce que lui dit sa copine en voiture.

— Et alors ?...

— Alors, reprend André, il faut peut-être les aider à aller droit au but.

— Bien. Et comment proposes-tu de le faire ?

Mme Moreno, 4

Foyer des étudiants, février 1976

Je ne sais pas comment ils se débrouillaient. Régulièrement, quand je faisais la chambre, Bruno n'y avait pas dormi, donc j'imagine qu'il passait la nuit ailleurs avec elle. Mais il arrivait aussi qu'il ait dormi dans sa chambre, et je voyais bien qu'il n'avait pas dormi seul... je trouvais les draps pliés au bout du lit, ou alors une grande serviette de bain de couleur foncée posée sur le fauteuil, une serviette que j'avais déjà vue sécher dans la lingerie des Bonnat, au rez-de-chaussée.

J'avais du mal à croire qu'elle passait la nuit là, quelques étages au-dessus de lui, et qu'il ne s'en rendait pas compte. Mais Bonnat était de plus en plus souvent saoul, il ne valait plus grand-chose dans la journée, alors j'imagine que la nuit ça devait être pire.

Je ne l'ai jamais croisée à l'étage. Quand j'arrivais, à 9 heures moins le quart, la chambre était vide, ou Bruno s'y trouvait et sa porte était ouverte, il m'entendait arriver, sortait la tête, me lançait : « Vous prenez un café, ce matin, madame Moreno ? » Et il connaissait la réponse : de toute ma vie je n'ai jamais refusé un café.

Je n'ai jamais posé de questions, bien sûr, mais je m'inquiétais un peu, alors je lui demandais régulièrement si tout allait bien, s'il n'avait pas de soucis. Et il souriait en disant : « Est-ce que j'ai l'air malheureux ? »

Non, il n'avait pas l'air malheureux. Il me paraissait même – je ne sais pas comment dire – plus mûr, Plus posé, plus calme. Moins agité que lorsqu'il avait commencé à loger dans le foyer. Il ne m'a jamais fait de confidences. Il n'a jamais prononcé ne serait-ce que son prénom. Il n'a même jamais mentionné qu'il avait une amoureuse. Mais il savait que je le savais. Et tranquillement, comme pour me dire que lui, il allait très bien, il me retournait la question :

— Et vous, madame Moreno, comment allez-vous ?

Quand ça a commencé à ne pas aller bien, cela faisait déjà presque trois ans qu'il était là, alors on commençait à bien se connaître. Au début, je n'avais pas vraiment mal, c'était plus une gêne qu'autre chose. J'avais tout le temps l'impression d'avoir quelque chose qui se « coinçait » quand j'avalais. Ça me le faisait une fois de temps à autre, et puis ça passait. Je ne le sentais presque pas. D'ailleurs, ça n'arrivait pas avec tous les aliments ; jamais avec le pain, plutôt quand je buvais quelque chose, c'était bizarre, le liquide pourtant ça coule mieux.

J'avais eu l'idée de poser la question à Bruno, mais je n'osais pas trop lui en parler, je me disais qu'il n'était qu'étudiant, après tout, qu'il ne saurait peut-être pas me répondre, ou qu'il ne voudrait pas. Ou qu'il trouverait ça déplacé ou stupide. Ou que ça l'ennuierait. Mais ça faisait longtemps que ça durait, et ça commençait à m'inquiéter, alors à force de l'entendre demander comment ça allait, j'ai fini par lui en parler.

— Je bois mon café à petites gorgées, parce que ça passe mieux...

J'ai dit ça à plusieurs reprises, mais il n'a pas relevé. Je me suis dit qu'il n'avait pas dû entendre. Une phrase banale comme celle-là, ça passe inaperçu.

— Ah là là, je ne comprends pas pourquoi le café ne passe pas bien en ce moment.

— Peut-être parce qu'il est trop chaud ?

— Non. J'ai attendu qu'il refroidisse... Ce n'est pas la première fois que ça me fait ça.

— Oui, c'est bizarre.

Il n'a rien ajouté et m'a parlé d'autre chose. Je me suis dit qu'il n'était pas d'humeur, ce jour-là.

Et puis un jour, ce n'est pas Bruno, c'est André qui était là dans la chambre, et qui en me voyant arriver m'a proposé un café. Bien sûr j'ai dit oui. Et quand je me suis mise à boire, j'ai dû faire la grimace.

— Ça n'a pas l'air d'aller...

— J'ai l'impression que ça bute sur quelque chose, *là*. Qu'est-ce qu'il y a, *là* ?

Et je lui ai montré le creux de mon estomac. Il a souri.

— L'estomac. Le duodénum.

— C'est pas le foie ?

— Non, le foie est plus à droite.

— C'est bizarre que le café ait du mal à passer, alors que quand je mange je ne sens presque rien.

Il a froncé les sourcils.

— Vous avez consulté un médecin ?

— Non. Enfin, pas d'autre médecin que vous !

Il a ri.

— Je ne suis pas encore médecin.

— Vous l'êtes presque ! Bientôt. Non ?

— Euh... Oui... Si.

— Ben alors, si vous, à qui on enseigne ce qu'il y a de plus nouveau, vous ne savez pas, comment est-ce qu'un médecin de ville pourrait savoir ce qui m'arrive ?

— Il pourrait vous envoyer faire une radio de l'estomac.

— Ça fait mal ?

— Pas du tout. C'est seulement un peu long. On vous donne de la bouillie à boire, et on prend des radios à intervalles réguliers, pour voir comment les aliments circulent et s'il y a quelque chose qui les bloque...

— Qu'est-ce qu'on cherche ? Enfin, je veux dire : qu'est-ce qu'on peut trouver ?

— Un ulcère de l'estomac, je pense...

— Ah. Vous croyez que je devrais aller la passer, cette radio ?

— Si vous êtes vraiment gênée, oui. Ça fait longtemps que vous êtes gênée comme ça ?

— Quelques semaines… Je ne sais plus. C'est venu petit à petit…

— Mmmhh… C'est sûrement bénin.

Je me souviens qu'à la manière dont il l'a dit, je me suis tout de suite sentie rassurée.

Examen clinique : le thorax et l'abdomen

Guy Dugay

Faculté de médecine, mars 1976

L'un des garçons a ôté son pull et sa chemise. Il s'est assis, torse nu, sur le bureau.

— L'examen du thorax comprend, dans l'ordre : l'examen visuel, la palpation, la percussion et l'auscultation. On finit par l'auscultation, qui est le plus important et le plus délicat. Qui veut me parler de l'examen visuel ? Toi, là-bas.

— *Euh... On regarde la couleur de la peau... La forme du thorax – s'il est symétrique ou déformé. Devant et derrière. S'il y a une scoliose importante, par exemple... et puis...*

— Oui ? Un ou une autre ?

— *Les mouvements respiratoires. Lents, rapides, saccadés...*

— D'accord. Qu'est-ce qu'on palpe ?

— ...

— *Les nichons !*

— O.K. Viens le faire ! Non ? Pourquoi ? Tu préférerais que ce soit une femme ? Tu as tort, un médecin ne doit pas avoir de préjugés. Les cancers du sein, ça existe chez l'homme. C'est rare, mais ça existe. Non, c'est pas la peine de vous tripoter tous, vous n'avez pas l'âge... Alors, qu'est-ce qu'on palpe ?

— On cherche s'il y a des bosses sous la peau, des ganglions sous les aisselles ou derrières les clavicules... On peut palper les côtes, aussi...

— Exact. Une métastase peut provoquer une douleur costale, voire une fracture... Avant de vous mettre deux par deux pour apprendre l'auscultation les uns sur les autres, qui veut me montrer comment on procède à la percussion du thorax ?

*

— Pour l'abdomen, vous procédez dans le même ordre. Examen visuel, palpation, percussion, auscultation. La *palpation* de l'abdomen est la partie essentielle de l'examen. Les autres gestes servent à la compléter. Retenez d'abord la position dans laquelle vous examinez...

Je fais allonger le volontaire sur deux tables que les étudiants ont mises côte à côte.

— *Waa ! C'est froid...*

— Bien, alors vous vous souviendrez que les patients, s'ils s'allongent sur une table ou un drap froid, vont trouver ça désagréable, eux aussi. Et si c'est désagréable, ils seront moins détendus pendant l'examen. Allez, allonge-toi bien... L'essentiel donc, est d'être soi-même confortablement installé. Ici, évidemment, ça n'est pas idéal. Quand vous vous installerez, je vous conseille d'acheter un lit et d'examiner les gens dessus, et non sur les tables d'examen qu'on voit chez la plupart des médecins. Vous devrez vous en acheter une, mais elle vous servira essentiellement aux examens gynécologiques ou à des gestes de petite chirurgie. Il est en effet impossible de se détendre sur une table d'examen. C'est haut – donc, impraticable pour beaucoup de personnes âgées –, c'est froid, c'est étroit, c'est dur, on a le sentiment qu'on va tomber, bref, c'est détestable. Sur un lit tout bête, les patients s'allongent en confiance, vous pouvez vous asseoir confortablement sur une chaise près d'eux, ce qui facilite l'examen...

...quand on est droitier, on s'installe à *droite* du patient.

Quand on est gaucher, à gauche. Pourquoi ? Essayez, vous verrez que c'est plus confortable pour examiner les gens...

...l'abdomen s'examine méthodiquement, peu importe l'ordre, mais en procédant quadrant par quadrant : hypochondre gauche avec recherche d'une grosse rate, creux épigastrique, hypochondre droit avec palpation du foie, flanc gauche avec palpation bimanuelle à la recherche d'un gros rein, région ombilicale, flanc droit avec recherche d'un gros rein, fosse iliaque gauche avec palpation du sigmoïde, région sus-pubienne, fosse iliaque droite avec palpation du cæcum...

...la palpation doit être douce et progressive, la main à plat sur l'abdomen. Évidemment, il est préférable d'avoir des ongles courts... Allez, la moitié d'entre vous se mettent en sous-vêtements pour que l'autre moitié les examine. Ensuite, vous tournerez.

*

— Je peux vous poser une question, Monsieur ?

C'est André. Il a attendu que les autres soient partis pour m'interroger.

— Bien sûr.

— Je voulais vous demander votre avis. Une de mes... amies... a un drôle de truc. Quand elle avale quelque chose... du café, de l'eau, surtout, elle a l'impression que ça « accroche », là.

— Dans le creux de l'estomac ?

— Oui, et même un peu plus haut, on dirait. Elle n'est pas sûre.

— Quel âge a-t-elle ?

— Je ne sais pas. Une cinquantaine d'années.

— C'est quelqu'un de ta famille ?

— Non, pas du tout. C'est une des... dames qui font le ménage dans notre foyer, à l'étage où loge un de mes copains. Mais on l'aime bien et elle nous aime bien ; elle m'a parlé de ça l'autre jour, j'ai voulu être rassurant.

— Elle fume ? Elle boit ?

— Elle fume… Est-ce qu'elle boit ? Je n'en sais rien. Je n'en ai pas l'impression.

— Elle a maigri ?

— Ça, oui ! Ça faisait quinze jours ou trois semaines que je ne l'avais pas vue, et je me suis fait la réflexion, justement, qu'elle avait mauvaise mine.

— Ah. Qu'est-ce que tu lui as dit ?

— D'aller voir son médecin, pour qu'on lui fasse passer une radio de l'estomac. J'ai bien fait ?

— Oui, tu as bien fait. Mais je pense qu'elle aura aussi droit à une œsophagogastroscopie. Tu sais ce que c'est ?

— C'est la nouvelle technique, le tube à fibres optiques qui permet de regarder directement à l'intérieur de l'œsophage et de l'estomac ?

— C'est ça. Ça permettra de voir si elle a une sténose, et de lui faire des prélèvements.

— Une sténose ?

— Elle t'a décrit une dysphagie : ça « coince » quand elle avale. Ça peut être dû à un rétrécissement de l'œsophage.

— Un ulcère ?

J'hésite avant de répondre. Et je me souviens de ce que me disait le patient qui est mort ce matin, quand je lui ai expliqué que les médecins ne disent pas toujours la vérité quand on la leur demande parce qu'ils veulent ménager la personne qui leur fait face : « Ménager ? Qui veulent-ils ménager, en réalité ? Les autres, ou eux-mêmes ? » Et je réponds :

— Un ulcère… ou un cancer.

Lazare

John Markson

8 mars 1976

[...] Le lundi matin, par la porte entrouverte de la chambre, j'ai entendu puis vu l'infirmière du service parler à mon voisin et à ses enfants, les calmer, les aider à pleurer la mère disparue, à dire leur angoisse, leur chagrin, leur fatigue, leur désespoir, tout cela rien qu'en posant la main sur l'épaule de l'un, sur le bras de l'autre. J'étais bouleversé. Elle les apaisait par sa seule présence. Je n'avais jamais vu ça. Quand elle s'est tournée vers moi, j'ai pensé : « Et en plus, c'est la plus jolie fille que j'aie jamais vue. » Je m'en suis voulu de penser ça. Elle est venue vers moi, elle m'a demandé si elle pouvait faire quelque chose pour moi, et je ne sais plus ce que je lui ai dit, j'ai l'impression d'avoir dit des conneries (*You understand « conneries », don't you*[1] *?*), je n'allais pas lui demander son numéro de téléphone et son adresse sur-le-champ, mais j'ai tout de même su tout de suite son prénom : Emma, car elle portait un *nametag*. Personne ne porte de *nametag*, ici.

John's Emma.

Je t'entends barrir de rire. Elle ne ressemble pas plus à Diana

1. Tu connais le mot « conneries », n'est-ce pas ?

Rigg que moi à Patrick Macnee – *God Forbid*[1] *!* –, et je ne vais pas te la décrire parce que je ne sais pas décrire les gens, mais elle était... radieuse. Grande. Souriante. Brune avec des reflets roux. Elle souriait en permanence. Je me souviens que lorsque je lui ai parlé, sans doute pour la remercier de s'occuper aussi bien de mon voisin, elle a ri, sans répondre. Elle ne riait pas pour se moquer de moi, c'était une manière de recevoir mon compliment.

J'avais envie de l'embrasser. J'avais envie de la prendre par la main, de l'entraîner dans une chambre, de la serrer dans mes bras.

Je te vois froncer le sourcil, et je te rassure tout de suite : je n'ai rien fait de tel, je n'ai rien dit. Je me sentais beaucoup trop mal. Je suis entré dans la chambre, j'ai passé un moment avec mon voisin et sa famille, et puis je suis parti travailler.

Pendant trois semaines, je n'ai pensé qu'à elle, je me levais et je croyais la voir dans le miroir en me rasant, je me couchais et je croyais la voir allongée près de moi dans le lit. Curieusement, je ne me sentais pas coupable de l'installer dans mon champ de vision à la place de Rachel, ça me soulageait plutôt. J'avais le sentiment de remplir ce vide insupportable dans lequel j'avais cru sombrer, dans lequel j'avais failli me noyer, et je me disais que c'est ce que Rachel aurait voulu. Je ne peux pas dire que les choses étaient plus faciles, ou que je nageais dans le bonheur, mais j'allais moins mal. Le souvenir de cette soignante... me soignait. Mais j'ai soigneusement évité de retourner à l'hôpital, j'avais trop peur de la croiser dans un couloir. J'évitais même d'aller à Tourmens : j'imaginais qu'en sortant de ma voiture je tomberais sur elle.

Et puis j'ai fini par me dire que j'étais ridicule : je m'étais *monté le bourrichon*, comme on dit ici (si tu ne comprends pas, écris-moi, je t'expliquerai) ; c'était mon état d'hypersensibilité qui m'avait fait m'accrocher à son joli visage et à sa jolie voix

2. Dieu m'en préserve !

pour ne pas sombrer ; cette jeune femme n'avait pas d'existence pour moi, elle n'existait que dans mon imagination. Si je la croisais en ville, ou même dans le service où je l'avais vue, il était probable que je ne la reconnaîtrais même pas.

Un jour, j'ai reçu le programme du Royal, le cinéma d'art et d'essai de Tourmens ; ils reprenaient *Harold & Maude*. Rachel m'avait dit à plusieurs reprises que c'était un film magnifique et qu'elle voulait m'emmener le voir, mais ça ne s'était jamais fait : on ne pouvait jamais se résoudre à faire garder les enfants pour sortir le soir...

Je suis allé voir le film le premier soir, un mardi, et j'ai pleuré toutes les larmes de mon corps. Je me suis mis à fantasmer que Rachel m'en avait parlé à dessein en sachant qu'elle allait disparaître, qu'elle avait soufflé à l'oreille de Lefort (le propriétaire du Royal) de le repasser spécialement pour moi, pour me consoler de sa disparition, pour que j'apprenne à vivre avec Harold, pour que j'apprenne à la voir mourir avec Maude, et que je rentre à la maison en chantant du Cat Stevens à tue-tête.

Le mercredi, je suis retourné le voir une deuxième fois. Le jeudi ou le vendredi, une troisième. Le samedi, je n'étais pas de garde et je m'ennuyais comme un rat mort. Je me suis dit que je pourrais aussi bien retourner voir *Harold & Maude* – ce film, après tout, Rachel me l'avait envoyé, m'y avait envoyé, c'était une manière de rester en contact avec elle et ça m'avait permis d'oublier la femme imaginaire que j'avais croisée à l'hôpital trois semaines plus tôt.

Comme c'était la dernière séance, ils l'avaient programmé dans la petite salle, qui ne fait que cinquante places. J'étais assis entre deux sièges vides quand trois étudiants sont arrivés. Un grand café au lait, un petit au front haut et un qui paraissait plus vieux et qui ressemblait à Orson Welles jeune. Ça m'a fait sourire, parce qu'ils avaient l'air d'être très copains, tous les trois, presque des frères. J'ai pensé à toi... Au premier rang, il y avait deux sièges vides. Ils m'ont demandé si je voulais bien leur laisser le mien pour pouvoir s'asseoir ensemble. J'ai changé de place. Je venais d'ouvrir un livre quand quelqu'un est venu s'installer près de moi. C'était Emma. Je l'ai saluée en disant son prénom et je m'en suis voulu d'être aussi familier avec elle. Mais elle a eu l'air contente que je m'en souvienne. Elle avait déjà vu le film à sa sortie, elle était revenue le voir à chaque reprise. Après la séance, nous sommes allés boire un thé au Grand Café. Nous avons parlé très longtemps. Je lui ai tout raconté. Et puis j'ai voulu partir, je lui ai dit que je ne voulais pas qu'elle ait pitié de moi, que je ne cherchais pas à me faire consoler ou à me faire soigner, que je pouvais survivre seul, que je ne voulais imposer mon chagrin à personne, que... Elle a posé un doigt sur ma bouche en murmurant : « Tu n'es pas ton chagrin. »

Je l'ai raccompagnée jusqu'à son immeuble. Quand je lui ai tendu la main pour lui dire au revoir, elle l'a prise, elle ne l'a pas lâchée, elle m'a fait monter avec elle.

Cette nuit-là, je n'ai rien pu faire d'autre que la tenir serrée contre moi. Je pleurais trop. Le lendemain matin, quand je me suis réveillé, elle me regardait. Elle a dit : « Je t'aime comme tu es. »

Examen clinique : les intouchables

Guy Dugay

Faculté de médecine, mai 1976

C'était l'avant-dernière séance de l'année. On allait commencer. Je me disais que j'allais terminer par l'examen neurologique, qui est le plus long, le plus compliqué, le plus fastidieux. Et j'ai vu André et sa copine Jackie s'approcher de moi, se regarder, pousser un grand soupir et m'expliquer, en disant chacun une phrase sur deux :

— Vous nous avez appris à faire les uns sur les autres...

— à peu près tout ce qu'il faut savoir de l'examen clinique...

— ... sauf deux...

Je lève un sourcil.

— Lesquels ?

— L'examen des seins...

— ... et la palpation des testicules.

Je secoue la tête.

— Euh... Je ne vous ai pas non plus montré le toucher rectal et l'examen gynécologique. Mais j'ai pensé qu'il n'était pas possible de vous enseigner ça en groupe.

— Ouais, on comprend bien, Monsieur, mais les seins, les testicules, ce sont des organes externes. Jackie et moi, ça ne nous gêne pas de servir de cobayes aux autres, même si eux ne veulent pas servir de cobayes. On est volontaires, vous comprenez !

— Je comprends très bien, mais il n'en est pas question.

— Mais pourquoi, puisqu'on est volontaires, merde !

— Je n'ai pas envie d'en discuter. C'est comme ça.

— C'est décevant, Monsieur, on pensait que vous étiez plus ouvert que ça...

— Vous aviez tort. Je suis un type obtus et fermé. Prude et coincé. C'est bien de perdre vos illusions.

Ils se regardent, perplexes. Puis haussent les épaules et vont s'asseoir. J'aurais voulu pouvoir leur expliquer. Mais ils sont trop jeunes. Ils pensent qu'ils ont déjà tout compris. Ils pensent qu'il suffit de dire les choses comme elles sont pour que les problèmes s'effacent. Ils pensent qu'il suffit de dire seins et testicules pour que la sexualité disparaisse. Ils pensent qu'il suffit de se mettre à poil pour que la nudité semble naturelle.

Ils sont encore purs. Moi, ça fait longtemps que je ne le suis plus.

Je prends le marteau à réflexes et, tout en tripotant l'épingle de sûreté que je porte au revers de ma blouse, je m'approche du groupe. Je ne sais pas encore lequel je vais faire souffrir, mais une chose est sûre : ce ne sera ni André ni Jackie. Je leur dois trop.

Dans l'amphithéâtre

Monsieur Nestor

Faculté de médecine, 15 mars 2003

Toujours inquiet, Christophe est monté rejoindre mon jeune collègue dans la cabine technique pour s'assurer que tout se passerait bien. Il revient s'asseoir près de nous. Les étudiants qui passent devant l'amphi nous regardent avec un certain étonnement. Ils doivent se demander ce que nous faisons là. Moi, je me sens bien. Mes deux... Zouaves me tiennent compagnie. D'autres figures connues ne vont pas tarder à arriver, j'ai l'impression de rajeunir.

Un garçon et une fille entrent dans l'amphi, main dans la main. Ils nous saluent d'un air intimidé. Ils s'asseyent sur le côté et plongent leurs regards l'un dans l'autre. Le garçon parle tout bas. La fille sourit et lui prend les mains. Leurs fronts se frôlent. La jeune fille relève lentement la tête. Le garçon penche la sienne et cherche les lèvres de son amoureuse. Elle le laisse faire.

Christophe soupire.

— Bruno et Charlotte... Je ne sais pas comment ils se débrouillaient, mais ils se débrouillaient très bien. Quand on est amoureux comme ça, on s'arrange de tout...

— Cela dit, poursuit André, le jour, c'était simple. Charlotte travaillait, Bruno allait en cours...

— En cours ? Tu rêves ! Il n'allait pas en cours. Qui allait en cours ? On était en quoi ? DC 1 ? DC 2 ?

— Troisième année. DC 1. On n'était pas encore en stage quand ils filaient le parfait amour.

— C'est ça ! En DC 2 on était beaucoup trop pris par les stages pour aller en cours.

— Et d'autres par la préparation de l'internat...

— Oui, mais je suis à peu près sûr qu'on avait déjà cessé d'y aller l'année d'avant. André, tu te souviens du cours que Bruno a quitté avec fracas ?...

— Si je m'en souviens ! Laissez-moi vous raconter ça, Monsieur Nestor. On attendait LeRiche, qui devait nous parler pendant deux heures de la séméiologie des maladies de la femme. Bien entendu, le professeur n'avait pas trouvé le temps de venir, il avait envoyé Budd et Hoffmann à sa place. Ils s'étaient partagé le travail, une heure chacun, et c'est Budd qui a commencé. Hoffmann s'est assise sur l'estrade, à droite et en arrière, face aux étudiants ; au bout de dix minutes elle a enlevé sa blouse en prétextant qu'elle avait trop chaud et tout le monde a vu qu'elle portait un chemisier presque transparent sans rien dessous. Évidemment, ça a créé des remous, que Budd a pris pour lui. Hoffmann n'arrêtait pas de danser lentement sur sa chaise, de soupirer, de croiser et de décroiser les jambes très, très lentement, suffisamment pour donner l'illusion aux types assis en face qu'ils apercevaient ses porte-jarretelles, ce qui évidemment les excitait encore plus. Et je dois dire que le spectacle des garçons en rut comme les loups de Tex Avery, des filles qui fulminaient et de Budd qui croyait qu'on le chahutait, ça valait vraiment le déplacement. Je me demande dans quelle mesure ça n'est pas ce cours qui a déclenché ma vocation...

— Ben voyons ! Tu étais déjà un obsédé depuis longtemps...

— Ne l'écoutez pas, Monsieur Nestor. Bref, le seul qui n'avait pas l'air impressionné par le numéro de Mathilde, c'était notre Bruno, qui, évidemment, fulminait depuis qu'il avait vu Budd entrer. Et je le voyais bouillir sur son siège, à l'idée qu'il allait enfin pouvoir lui faire ravaler l'humiliation subie le jour de son arrivée...

— Cette histoire de voiture ?

— Exactement. Il n'est pas rancunier, le Bruno, mais insulter la voiture de son paternel, ça n'était pas supportable et il s'était juré *de lui faire rendre gorge*, comme on le dit dans les romans de cape et d'épée... Seulement, il n'avait jamais eu l'occasion de choper Budd jusque-là. Chaque fois qu'il le croisait, l'autre semblait s'évanouir entre ses doigts et ça le faisait enrager. Là, en le voyant, il bondissait littéralement sur son siège, et comme on était assis au milieu du rang, tout le monde commençait à protester. Alors, je lui ai dit de se taire, une fois le cours de Budd terminé il pourrait aller lui dire sa façon de penser... Budd termine son cours et annonce : « Ne vous levez pas, le docteur Hoffmann va reprendre exactement là où je me suis arrêté. » Quand il se tourne, il comprend enfin ce que Mathilde faisait depuis une heure, reste sans voix, et la fusille du regard. Je vois mon Bruno qui range ses affaires, prêt à bondir à sa suite, mais Budd ne sort pas : comme il n'a pas envie de passer pour un con, il va s'asseoir au premier rang, en se disant qu'il va lui rendre la monnaie de sa pièce je ne sais comment, en la regardant de travers ou en lui faisant des grimaces pendant son cours... Mais Mathilde se met à faire son cours, elle va, elle vient, elle tourne, elle vire, elle écrit au tableau et en levant le bras très haut, pour que sa minijupe se lève aussi, et bien sûr tous les mecs convulsent... Bref, elle s'amuse comme une petite folle. Et puis voilà qu'elle se met à dire un truc du style *: L'imprégnation œstrogénique se lit sur le visage des femmes. Et vous le savez bien, messieurs... Une femme aux lèvres pincées, à la peau sèche, au cheveu triste, manque probablement d'œstrogènes, et son vagin lui aussi sera triste, serré, fané. En revanche, une femme aux cheveux brillants, à la peau fine et tendre, aux lèvres succulentes, regorge d'œstrogènes, et leur effet se fera sentir* – à ce moment-là, Budd a dû s'étouffer : c'était la tirade que LeRiche débitait chaque année, il n'aurait jamais osé la citer, mais voilà que

méningocoque ; un suicide aux barbituriques ; une rupture d'anévrisme...

Les deux « lycéennes », qui n'ont pas beaucoup mûri pendant l'année et sont venues ensemble, se sont extasiées en disant que vraiment, c'est beau, le progrès, puisqu'on peut soigner les malades avec *tout ça*...

Je leur ai expliqué patiemment que *tout ça* ne sert pas à grand-chose quand on manque de personnel pour le faire fonctionner, le réparer, surveiller les écrans, et surtout pour s'occuper des patients. Le soin, c'est une affaire d'individus, pas de machines. Les machines ne sont que les outils du soin.

— Mais, des médecins, on en aura toujours, non ? a demandé l'une d'elles.

— Tu crois ? En 1970, on a instauré un numerus clausus à l'entrée en médecine, et, les choses étant ce qu'elles sont, un nombre croissant de médecins seront des femmes. Le jour où elles devront choisir entre l'exercice de la médecine à temps plein et leur vie familiale, qu'est-ce qu'on les contraindra à choisir, à ton avis ? Toi, par exemple, tu te vois médecin dans un service comme celui-là ?

— Non, bien sûr. C'est trop déprimant. Et j'imagine qu'on n'a pas d'heures...

— Oui, c'est bien ce que j'imaginais.

Jackie et André sont venus ensemble, bien sûr. Ils jouaient les copains/amis mais j'ai vu depuis longtemps qu'il y a quelque chose entre eux. Quand ils se retrouvaient en cours, André laissait Jackie l'embrasser au coin des lèvres et il faisait comme Gary Cooper dans je ne sais plus quel film : il s'essuyait la bouche. Elle faisait un sourire ironique, mais ne commentait jamais. Le soir où ils sont venus en réa, je n'ai pas eu le temps de leur donner beaucoup d'explications : quand nous sommes arrivés dans la rotonde, l'interne et l'infirmière étaient penchés sur une femme jaune comme un coing entrée quelques heures plus tôt. Elle la ventilait, il lui faisait un massage cardiaque. J'ai planté mes deux étudiants au milieu des consoles pour aller les rejoindre. On a essayé de la ranimer pendant vingt minutes, je crois. Et puis on a fini par abandonner. J'avais oublié mes deux petits jeunes, là-bas. Quand je suis retourné vers eux, ils n'avaient pas bougé. Quand il m'a vu m'approcher, André a lâché la main de Jackie, mais elle lui a pris le bras, et il n'a pas bronché.

J'ai enlevé les gants souillés de sang avec lesquels j'avais essayé de poser une voie centrale, j'ai pris une compresse pour m'éponger le front, j'ai enlevé mes lunettes, je me suis essuyé les yeux, je me suis mouché.

— Elle avait trente ans. Une septicémie. Elle s'était...

Je me suis arrêté, je me demandais si j'avais le droit de le dire.

— ...fait avorter clandestinement.

Je ne sais qui des deux a fini la phrase. Ils regardaient le lit, et leurs yeux étaient durs.

Elle et lui

Christophe Gray

Faculté de médecine, 15 mars 2003

À partir du moment où ils se sont mis à roucouler, nous sommes allés au cinéma tous ensemble presque tous les soirs. Les deux tourtereaux, et nous trois. Ils n'avaient pas de lieu pour eux : pas question d'aller dormir chez Charlotte, ni dans la chambre de Bruno, bien sûr, qui ressemblait à un cagibi. Ils ont dû y passer la nuit de temps à autre, évidemment, mais pour elle, ça devait tout de même être acrobatique de réintégrer le domicile conjugal au rez-de-chaussée après avoir passé la nuit au cinquième. Je crois me souvenir que Bonnat était toujours bourré, et qu'il ne faisait pas vraiment la différence entre les nuits où elle dormait là et celles où elle disparaissait. C'était terrible. Évidemment, comme elle n'avait qu'une envie – passer tout son temps avec Bruno –, elle rentrait de moins en moins chez elle.

Bruno, lui, ne perdait pas son temps pendant la journée : nous étions en troisième année, en septembre nous allions être externes dans des services. Il avait envie de retourner voir ses amis en Australie pendant l'été, avant d'être complètement pris par ses stages hospitaliers. Il ne voulait pas demander d'argent à ses parents, alors il bossait comme brancardier tous les matins à l'hôpital nord. L'après-midi, il allait au Parc floral, de l'autre côté de l'avenue, pour jouer de la guitare – Basile lui avait collé le virus... –, ou revenait potasser à la bibliothèque de la fac. Quand Charlotte quittait le labo, elle allait le chercher là-bas, ou bien au Grand Café. On les y retrouvait nous aussi, bien sûr, et on épluchait tous ensemble les programmes du Royal... J'essayais bien de les emmener voir une pièce de Brecht ou une mise en scène de Vitez quand il en passait à Tourmens, mais le plus souvent on se retrouvait au cinoche. Ils s'éclipsaient vers 7 heures, en nous donnant rendez-vous à l'entrée du Royal pour la séance de 10 heures. On s'imaginait qu'ils partaient s'envoyer en l'air, mais quand on arrivait au cinéma on découvrait qu'ils sortaient de la séance précédente, ils étaient allés voir un vieux film que l'un voulait faire découvrir à l'autre, ou qu'ils avaient envie de voir tous les deux – mais *seulement* tous les deux et ils nous le racontaient. Je crois bien qu'ils se sont vu tous les films de Gilles Carle – *La Mort du bûcheron*, *La Vraie Nature de Bernadette...* – et qu'ils ont revu *Elle et lui* – la version des années cinquante, avec Cary Grant et Deborah Kerr – une douzaine de fois. Ils adoraient les mélodrames. Peut-être parce qu'ils avaient le sentiment d'en vivre un, grandeur nature. Aller en voir au cinéma, peut-être qu'à leurs yeux ça conjurait le mauvais sort...

Parfois, je me demandais pourquoi ils voulaient qu'on soit là. Ils n'avaient pas d'endroit à eux, ils auraient dû vouloir rester seuls, mais ils insistaient pour qu'on les rejoigne, ça me paraissait bizarre. J'ai fini par comprendre qu'ils souffraient de ne pas pouvoir se balader en ville ensemble ; à part Sonia, qui était au courant depuis le début, Charlotte n'avait pas envie de croiser ses collègues de travail – et le cinéma était le seul endroit où ils pouvaient à la fois se retrouver tous les deux et voir les copains sans être obligés de s'incruster chez l'un ou chez l'autre... Cela dit, bien sûr, je leur ai laissé plus d'une fois la clé de mon appartement, et je suis allé dormir chez André... qui avait abandonné le foyer des étudiants pour un studio spacieux au sommet d'une tour infâme...

— Je te le laissais parce que je préférais dormir chez une copine ou une autre...

— Chez Jackie, tu veux dire.

— Pas *toujours* chez Jackie...

— Comment vous êtes-vous rencontrés, déjà ?

— En enseignement dirigé de séméiologie. On s'était portés volontaires, elle pour l'examen des testicules, moi pour l'examen des seins.

— Euh... c'était pas le contraire ?

— Non, non. J'étais volontaire pour lui examiner les seins, et elle pour examiner mes testicules.

— Votre vocation était déjà bien ancrée !

— On peut dire ça...

— Sacré Solal ! Enfin, toujours est-il qu'on sortait du cinéma, un soir, et comme j'avais passé toute la séance à entendre mes deux tourtereaux sur les sièges voisins se faire des mamours de plus en plus appuyés au point que ça en devenait gênant, je me préparais à leur filer ma clé et à leur dire de se barrer, je voulais plus les voir et surtout plus les entendre, quand une voiture a pilé sur la chaussée près de nous, la vitre s'est baissée, c'était Sonia Fisinger. Charlotte s'est précipitée vers elle, elle lui a parlé brièvement, elle est revenue pour embrasser Bruno et, sans plus un mot, elle a sauté dans la voiture de sa patronne.

Sonia Fisinger

Oxford, 15 mars 2003

J'avais un conjoint de qui je n'étais pas amoureuse et une vie sexuelle inexistante... Nous faisions l'amour une à deux fois par mois et, chaque fois, c'était frustrant... désolant... trop mécanique, trop rapide, trop froid... je détestais ça !!! Je détestais embrasser cet homme... Je détestais être liée à lui... Et je détestais ma libido !!! Je détestais désirer... Les mots pénétration et fellation avaient acquis une connotation presque céleste dans mon esprit... Je nageais dans le ridicule... Il ne me désirait pas, et moi, je me sentais dégoûtante... à vomir, littéralement... coupable, mauvaise, méchante.... Je ne voulais plus être humaine... J'avais envie de pleurer, de hurler ma rage d'être, simplement d'être... Et puis quoi, que fait-on dans ces cas-là ? À qui parle-t-on des « grossesses malheureuses » et qui ne tiennent pas ? Des mauvais amants à qui l'on essaie de rester fidèle et des offres presque harcelantes qui vous viennent de types qui vous dégoûtent encore plus ? Et qui s'intéresse à ces salopes insatisfaites dont j'avais le sentiment de faire partie ? Avant de rencontrer George, la dernière fois que j'avais embrassé un homme avec plaisir c'était au nouvel an, un des meilleurs amis de Louis, qui fantasmait sur moi depuis quelques années. Il m'avait saisie par le bras, sous le gui, dans l'entrée, et m'avait roulé un patin... J'aurais voulu que ça ne s'arrête pas. Et puis Louis était apparu et avait lancé, avec le sourire : « N'en profite pas trop, quand même... », et je m'étais sentie mortifiée pendant toute la soirée. Non pas de m'être laissé embrasser, mais d'avoir aimé ça. D'avoir aimé ça au point que j'avais pris la remarque de Louis pour moi, alors qu'il s'adressait probablement à cet ami qu'il connaissait depuis le lycée... Moi, je rêvais de déshabiller un homme comme on ouvre un cadeau inespéré, avec émerveillement, douceur, désir et passion... de lui faire l'amour, de lui faire plaisir, de lui faire du bien... je rêvais qu'il me caresse, qu'il me touche de la même manière... Mais je me sentais atrocement laide et dégoûtante... Bien sûr, j'ai fini par en parler à Louis... Mais je n'avais pas envie de m'imposer à lui... S'il ne me désirait pas, je n'allais pas le forcer à aimer un corps que j'avais moi-même beaucoup de mal à supporter... Et je ne voulais pas non plus faire l'amour avec les amis qui se « proposaient généreusement »... Cela aurait voulu dire : « J'ai faim, je mange... » Je ne voulais pas salir l'amour... Le problème, c'est qu'avec Louis, l'amour, il n'y en avait jamais eu... Rien que de l'amitié, belle et sincère, mais de l'amitié sans désir...

Il faut vous rappeler de quelle époque il s'agissait : partout on entendait des femmes revendiquer leur droit au désir, au plaisir, à la liberté. Et moi qui militais, moi qui ai avorté les femmes clandestinement avant d'assumer le centre d'IVG, je me détestais, je me dégoûtais d'être aussi... dépendante de mon désir. J'en étais venue, de plus en plus et sérieusement, à vouloir me faire diagnostiquer une dépression, que je n'avais pas, ou une nymphomanie, que je n'avais pas non plus, pour qu'un psychiatre quelconque me gave d'antidépresseurs, pour que je puisse cesser de ressentir tout ça... Pour oublier mes émotions et mes désirs et me consacrer une fois pour toutes à mon service et à mes recherches...

Et puis j'ai rencontré George. Il n'a jamais caché son désir pour moi. Il a été patient et drôle. Il ne m'a jamais fait aucune proposition déplacée. J'étais déchirée entre le désir de lui, le dégoût de moi, la culpabilité à l'égard de Louis. Un jour, je n'y tenais plus, c'est moi qui ai pris l'initiative : Louis était parti à une conférence de doyens, George était venu dîner à la maison, nous étions seuls, il s'était assis dans le canapé du salon après dîner, j'avais fait du café, j'avais les tasses à la main, je l'ai trouvé beau, assis là, j'ai posé les tasses sur la table basse, je me suis assise à côté de lui et sans hésiter j'ai posé mes lèvres sur les siennes en me disant qu'il allait être choqué mais que je n'en pouvais plus, il fallait que je retrouve le goût des baisers, ne serait-ce qu'une seconde, et s'il me repoussait, tant pis, il penserait de moi que j'étais une salope ou une folle, mais quitte à être traitée comme telle, au moins que ce soit pour quelque chose... Il ne m'a pas repoussée, il a répondu à mon baiser et j'ai senti ses bras m'entourer lentement, tendrement, sans question, sans grand discours, sans engagement ni serment ni promesses, et quand j'ai fait l'amour avec lui, j'ai senti que je me remettais à vivre.

Seulement, je m'étais trompée au sujet de Louis. Il était velléitaire et manquait de personnalité, mais il m'aimait vraiment, même s'il ne le manifestait pas comme je l'aurais attendu. Il avait certainement compris qu'entre ce « collègue » d'Oxford et sa femme il y avait autre chose que de simples relations professionnelles. Il faisait comme si de rien n'était parce qu'au fond ça ne changeait pas grand-chose pour lui : j'étais toujours la légitime épouse, la brillante chef de service qu'il pouvait montrer en exemple, je continuais à recevoir les doyens de la France entière et à soigner ses relations venues de l'étranger, j'étais toujours sa compagne de parade, à défaut d'être sa compagne de lit. Mais il m'aimait, à sa manière. Il tenait à moi, même s'il ne me prenait presque jamais dans ses bras. Et quand on « aime » comme ça, dans la frustration, on est souvent jaloux. Maladivement jaloux.

J'imagine parfaitement le plaisir ignoble de LeRiche quand il a mis l'article du *Quotidien* sous le nez de Louis, et lui a murmuré de sa voix mielleuse : *Avez-vous lu cet article, Monsieur ? Votre ami, le professeur Buckley, y parle de la faculté de Tourmens... et de Mme Fisinger, en des termes très louangeurs...* Louis n'a certainement rien répondu, mais j'ai compris, quand je l'ai vu, qu'il avait des envies de meurtre. C'était un petit homme et j'étais plus grande que lui, même sans escarpins – vous allez rire : à l'époque, je passais mon temps à acheter des escarpins avec des talons invraisemblables parce que George était très grand, lui, et je voulais toujours être à la hauteur de sa bouche... –, mais j'ai lu un jour dans un roman quelconque une phrase qui m'est restée : « N'humiliez jamais un petit homme. Il pourrait vous tuer. »

En voyant la photo de George, et le stylo dans la poche de sa blouse, Louis a sûrement eu envie de me tuer. Car ce stylo était le sien. Ses internes lui avaient offert une parure – un plume et un stylo bille assortis – fabriquée à la main par un artisan, dix ans auparavant, quand il avait été nommé professeur. Comme il n'utilisait que le stylo plume, je me suis mise à lui emprunter l'autre, par jeu, mais pendant longtemps il n'a jamais raté une occasion de me faire remarquer que c'était *son* stylo, et que je ne devais pas l'oublier. Pour me moquer de lui, chaque fois que nous étions invités quelque part, j'avais toujours le stylo avec moi, et s'il devait signer quoi que ce soit – un chèque, un document officiel, une lettre, une dédicace sur l'un des manuels qu'il avait publiés chez Masson ou Maloine, que sais-je ? je me penchais vers lui avec déférence en lui tendant le bille. Il me regardait d'un air entendu et me répondait : « Merci, mais j'ai ce qu'il faut », et sortait le sien de la poche de sa veste.

Ce soir-là – c'était un jeudi soir, je m'en souviens comme si c'était hier –, il est rentré en claquant la porte, m'a mis la photo sous le nez et a dit, très froidement :

— *Chère amie...* Dans quinze jours, je vais à Brennes signer le protocole d'accord entre les deux facultés. LeRiche et l'un de ses chefs de clinique m'accompagnent. Vous serez des nôtres, bien entendu ?

— Oui, bien sûr, Louis. Vous savez à quel point je me suis investie...

— Je crois que George Buckley ne pourra pas venir, en revanche.

— Non, il part le matin même donner une conférence... À Toronto, je crois...

— C'est fort dommage. Nous aurions pu lui demander si ses élèves lui ont offert la même parure de stylos qu'à moi...

Il n'a rien ajouté et a quitté la pièce. J'ai compris qu'il n'osait pas m'accuser directement, parce que c'était au-dessus de ses forces – il était trop... trop lâche, au fond. Mais j'ai compris que si, quinze jours plus tard, je ne reproduisais pas ce petit rituel que j'avais moi-même instauré des années auparavant et auquel il était ridiculement mais dangereusement attaché, si je ne lui présentais pas *son* stylo laqué au moment où on lui proposerait de signer officiellement le protocole d'accord, je pourrais dire adieu à tout ce que j'avais construit.

J'ai eu envie d'appeler George sur-le-champ, mais je ne savais pas où le joindre. J'avais besoin de parler à quelqu'un et il n'y avait que Charlotte, dont j'étais si proche. Dont nous étions si proches, vous et moi... Alors, j'ai sauté dans ma voiture et je suis allée au Royal. Je pensais que si j'avais une chance de la trouver, c'était là. Elle y allait presque tous les soirs avec Bruno Sachs et leurs amis. Il arrivait régulièrement qu'elle m'invite à y aller, et je me sentais bien avec leur petite bande, nous étions beaucoup plus heureux que lorsque nous recevions les femmes dans cet appartement vide du vieux Tourmens...

Je les ai trouvés devant le cinéma, ils venaient de sortir. J'ai appelé Charlotte, je lui ai dit : « Il faut que je te parle, seule. » Elle n'a pas posé de questions, elle m'a suivie.

La route de Calais

Un vendredi vers midi, sac au dos et caisse de guitare à la main, Bruno, André, Basile et Christophe entrent au Grand Café et se dirigent vers le box de Roland Vargas.

— On part à Londres !

— Qu'est-ce que vous allez faire à Londres ?

— Eh bien, croyez-le ou non, on va enregistrer un disque ! lui répond Bruno tout fièrement.

— *Un quoi ?*

— Un disque. Un 45 tours deux titres. Pour Adolescents Sans Frontières, l'association qui m'a envoyé en Australie. Basile a écrit la musique de deux chansons, moi les paroles, et on va les enregistrer ensemble.

— Et pourquoi à Londres ?

— Parce que les meilleurs studios d'enregistrement sont à Londres. Un ancien de l'ASF dirige un studio... à Abbey Road, et nous le prête gratuitement, deux nuits de suite.

Vargas les regarde d'un air un peu inquiet.

— Vous n'allez pas abandonner la médecine pour la musique pop, quand même ?

Les quatre garçons éclatent d'un rire homérique.

— Pas question. Pas juste avant de passer aux choses sérieuses ! Mais vous savez ce qu'on dit : on n'a qu'une vie. C'est l'occasion ou jamais, pendant deux nuits, de se prendre pour

Crosby, Stills, Nash & Young ou America. Qui ne voudrait pas sauter sur une occasion pareille ?

— *Mmmhh...* Quand rentrez-vous ?

— Dimanche, si tout va bien.

*

Assis dans la Valiant – Christophe a insisté pour la prendre car il tient à conduire et n'envisage pas de traverser la Manche avec la voiture jaune –, Bruno s'en veut d'avoir monté un tel bobard à Vargas et à ses amis. Mais quand Charlotte lui a expliqué dans quelle panade se trouve Sonia, son imagination s'est emballée. Il faut récupérer le stylo le plus vite possible. Pour Sonia il n'est pas pensable de s'éclipser pour aller à Oxford. Charlotte ne le peut pas non plus ; elle ne rentre pas beaucoup chez elle, mais elle donne tout de même, de temps à autre, signe de vie à Bonnat, et l'accompagne, quand il dessoûle, chez les parents de l'un ou de l'autre, ou passe le week-end à ranger l'appartement qu'il met sens dessus dessous en son absence pendant la semaine.

— Je vais à Oxford chercher le stylo ! a donc déclaré Bruno.

— Quoi ? Toi ? Tu es sûr ?

— C'est la seule solution. Avec les grèves tournantes qu'on a en ce moment, pas question que Buckley l'envoie par la poste. Donc, il faut que quelqu'un aille le récupérer. Qui d'autre est dans le secret ?

— Il n'y a que toi. Et Sonia veut qu'on n'en parle à personne.

— Alors, nous n'avons pas le choix.

— Comment vas-tu y aller ?

— En voiture et en ferry, pardi !

Elle l'a regardé avec inquiétude.

— Seul ?

— Pourquoi pas ? Qui pourrait m'accompagner ?

— Les garçons...

— Mais si tu ne veux mettre personne d'autre que moi dans le secret... il faut que j'invente quelque chose...

Il n'a pas tout inventé. Dans le bulletin mensuel d'ASF il a lu que trois garçons avaient, effectivement, enregistré un 45 tours, *On the Beach*, dans le but de recueillir des fonds pour l'association. Il n'a eu qu'à broder un peu. Basile et Christophe – qui est un excellent pianiste – n'ont pas été étonnés qu'il leur demande de venir. André s'est naturellement joint à eux en disant qu'il les accompagnerait à la guimbarde ou aux petites cuillères...

Mais quand Bruno a poussé le souci de réalisme jusqu'à aller saluer Vargas, ils ont flairé l'embrouille, sans pour autant comprendre de quoi il retourne.

*

Pendant un long moment, les trois garçons restent silencieux. Une fois passé le panneau de Tourmens, Christophe explose.

— Alors, qu'est-ce que c'est que ce cirque ?

— Que veux-tu dire ?

— Tu n'as jamais écrit de chansons avec Basile. Où nous emmènes-tu ?

— À Oxford, en Angleterre, via Calais et Douvres. Tu prends la direction Alençon, Rouen... C'est tout droit.

— On va à Oxford ? Sans charre !

— Sans charre...

— Donc, pas pour enregistrer un disque !

— Non. Pas pour ça.

— Pour faire quoi, alors ? Ne me dis pas que le professeur Buckley y a monté *Roméo et Juliette* !

— Je ne peux pas t'en dire plus. Il faut que j'y aille, c'est tout. J'y serais allé avec Charlotte si ça avait été envisageable, mais plutôt que de faire le voyage seul, j'ai pensé que ce serait plus marrant à quatre.

— Moi, murmure Basile, je me fous de tes raisons. Si je me rappelle ma géographie, Londres est sur le chemin. Tu me déposeras là-bas au passage. *Hello ! Piccadilly, I'm coming ! Leicester Square...*

— Et moi, soupire André, *Les filles, les filles, les filles, ça me tuera...* Passer le week-end entre hommes, quel repos !

Seulement, comme vous vous en doutez sûrement, ce ne sera pas de tout repos.

*

Avant leur départ, Sonia n'est pas parvenue à joindre Buckley, car il n'était pas encore rentré de son congrès. Sa secrétaire a cependant affirmé qu'il passera le samedi après-midi et le dimanche à l'université. Sonia lui a précisé que quatre étudiants viendront de sa part rendre visite au professeur et qu'il est *of the utmost importance* que celui-ci les reçoive. Ils ne roulent pas vite, car rien ne presse.

Peu après Alençon, avisant un segment mal signalisé comme il en existe tant dans notre beau pays, Christophe prend la précaution de rétrograder sérieusement avant de négocier le virage. Bien lui en prend : il doit freiner brusquement pour ne pas aggraver la collision qui s'est produite quelques instants plus tôt seulement. Un véhicule sortant du virage un peu trop vite s'est encastré sous un camion qui, croyant la voie libre, lui a coupé la route. Près de la voiture écrasée, le routier affolé tente de sortir les passagers de l'habitacle. Basile, le premier, bondit hors de la Valiant. Bruno le suit. Christophe recule dans le virage, met la Valiant en travers de la route et, avec l'aide d'André, fait signe aux véhicules qui approchent de ralentir et de rouler au pas. Dans la voiture écrabouillée, la conductrice et son passager semblent très mal en point. Et, coincé entre les sièges et la banquette arrière, un petit garçon de cinq ou six ans hurle de peur et de douleur. Basile brise la vitre d'une portière et glisse son corps mince à l'arrière de la voiture.

— Ça va, mon lapin, ça va, on va t'aider...

Au bout de quelques instants, en le touchant, en lui chantant des chansons, en répondant à ses questions, il parvient à le calmer.

— Il est blessé ?

— Non, il n'a rien, je crois, mais il est coincé et il a peur. Allez chercher les pompiers, pour qu'ils les dégagent. Je reste avec lui.

Pendant que Bruno et André installent les triangles du poids lourd aux deux extrémités du virage et continuent à contrôler la circulation avec l'aide d'un ou deux automobilistes moins voyeurs que les autres, Christophe fonce jusqu'au village voisin, frappe à plusieurs portes avant de trouver un téléphone et appelle les secours. Trois heures plus tard, les deux occupants sont enfin dégagés de la carcasse. Le passager est mort sur le coup. La conductrice a les deux jambes brisées. Le petit garçon, qui se prénomme Sébastien, s'accroche encore à Basile quand on installe le brancard sur lequel gît sa mère dans le camion des pompiers. Il veut partir avec elle, mais ne veut pas lâcher le jeune homme. Après avoir hésité un court instant, Basile récupère son sac et sa guitare dans le coffre de la Valiant.

— Vous me raconterez, hein?

En apprenant que Bruno et ses amis partaient récupérer son stylo à Oxford, Sonia a insisté pour leur donner en liquide une somme qui couvrirait leurs frais. Bruno n'avait jamais vu autant d'argent à la fois. Il a commencé par protester, par dire qu'il accomplirait cette mission par amitié, mais Sonia lui a demandé de ne pas faire l'enfant. Ils allaient lui rendre un service qui valait mille fois plus que le contenu de son compte en banque ; pour elle, il n'était pas question que les quatre garçons paient ce voyage de leur poche ou se retrouvent en difficulté par manque d'argent.

Quand il comprend que Basile reste avec l'enfant, Bruno lui donne un quart de la somme. Basile prend les billets sans discuter. Il fait un grand sourire à ses amis, les embrasse et, l'enfant dans les bras, disparaît dans le véhicule rouge.

*

Ils reprennent la route en silence. L'accident, les râles de la femme coincée contre le volant de sa voiture, les cris du petit Sébastien, les chansons de Basile, le silence mortel du passager ensanglanté sur le siège avant, le regard bovin et inquisiteur des familles défilant dans leur voiture, la nonchalance des flics, le nez rouge et l'haleine avinée du chef des pompiers, la morgue du médecin de campagne qui est venu sans se presser constater le décès et n'a pas jugé utile, malgré leur demande, d'administrer de la morphine à la blessée – sans compter le fait d'avoir laissé Basile derrière eux – pèsent sur leur poitrine et assèche leur gorge. Lorsqu'ils arrivent à Rouen, il est déjà tard. Ils décident de s'arrêter dans une auberge au bord de la route. Ils reprendront leur chemin le lendemain.

Ils dînent en silence. Ils sont épuisés, tous les trois. Un moment, Bruno soulève l'idée de joindre Basile, pour savoir ce qu'il est advenu de la mère de Sébastien, mais le courage leur manque. Ils montent se coucher tous les trois dans la chambre qu'ils ont louée. À 5 heures du matin, André est pris de vomissements violents qui réveillent ses deux amis. Il est gris, prostré dans son lit. Bruno veut appeler un médecin. Christophe le rassure.

— C'est une migraine. Il en fait régulièrement. C'est pour ça qu'il manquait les cours, de temps à autre. Après ce qu'on a subi hier, ça ne m'étonne pas qu'il en fasse une aujourd'hui. Mais à part lui donner des glaçons à sucer, et lui foutre la paix, il n'y a rien à faire, il va dégueuler comme ça pendant trois ou quatre heures, puis roupiller le reste de la journée...

— Ça veut dire qu'il faut qu'on le laisse ici ?

— Pas moyen de faire autrement. Ne t'inquiète pas, il survivra.

*

Le lendemain matin, Bruno règle deux nuits supplémentaires, au cas où André tarderait à se remettre, laisse à son ami le tiers de la somme restante, et se remet en route avec Christophe.

Vingt kilomètres avant Calais, la voiture se met à chauffer de manière inquiétante. Christophe s'arrête plusieurs fois pour remettre de l'eau dans le radiateur. Ils parviennent tant bien que mal jusqu'au port. Ils font la queue pour embarquer dans le ferry quand des flammes s'échappent du capot avant de la voiture.

L'incendie est rapidement maîtrisé par les agents de sécurité du port, mais la voiture est inutilisable. Debout devant l'épave fumante, Bruno regarde Christophe, Christophe regarde Bruno, et au bout de trois secondes il lui dit :

— Tu vois que j'avais raison de prendre ma voiture. Si on avait pris la tienne, tu aurais été obligé de rester ici, et c'est moi qui allais à Oxford.

Ils éclatent de rire. Quelque chose leur dit que les catastrophes sont terminées. Il faut joindre Buckley, quoi qu'il arrive.

Bruno fait un rapide calcul de ce que lui coûteront le reste du voyage et son retour à Tourmens et donne le reste à Christophe, qui s'inquiète.

— Tu es sûr que tu auras assez ?

— J'aurai assez pour aller jusqu'à Oxford. Si je suis vraiment trop court pour rentrer, le professeur Buckley ne refusera pas de me donner un coup de main...

— Tu as raison.

Bruno sort à son tour son sac de la voiture et embarque. Quand le ferry quitte le port, Christophe, debout sur le toit de la Valiant en partie calcinée, lui fait de grands signes.

Le modèle et l'artiste

Bruno avait toujours rêvé de courir après un train britannique en marche, d'ouvrir une de ses portières et de sauter au dernier moment dans un de ses petits compartiments comme l'aurait fait Robert Donat dans *Les Trente-Neuf Marches* ou John Wayne dans *L'Homme tranquille*. À Douvres, ce jour-là, il fut exaucé. Au moment où il entrait dans la gare, on sifflait le départ du 13 h 22 pour Londres. Il se hissa dans le train sans avoir pris le temps d'acheter un billet. Dans les couloirs, un panneau indiquait le montant de l'amende infligée aux passagers sans titre de transport. La somme dont il disposait ne suffirait pas à s'en acquitter. Il ne pouvait pas se retrouver à Londres sans un sou en poche, et même s'il maîtrisait très bien la langue anglaise, il était certain que le contrôleur ne croirait pas un traître mot de son abracadabrante histoire.

Il déambula dans les couloirs pour repérer le fonctionnaire et, après l'avoir aperçu tout à l'arrière du train, il repartit dans l'autre direction à la recherche d'une idée lumineuse. Dans une section de la *First Class*, il la trouva.

Seul dans un compartiment en bout de voiture, un sosie de Mr. Pickwick somnolait, affalé sur une banquette, les mains jointes sur l'abdomen, le menton sur la poitrine. Sa veste était

— Me confier le stylo qu'elle vous a offert... Ce fameux soir...

Comme Buckley s'étonnait, Bruno lui raconta ce que Charlotte et Sonia lui avaient appris deux jours plus tôt.

— *Well, I'll be...* Je vais être triste de me séparer de ce stylo, mais je ne vais certainement pas la mettre en difficulté. Et ça ne m'empêchera pas de continuer à lui écrire, n'est-ce pas ?

Il se dirigea vers le grand portemanteau trônant près de la porte lambrissée de son bureau et plongea la main à l'intérieur de sa veste de tweed. Bruno le vit retourner toutes ses poches, puis, avec un air de grande préoccupation, ouvrir les tiroirs de son bureau les uns après les autres.

— Je ne comprends pas. Ce stylo ne me quitte jamais, je ne le prête même p... *Damn ! The dirty bitch*[1] *!*

— *Wh-what ? Quoi ?*

— Vous connaissez le docteur Hoffmann ?

— Hoffmann... La chef de clinique de LeRiche ?

— Oui ! Mathilde Hoffmann. Elle a participé au congrès d'où je viens de rentrer. Elle y est allée à la place de son patron. Je m'attendais à voir ce balourd de Max Budd, et c'est elle qui débarque, et fait du *gringue* à tous les hommes présents, avec ses minijupes et ses chemisiers *affriolants.* Elle a perturbé toutes les présentations, ou presque. Finalement, je suis allé la voir pour lui demander de se calmer et elle m'a dit : « Je me demandais si je parviendrais à attirer votre attention. » Et elle ne m'a pas lâché de tout le congrès. Comme avec moi elle se tenait tranquille, je n'ai plus fait attention à elle, mais hier ou avant-hier, elle m'a fait une remarque sur mon stylo, et je ne me suis pas méfié, j'ai dit que c'était un cadeau et que j'y tenais beaucoup. C'est elle qui me l'a volé, j'en suis sûr !

— Vous pensez...

— Que LeRiche est dans le coup ? Sûrement ! Ce type-là est un grand *pervers,* il remarque et calcule tout. S'il a vu le stylo

1. Crénom ! La salope !

dans ma blouse sur une photo, il est capable d'avoir envoyé sa *salope de service* me le prendre.

— Alors, So... Mme Fisinger est dans la panade... Elle m'a dit que ce stylo était...

— ...une pièce unique. Oui. Remarquez, aujourd'hui, je ne vois pas comment on peut faire des pièces uniques avec toutes les contre...

Brusquement, Buckley se tut et sortit du bureau.

— Margaret ! pouvez-vous appeler votre frère ?

— Mon frère, Professeur ?

— Oui. Ne m'avez-vous pas dit qu'il coordonne le service de la restauration au British Museum ?

— Euh, si, mais...

— S'il vous plaît, appelez-le. J'aimerais lui parler.

Le professeur fit asseoir Bruno dans un confortable fauteuil et lui proposa un vieux sherry, que le jeune homme accepta. Une heure et une demi-douzaine de coups de téléphone plus tard, il lui proposait un havane, que le jeune homme refusa. Buckley en choisit un, referma la boîte, et le huma avec satisfaction.

— La signature du protocole a lieu mardi à Brennes. Espérons qu'il aura le temps...

— Si je peux me permettre, Professeur... Que comptez-vous faire ?

— Moi ? Rien. Mais j'ai commandé une copie du stylo.

— Une copie ? Mais vous n'avez plus l'original !

— Non, répondit Buckley avec un sourire radieux. Mais c'est un stylo signé... et j'ai retrouvé *l'artiste*. Il a gardé ses dessins, ses moules, la référence de ses laques. Il veut pouvoir réparer ses œuvres lorsqu'elles ont été abîmées... ou les reproduire lorsqu'elles ont été perdues. Et depuis quatre ans, il vit et travaille... à *Londres* : le British Museum fait régulièrement appel à lui pour copier des pièces anciennes. Ah, mon garçon ! Les Français devraient respecter leurs artistes. Cela leur éviterait de les voir partir et prospérer à l'étranger. Dans vingt ou trente ans, si rien ne change, vous ferez fuir aussi vos savants, vos écrivains, vos peintres, vos cinéastes. Et vous serez aussi à court de médecins. D'abord à cause du numerus clausus absurde qu'a instauré je ne sais plus quel ministre de ce *fool* de Pompidou, ensuite parce qu'en formant les médecins comme un corps d'élite, dans des facultés de médecine qui ressemblent à des grandes écoles, on oublie complètement qu'ils sont censés travailler dans et pour la population. Si rien ne change, votre pays produira chaque année une foule de techniciens qui se comporteront comme des aristocrates et mépriseront les patients, et une poignée seulement de soignants dévoués qui finiront par s'épuiser en se consumant au travail. Mais je ne vous apprends rien, n'est-ce pas, cher Bruno ?

— Euh, non, pas vraiment... J'ai déjà entendu ça quelque part... Il faut dire que j'ai été formé à bonne école.

Buckley posa chaleureusement la main sur l'épaule du jeune homme.

— Oui, j'ai entendu parler du docteur Abraham Sachs. Sonia l'estime au plus haut point. Comment va-t-il ?

— Eh bien, la dernière fois que je lui ai parlé, il allait très bien, je vous remercie. Il m'a paru un peu fatigué, mais à son âge...

— Quel âge a-t-il ?

— Soixante... deux ans. Oui, c'est ça.

— Alors, il a encore de belles années devant lui... Sans le savoir, votre pays doit beaucoup à des hommes comme lui, qui ont défriché il y a bien longtemps les chemins de la liberté... J'espère que Sonia et les enseignants de bonne volonté qu'on trouve à Brennes et à Tourmens parviendront à introduire un mode de formation différent dans la médecine française. Ce serait le plus bel hommage à rendre à des hommes comme Abraham Sachs...

Bruno fut bouleversé par cette déclaration et la manière dont elle célébrait son père.

— Eh bien, conclut le professeur, il n'y a plus qu'à attendre et croiser les doigts en espérant que notre artiste saura travailler très vite. Vous devez avoir faim, *lad* ! Si nous allions dîner ?

Boomerang

Armand LeRiche

Le samedi soir, vers 21 heures, le téléphone sonne. Mathilde Hoffmann vient de rentrer d'Angleterre. Elle appelle pour me dire qu'elle m'a rapporté un cadeau. Cette annonce me transporte. Je lui propose de passer me l'apporter immédiatement. Quelques minutes plus tard, elle se gare dans la cour pavée. Elle est ravissante, comme d'habitude, et rit en me racontant comment elle a perturbé le congrès et capté toute l'attention de ce cher Buckley... avant de lui faire oublier sa présence. Elle sort de son sac un petit présentoir et me le remet. Une extrême jouissance m'envahit en l'ouvrant. Ce stylo, décidément, est magnifique :

— Ma chère Mathilde, si je n'étais pas marié...

— Monsieur, sans vouloir vous offenser, si vous n'étiez pas marié, j'éviterais soigneusement de venir vous rendre visite à une heure pareille...

J'apprécie sa franchise. Je lui rends le présentoir.

— Votre mission n'est pas terminée. Je vous ai gardé le meilleur pour la fin. Êtes-vous libre, mardi ? J'aimerais beaucoup vous emmener à Brennes...

*

Sonia Fisinger

Le mardi midi, alors que, la mort dans l'âme, je sors du laboratoire, Bruno freine juste devant moi. Il sourit comme le soir où Charlotte l'a ramené avec elle et m'explique, essoufflé :

— Désolé, Madame, nous n'avons pas voulu vous appeler chez vous ce week-end, je viens de rentrer, le professeur m'a... offert l'avion, et je n'ai pas trouvé de téléphone pour vous prévenir ce matin.

Il me tend un paquet que j'ouvre sans y croire.

— Le stylo ! Vous êtes... un ange !

Je le prends dans mes bras, mais je sens qu'il est un peu gêné.

— Attendez ! Attendez ! Il faut que je vous explique quelque chose. Ce n'est pas votre stylo.

— Comment ça ? Si, bien sûr, je le reconnais...

— Non, ce n'est pas le vôtre...

Il me raconte son aventure en détail, et ajoute, pour couronner le tout, que l'artiste a même tenu compte du vieillissement naturel de la laque pour lui donner la patine d'un objet fabriqué il y a quelques années...

J'ai du mal à contenir ma joie et mon soulagement, mais Bruno me conseille de ne rien montrer, de ne parler du stylo à personne, et de garder, en public, la tête d'enterrement que j'arborais juste avant qu'il n'arrive. Je lui demande pourquoi. Il me l'explique et je trouve son idée excellente...

*

Mathilde Hoffmann

Ce pauvre Fisinger est pétri d'habitudes et de rituels dérisoires. Je me demande comment cette garce de Sonia, qui est une femme de tête, supporte de vivre avec lui. À sa place, j'aurais divorcé depuis longtemps, et je lui aurais fait verser une prestation compensatoire confortable. Quand LeRiche m'a expliqué à quel rituel ils se livraient avec leurs stylos, j'ai ri comme une folle. Quels gamins ! Et j'ai trouvé délectable l'idée de pouvoir bouleverser leur petit manège si bien huilé. Demain, nous partons à Brennes, pour la signature du protocole interuniversitaire d'accord pédagogique. Comme elle en a coutume, Sonia accompagnera son époux. Comme il l'exige de manière presque obsessionnelle, elle se tiendra à son côté. Comme d'habitude, au moment de signer, il fera mine de chercher de quoi écrire, et se tournera vers elle, pour qu'elle lui propose son stylo. Et à ce moment-là...

*

Roland Vargas

J'étais installé au premier rang, juste en face, et je voyais bien que les Fisinger broyaient du noir. Assise à droite de Louis, Sonia avait l'air désespérée. Louis était d'une humeur de chien et tous deux semblaient n'avoir qu'une envie, c'est que le doyen de Brennes achève son petit laïus et leur permette ainsi de rentrer chez eux. Derrière eux, Hoffmann et LeRiche semblaient boire du petit lait.

Le laïus s'est achevé, le doyen de Brennes s'est assis près de Louis, il a paraphé le protocole et l'a passé à son confrère et ami. Comme d'habitude, Louis s'est tapoté la veste comme pour chercher de quoi écrire. À ce moment-là, quasi simultanément, chacune de son côté, Mathilde et Sonia lui ont présenté un stylo. Louis a ignoré Mathilde, il a pris le stylo que lui tendait sa femme, l'a examiné d'un air un peu incrédule et le lui a rendu avec le regard d'un chien battu demandant pardon à sa maîtresse. Il a murmuré d'une voix suppliante : « Merci, ma chérie. J'ai le mien. » Il s'est ensuite tourné vers Mathilde, et je l'ai distinctement entendu dire : « Vous avez un très beau stylo, Hoffmann. C'est bizarre, il ressemble beaucoup à celui de ma femme. » Et puis il a sorti son propre stylo de sa poche et, tout guilleret, il a signé le protocole d'accord. LeRiche a blêmi, il a fait trois pas en arrière et – comme cela arrive lorsqu'on ne regarde pas où on met les pieds – il est tombé de l'estrade.

Fanny Sachs, 3

Cette année-là, Bruno voulait retourner en Australie. Son père lui aurait volontiers payé le voyage, mais il avait décidé de travailler pour se l'offrir. J'avais un peu peur qu'il n'ait changé d'avis, et décide de rester là-bas ; j'en ai parlé à Bram, qui m'a répondu d'un air bougon que son fils n'était pas le genre d'homme à fuir. S'il retournait en Australie, c'était pour y revoir ses amis, pas pour déserter son pays, ses études et sa famille. S'il avait voulu y retourner pour y rester, il l'aurait dit franchement et n'aurait pas attendu l'été. Je savais que Bram avait raison, mais je ne pouvais pas m'empêcher d'être inquiète.

Mortellement inquiète.

Bram s'affaiblissait de jour en jour. Il n'était pas mort au bout de six mois, comme me l'avait annoncé ce petit crétin de neurologue – par la suite, j'avais emmené mon mari consulter quelqu'un d'autre –, mais sa maladie, comme on le voit parfois, progressait très lentement, mais inexorablement. En début d'année, la fatigue et le manque de force de ses jambes – il s'était mis à marcher avec une canne – l'avaient décidé à prendre sa retraite de l'hôpital. Ensuite, il avait décidé de cesser de faire des visites à domicile et de recevoir seulement à son cabinet. Depuis quelques semaines, il ne travaillait plus que trois ou quatre heures par jour. Je le suppliais tous les jours d'en parler à son fils, mais il s'y refusait catégoriquement.

— Cette maladie est mon affaire, pas celle de Bruno. Et ne t'avise pas de faire la moindre allusion à ce sujet.

— Mais il va bien finir par s'en rendre compte !

— Eh bien, ce jour-là, nous aviserons. En attendant, il doit poursuivre ses études sans que rien ne vienne le perturber.

Je ne lui avais pas dit que Bruno n'allait plus en cours depuis plusieurs mois et fréquentait... assidûment une femme plus âgée que lui... qui avait tout l'air d'être l'une de ses enseignantes. Une de mes amies, dont la fille était elle aussi en médecine, avait préféré me le dire... pour que je ne l'apprenne pas de la bouche de quelqu'un d'autre. Bram n'aurait pas toléré que je me mêle de ce qui ne me regardait pas, et je n'avais même pas pu aborder le sujet avec lui lorsque nous avions reçu les notes de Bruno, car il avait passé ses partiels haut la main.

Mais la perspective que Bruno parte deux mois au bout du monde m'angoissait de plus en plus.

— Ne sois pas bête, Fanny ! me disait Bram. Il est déjà parti *deux ans* !

— Oui, mais tu n'étais pas malade. Dans quel état te retrouvera-t-il à son retour ? Et s'il t'arrivait quelque chose pendant qu'il est en Australie ?

— Ça ne serait pas si mal. Je ne sais pas si je tiens à ce qu'il me voie mourir.

Évidemment, je n'étais pas du tout de son avis. Comme il me l'avait demandé, je n'ai rien dit sur le moment. Mais je ne pouvais pas me taire éternellement, car je savais que, plus tard, Bruno me le reprocherait.

Quand je leur demandais précisément ce qu'il adviendrait de mon mari à mesure que sa maladie évoluerait, les neurologues restaient toujours évasifs. Un jour, lassée de poser des questions sans obtenir la moindre réponse, je me suis rendue à la librairie médicale où Bram a toujours acheté ses livres et ses revues. Apprenant que j'étais sa femme, le libraire s'est mis en quatre pour m'aider à trouver ce que je cherchais. Je lui ai dit que je m'intéressais à une maladie rare, qui frappait une de mes amies. Il m'a trouvé des documents très précis.

Bruno avait décidé de quitter le foyer des étudiants à la fin du printemps et, à la rentrée, de partager un appartement avec deux de ses camarades. En juin, après ses seconds partiels, il a rapporté toutes ses affaires à la maison et préparé ses bagages pour Canberra. Avant qu'il ne parte, au fond de son sac à dos, j'ai glissé une des revues que m'avait données le libraire. Elle décrivait en détail les symptômes et l'évolution de la maladie de Charcot.

Pathologie

(1976-1977)

DCEM 2 (Deuxième cycle d'études médicales, 2e année)

Hématologie. Cancérologie. Immunologie. Néphrologie. Urologie. Appareil digestif. Hépatologie. Nutrition. Appareil moteur. Psychiatrie. Certificat optionnel : radiologie.

Dans l'amphithéâtre

Monsieur Nestor

Faculté de médecine, 15 mars 2003

Nous sommes restés silencieux un long moment. Christophe soupirait. André soupirait en retour. Ils se regardaient en ricanant. Je souriais en les regardant faire. Tout cela semble bien loin, et pourtant si proche. Je sens dans leurs soupirs le mélange de tristesse, d'angoisse et de regrets que l'on éprouve à l'âge qu'ils ont. Je me souviens de cette sensation. Elle est loin à présent, elle n'est plus aussi douloureuse, mais je la reconnais.

C'est la sensation que l'on éprouve en se regardant dans la glace quand on se lève le matin tout fripé, tout échevelé, la bouche pâteuse sans avoir rien fait de particulier la veille... ou lorsque, sortant de la douche, dans le miroir, on voit distinctement les marques sur le visage, les taches sur les bras et sur la poitrine, les poils blancs autour du sexe... et on prend conscience que le type qui est là, c'est nous.

C'est la sensation que l'on éprouve en entrant dans la seconde moitié de sa vie, et en réalisant qu'on n'est plus au seuil, mais dedans, et qu'il n'y a pas de retour possible.

C'est la sensation épouvantable que l'on éprouve en prenant conscience que tant de choses sont à conjuguer au passé, et qu'on ne sait plus exactement quand on s'est mis à changer de temps.

C'est la sensation déprimante que même si les gens que l'on a aimés ne sont pas morts, ce que nous avons partagé avec eux, hier ou avant-hier, est devenu imaginaire, car le souvenir lui-même s'estompe, se transforme, se dilue.

Je regarde mes deux amis – et je souris en pensant qu'à une époque lointaine je disais : « Mes deux *jeunes* amis » – et, à la manière dont leurs regards vagabondent, à la manière dont leurs traits, imperceptiblement, à leur insu, se modèlent un bref instant pour ressembler à ce qu'ils voyaient dans le miroir, il y a presque trente ans, je devine à quoi ils pensent.

Externes et internes

Après la création en 1801 du Conseil général des hospices, un rapport fut adopté par décret du Consulat : ses 121 articles indiquaient le caractère indispensable d'un concours, la séparation des étudiants en externes et internes, le temps de l'internat limité à quatre ans. La notion de concours répondait à l'origine au souci républicain d'écarter tout favoritisme. [...]

L'externat et l'internat – concours hospitaliers – étaient indépendants des examens de faculté, qu'il était cependant nécessaire de passer pour avancer dans le cursus universitaire. Le contraste était grand entre les examens de la faculté d'une part, que les étudiants considéraient comme une formalité et qu'ils préparaient donc très mal, et ces deux concours d'autre part, qu'ils préparaient en conférences avec un moniteur. Le retard de la faculté sur l'enseignement hospitalier était notoire...

Réussir aux concours d'externat et d'internat assurait une formation pratique de haute qualité, dans les hôpitaux d'accueil, sous le contrôle d'un chef de service. Au terme des quatre années d'internat, on obtenait alors le titre très envié d'« ancien interne des hôpitaux ». Les étudiants ayant échoué aux concours d'externat ou d'internat étaient accueillis par les hôpitaux comme stagiaires, où ils n'avaient qu'un rôle passif... Certains d'entre eux n'exerçaient même pas la médecine par la suite ! [...]

En 1958, la réforme Debré crée les centres hospitalo-universitaires

(CHU) ainsi que le plein temps hospitalier et universitaire, intégrant dans un même corps les enseignants de médecine et les enseignants des hôpitaux publics. Cette réforme donne une impulsion considérable à la médecine hospitalière. Alors qu'auparavant l'hôpital est un lieu de soins pour les pauvres, cette réforme considère qu'il n'y a plus de pauvres, mais des cotisants. En 1975, on sépare le médical du social (suppression des dispensaires), négligeant ainsi un pan entier de la population. Les CHU deviennent officiellement des centres d'enseignement et de recherche, et non plus d'expérimentation sur les patients démunis.

En mai 1968, le déroulement élitiste des études de médecine est l'un des plus contestés. Les inscriptions en médecine se multiplient, et bientôt on décide de n'accepter que les étudiants ayant obtenu la moyenne au CPEM (certificat préparatoire aux études médicales). En 1972, le gouvernement instaure le fameux numerus clausus – limitation du nombre d'étudiants reçus – à la fin de la première année du premier cycle des études médicales, ou « PCEM 1 », et transforme, de fait, la première année en année de concours.

Mais grâce à la contestation de 1968, le concours d'externat a été supprimé, afin de permettre à tous les étudiants hospitaliers de bénéficier de la formation pratique hospitalière.

(D'après un article signé « Véro », mis en ligne en 2002 sur le site d'étudiants en médecine <ww.remede.org>.)

Le choix

Christophe Gray

Faculté de médecine, 15 mars 2003

L'amphi continue à se remplir. Comme ils sont jeunes ! Je n'étais pas jeune comme ça quand j'étais en première année. J'étais un vieux, déjà. Enfin, c'est le sentiment que j'avais. En tout cas, j'étais plus âgé qu'eux, mais avec mon visage rond, je n'en avais pas l'air, c'est vrai. Du moins, c'est ce qu'on me disait. J'ai souvent entendu dire que je ne faisais pas mon grand âge... Tu parles. J'avais vingt-sept ans, alors que la plupart, souvent, n'en avaient pas même vingt...

Je les vois arriver, les uns après les autres, et j'essaie de me souvenir de « mes amphis ». Je revois les bancs et les tables au formica abîmé par des centaines de graffitis, les tableaux miteux... la tête des profs – Martell et son comportement de vieux beau avant l'âge... Sonia, quand on voyait à son visage rayonnant, quand on savait à son rire, que Buck était en ville et qu'ils passaient sûrement le plus clair de leur temps libre à s'envoyer en l'air... Charlotte, quand elle nous faisait cours, les cinq minutes d'hésitation qu'elle mettait à se rassurer, à ranger ses feuilles sur le bureau en attendant qu'on se calme... Et Lance, et Zim aussi, ils faisaient afficher et distribuer deux feuilles de programme différentes : l'une annonçant une « *Introduction* aux maladies du rein et des voies urinaires : Pr Lance », l'autre une « *Présentation* des maladies du rein et des voies urinaires : Pr Zimmermann », pour jeter le trouble... Et, bien entendu, ils venaient tous les deux, et commençaient leur numéro de frères ennemis en entrant chacun d'un côté de l'amphi, montaient chacun d'un côté de l'estrade en faisant mine de s'ignorer, sortaient leurs papiers ensemble, faisaient les mêmes gestes comiques de regarder l'amphi et de taper doucement dans leurs mains pour demander le silence, les mêmes mimiques, les mêmes sourires, et, en entendant les étudiants s'esclaffer, ils se retournaient l'un vers l'autre et esquissaient une pantomime genre scène du miroir entre Harpo et Groucho dans je ne sais plus quel film, avant de se lancer, sur un ton de Cyrano :

— Vous ici ?

— Je dirais même plus : Vous ici !

— L'arbre urinaire est grand, cher ami...

— Vous prenez le haut ? Je prends le bas...

L'un des deux commençait, mais l'autre restait là, et finissait ses phrases... pendant la première demi-heure, et puis ils inversaient les rôles...

Avec ce premier cours, évidemment, ils se mettaient tout le monde dans la poche...

... Et Vargas au Château... Ah, il faudra que je demande à Basile s'il était là le jour de notre examen de microbio. Deux cents étudiants en médecine passant leur examen dans un château pendant tout un week-end... Quand je le raconte, personne ne veut le croire... Dans mon souvenir, je revois André clairement.... et Bruno – enfin, quand je dis que je le vois, je vois surtout la chambre où il avait passé la nuit, mais pas tout seul... Charlotte avait trouvé le moyen de faire partie de l'« encadrement »... Mais tout ça se mélange, je crois me souvenir de tel et tel visage, et je mets peut-être là des gens qui n'y étaient pas... Sept années d'études, ça dure une éternité, on ne peut pas se souvenir de tout...

C'est un peu normal que je télescope tout ça dans ma tête...

Seulement, quand j'y repense, et quand je vois ces gamins s'asseoir autour de nous, j'ai le sentiment qu'ils sont très jeunes et que nous, nous étions déjà très très vieux et très désabusés… C'est stupide, bien sûr : nous ne l'avons pas toujours été, ça s'est fait petit à petit… Mais ça s'est certainement accéléré au début de la quatrième année, quand on a choisi les stages… et pas seulement les stages, finalement, mais bel et bien la sauce à laquelle on serait mangés… Ce jour-là, 20 septembre 1976, 9 h 15, l'amphi est plein, ça n'arrive plus jamais depuis le concours : en deuxième et en troisième année, on se détend, la pression n'est plus si forte, on s'est bien rendu compte que les profs n'ont pas la parole divine, que tout ce qu'ils nous disent, ils l'ont lu quelque part, et parfois recopié à la virgule près…

Mais ce jour-là, le jour du choix, c'est une autre affaire… Une affaire grave : on tire au sort les services hospitaliers où on va passer les douze prochains mois. Où on va en principe approcher de près les malades, les médecins qui les soignent… Où on va *enfin* passer aux choses sérieuses… Parce que bon, la physio, la pharmaco, tout ça c'est bien beau, mais après deux ans à marner sur le concours et deux autres années de quasi-détente, quand on est, comme moi, pas entièrement occupé par les filles et la musique comme Basile, par les filles comme André, par une f…, enfin, par une histoire d'amour, comme Bruno, et quand on ne bosse pas la nuit comme Emma, la cousine de Charlotte, on est impatient de passer à l'action…

Le jour du choix, tout le monde est dans ses petits souliers. Avant 1968, on devenait externe par concours, et les places étaient limitées. Le joli mois de mai avait transformé l'externat en stage pour tous, mais pendant les premières années, comme en souvenir de l'époque révolue, les étudiants continuaient à choisir leurs stages en fonction de leurs notes aux examens. Aux bons élèves la chirurgie, les services de médecine de pointe, la gynécologie obstétrique. Aux étudiants ayant de médiocres résultats les laboratoires et les services de grabataires. Certains, comme LeRiche, trouvaient cela parfaitement normal. Mais le doyen Fisinger veut faire de la faculté de Tourmens une faculté pilote, en avance sur son temps et sur les réformes. Et plusieurs voix – celle de Roland Vargas, naturellement, puis, dès qu'elle a été élue à la commission pédagogique, celle de Sonia Fisinger – se sont élevées pour dénoncer cette méthode élitiste d'attribution des stages. À l'automne 1976, après un été de canicule comme on n'en a pas vu depuis longtemps et comme on n'en reverra pas de sitôt, les étudiants de quatrième année tirent au sort, pour la première fois, trois stages de quatre mois pour l'année à venir. Sur le bureau d'un des deux principaux amphithéâtres, les secrétaires de la scolarité ont installé trois boîtes contenant chacune deux cents papiers pliés. Pendant que l'amphi se remplit, l'un des représentants des étudiants prend le micro pour parler :

— Pendant que vous vous installez, je vais vous expliquer comment ça va se passer. Vous n'allez pas être appelés par ordre alphabétique, mais votre ordre de passage sera tiré au sort, lui aussi...

Des murmures : certains, qui croyaient pouvoir rentrer chez eux rapidement, protestent. D'autres sourient.

— ...derrière moi, sur le tableau, j'ai inscrit les trois catégories de stages que tout le monde fera. Liste A : stages de chirurgie et de spécialités chirurgicales ; liste B : stages de médecine et de spécialités médicales ; liste C : stages de labo et de psychiatrie. À l'issue du tirage au sort, vous êtes autorisés à procéder à des échanges sous la seule condition de n'échanger que des stages de la même liste. Vous avez aussi, évidemment, le droit de procéder aux échanges pour faire les stages dans l'ordre qui vous convient...

Je n'aime pas ce type. Je n'aime pas le ton sur lequel il nous parle, comme si nous étions des gamins. Il est un peu plus âgé que nous. Enfin, que les autres, puisque je suis un « vieux »... Sa manière de parler me fait penser à Thévenard... Tiens, qu'est-ce qu'il est devenu, Thévenard ? Après que Vargas est allé déposer au commissariat, il a disparu de la circulation. D'après ce que j'ai entendu dire, le doyen lui a demandé poliment de quitter la faculté, mais il n'a jamais été poursuivi. Il n'a pas non plus dénoncé ses complices et comme... comment s'appelait leur victime ? Chantal, je crois... comme Chantal était trop choquée pour les identifier... ces salopards sont encore en circulation dans les services. Ça me fait chier de penser que certains d'entre nous vont bientôt se retrouver à prendre les ordres de l'une ou l'autre de ces pourritures...

— Il est 9 h 30. Nous allons procéder au tirage au sort de vos noms. Si un étudiant tiré au sort n'est pas présent, il passera à la fin.

Le brouhaha augmente brièvement. Tout le monde ou presque se dit sans doute que les retardataires ont une demi-heure de retard. On leur a donné leur chance. S'ils ne sont pas présents, tant pis pour eux.

Très vite, le silence se fait. Les enseignants se sont efforcés d'homogénéiser les stages afin que nous touchions un peu à tout, mais les services dans lesquels nous allons être envoyés ne sont pas tous « formateurs ». Leur réputation dépend de la nature des activités du service, des contraintes horaires, du genre de patient qu'on y accueille, de la charge de travail des infirmières, de ce qu'on laisse faire aux étudiants... et surtout, surtout, de la personnalité du patron.

*

En 1958, à partir de la réforme Debré, le CHU se voit attribuer trois fonctions :

— la recherche ;

— l'enseignement : les deux premières années sont des années de sciences fondamentales, qui traduisent la revanche des scientifiques sur les cliniciens, et ce, au détriment de la formation des futurs généralistes ;

— le soin : les médecins des hôpitaux deviennent des fonctionnaires. Les praticiens hospitaliers (PH) et les agrégés (professeurs)

reçoivent une rémunération double d'enseignant et de soignant, et conservent un secteur privé. Ils ont une triple fonction (de chercheur, de soignant, d'enseignant) et une autorité absolue sur le service, et le contrôle non moins absolu du contenu de l'enseignement dispensé aux étudiants. En 1984, le chef de service est nommé à vie. [Quinze ans plus tard], *la réforme Juppé proposera de remplacer la notion de service par celle de département incluant plusieurs services et dont le chef serait élu (et où tout le personnel aurait droit de vote) pour cinq ans. Cette proposition déclenchera un tollé dans le monde médical et sera abandonnée.*

(Extrait d'un résumé, rédigé par Maïlys Michot, du cours donné le 4 décembre 2000 par le Pr M.-J. Imbault-Huart, professeur d'histoire de la médecine à Paris V, sur « La transmission du savoir en médecine ».)

Mme Moreno, 5

CHU de Tourmens, automne 1976

Le médecin m'a dit : « Je vais vous hospitaliser quelques jours, pour faire quelques examens. » Je n'étais pas très heureuse, bien sûr, mais j'ai répondu : « Je pense que vous avez raison, Docteur. J'ai maigri, j'ai du mal à manger, il y a de plus en plus de choses qui ne passent pas, ce n'est pas normal. »

Depuis plusieurs semaines, tout le monde me disait d'arrêter, de me reposer, même les garçons – je veux dire, Bruno, Basile, André, Christophe. Ils étaient tous très gentils avec moi, ils me demandaient sans arrêt comment ça allait... Ça, c'était avant qu'ils ne s'en aillent. Bruno a déménagé juste après les examens, pour partir en voyage en Australie. Je l'ai vu le jour de son départ, il était à la fois très excité de retrouver les amis qu'il avait là-bas, et très inquiet pour moi. Il m'a dit une nouvelle fois qu'il me trouvait fatiguée, et qu'il trouvait que j'avais beaucoup maigri depuis la dernière fois qu'il m'avait vue. Il m'a demandé à plusieurs reprises si je me faisais soigner, si je voulais qu'il m'indique un médecin à aller voir au CHU – il a même proposé de demander à son papa le nom d'un médecin qui s'occuperait bien de moi, mais je lui ai répondu que j'avais un bon médecin et que ça irait. Une semaine plus tard, c'est André qui est parti, il s'est disputé avec Bonnat, qui buvait de plus en plus – et même si je ne suis pas d'accord, je le comprends. Je le plains. Ce n'est déjà pas drôle de se retrouver seule quand on est une femme, ça, je suis bien placée pour le savoir, mais pour un homme, se retrouver seul parce que sa femme est partie, ça l'est encore moins. Ce qui m'étonne, c'est qu'il n'a toujours pas compris avec qui elle était partie. Bon, ce n'est pas moi qui vais le lui dire, d'abord je ne suis pas censée le savoir, et puis d'ailleurs, personne ne me l'a vraiment dit, je l'ai compris toute seule, et de toute manière ce ne sont pas mes affaires. Je le plains, mais, dans un sens, il n'a que ce qu'il mérite : il buvait bien avant que Charlotte ne s'en aille, et je sais qu'il lui arrivait de la frapper. Ce qui m'étonne plus, c'est qu'elle soit restée aussi longtemps. Elle a eu de la chance de rencontrer Bruno... D'un autre côté, c'est un peu insensé, cette histoire... Il est si jeune. Alors que Charlotte... c'est une femme... Elle pourrait être déjà maman si... Si les choses avaient tourné autrement...

C'est toujours comme ça, la vie. On ne sait pas comment les choses vont tourner. On ne sait jamais.

Voyez, je ne savais pas que je me retrouverais un jour dans cet état... À la fin du mois d'août, j'ai fini par me décider à aller chez le médecin. Il m'a reçue en disant : « Ça faisait longtemps que vous n'étiez pas venue, madame Moreno... » Il m'a dit ça gentiment, pas sur un ton de reproche, ni rien, mais plutôt sur un ton soucieux. Et puis il m'a fait déshabiller, monter sur la bascule, et lorsqu'il a vu jusqu'où j'étais tombée, il a secoué la tête, et il a eu l'air encore plus soucieux. Ensuite, il m'a fait allonger, il m'a pris la tension, il a écouté mon cœur. « Je vais examiner votre foie. » J'avais gardé ma combinaison, il l'a soulevée doucement pour poser sa main sur mon ventre, et j'ai vu, quand il a senti les bosses, juste là sous les côtes, qu'il s'arrêtait de respirer, comme s'il voulait mieux sentir quelque chose... Je sais, c'est bête, on ne sent pas mieux quand on ne fait pas de bruit, mais c'est le sentiment que j'ai eu. Ce qui m'a inquiétée... enfin, inquiétée n'est pas le mot, mais surprise, c'est qu'à partir du moment où il a mis la main sur mon ventre il ne m'a plus regardée. Chaque fois que je parlais, il évitait mes yeux, il se plongeait sur sa fiche ou son gros livre rouge, ou sur l'ordonnance qu'il a écrite au spécialiste.

Il a dit : « Je vais vous hospitaliser quelques jours, pour faire des examens. » Je n'étais pas très heureuse, bien sûr, mais je savais qu'il avait raison. J'avais beaucoup, vraiment beaucoup maigri, je ne mangeais plus du tout – plus rien ne passait – et ça faisait déjà plusieurs semaines que j'avais senti les bosses sous la peau de mon ventre, des bosses dures sur une boule plus grosse encore, juste sous les côtes. Ça ne me faisait pas mal, mais ça me faisait peur quand même, alors je n'y touchais pas, j'espérais sans y croire que ça s'en irait... Enfin, je me doutais bien que j'étais malade, que j'avais probablement quelque chose de sérieux. Ça ne m'étonnait pas. Je peux pas dire que je m'y attendais – pas maintenant, en tout cas –, mais ça ne m'étonnait pas. La vie c'est toujours comme ça.

C'est l'ambulancier de mon quartier qui est venu me chercher avec sa femme. Comme c'est le docteur qui l'a appelé pour lui demander de venir me chercher tôt le matin, il a dû croire que j'allais vraiment très mal : quand j'ai ouvert la porte, ils avaient déplié le brancard. Et j'ai ri en disant que je tenais encore debout, que je pouvais voyager assise à côté du chauffeur, qu'il n'était pas nécessaire de m'emmener couchée. Mais ils ont insisté pour me faire monter sur le brancard, ils m'ont mis une couverture sur les jambes alors qu'il faisait bien chaud, ça durait depuis des semaines et beaucoup d'agriculteurs avaient été obligés de moissonner avec trois semaines d'avance, et beaucoup d'autres perdaient leur récolte faute d'avoir assez d'eau pour arroser...

Il avait dit : « Je vais vous hospitaliser quelques jours, pour faire des examens », mais ça n'a pas duré seulement quelques jours, et on ne m'a pas seulement fait des examens.

J'ai eu de la chance, je ne suis pas restée longtemps à l'accueil. Le service dans lequel mon docteur m'avait envoyée m'attendait. On m'avait gardé un lit. Dans une petite chambre, où il y avait déjà une dame un peu plus jeune que moi à qui on avait enlevé la vésicule, et qui n'arrêtait pas de se plaindre de son mari. Elle était tout le temps en train d'appeler l'infirmière pour lui demander si son mari avait appelé, si son mari lui avait apporté sa chemise de nuit de rechange, si son mari avait dit quand il passerait la voir, si son mari-ci, si son mari-là. Elle me cassait les oreilles. Et quand son mari arrivait, elle ne disait rien. Lui non plus, d'ailleurs. Il entrait, un mégot éteint à la bouche, il enlevait sa casquette, il la posait sur la tablette roulante, il faisait un mouvement du menton, l'air de demander : « Ça va, aujourd'hui ? », elle répondait oui de la tête, il sortait un journal, il s'asseyait sur le fauteuil qui était à côté du lit et il se plongeait dans la lecture de la page sportive. Deux heures après – j'aurais pu régler ma montre tellement il était précis – il poussait un grand soupir, il repliait son journal, il se levait, il remettait sa casquette, il faisait un mouvement du menton l'air de dire : « T'as besoin de quelque chose ? », et elle, elle lui tendait un papier plié en quatre, qu'il mettait dans sa poche sans le regarder, et puis il levait un doigt vers sa casquette pour me dire au revoir et il s'en allait. Ça n'a pas duré longtemps, Dieu merci, trois jours seulement, mais j'ai eu le sentiment que ça durait une éternité. Au bout de trois jours, comme ça faisait déjà une semaine qu'elle était là et qu'elle allait bien, il n'y avait plus de raison de la garder. Elle n'avait pas l'air très heureuse de partir, mais il fallait bien. Un matin, il est venu la chercher, il est entré un mégot éteint à la bouche, il a pris la valise qu'elle avait préparée et posée par terre au bout du lit, il m'a fait un signe en approchant un doigt de sa casquette et puis il est sorti. Et elle l'a suivi, les larmes aux yeux.

Ça ne m'était jamais venu à l'esprit avant, parce que l'hôpital, c'est quand même un lieu où on vient parce qu'on est malade, et parfois parce qu'on est si malade qu'on va en mourir, mais ce jour-là j'ai compris qu'il y a aussi des gens qui sont mieux à l'hôpital que chez eux.

Les noces

Bruno Sachs

Play, 15 mars 2003

Je devrais déjà y être depuis longtemps. Ils doivent m'attendre. J'ai envie d'appeler Christophe pour dire que je ne peux pas venir... que je n'ai pas pu partir à l'heure... que je n'ai pas très envie d'aller à cette conférence, finalement... Je ne sais pas pourquoi je traîne comme ça.

Ou plutôt si, je sais.

Je n'aurais pas dû ouvrir cette boîte.

Je cherchais les vieux numéros du *Manuel* pour les feuilleter avant de partir, pour me replonger dans l'atmosphère de ces années-là, mais j'aurais dû me douter que j'allais tomber sur bien d'autres choses qu'un journal d'étudiants contestataires mal fagoté, mal écrit, mal tapé, mal imprimé dans les années soixante-dix...

J'aurais dû me douter que je tomberais sur les lettres...

J'aurais dû me douter que j'aurais envie de les relire...

Canberra, 4 juillet 1976

Charlotte aimée,

Je ne sais plus, maintenant, pourquoi j'ai tenu à partir loin de toi et à passer ces deux mois en Australie. J'avais envie de revoir mes

[...] *Charlotte,*

Tu n'es pas une fleur. Tu es une femme de vie, une femme à aimer. Ce que tu es ne peut pas « se faner ». Mes mots se posent sur cette page et prennent l'avion pour aller jusqu'à toi, et se glissent dans la boîte à lettres, et quand tu les sors de l'enveloppe, ils cherchent ton odeur, le goût de ta peau – j'ai posé les mots sur ma langue pour qu'ils reconnaissent ta saveur avant de les souffler sur le papier Ils se glissent dans la chambre, sous la porte, et vont droit vers toi, vers ton oreille. Ils soulèvent tes cheveux et vont se murmurer en toi tout au fond, comme l'écho lointain de mon amour. Je te vois : tu es tout contre moi et je t'emplis. Je te vois : tu t'empales sur moi pendant que je te dis que je t'aime ma funambule. Je te vois : tu es belle nue et endormie. Je te sens vibrer pendant que je te souffle des mots d'amour à l'oreille. Je te sens : tu vibres quand je bats en toi. Je t'entends gémir et murmurer : je ne bouge pas. Je te vois, je te sens, pendant que je suis couché sur toi et que je te tiens tendrement. Je te sens, pendant que je dévore/savoure ton oreille et ton cou. Je t'entends murmurer gémir pendant que je palpite en toi.

Ton amant qui se tient sous le fil et te regarde avancer avec amour.

Bruno,

[...] *Ce que tu as trouvé là-bas, en Australie, c'est un lieu où exister, où t'épanouir. Tu deviendras médecin, et puis tu partiras, là-bas, pour vivre ta vie de soignant. Tu as raison, on a besoin de médecins partout. Et tu seras un bon médecin, un bon soignant. Et je ne veux pas être celle qui te détourne de ton désir, de ton destin.* [...]

Charlotte, mon aimée,

L'amour, c'est vivre. Ce n'est pas se sacrifier. Ou sacrifier ce qu'on croit. Mon rêve, c'est d'être heureux et de soigner. Je t'aime. Crois-tu vraiment que je pourrais être heureux ailleurs ? Tu disais : il faut être loyal et fidèle envers soi-même. Je voulais partir parce que j'avais le sentiment de ne rien pouvoir faire en France. Je suis rentré par loyauté envers mon père. Je me suis dit : c'est un bon soignant. Je dois moi aussi devenir un bon soignant, et j'ai pensé – à tort, peut-être, mais je ne crois pas – que j'apprendrais à l'être dans son orbite, dans sa proximité. Et bien m'en a pris, puisque je t'ai rencontrée. Tu arrives dans ma vie et je vois que tu te bats, toi aussi, avec Sonia et Vargas et Buckley. Que tu es créative, et inventive et volontaire, et tu me fais découvrir qu'il y a du travail à faire, du soin à donner aussi là où je n'avais plus envie de vivre. Et ce que je découvre aujourd'hui à Canberra, c'est que je n'ai plus envie de m'installer en Australie. Que mon projet (devenir médecin volant au-dessus du désert, aller soigner les aborigènes, dans les régions les plus reculées) était un rêve, comme on rêve pour fuir sa propre réalité. Ma réalité, mes origines, le pays où mes parents ont immigré quand j'étais petit, la région où j'ai grandi, les gens que mon père a soignés, je ne peux pas les fuir, je ne dois pas les fuir. Et c'est l'amour que tu me portes qui me l'a fait comprendre. Tu ne me retiens pas de partir : tu me donnes le désir de rester, de travailler aujourd'hui et demain, près de toi. En sachant que tu es là.

Tu vois, c'est simple : je t'aime plus que mes rêves. [...]

*

J'inspire profondément. J'ai beaucoup de mal à ne pas pleurer.

Je sors toutes les lettres de la grande enveloppe, je les étale sur la table, mais je ne retrouve plus celle qui m'annonce qu'André et Basile ont trouvé, à deux pas du Royal, un appartement ancien et fatigué mais, « assez grand pour trois... et même quatre ! », qu'ils me proposent de louer avec eux. Quand je l'ai dit à Ray, il m'a sommé de leur téléphoner depuis son bureau de l'université, pour qu'ils puissent le louer immédiatement. C'est André qui m'a répondu : « Eh, on t'a pas attendu, banane, on savait que tu serais d'accord ! »

Lorsque je m'étais envolé pour l'Australie, Charlotte était allée loger chez sa cousine Emma, qui n'était pas souvent chez elle – elle avait déjà rencontré John, à l'époque... Je ne retrouve pas la lettre où je lui propose de venir « baptiser » l'appartement avec moi le jour de mon retour... et d'y rester. Je ne retrouve pas celle où Charlotte me répond, mais je me souviens de mon anxiété en attendant sa réponse, et du bonheur absolu que j'ai ressenti en lisant qu'elle n'attendait que ça...

Et je retrouve la lettre que je lui ai écrite juste avant de rentrer en France, celle-là, je la reconnais tout de suite, parce que je l'ai écrite à l'aéroport, et bien sûr je ne l'ai pas postée, je l'ai emportée avec moi, et je l'ai relue mille et une fois dans l'avion en me disant que j'aurais dû la poster – si jamais l'avion s'écrasait, jamais elle ne saurait à quel point je l'aimais ! Et je me souviens que pendant les vingt ou vingt-deux heures de voyage, pour lutter contre l'angoisse de disparaître sans qu'elle sache tout ce que j'avais à lui dire, je me suis mis à imaginer un roman ; un roman d'amour et de voyage dans le temps... L'histoire d'une femme qui se souvient de son amant, disparu dans un accident d'avion, et qui se reproche de l'avoir laissé partir... et qui retourne dans le passé pour le sauver...

[...] *C'est fou ce que l'amour peut inspirer, ce qu'il peut remuer et faire vibrer, faire vivre.*

Je me demande encore par quel miracle notre rencontre fortuite s'est muée en... passion. Je me sens passionné, éperdu, brûlant d'amour. Je croyais que ce genre de sentiment n'existait pas. Je croyais que les romans travestissaient la réalité. Qu'il n'y avait pas d'amour, seulement des récits d'amour... Je croyais qu'il fallait faire une croix sur toute possibilité de vivre un embrasement, une histoire comme celles que j'avais lues. Je n'ai pas cherché à vivre cette histoire avec toi, mais je n'ai pas envie de ne pas la vivre. Je ne croyais pas possible qu'une femme puisse être aussi amoureuse de moi... Tu dis que je t'ai touchée au cœur par ma force et mon désir et mes mots... Mais toi, tu m'as touché au cœur par ton sourire, par ta confiance, par ces bouleversants mouvements vers moi. Et je suis stupéfait que tu veuilles partager avec moi la chaleur de ta vie, de tes désirs, de tes espoirs, de ton corps vibrant.

Tu écris : « C'est bon de te recevoir. » C'est parce que j'ai senti que tu étais prête à me recevoir, que tu m'ouvrais tes bras, ton cœur ton corps, que je t'ai parlé. J'ai pris le risque, en me disant : « Si elle me trouve ridicule, je vais en souffrir, je vais avoir l'air d'une andouille qui prend ses désirs pour des réalités. Mais je m'en fous... » Et puis, aussi, je n'avais pas envie de croire que tu me rejetterais, que tu me tournerais en ridicule. J'avais envie de croire que tu me recevrais... J'avais envie de vivre, et j'ai sauté dans le vide, et tu étais là pour m'accueillir.

Attendre le jour où nous entrerons ensemble dans cet appartement, c'est attendre l'un des moments les plus intenses de ma vie. C'est un cadeau merveilleux. Nos vies sont faites de moments intenses, mais, le plus souvent, ces moments surviennent sans prévenir, et nous avons peine à croire qu'ils ont eu lieu. Il est rare de pouvoir anticiper des moments pareils.

J'ai... un sentiment étrange. Le sentiment que la première nuit que nous passerons ensemble dans cet appartement sera... (pardonne-moi cette image archaïque et si peu féministe, mais elle est si forte que je ne peux pas m'empêcher de l'écrire)...

... j'ai le sentiment que ce sera notre nuit de noces.

*

À ces mots, les souvenirs remontent comme un raz de marée : je me souviens d'elle à l'aéroport, en bas de l'escalier roulant, grande et belle comme jamais, je me souviens des reflets roux dans les cheveux noirs qu'elle venait de couper, je me souviens du chemisier et de la jupe courte, je me souviens avoir pensé : *ma danseuse, ma funambule, mon amante, mon amour,* et senti mon cœur battre à tout rompre.

Je me souviens de son sourire quand elle m'a vu.

Je me souviens avoir longuement mais très, très tendrement

posé mes lèvres sur les siennes, puis de lui avoir dit : « Je t'aime », avant qu'elle ait prononcé le moindre mot.

Je me souviens que nous sommes montés en voiture et que, pendant les deux heures de trajet jusqu'à Tourmens, nous n'avons pas échangé plus de deux phrases, mais ma main était posée sur son épaule ou sur sa cuisse pendant qu'elle conduisait, et quand elle s'arrêtait à un feu rouge, elle se penchait vers moi et sa bouche appelait la mienne.

Je me souviens qu'arrivés en ville elle m'a conduit à cet appartement que je n'avais encore jamais vu, qu'elle a sorti les clés, qu'elle m'y a fait entrer, qu'André et Basile avaient déjà emménagé et que dans ma chambre – notre chambre – ils avaient installé un sommier et un matelas qui occupaient presque tout l'espace. Et notre lit était tendu de deux draps blancs.

Je me souviens qu'il était 3 heures de l'après-midi et que nous avons fait l'amour jusque tard dans la nuit.

Et je me souviens de ma douleur, le lendemain matin, quand elle m'a dit qu'elle s'en allait.

Le patient français

Jennifer Cleese

Canberra, Australie, 18 novembre 1976

Je suis en retard, mais pas beaucoup. Ils se sont mis à discuter un peu en m'attendant. C'est la troisième rencontre, et nous sommes déjà moins nombreux que les deux premières fois. Le *leader* nous avait prévenus :

— Il est préférable de ne pas s'engager dans un groupe Balint si on ne s'y sent pas tout à fait à l'aise. En général, une ou deux séances permettent de savoir si on l'est. Si vous éprouvez le moindre inconfort, la moindre gêne à parler devant le groupe, il vaut mieux ne pas vous imposer de participer. Cela peut ne pas être le bon moment. On peut ne pas se sentir prêt à participer au groupe lors d'une première tentative, et se sentir à l'aise un an ou cinq ans plus tard...

Il avait dit ça en présentant l'objectif de travail du groupe, et m'avait regardée à plusieurs reprises ; j'ai senti qu'il s'interrogeait sur ma présence. Après que tout le monde avait quitté la salle, je lui ai posé la question :

— Pensez-vous que je sois trop jeune pour faire partie d'un groupe ?

— Non, pas du tout. Mais il est inhabituel qu'une interne

entre dans un groupe avant même d'avoir fini sa formation hospitalière... Comment avez-vous entendu parler du Balint ?

— Un de nos enseignants de psychiatrie nous en a parlé, en deuxième année, au cours des séances où il nous présentait différentes méthodes de psychothérapie. Il nous a expliqué que la participation à un groupe nous aiderait beaucoup à faire face aux difficultés personnelles que nous pourrions rencontrer dans l'exercice du soin... Quand j'ai lu l'annonce de la création d'un groupe, je m'en suis souvenue. Le fait que je sois une femme pose-t-il un problème ?

— Certainement pas. Qu'est-ce qui pourrait vous faire penser une chose pareille ?

— Je suis la seule femme. Et la plus jeune des participants.

— Personnellement, ça ne me pose aucun problème, et je ne crois pas que cela en pose à quiconque dans ce groupe. Dans le cas contraire, quelqu'un l'aurait dit.

Cela m'avait rassurée, au moins pour un temps. La deuxième séance s'était aussi bien passée que la première, avec cinq participants de moins. Nous n'étions plus que quatorze. Pour la troisième séance, je n'étais pas très étonnée que nous ne soyons plus que douze. J'espérais que notre nombre ne s'étiolerait pas au fil des semaines au point de contraindre le *leader* à mettre fin au groupe. Il nous avait bien expliqué qu'à moins de neuf ou dix il serait très difficile de travailler.

— Ah ! dit-il en me voyant arriver. Nous vous attendions. Je proposais aux autres membres de formaliser le groupe de manière durable. La coutume veut qu'à la troisième séance toute personne encore présente s'engage officiellement à participer au groupe pendant le reste de l'année, ou décide de s'en aller, afin que nous sachions tous à quoi nous en tenir...

Je m'étais assise à gauche du *leader*, sur la seule chaise restée vide. Il s'est tourné vers son voisin de droite, qui a hoché la tête en guise d'acquiescement. L'un après l'autre, tous les participants se sont engagés à participer aux activités du groupe jusqu'à l'été suivant. Et puis mon tour est arrivé.

— Moi aussi, je serai très heureuse de venir chaque mois... et d'ailleurs, puisque nous sommes tous d'accord, si ça ne vous ennuie pas, j'aimerais en profiter pour raconter quelque chose...

J'ai regardé autour de moi. Aucun des hommes présents n'a eu l'air de se formaliser de mon initiative. Au contraire, j'en ai vu plusieurs se détendre, croiser les bras et les jambes et se mettre en position d'écoute.

Le *leader* n'a rien dit, mais a hoché la tête à son tour.

J'ai avalé ma salive et je me suis lancée.

— Voilà. Il y a deux... trois mois, début juillet, je venais d'être nommée aux urgences de l'hôpital, et j'ai reçu, en tout début de matinée, un jeune homme... de vingt-deux ans, français, pour un problème apparemment assez simple : une urétrite aiguë qui évoluait depuis quelques jours. Il avait commencé à ressentir les premiers symptômes deux ou trois jours avant de quitter la France et de prendre l'avion, mais ne s'en était pas inquiété outre mesure. Et puis ses symptômes s'étaient aggravés nettement pendant le voyage... ou peut-être les avait-il ressentis de manière plus vive à cause des vingt-quatre heures de vol... des brûlures vives en urinant, un écoulement qui tachait le slip, une pesanteur pelvienne... Il avait fait le diagnostic lui-même...

Des sourcils se soulèvent.

— Oui, lui-même... Ah, je ne l'ai pas dit ? Il était étudiant en médecine...

Des sourires se forment sur presque tous les visages. Un étudiant avec une urétrite, quoi de plus banal. Mais un étudiant en médecine *français*... Mon histoire a tout l'air d'une caricature...

— Bref, je l'ai reçu et je l'ai écouté attentivement, je l'ai interrogé sur ses antécédents, il n'en avait pas, il avait l'air plutôt catastrophé, mais pas vraiment à cause de ses symptômes, je ne sais pas comment vous expliquer... Je l'ai examiné complètement, il était mal à l'aise parce qu'il n'avait pas l'habitude de la manière dont on procède ici. Il m'a dit qu'en France on fait souvent déshabiller les gens complètement, on ne leur met pas de chemise, ils restent parfois nus devant tout le monde, enfin, c'est abominable... C'était délicat de lui palper les testicules et de lui faire un toucher rectal...

— Vous étiez gênée de procéder à un examen génital sur un homme ? demande un homme d'une cinquantaine d'années assis en face de moi et qui, je crois, est gynécologue.

— Non, pas vraiment, j'étais interne au département d'urologie, auparavant... Ce n'était pas l'examen en lui-même qui me gênait. Il avait l'air... surpris que je fasse ça. Je lui ai expliqué qu'il fallait que je sache s'il avait une prostatite, que le traitement ne serait pas le même... Ça s'est bien passé, je ne lui ai pas fait mal, et sa prostate était indolore... Ensuite j'ai fait un prélèvement urétral à l'écouvillon... et je suis allée examiner mon prélèvement au microscope...

... quand je suis revenue, il m'attendait dans le box, il s'était rhabillé, il avait l'air inquiet de savoir ce que j'avais à lui dire...

... je lui ai expliqué que je n'avais rien trouvé à l'examen direct, que ce n'était probablement pas une gonococcie, mais une urétrite à germes banals... et que ça n'était pas grave. Et là... alors que d'habitude, dans un cas similaire, les hommes sont pressés de partir une fois qu'on leur a donné le diagnostic et un traitement... là, j'ai vu qu'il ne partait pas, qu'il avait envie de parler...

— De parler ? demande un autre médecin, âgé de trente ans à peu près, qui travaille en réanimation.

— Oui. De parler de quelque chose de personnel. Il a dit : « Puis-je vous poser une question... délicate ? »

— Qu'avez-vous fait ?

— Je lui ai répondu que j'étais là pour lui répondre et l'aider dans la mesure du possible. Et il a demandé : « Si vous étiez à ma place, est-ce que vous appelleriez votre amante. » Il a utilisé le mot *lover*, pas le mot *girl-friend*...

— Comment saviez-vous qu'il s'agissait d'une femme ?

demande un troisième médecin, visiblement mal à l'aise. Il n'a pas cessé de bouger sur son fauteuil depuis que je me suis mise à parler.

— Je ne le savais pas... Mais il n'était pas homosexuel.

— Vous... lui avez *posé la question* ? demande le *leader.*

C'est mon tour de me sentir mal à l'aise.

— Non. Je sais que ça ne se lit pas sur le visage, mais c'est une chose que je sens... à la manière dont un homme se comporte... Je pense qu'il vaut mieux que je vous donne une information personnelle, même s'il n'est pas recommandé de le faire trop souvent...

Je regarde le *leader* du groupe. Il me fait signe que je peux parler.

— Mon frère est homosexuel. J'ai grandi au milieu de ses amis, et ce jeune homme ne leur ressemblait pas. Et d'ailleurs, il a continué : « Je veux dire : vous qui êtes une femme, voudriez-vous que votre amant vous dise ce qu'il a... s'il avait ce que j'ai ? » Et je ne comprenais pas où il voulait en venir. Je lui ai dit qu'il avait probablement une urétrite banale, et que ça n'était pas contagieux. Qu'il ne s'agissait pas d'une maladie vénérienne... Et j'ai même ajouté que ça arrivait souvent quand un jeune homme a une vie sexuelle très... active... Il a eu un sourire triste, et il a continué : « Ce n'est pas ça qui m'inquiète. Vous comprenez, je me demande si, quand on aime une femme, on doit tout lui dire... on doit lui dire tout ce que l'on ressent, tout ce qui nous arrive... le moindre détail... la moindre souffrance, la moindre incertitude... la plus petite chose... ou si ça risque d'être un poids pour elle de tout savoir. Vous comprenez, je l'aime profondément, et elle aussi... elle va quitter son mari pour vivre avec moi... Elle a six ans de plus que moi... À mes yeux ça n'a pas d'importance, mais... parfois, j'ai le sentiment que je suis un gamin, et je ne veux pas me comporter comme si elle était ma mère, et lui dire tout ce qui m'arrive... D'un autre côté je ne veux pas non plus lui mentir ou ne rien lui raconter... Quand je suis avec elle, tout est clair, et il n'y a rien à cacher, mais aujourd'hui, je suis à des milliers de kilomètres, et je me demande ce que c'est d'être le compagnon de quelqu'un pendant des années... Si on a le droit d'exiger de l'autre qu'il vous dise tout... Si on a le droit de cacher quelque chose à l'autre, et quoi ? Qu'est-ce qui est important, qu'est-ce qui ne l'est pas ? Et où est la frontière entre les deux ?... »

Je me tais un instant.

— Je n'ai pas su quoi répondre...

Je me tais de nouveau. Cette fois-ci, le silence dure plusieurs minutes. C'est le *leader* qui le rompt en disant à voix haute :

— Très bien, mais *où est le cas* ?

— Que voulez-vous dire ? demande le gynécologue après s'être raclé la gorge.

— Je veux dire : quelle est la question que nous pose notre collègue ici présente ? Qu'est-ce qui l'a poussée à raconter cette... rencontre avec un patient ?

Comme pendant les deux séances précédentes, la question du *leader* libère les questions des autres médecins présents, qui se mettent à spéculer sur la gêne inhérente à ce qui touche à l'intimité du patient, les échos dans la vie personnelle du médecin, la difficulté à parler des sentiments, la complexité des relations de couple et des conseils qu'il est possible d'apporter dans semblable situation, et bien d'autres choses tout aussi inappropriées les unes que les autres. Mais en les entendant divaguer, loin de ce qui m'a fait parler de cette histoire, je me sens mieux, je me décrispe et je vois que le *leader* l'a compris. Il me regarde de temps à autre, il a compris. Il a compris que ce qui m'a fait raconter cette histoire est beaucoup plus simple que tout ce qu'ils peuvent supposer, mais aussi beaucoup plus insupportable. Je n'ai eu aucune difficulté à examiner ce jeune homme sous toutes les coutures, à palper ses organes génitaux et même à lui mettre un doigt dans le cul, ça ne m'a à aucun moment troublée ou indisposée, et les choses auraient pu en rester là. Mais lorsqu'il s'est confié, son regard, sa voix, ses paroles, la tendresse avec laquelle il parlait de la femme qu'il aimait, les mains qu'il frottait doucement l'une contre l'autre et que j'imaginais caressant son corps, ses seins, ses cuisses – tout cela m'a émue si fort, si intensément, que ça m'a laissée sans voix. Et je ne pouvais pas dire au groupe que tous ces mots d'amour pour cette femme absente m'avaient bouleversée comme si on me les disait à moi, et que depuis, chaque fois que je pense à ce jeune homme, mon ventre se noue.

L'article

Domicile de Fanny et Abraham Sachs, septembre 1976

La sclérose latérale amyotrophique ou maladie de Charcot correspond à l'atteinte des neurones moteurs situés dans la corne antérieure de la moelle et les noyaux moteurs des derniers nerfs crâniens. C'est une affection dégénérative dont la cause exacte est inconnue.

L'incidence en France est de 1 nouveau cas survenant chaque année pour 100 000 habitants.

L'âge moyen de début est de cinquante-cinq à soixante ans, mais peut être plus jeune.

La maladie débute en général par un déficit musculaire au niveau des petits muscles de la main, avec des crampes. L'amyotrophie (fonte musculaire) est typique : la main a notamment un aspect creux dit en « main de singe ».

L'atteinte motrice gagne ensuite l'autre membre mais de façon asymétrique.

Les membres inférieurs sont également touchés. [...]

Les fasciculations – secousses musculaires arythmiques et asynchrones limitées à une seule fibre musculaire – sont caractéristiques.

La paralysie des muscles de la langue, des lèvres et du pharynx s'installe progressivement avec des troubles de la phonation (voix nasonnée) et de la déglutition. La langue s'atrophie précocement avec de nombreuses fasciculations.

L'atteinte du système nerveux neurovégétatif est fréquente et se traduit par des troubles vasomoteurs au niveau des extrémités avec parfois des impressions de picotements sur la peau.

Il n'y a pas de troubles sensitifs objectifs (à l'exception des crampes et des paresthésies). Les troubles sphinctériens et les escarres sont rares.

L'amaigrissement est net.

Les symptômes les plus gênants sont l'asthénie, les crampes, la constipation, la salivation abondante, les troubles du sommeil, les troubles respiratoires et le syndrome pseudo-bulbaire dont les signes sont :

— une dysarthrie (difficultés pour articuler) avec voix monotone, traînante, nasonnée et parole saccadée ;

— des troubles de la déglutition et de la mastication ;

— une abolition du réflexe du voile du palais ;

— des troubles de la mimique avec un faciès immobile et des accès spasmodiques de rires et de pleurer sans rapport avec l'état affectif ;

— une impossibilité à garder la station debout et à marcher alors qu'il n'y a ni troubles moteurs, ni troubles sensitifs, ni troubles de la coordination des mouvements.

L'évolution se fait vers une aggravation progressive, mais qui peut durer de nombreuses années. [...]

Les fonctions supérieures restent intactes : le malade garde tout au long de l'évolution une lucidité et une conscience indemnes.

Il n'y a pas de traitement curatif.

Pour les troubles de la déglutition, il n'y a pas de rééducation spécifique mais certains conseils sont utiles pour améliorer le confort de vie des patients :

— manger chaud ou froid mais jamais tiède ;

— assécher le plus possible la salivation (tricyclique, collyre atropinique par voie sublinguale), quitte à la provoquer en début de repas en faisant mordre un citron ;

— tonifier les muscles constricteurs du pharynx en faisant commencer le repas par une glace.

L'asthénie et l'amyotrophie sont traitées par des injections intramusculaires d'anabolisants ou les corticoïdes.

Les crampes réagissent bien aux dérivés de la quinine.

L'hypertonie musculaire est combattue par les médicaments myorelaxants.

La constipation est traitée par l'association de lactulose, de son et de sorbitol.

Le syndrome pseudo-bulbaire est traité par l'amitryptiline.

Les troubles du sommeil sont dus aux douleurs nocturnes et justifient l'administration de benzodiazépines ou d'antalgiques majeurs (codéine, morphiniques).

La rééducation kinésithérapique et orthophonique reste le traitement le plus adapté. Elle ne vise pas à la récupération mais à l'entretien des fonctions restantes.

Les appareillages sont essentiels pour éviter les surcharges fonctionnelles trop importantes : fauteuil roulant, gastrostomie (sonde gastrique insérée dans l'estomac au travers de la peau abdominale) dans les troubles de la déglutition ; appareillage respiratoire (intubation, trachéotomie, assistance ventilatoire).

L'hospitalisation est parfois nécessaire pour : l'assistance respiratoire ; la mise en place d'une sonde gastrique...

— ... et, quand tout est foutu, l'isolement du patient pendant son agonie, murmure Bram en reposant la revue. Non, merci ! Je mourrai chez moi.

Il se tourne vers moi.

— Tu m'entends ? Je veux mourir ici.

Mes larmes débordent, j'ai l'impression que c'est moi qui vais mourir.

— Pourquoi t'a-t-il fait lire *ça* ? C'est insupportable ! Comment a-t-il *pu* ?

Il lève la tête, et sa voix, qui a changé et qui aujourd'hui me fait peur, me murmure, durement, plus durement que jamais :

— C'est mon fils. Je lui ai appris qu'on doit toujours dire la vérité. Les neurologues m'ont menti, et ils t'ont demandé de ne rien me dire, comme si j'étais suffisamment stupide pour ne pas lire la vérité dans tes yeux. Mon fils m'a dit la vérité. Il a bien fait. Je ne veux pas t'entendre le lui reprocher. Je ne veux plus que tu lui en parles. Jamais. Même quand j'aurai disparu. Tu m'entends ?

Je ne réponds pas.

— *Tu m'entends ?*

— Oui, Bram. Je t'entends.

La séparation

Emma Pryce

Domicile de John Markson, 25 août 1976

Au téléphone, la voix de Charlotte n'est plus qu'un murmure. J'ai la gorge serrée. Je me retiens de le lui laisser entendre, et je dis :

— Oui, ma chérie, oui, je comprends. Bien sûr. Non, ne te fais pas de reproches. Si tu penses que c'est nécessaire, c'est comme ça qu'il faut faire... Au revoir, ma grande. Oui. – Tu sais où je suis. Je t'embrasse... Oui...

Quand je repose le téléphone, les larmes coulent à flots. John s'approche de moi et s'agenouille à mes pieds.

— Que se passe-t-il ?

— Charlotte quitte Tourmens. Elle a répondu à un appel de poste à Brennes. Elle commence la semaine prochaine.

— Elle ne voulait pas vivre avec son jeune ami ?

— Oui et non... Tomber amoureuse d'un de ses étudiants, divorcer et emménager avec lui, le tout en quelques mois, ça faisait beaucoup trop à la fois. Elle a peur de s'engager trop vite, de commettre une folie. Elle veut prendre du recul, se retrouver seule et travailler, faire le point. Sonia l'a adressée à un de ses collègues à la fac de Brennes. Comme les choses bougent là-bas,

Charlotte y trouvera sûrement sa place. C'est une bonne biologiste, et une bonne enseignante.

— Alors, elle va quitter Bonnat ?

— Elle l'a déjà quitté. Elle vient de trouver un appartement à Brennes, elle déménage demain. Ensuite elle reviendra à Tourmens, pour parler à Bruno. Elle dormira peut-être quelques nuits ici. Ça ne t'ennuie pas ?

— Non, bien sûr. Elle est... tout à fait décidée ?

— Oui, elle est décidée.

— Alors, pourquoi pleures-tu ?

— Parce que je sens qu'elle est déchirée, et ça me déchire aussi. Elle aime passionnément ce garçon... et en même temps elle est persuadée que ça ne peut pas durer.

— Pourquoi ? À cause de la différence d'âge ? Et nous, alors... Tu penses que ça ne peut pas durer ?

Je prends le visage de John dans mes mains, je le couvre de baisers mouillés.

— Ne dis pas de bêtises, ce n'est pas ça, elle se fout de la différence d'âge, comme je m'en fous, moi aussi. Je ne sais pas quel âge j'ai et quel âge tu as. Mais il y a une grande différence entre eux et nous. Et c'est justement ça qui fait peur à Charlotte.

— Quelle différence ?

— Toi et moi, avant de nous rencontrer, nous avions déjà fait nos vies. Nous savions qui nous étions. Nous savions ce que nous voulions et ce que nous ne voulions pas. Et tous les deux, nous avions traversé une épreuve, et nous en étions sortis. Mais Charlotte et Bruno, ça n'est pas du tout pareil. Elle n'est pas encore sortie de son épreuve, et Bruno, lui, il n'en a encore connu aucune. Il est... comment dire ?

— *Young and innocent...*

— Oui, c'est ça. Jeune et innocent. Vierge. Quand elle m'en parle, je comprends pourquoi elle l'aime. Mais il est encore... en germe. Elle ne veut pas l'empêcher de vivre sa vie, de s'épanouir...

John secoue la tête d'un air de désapprobation.

— Mais il est peut-être assez grand pour en décider, non ? S'il est assez grand pour décider de devenir médecin, il est peut-être assez grand pour décider s'il veut vivre avec elle, non ?

— Charlotte pense que, lui aussi, il a besoin de prendre du champ. Elle ne veut pas l'entraîner, l'enfermer d'emblée dans une vie de couple. Elle a trop étouffé avec Bonnat, elle ne veut pas reproduire ça avec Bruno. Elle s'est donné un an. Si Bruno l'aime vraiment, il l'aimera encore dans un an.

— Un an... Elle va lui demander d'attendre un an sans certitude de vivre avec elle ensuite ?

— Oui...

— *Un an...*

Il me prend les mains, me regarde gravement.

— *Emma Love*, chaque matin, je remercie ce ciel sans dieu de m'avoir donné une chance de vivre et de te rencontrer. Je ne sais pas si tu voudras toujours vivre avec moi, si tu ne trouveras pas un jour que je suis vieux et sinistre... Non, ne dis rien ! Écoute-moi !... Je préfère ne pas y penser, mais je vais te demander de me promettre une chose, et je vais te promettre la même : si un jour l'un de nous doit prendre une décision grave, il faudra la prendre vite, sans jamais s'imposer, ou imposer à l'autre, de... délai de réflexion – que ce soit un an, un mois ou un jour. Je sais, tu sais aussi, que la vie peut basculer d'une seconde à l'autre, que la frontière est ténue entre la vie et la mort. Alors, si l'on doit emprunter une voie plutôt qu'une autre, il faut la choisir vite. Quitte à le regretter. Vivre, ça ne se programme pas pour l'an prochain : l'an prochain, ça peut être jamais. Vivre, ça se fait tout de suite.

Veillée d'armes

Tourmens, septembre 1976

Incorrigible romantique, Bruno a un sens suraigu de ce qui est décent et de ce qui ne l'est pas. Son séjour en Australie lui a appris à exprimer vigoureusement ses opinions et à refouler non moins vigoureusement ses sentiments. Quand Charlotte lui explique qu'elle va s'installer à Brennes pour prendre un peu de recul avec son histoire et régler son divorce avant de s'engager plus avant, il reste un long moment silencieux. Enfin, il murmure : « Ce que tu fais c'est bien, puisque tu m'aimes... », et la serre dans ses bras. Pendant les jours qui suivent, ils passent le plus clair de leur temps ensemble, font l'amour toutes les nuits, et même souvent le jour, et plutôt deux fois qu'une, mais il ne lui pose plus aucune question.

Le jour où elle quitte Tourmens, il l'accompagne à la gare, l'aide à monter sa valise dans le porte-bagages du compartiment, l'embrasse tendrement, lui fait signe au départ du train, le tout sans cesser de sourire. Puis il retourne à l'appartement que Basile, André et lui partagent depuis peu rue Plotin et prend la première grande biture de sa vie. Pendant deux jours, il ne sort pas de sa chambre. Le troisième – c'est un samedi –, Basile et André le tirent du lit, le collent sous la douche, lui enfilent des vêtements propres et, bras dessus bras dessous, rejoignent avec lui Christophe au Royal pour y rire comme des baleines devant

Sesso matto de Dino Risi et *Les Mâles* de Gilles Carle, à deux séances successives.

Le lundi suivant, c'est le choix des stages. Bruno tire au sort un service de psychiatrie, un service de chirurgie générale et un service de médecine interne spécialisé dans les maladies du rein, ce qui lui convient parfaitement. Ses trois camarades sont eux aussi, à peu de chose près, gratifiés par des stages intéressants. Pendant la semaine qui précède leur entrée à l'hôpital, ils vont ensemble choisir leur équipement, débattent de ce qu'ils doivent apprendre, réviser ou préparer avant de rejoindre leur affectation et partagent les renseignements recueillis au sujet des services où, ils en sont sûrs, on les attend impatiemment.

Le lendemain, ils passent tous quatre plusieurs heures chez le plus grand fournisseur de matériel médical de Tourmens à faire des essayages de blouses, à comparer la précision sonore des stéthoscopes et à tester les marteaux à réflexes. Ils partent sans rien avoir acheté, en se promettant de revenir le lendemain. Ils reviennent en effet, et rendent fou le vendeur, à qui ils font ouvrir les boîtes d'à peu près tous les instruments en stock. Le gérant finit par les mettre à la porte. Christophe revient seul acheter ce dont ils ont absolument besoin : quatre stéthoscopes, quatre marteaux à réflexes et quatre petites lampes torches. Les blouses, on le leur a assuré, leur seront fournies par les services.

L'après-midi, pour préparer son passage en chirurgie digestive, Basile apprend par cœur le petit *Abrégé de chirurgie* de Patel et s'entraîne à faire des nœuds et des sutures sur un pied de porc que lui a vendu le charcutier installé en bas de la rue. André – qui va passer quatre mois au labo de l'hôpital – relit tous les cours de biochimie de première et de deuxième année. Bruno se plonge dans l'énorme *Psychiatrie* d'Henry Ey. Christophe doit passer l'été suivant au Presbytère, le service de long séjour, mais, le jour du tirage au sort, un de leurs condisciples l'a abordé en lui proposant d'échanger son stage avec le sien : il doit aller en réanimation, et craint d'y avoir trop de travail – il préférerait un stage moins « prenant » pour pouvoir préparer l'internat.

Évidemment, Christophe est tenté, car le service de réanimation est réputé très « formateur » – ce qui, en langage étudiant, signifie que les externes n'y passent pas leur temps, comme dans beaucoup d'autres services, à découper des électrocardiogrammes et à agrafer des résultats d'examens dans des chemises souples. Cependant la perspective de se retrouver dans un service que tout le monde qualifie d'« hypertechnique » l'inquiète beaucoup. André lui conseille d'en parler au docteur Dugay, son enseignant de séméiologie de l'année précédente. Dugay reçoit Christophe avec beaucoup de gentillesse et l'écoute exposer son dilemme. Enfin, il demande : « Est-ce que vous avez déjà choisi une spécialité, ou bien n'avez-vous aucune idée de ce que vous ferez à la fin de vos études ? » Un peu gêné, Christophe admet qu'il avance à l'aveuglette. « Alors, lui répond l'interniste, allez au Presbytère. Là-bas, vous vous occuperez de malades. En réanimation, vous ne vous occuperez que de bilans. »

Chaque jour de la semaine depuis qu'ils sont devenus inséparables, les quatre amis consultent attentivement le programme des quatre salles du Royal et choisissent d'un commun accord le ou les films qu'ils iront voir ce soir-là. La semaine du tirage au sort, heureuse coïncidence, le cinéma d'art et d'essai projette *Barberousse*, d'Akira Kurosawa. Christophe, qui l'a déjà vu trois fois, leur en a fait à plusieurs reprises un compte rendu lyrique. *Ça se passe au Japon, au début du siècle. C'est l'histoire d'un jeune interne en médecine de bonne famille, qui se retrouve muté dans un dispensaire fauché alors qu'il s'attendait à ce qu'on l'envoie dans un service de pointe. Là, il se retrouve sous les ordres d'un médecin aux mains nues qui ressemble à un ogre – Toshiro Mifune avec une barbe rouge, rien de moins ! – mais qui va lui apprendre le soin et l'écoute au contact de la souffrance humaine. C'est un film génial ! Il y a même, au beau milieu, une époustouflante scène de combat à mains nues où on voit Barberousse envoyer au tapis une douzaine d'assaillants qui veulent l'empêcher de soigner une jeune prostituée...* Ils vont le voir deux soirs de suite et sortent des deux projections en jurant que le jour où l'un d'eux sera doyen – *ou vice-doyen, c'est plus pervers* – il en imposera la vision à tous les étudiants qui franchiront le seuil de la faculté.

Après les projections, ils se rendent au Grand Café et y retrouvent d'autres membres – garçons et filles – de la petite confrérie des Merdes, autour des verres de bière, du billard et des baby-foot. Et chacun y va de sa petite histoire amusée ou glaçante.

— L'homme est un loup pour l'homme, commence Basile un soir, et les médecins hospitaliers sont des bourreaux, y compris pour les étudiants en médecine. Si vous avez un problème de dermato, n'allez surtout pas en consultation publique sous prétexte que c'est gratuit. Je connais un étudiant qui avait un... « échauffement mal placé », et qui y est allé. On l'a fait entrer dans une salle d'examen et il s'est retrouvé face à une douzaine de types qui encadraient le maître du lieu. Le patron, qui trônait derrière son bureau, lui a demandé pourquoi il venait. L'étudiant a répondu avec ses mots, en expliquant que ça le gênait beaucoup. Le patron et les internes se sont regardés en ricanant : « *Un échauffement mal placé* – haha », et le ponte lui a fait signe de baisser son pantalon et son slip...

— *Comme ça*, devant tout le monde ? s'écrie l'une des filles présentes pendant que les garçons murmurent leur désapprobation.

— Comme ça, devant tout le monde ! Le garçon s'est exécuté, mais le patron n'a même pas levé le cul de son siège, il a envoyé un de ses internes examiner le corps du délit. L'interne s'est penché sur le « cas » en examinant le garçon debout, devant tout le monde, avec une petite lampe de poche, il a hoché la tête d'un air entendu, il est retourné au bureau et a murmuré quelque chose à l'oreille du mandarin, qui lui a dit : « Eh bien, mon ami, que prescririez-vous ? », et l'autre a levé les yeux au ciel d'un air inspiré en répondant : « De la fluorescéine aqueuse à 2 % et de la nystatine, Monsieur. » « Fort bien, mon ami. Vous avez le droit de rédiger l'ordonnance, et j'y apposerai mon blanc-seing ! »

— Et l'étudiant ?

— Il restait là, comme un con, à ne pas comprendre ce qui se passait. Et puis un interne lui a fait remarquer qu'il avait toujours les roupettes à l'air et qu'il fallait qu'il se rhabille, parce qu'ils n'avaient pas que les siennes à examiner...

— Il y a des salauds dans cet hôpital, mais il ne faut pas vous laisser abattre, les mecs, enchaîne Jackie, qui s'est jointe au petit groupe en feignant d'ignorer la présence d'André. Faut que je vous raconte ce qui m'est arrivé ce matin.

Tous les yeux se tournent vers elle.

— Comme j'ai tiré pneumo, je devais passer une visite médicale, histoire de voir si je ne suis pas tubarde et si je ne risque pas de coller des microbes à des gens qui en ont déjà. Les copines qui y sont déjà allées m'ont prévenue : le patron qui nous fait passer à la scopie est un vieux dégueulasse : il prétexte de placer les filles correctement contre la plaque de son appareil pour en profiter et les peloter – du genre : « Attendez, vos seins gênent un peu, il faudrait les mettre... *comme ça...* »

Les murmures s'élèvent à nouveau, venus des filles cette fois ; les garçons offusqués remplissent leurs verres pour les assurer de leur solidarité.

— Le vieux salaud !

— L'enfoiré !

— Quel pervers !

— ... et donc, poursuit Jackie, je me présente au dispensaire où ce vieux dégueu officie. Il me fait entrer, me regarde d'un drôle d'œil et me dit de me déshabiller pour me faire passer devant sa casserole à rayons X. Quand j'enlève mon pull, il s'étrangle...

— ... parce que, comme d'habitude, tu ne portes pas de soutif, soupire André.

Jackie le fusille du regard.

— ... et ce salaud-là me fait : « Mais vous avez de tout petits seins ! »

— Goujat, en plus !

— Ni une ni deux, je lui renvoie « Montrez-moi donc vos couilles, que je vous dise si elles ont la bonne taille ! »

La fille de salle

Marie-Jo Hernandez

CHU de Tourmens, octobre 1976

Ils sont si jeunes. Ils ont beau tous porter une blouse, ils n'en mènent pas large. J'ai passé suffisamment de temps et la serpillière dans les services pour le savoir. Mais est-ce que c'est vraiment étonnant ? On prend des jeunes gens à leurs familles, on les envoie dans une ville éloignée, on les case dans des foyers avec des étrangers, sans rien leur dire de la vie, et, du jour au lendemain, on attend qu'ils se débrouillent seuls. On leur demande d'ingurgiter des notions qu'ils ne comprennent pas, de les apprendre et de les réciter par cœur. Et puis, du jour au lendemain, on leur met une blouse et on les pousse dans une chambre en leur disant de s'occuper des personnes qui sont dans les lits. Et là, c'est tout l'un ou tout l'autre : ils supportent ou non.

Ils sont naïfs, ils pensent qu'ils viennent soigner, et que ceux qu'ils vont soigner n'attendent que leurs bons soins et les recevront à bras ouverts, avec toute leur reconnaissance.

On ne les a pas prévenus qu'ils pouvaient tomber sur tout le monde et n'importe qui : un homme très gentil ou très méchant, une femme qui rit ou qui pleure sans arrêt, des gens qui parlent et d'autres qui ne disent pas un mot. On ne leur dit pas que ceux qu'ils vont voir ne sont pas toujours sympathiques.

Que certains sont aimables, et d'autres odieux. Que certains les feront pleurer, d'autres rire, et que d'autres les feront vomir. On ne leur dit pas que quand ils passeront dans le couloir en poussant le chariot, il y aura des chambres dans lesquelles ils auront envie d'entrer et d'autres devant lesquelles ils auront envie de passer en faisant mine de ne pas savoir qu'il y a quelqu'un derrière. On ne leur dit pas qu'il y aura là des gens qu'ils auront envie de voir guérir, et d'autres pour lesquels ils ne ressentiront rien. On ne leur dit pas qu'il y aura là des gens qu'ils auront plaisir à voir souffrir, d'autres qu'ils auront envie de voir mourir. On ne leur dit pas qu'ils auront honte de ressentir tout ça.

On ne leur dit pas que, lorsqu'ils entreront dans les chambres, ils tomberont parfois sur des horreurs, des visages mutilés auxquels on a enlevé une tumeur de l'œil, et l'œil avec, et tout le tour de l'orbite et une partie du nez... de pauvres corps qui n'ont plus que la peau sur les os, des tas de graisse qui ne peuvent pas bouger, des dos et des fesses criblés de trous à force de rester appuyés sur les matelas, des hommes paralysés depuis des mois comme des bûches, et il faut se mettre à trois pour les soulever.

On ne leur dit pas que, sous la blouse, leur corps existe encore, que leurs mots savants auront grand-peine à masquer leurs sentiments. On ne leur dit pas que tout ce qu'ils ne disent pas, tout ce qu'ils ne s'avouent pas, tout ce qu'ils ne partagent pas, c'est comme s'ils le mettaient sous le tapis. Seulement, à force, ça fait une bosse, et on finit par trébucher.

On ne leur dit pas que soigner, ça ne se résume pas à faire de grands discours au-dessus du lit d'un malade pour montrer qu'on sait sa leçon.

Soigner, c'est mettre un thermomètre sans faire mal.

Soigner, c'est nettoyer des escarres sans avoir l'air dégoûté.

Soigner, c'est donner à manger à quelqu'un qui tremble trop pour tenir sa cuillère.

Soigner, c'est retourner trois fois en un quart d'heure dans la même chambre pour retaper un oreiller.

Soigner, c'est passer une compresse d'eau sur le front ou un glaçon sur les lèvres.

Soigner, c'est caler une jambe cassée sur un brancard avec un petit sac de sable.

Soigner, c'est tenir la main pendant que quelqu'un d'autre suture, ponctionne, arrache, incise, cautérise, injecte, sonde, aspire, accouche celui ou celle à qui on tient la main.

Soigner, c'est hocher la tête pour dire je suis avec vous.

Soigner, c'est avoir envie de prendre dans ses bras sans pouvoir le faire, mais trouver tout de même un geste qui voudra dire la même chose.

Soigner, c'est porter, soutenir, guider, écouter.

Soigner, c'est être là.

Je vois bien, quand ils passent, lesquels ont le désir de soigner et lesquels ne l'ont pas. Je le vois aux petits gestes, aux regards, à la manière dont certains, certaines, laissent leurs mains dans leurs poches ou bien s'approchent du lit et les posent sur le montant chromé. Je le vois à la façon dont ils se penchent vers le malade pour l'ausculter, se concentrent pour entendre les bruits de son cœur et le regardent après en souriant – ou bien se retournent directement vers celui qui leur demande de dire ce qu'ils entendent.

Je vois bien aussi ceux qui, terrorisés par leurs aînés, ont beaucoup plus peur de mal faire ou de ne pas faire bien que peur de faire du mal et envie de faire du bien.

Mais on les a mis là, une blouse sur le dos, un stéthoscope à la main, sans leur expliquer que soigner, ça se fait avec les mains, les oreilles et les yeux, mais que les mains, ça ne sert pas seulement à tenir des appareils, que les yeux, ça n'est pas seulement fait pour regarder des horreurs, que les oreilles, ça ne sert pas seulement à écouter les râles...

C'est pas étonnant qu'ils ne voient pas, qu'ils n'entendent pas, qu'ils ne sentent pas : tout ce qu'ils pourraient voir ou entendre est si abominable. Et ils sont si jeunes.

Codes de conduite

Emma Pryce

Domicile de John Markson, octobre 1976

Toi, John, tu n'as pas fait tes études ici et tu n'as jamais travaillé dans un hôpital français, alors il y a des choses qui t'échappent dans la manière dont ce petit monde fonctionne. Et ce fonctionnement se traduit par un millier de détails apparemment infimes, et qui pourtant ont une importance constante. Prends la blouse, par exemple. Quand tu arrives à l'hôpital, on te donne une blouse, mais on ne te dit pas comment la porter. Ou plutôt, on ne te dit pas que tout le monde ne la porte pas de la même manière. Et que, d'ailleurs, toutes les blouses n'ont pas la même valeur. On ne te dit pas qu'à l'hôpital, ce qui permet de distinguer les rôles, les statuts, les hiérarchies, c'est la couleur, la taille et la forme de la blouse, mais aussi la manière dont tu l'arbores. Et toi, tu mets un moment avant de comprendre qu'il y a des codes, des usages non dits, des règles implicites – les règles qu'on enfreint parfois sans le vouloir, parce qu'on se dit qu'on va faire comme les autres, sans se rendre compte qu'on n'a pas le droit de le faire, il faut rester à sa place, et celles qu'on enfreint parfois volontairement, comme lorsque j'ai décidé de porter ce badge en forme de cœur portant mon nom et ma fonction – je ne te dis pas la tête de la surveillante quand elle l'a vu, sa bouche pincée quand elle m'a dit : « Il va falloir m'enlever ça », et sa tête quand je lui ai répondu tranquillement : « Je ne crois pas. »

Alors, tu peux imaginer la manière dont elle m'a fusillée du regard le jour où, parce qu'il faisait très chaud dans le service, je me suis déshabillée et n'ai gardé que mon slip et mon soutien-gorge sous ma blouse. Elle admettait que les aides-soignantes ou les agentes – qu'elle appelait des « filles de salle » – soient en sous-vêtements sous leur blouse longue, parce qu'elles passaient la serpillière et suaient sang et eau à soulever les malades : pour elle, ce n'étaient que des travailleuses en blouse, pas des personnes. Mais les infirmières, c'était la classe au-dessus. Elles portaient certes une blouse plus courte, mais seulement sur une jupe – le pantalon était interdit, bien entendu –, et elles avaient le droit de la laisser entrouverte, mais seulement sur un chemisier boutonné. Elle-même portait parfois des cols roulés et un collier de perles ! Me déshabiller comme je l'avais fait, c'était violer les habitudes, me ranger du côté des « filles ». À ses yeux, j'étais sale. Alors que dès que je me faisais la moindre tache j'allais me changer par respect pour le patient, tandis que les internes remettaient parfois plusieurs jours d'affilée la même blouse tachée de sang ou d'autre chose...

À l'hôpital, la frontière hiérarchique passe par le sexe, et se mesure à la taille des manches. Les femmes, le plus souvent, portent des blouses à manches courtes ; au bas de l'échelle, les ASH, les aides-soignantes, ont les bras nus ; les infirmières retroussent les manches de leur chemisier ; les jeunes femmes médecins, elles, portent des blouses à manches longues, comme les hommes. Mais quand les patients s'adressent à elles, ils hésitent à les appeler « Docteur ». Nous sommes à la fin du XXe siècle, mais dans les hôpitaux français personne n'est jamais sûr qu'une *femme* en blouse blanche puisse être médecin.

Pour les hommes aussi, le port de la blouse obéit à des codes. Si tu croises un homme qui a le torse et les bras nus sous une blouse à manches courtes, c'est un aide-soignant ou un brancardier, ou encore un manipulateur radio... Ou, très rarement, un chirurgien non conformiste, comme Lance... S'il a relevé le col de sa blouse, c'est un interne. S'il porte en permanence un stéthoscope autour du cou, même quand il déambule dans les couloirs, c'est probablement un interne de cardio. Si son stéthoscope est bleu ou rouge vif, c'est un interne de pédiatrie. S'il a une épingle de sûreté fixée à son revers, c'est un interne de neurologie. S'il a un appareil à fond d'œil dans la poche, c'est un ophtalmo. S'il porte un pyjama vert ou bleu sous sa blouse, c'est un interne de chirurgie... Et un interne peut très bien se balader avec sa blouse ouverte sur une chemise froissée portée depuis la veille, tandis qu'un externe novice porte sa blouse sagement boutonnée de haut en bas...

Au début, je ne comprenais pas du tout pourquoi les médecins et les internes ont droit à un traitement différent de celui des infirmières. Nous, nous devions nous changer avant d'aller au self. On nous répétait sans cesse, quand nous étions élèves, qu'il fallait avoir les cheveux courts ou coiffés en chignon, qu'il fallait, à l'heure du déjeuner, enlever la blouse pour ne pas la faire sortir du service, puis la remettre en y revenant. Les internes et les médecins, eux, gardent leur blouse pour prendre leur repas, ça ne les gêne pas de s'asseoir à table avec des taches de sang et d'en repartir avec des taches d'œuf ou de sauce en plus.

Même les déplacements dans l'hôpital obéissent à des codes : ici, la radiologie a été installée à côté des urgences. Pour ne pas avoir à les traverser lorsqu'ils vont à la radio, les patients des autres services et de la maternité doivent passer par l'extérieur ou par le sous-sol. Tout le monde – les infirmières, les externes – a pris l'habitude de le faire. Sauf les internes. Eux, ils traversent les urgences sans dire bonjour – sauf à un autre interne –, sans parler à personne, sans jeter un œil à quiconque. Sans se préoccuper de savoir si leur passage est gênant ou non.

J'ai fini par comprendre que ces privilèges non dits dont bénéficient les internes sont en quelque sorte la marque de leur avenir radieux, de leur entrée dans la caste. C'est parmi eux qu'on recrutera les futurs chefs de clinique, les futurs agrégés, les futurs grands patrons. Comme ils ont décroché le concours, ils savent qu'ils sont du sérail. Et ils montrent que, déjà, ils ont tous les droits. Les étudiants les imitent, par conformisme ou par envie. Ils se glissent déjà dans le moule.

Et personne ne dit rien. Enfin, presque personne.

La radio de l'estomac, 1er épisode

Mme Moreno

Service de gastro-entérologie, fin 1976

Le lendemain de mon arrivée – c'était un jeudi –, le chirurgien a ordonné qu'on m'envoie passer une radio de l'estomac.

L'infirmière a noté sur son cahier qu'il fallait appeler la radio pour prendre un rendez-vous.

À la radio, on lui a demandé si c'était urgent. Comme le chirurgien ne l'avait pas précisé, l'infirmière a répondu qu'elle lui poserait la question le lendemain.

Le lendemain, à la visite, le chirurgien a demandé si la radio de Mme Malino – pardon ! Moreno – était programmée. L'infirmière a dit : « Justement, la radio voudrait savoir si c'était urgent. » Le chirurgien a répondu : « Bien sûr, c'est urgent, puisque la patiente est dans ce lit. À l'hôpital, et en chirurgie encore plus, *tout* est urgent. »

À la radio, la secrétaire a répondu que pour une radio en urgence, il fallait attendre le mardi. Pour les non-urgentes, ça devrait attendre le mercredi. Si c'était *très* urgent, il valait mieux passer par le service des urgences.

L'infirmière a dit que j'étais déjà passée par les urgences et qu'on ne m'avait pas fait cette radio-là.

La secrétaire a dit que non, bien sûr, ça ne se faisait pas aux urgences ; mais si le médecin des urgences l'avait demandée sur un bordereau spécial, ça aurait accéléré les choses. Et on aurait pu me la faire hier. Le lendemain de mon entrée.

L'infirmière a répondu : « Ça ne fait rien, marquez-la pour mardi. »

Et la secrétaire : « Non ce n'est plus possible, le planning des radios urgentes est plein, ma collègue vient d'attribuer le dernier rendez-vous pendant qu'on parlait. Je l'inscris pour mercredi à 15 heures. Et n'oubliez pas, il faut qu'elle soit à jeun. »

Quand l'infirmière est venue me dire qu'il faudrait que j'attende jusqu'au mercredi pour passer mon examen, je me suis mise à pleurer. Je ne voulais pas rester à l'hôpital.

L'infirmière m'a dit que si je voulais, comme on ne me ferait rien, on pouvait me donner une *permission de sortie.* J'ai demandé ce que c'était. Elle m'a dit que si le médecin était d'accord, on me laisserait repartir chez moi le samedi à midi mais qu'il fallait que je revienne à l'hôpital le dimanche à 17 heures. J'ai demandé pourquoi, puisque mon examen n'était prévu que pour le mercredi.

L'infirmière m'a répondu : « C'est comme ça. On ne peut pas garder des lits vides pendant plusieurs jours. Il faut qu'il y ait des malades dedans. Le samedi et le dimanche, comme les médecins ne passent pratiquement pas et comme le personnel est en effectif réduit, c'est moins grave. »

J'ai demandé comment je pourrais obtenir une permission. Elle a regardé sa montre et a répondu : « Il faut que je voie ça avec l'interne, il doit passer faire la contre-visite à 19 heures. »

À 19 heures, l'interne a appelé pour dire qu'il ne venait pas et que ce serait son collègue, l'interne de l'autre aile, qui ferait la contre-visite. L'infirmière m'a dit que l'interne de l'autre aile ne pourrait pas me signer ma permission, parce qu'il ne me connaissait pas. Je lui ai dit que je m'en fichais, je voulais rentrer chez moi. Elle m'a dit que ce n'était pas possible. Je lui ai dit que l'hôpital ça n'était pas la prison, que je pouvais signer ma pancarte, et voilà. Elle m'a dit que oui, bien sûr, mais que, si je partais contre avis médical, on me noterait comme sortante, on donnerait mon lit, on annulerait mon rendez-vous. Et que si je revenais dans quelques jours parce que ça n'allait pas, il faudrait de nouveau demander un rendez-vous à la radio, mais que je n'aurais jamais un rendez-vous urgent parce que quand un patient ne se présente pas à un rendez-vous urgent, ensuite, on ne lui en donne plus.

J'ai pleuré toute la nuit et je me suis fait une raison. Il fallait quand même que je me fasse soigner, alors la mort dans l'âme je me suis dit que j'allais patienter. Et qu'au fond j'étais rassurée d'être à l'hôpital : d'ici à ce que je passe mon examen, s'il m'arrivait quelque chose, au moins, on pourrait me soigner.

Premières armes

Lors de mon premier stage, la première semaine j'ai été chargé de prendre la tension à tous les patients. Le patron partait du principe qu'il fallait faire le même geste des dizaines de fois pour bien le maîtriser. Je n'arrêtais pas de trouver une tension élevée à tout le monde. Je me disais que je procédais comme un manche, et je ne comprenais pas : en enseignement de séméio, ça allait tout seul. À la fin de la semaine, à la réunion de service, le patron a montré à tous les externes que la tension était plus élevée quand je la prenais que lorsque c'était une infirmière qui le faisait. Il a demandé si quelqu'un savait pourquoi. Un crétin a répondu : « Parce qu'André les trouble... » Ce n'était pas tout à fait la bonne réponse, alors le patron a chargé le crétin de prendre la tension à tout le monde la semaine suivante. Le samedi, rebelote, il nous montre les feuilles de température des malades, et là encore la tension était plus élevée avec l'externe qu'avec les infirmières. Comme personne n'avait d'explication, il a chargé une troisième externe – une fille, cette fois-ci – de la prendre. Avec elle, la tension était à peine plus élevée qu'avec l'infirmière. Avec cette petite expérience, il nous a aidés à comprendre que la fonction et le sexe du soignant influent sur les chiffres de la tension... et qu'à l'hôpital le patient confond souvent le sexe et la fonction.

*

C'était une femme un peu âgée, un peu autoritaire. Angoissée, certainement. L'interne lui avait prescrit des injections intraveineuses, mais elle ne faisait pas confiance aux infirmières. Elle voulait qu'un médecin la lui fasse. L'interne n'était pas disponible. L'infirmière est venue me chercher en me disant : « Tu vas y aller. Tu es l'étudiant le plus âgé, elle pensera que tu es déjà médecin. » Je n'avais jamais fait d'intraveineuse. L'infirmière m'a fait asseoir, m'a fait remonter ma manche et m'a planté une aiguille dans le bras. « Tu fais pareil. Elle n'aura pas le temps d'avoir peur. » J'ai pris la seringue, je suis allé dans la chambre. Je suis entré, j'ai dit à la patiente que j'allais lui faire sa piqûre, j'ai pris son bras, j'ai mis le garrot, j'ai tapoté son bras pour faire ressortir les veines, j'en ai choisi une, j'ai passé un coton d'alcool dessus, j'ai piqué la veine, j'ai retiré le garrot, j'ai poussé le piston, j'ai retiré l'aiguille, j'ai posé un coton dessus et je me suis levé. La femme a levé les yeux vers moi et m'a dit : « Vous n'êtes pas bavard, mais on voit que vous avez l'habitude. » J'ai hoché la tête d'un air entendu. Comme j'avais fait une intraveineuse parfaite, elle a bien entendu exigé que je revienne lui faire les suivantes. Seulement, chaque fois que je l'ai piquée par la suite, je suis passé à côté de la veine. À la fin de la semaine, elle avait les deux bras couverts de bleus, mais elle continuait à me féliciter.

*

Mon premier stage, c'était en réanimation médicale, je m'en étais fait tout un cinéma, j'avais passé mon temps à réviser ce que je pouvais, je suis arrivée une demi-heure en avance, pour me présenter, et puis je me suis retrouvée je ne sais pas comment dans la grande salle de la réa, une malade venait de mourir et l'interne, en me voyant arriver, m'a dit : « Tu vas en profiter pour l'intuber, lui poser des tubes et des perfusions. » Il m'a tendu un machin en métal, il fallait que je me mette derrière la tête de la femme, que je lui fourre le machin métallique dans la bouche, et que je lui mette un tube dans la gorge. Évidemment, je n'y arrivais pas, et lui n'arrêtait pas de me dire : « Mais vas-y, vas-y donc ! T'as rien à craindre, elle est déjà morte, elle sent rien. Je sais pas ce qu'elle a fait de bon dans sa vie, celle-là, mais au moins aujourd'hui elle va servir à quelque chose. » Je n'arrivais pas à lui dire que je ne pouvais pas, que j'avais chaud et que tout mon corps me faisait mal. Ça a duré une éternité, et moi, je ne voyais que cette femme morte toute nue abandonnée, les jambes écartées. À la fin, je lui ai jeté les instruments à la figure. Il m'a fait virer du service en disant que, quand on ne sait pas garder son calme, on ne mérite pas d'être médecin.

*

À mon premier stage, on m'a planté devant un lit qui se trouvait au milieu du couloir et on m'a dit : « Tu le conduis à la radio. » Le patient était profondément endormi dans le lit, les couvertures remontées jusqu'aux yeux ; un gros dossier était posé à ses pieds au bout du lit. La radio était tout à fait à l'autre bout du bâtiment, et il fallait passer par le sous-sol ; mais quand je suis arrivé à l'ascenseur, il avait la bonne taille pour un brancard, mais il était trop étroit pour y faire entrer le lit roulant. Il y avait un autre ascenseur, à l'autre bout de l'aile. Les couloirs étaient encombrés de brancards et de meubles divers parce que le service avait déménagé la semaine précédente. J'ai mis une demi-heure pour atteindre l'ascenseur. Quand je suis arrivé à la radio, on m'a dit que comme j'étais en retard quelqu'un d'autre avait pris sa place. À ce moment-là le patient s'est réveillé en sursaut et s'est mis à gigoter dans son lit, il ne savait plus où il était. J'ai voulu le calmer, et il m'a crié : « Lâche-moi, connard, qu'est-ce que tu fabriques ? », et j'ai fini par comprendre que ça n'était pas un malade, mais un des internes du service. Il était tellement désagréable que les infirmières lui avaient fait une farce : elles avaient collé un somnifère dans son café et l'avaient couché sur un brancard ; comme je ne le connaissais pas, elles m'avaient confié la tâche de l'éloigner du service. Ce salaud-là n'a évidemment pas apprécié, et comme il n'a jamais su qui lui avait fait le coup, il s'est vengé sur moi et m'en a fait voir des vertes et des pas mûres pendant tout mon stage.

*

Mon premier stage, c'était en psychiatrie, dans la section des femmes. Le premier jour, le patron – ancien médecin militaire – nous a accueillis en nous expliquant ce qu'il attendait de nous : nous entretenir avec les patientes, les examiner complètement, faire une observation aussi précise que possible. Mais nous ne devions pas dire quoi que ce soit à la famille, ni à la patiente, sur le diagnostic. Nous n'étions pas compétents pour proposer un diagnostic. Il a ensuite ajouté que nous étions volontaires pour participer à ses recherches. Il étudiait l'influence du psychisme sur l'activité de l'intestin. Pendant une journée, nous serions casés dans un lit, avec des électrodes sur le bide, on nous ferait passer tout un tas de tests, on nous donnerait un repas (le même pour tout le monde), et pendant ce temps-là il regarderait – littéralement – ce que nous avions dans le ventre.

*

Pendant mon premier stage, toute la première semaine on ne m'a rien laissé faire. J'avais juste le droit de découper et d'agrafer les électrocardiogrammes, de ranger les radios, de mettre des étiquettes sur les dossiers qui n'en avaient pas. Le patron n'en avait rien à foutre d'avoir des étudiants ; les internes et les infirmières avaient trop de boulot pour s'occuper de nous. On gênait. La deuxième semaine, il fallait que quelqu'un accompagne un malade au bloc dans un autre service. Je me suis proposé pour y aller. On m'a dit : « Ben vas-y, puisque tu y tiens. » Au bloc, je suis tombé sur une panseuse qui m'a dit : « Tu veux voir l'intervention ? » J'ai répondu oui, bien sûr. Elle m'a montré comment il fallait s'habiller, se laver les mains, mettre un bonnet, un masque, des surchaussures, une casaque. Le chirurgien m'a salué en arrivant et m'a dit : « Tu es étudiant dans le service ? » J'ai dit que non, que j'avais accompagné le patient allongé sur la table. Alors il m'a dit : « Tu as bien fait. L'étudiant qui devait venir n'est pas là, c'est toi qui vas t'instruire. » Il m'a fait installer de l'autre côté de la table d'opération, à côté de l'interne qui l'aidait à opérer. À la fin de l'intervention, il m'a dit : « Puisque tu es ici, tu vas apprendre à suturer. » Au lieu de partir, il est resté là, et m'a regardé faire ce que l'interne m'avait montré. Une fois sorti il m'a dit que je me débrouillais vraiment bien et m'a demandé si j'avais envie de faire de la chirurgie. Je lui ai répondu que ça me gênait de n'avoir affaire qu'à des gens endormis. Il m'a regardé et m'a dit : « Tu es jeune encore. Tu as le temps de changer d'avis. »

*

Le premier jour, la patronne – une vieille peau de vache outrageusement maquillée – nous a fait faire le tour du service en grande pompe. On est passé devant une chambre sans y entrer. J'ai demandé à une des infirmières pourquoi on n'allait pas voir ce malade-là. Elle m'a répondu que la patronne n'entrait jamais dans cette chambre. Que la malade qui s'y trouvait y était depuis des mois. Que seul le chef de clinique y allait. Il m'a semblé entendre des gémissements derrière la porte. Plus tard, j'ai appris que la malade était la mère de la patronne. Elle était démente, on était obligés de l'attacher et de lui faire des calmants à forte dose pour qu'elle ne passe pas son temps à hurler. Sa fille l'avait hospitalisée dans son service parce que c'était plus pratique.

*

Le premier jour, j'ai vu une élève infirmière se faire engueuler parce qu'elle avait les cheveux longs.

Le premier jour, un patient m'a fait signe par la porte et m'a dit : « Faites-moi sortir d'ici ! »

Le premier jour, une femme qui déambulait dans les couloirs m'a demandé si j'étais vraiment sûr de vouloir faire ce métier.

Le premier jour, j'ai commencé à faire l'observation d'un homme qui avait une histoire très longue et très compliquée et dont le dossier avait été égaré. Comme je n'avais pas fini de l'examiner, j'y suis retourné à 17 heures, après mes cours. Il était couché en travers de son lit, il souffrait le martyre. Je suis allé voir les aides-soignantes, qui étaient occupées à changer un malade et m'ont dit d'aller voir l'infirmière ; je suis allé voir l'infirmière, qui était occupée à préparer les soins du soir et la contre-visite du chef de clinique ; elle m'a dit qu'il fallait que j'aille le dire à l'interne. Je suis allé le dire à l'interne, qui était occupé à faire du gringue à une élève infirmière ; il m'a lancé un regard mauvais et m'a dit : « Toi, l'emmerdeur, ne t'occupe pas de ça ! Ton patient attendra qu'on passe le voir. »

*

Le premier jour de stage, quand je me suis déshabillée pour me mettre en blouse, les autres externes m'ont regardée avec des yeux comme des soucoupes. J'ai une prothèse depuis l'âge de six ans, alors j'ai l'habitude et ça ne m'a pas beaucoup troublée. On se retrouve dans le bureau des internes et là, l'attaché se met à attribuer les chambres. Il me regarde et il me dit : « Tiens, toi qui as des capacités réduites, tu vas t'occuper de la patiente du lit 12. Ça devrait pas être un boulot bien difficile : elle doit claquer d'un moment à l'autre. » Les autres externes ont ricané. Il y avait un vase sur la table ; j'ai enlevé les fleurs et je lui ai jeté la flotte à la figure. L'infirmière qui était présente ne pouvait pas encadrer le type, alors – je l'ai appris plus tard – elle l'a pris à part et lui a fait comprendre que s'il ne voulait pas que ses paroles soient répétées en haut lieu, il avait intérêt à me foutre la paix. Après, quand il me croisait dans les couloirs, il rasait les murs. J'aurais aimé que ce soit aussi facile avec tous les autres cons que j'ai croisés pendant mes études.

*

Quand je me suis présenté à mon stage, on n'a pas voulu de moi. On m'a dit que ça n'était pas possible. J'ai demandé pourquoi. On m'a répondu qu'avec ma tête – enfin, on ne m'a pas dit ça comme ça, mais c'est ce que ça voulait dire – je risquais de faire peur aux malades. J'ai répondu que mon angiome n'avait aucune raison de faire peur à qui que ce soit. J'ai été animateur dans des colonies de vacances et les mômes n'ont jamais eu peur de moi ; j'ai été aide-soignant dans une maison de retraite et les personnes âgées n'ont pas eu peur de moi. On m'a dit que c'était possible, mais qu'ici on était dans un hôpital, et que les gens qui travaillent dans un hôpital doivent avoir l'air... normaux. J'ai demandé ce que ça voulait dire. On ne m'a pas répondu, on m'a seulement dit qu'il n'était pas question qu'on me laisse faire mon stage dans le service. Je suis allé voir la secrétaire de la scolarité. Elle m'a dit qu'elle n'y pouvait rien, qu'il fallait que je prenne un rendez-vous avec le vice-doyen, que c'était lui qui s'occupait des stages. Quand le vice-doyen m'a reçu, il m'a fait asseoir et, avant que j'aie eu le temps de dire la moindre chose, il m'a demandé si je ne voulais pas envisager de me spécialiser et de faire du laboratoire.

*

Le premier jour, j'en ai tellement vu de toutes les couleurs que j'ai bien cru que j'allais tout foutre en l'air.

Passoire

Si les médecins parlent abondamment de leurs patients, le terme est bizarrement absent des index des ouvrages de bioéthique ou du code de déontologie médicale. [...] *Dans le terme de* patient, *dérivé du latin* pati, *supporter, souffrir (par opposition à l'agent), deux idées sont présentes : la souffrance et la passivité ; le patient est celui qui pâtit et qui subit l'action de l'agent. En outre, de son origine adjectivale, le nom de patient garde l'idée de patience, de persévérance tranquille. Enfin, au* XIX*e* *siècle* (Dictionnaire *de Littré, 1881), le patient désigne encore le condamné à mort et, par extension, celui qui est aux mains des chirurgiens et enfin seulement le malade.* [...] *Être un patient, ce sera donc sinon être malade, au moins se mettre entre les mains d'un médecin.*

(Jacqueline Lagrée, article « Patient », in *Dictionnaire de la pensée médicale, PUF,* coll. « Quadrige », 2003.)

*

CHU de Tourmens, service de cardiologie 1, octobre 1976

Quand je suis arrivé dans le service, je ne pouvais plus respirer, j'avais de l'eau dans les poumons. L'interne a prescrit une saignée, de la morphine et des médicaments pour me faire uriner, et il a dit à l'infirmière d'en profiter pour apprendre au nouvel étudiant à faire tout ça. On m'a à peine demandé si j'étais d'accord, mais franchement, j'allais tellement mal que je voulais tout bien, à condition qu'on me soulage. L'étudiant était un grand beau garçon à la peau café au lait. J'ai pensé qu'il était antillais, mais je n'ai pas osé le lui demander. Il était très intimidé, et c'était surprenant, ce grand gaillard, beau et costaud, qui avait l'air d'un petit garçon. Tout de suite, je ne sais pas si c'était parce que je planais à cause de l'asphyxie, je me suis dit que je lui faisais confiance. Je lui ai tendu mon bras et je lui ai dit : « Allez-y. Il faut bien apprendre. Vous allez voir, ça se passera bien. » Il m'a posé un goutte-à-goutte dans lequel l'infirmière a injecté le médicament, il m'a fait une piqûre de morphine sous la peau, et puis il a pris une énorme aiguille reliée à un tuyau et à un bocal, et il m'a fait une saignée. Au bout de quelques minutes, ça allait mieux. J'étais trempé de sueur en arrivant, mais au bout d'une heure, c'est mon étudiant qui n'avait plus un poil de sec !

Les jours suivants, comme il était très habile de ses dix doigts – il transpirait beaucoup quand il me faisait quelque chose, mais il ne tremblait pas du tout –, les infirmières et l'interne lui ont confié presque tout ce qu'il fallait me faire. Là, c'est moi qui n'étais plus très rassuré, d'autant qu'on me répétait tout le temps que j'allais vraiment mal et qu'il allait falloir me garder plusieurs jours pour faire le bilan et me remettre sur pied. Mais Basile, mon jeune étudiant, lui, avait pris de l'assurance. Il est venu et m'a dit : « Vous allez voir, ça se passera bien. » Il m'a tout expliqué de sa voix grave, et je n'ai pas eu peur, même quand il m'a enfoncé une longue aiguille dans le pli de l'aine pour me doser les gaz du sang. Il m'a injecté des anticoagulants sous la peau du ventre, des antibiotiques dans les fesses. Il a changé la perfusion quand elle se bouchait ou quand le liquide passait à côté. Et puis il m'a fait je ne sais combien de prises de sang...

Comme j'avais de la fièvre et qu'ils ne savaient pas d'où ça venait, le chef de service a dit qu'il fallait me faire une ponction lombaire : piquer dans le dos, entre deux vertèbres, et prélever du liquide pour être sûr que je ne faisais pas une méningite. Là encore, c'est Basile qui me l'a faite. J'avais très peur, mais il a détourné mon attention en me parlant de sa grand-tante qui est un peu sorcière, là-bas en Guadeloupe, et quand j'ai senti ses grandes mains sur mon dos, les mains que j'avais déjà senties et qui ne m'avaient pas fait mal, ça m'a rassuré. J'ai eu un peu mal, mais je ne le lui ai pas dit. Je n'avais pas peur, c'était le principal, et puis je ne voulais pas qu'il se sente coupable.

Comme j'avais de l'eau dans le ventre, l'interne m'a dit qu'il fallait en retirer. J'ai dit : « Comment vous faites ça ? » Il m'a répondu : « Avec une longue aiguille. » J'ai demandé qui le ferait. « C'est moi. » J'ai répondu que je préférais que Basile le fasse. Il m'a dit que Basile ne savait pas le faire. J'ai dit : « Il sait faire tout le reste. Vous allez lui montrer comment faire ça. Et c'est lui qui me le fera. Ce sera lui ou personne. » Il m'a regardé de travers, mais il n'a pas insisté.

Quitte à être transformé en passoire, autant que ce soit par une personne qui vous veut du bien et ne vous fait pas trop de mal.

La radio de l'estomac, 2e épisode

Mme Moreno

Service de gastro-entérologie, fin 1976

Le lundi matin, on venait de m'apporter mon petit déjeuner et j'avais bu une gorgée de café au lait quand l'infirmière du matin est entrée et m'a dit : « Ne mangez rien, on a avancé votre rendez-vous de radio, vous y allez ce matin. » J'ai reposé mon bol. Elle m'a dit : « Vous n'avez rien pris, encore ? » J'ai répondu que j'avais bu une gorgée de café, mais que ça n'empêcherait sûrement pas...

— Si. Il ne fallait *rien* prendre. C'est un examen qui se fait l'estomac vide.

— Mais une gorgée...

— Rien. Il ne faut *rien* absorber pendant les douze heures qui précèdent l'examen. Les radiologues ne cessent d'insister là-dessus, et comme ils interrogent très soigneusement les malades avant de leur faire passer la radio, si jamais ils découvrent qu'ils ont pris quelque chose, ensuite ils nous mettent en quarantaine et ne veulent plus prendre nos malades en urgence.

— C'est bête, j'aurais pu passer ce matin...

— Oui, c'est bête pour vous, mais ça ne fait rien, j'ai d'autres malades qui attendent. Une dame qui devait avoir un examen en urgence demain. Je vais l'envoyer aujourd'hui.

— Ah, alors vous pourrez peut-être leur demander de me mettre à sa place demain...

— Non, ce n'est pas possible.

— Pourquoi ?

— Parce que c'est interdit.

— Comment ça, interdit ? Vous étiez sur le point de me faire passer à la place de quelqu'un ce matin ! Pourquoi est-il compliqué de me donner la place de quelqu'un d'autre demain ?

— Parce que la dame dont la place est libre ce matin est décédée ce week-end. Et on n'a pas eu le temps de rayer son nom de la liste. Alors on aurait pu vous faire passer pour elle. Mais la malade de demain – qu'on va donc faire passer aujourd'hui – est bien vivante. On va la faire passer à la place de la patiente d'aujourd'hui et, quand elle sera revenue, annuler le rendez-vous de demain en disant qu'il fait double emploi. Mais on ne pourra pas vous faire passer de mercredi à mardi parce que ça aurait l'air d'un passe-droit. Il va falloir prendre votre mal en patience. Et faut surtout pas vous plaindre. La dame qui devait passer ce matin est morte, elle. Vous, au moins, vous allez pouvoir passer votre examen !

*

Le lundi vers 11 heures, le grand patron est entré dans la chambre avec une troupe de blouses blanches et, sans me regarder, a soulevé ma pancarte et demandé :

— Est-ce que Mme Merlini – Moreno, excusez-moi... – a passé son transit ?

— Elle est programmée pour mercredi.

— Mercredi ? À quelle heure ?

— 15 heures.

— Ah, non, il ne faut pas me la mettre à 15 heures, je viens d'avoir un rendez-vous de scintigraphie pour 14 h 30. Elle a probablement des métas hépatiques, on veut voir si elle n'en a pas ailleurs.

J'ai pensé : *C'est quoi, des métahépatiks ?*

— Alors, Monsieur, nous avons un problème : la radio ne pouvait pas la prendre en urgence, il n'y avait plus de rendez-vous libre. Si je décommande le rendez-vous de mercredi, elle va se retrouver repoussée à vendredi, voire à la semaine prochaine. Est-ce qu'il n'est pas possible de déplacer la scintigraphie ?

— Non, parce que leur planning est très serré, et je tiens absolument à ce que Mme Molina – pardon, Moreno – ait une scintigraphie avant l'intervention.

J'ai pensé : *L'intervention ? Quelle intervention ?*

— Alors je ne vois pas comment nous allons faire...

— Ça m'est égal. Elle aura sa scinti mercredi après-midi, point final. Débrouillez-vous pour qu'on lui fasse son transit d'ici là ou jeudi au plus tard, je veux montrer son dossier au staff de can... pluridisciplinaire.

Il s'est tourné vers moi et m'a souri.

— Ça va aller, ne vous en faites pas ! On s'occupe de vous.

J'ai levé la main pour lui demander de m'expliquer ce qu'étaient des *métamachins* et une *synti*, mais il est sorti de la chambre tout de suite, suivi par la troupe de blouses blanches.

Deux minutes après, l'infirmière du matin est revenue noter quelque chose sur ma pancarte et m'a lancé méchamment : « Des clientes difficiles, j'en ai vu, mais vous, vous êtes championne ! Comme si notre travail n'était pas assez compliqué comme ça ! »

Quand l'aide-soignante est venue m'apporter mon plateau, j'ai voulu lui demander si elle savait ce que c'étaient des... mais j'avais oublié les deux mots.

À mon entrée dans le service, la jeune étudiante qui avait rédigé mon dossier m'avait demandé s'il y avait des choses que j'avais plus de mal à avaler que d'autres. J'avais répondu : « Tout ce qui est mou, ou presque liquide. Ce qui est dur, ça passe tout seul. Mais l'eau, la soupe, les yaourts... je n'essaie même plus. »

Sur mon plateau, il y avait du potage, du hachis parmentier et de la compote.

Le mémoire d'André

Monsieur Nestor

Faculté de médecine, 15 mars 2003

— Quand Charlotte est partie travailler à Brennes, murmure André, Bruno a réagi bizarrement. Il s'est mis à se mêler de tout et de tout le monde. Des patients qu'il voyait à l'hôpital, mais aussi de nous !

— Bon, dis-je, mais vous étiez amis, non ? Les amis, ça se mêle de ce qui vous arrive ! Moi, quand je vous faisais parler, au Petit Café, je me mêlais bien de votre vie, non ?

— Oui, et ça nous aidait beaucoup de vous avoir, vous savez...

— Faut pas exagérer...

— Si, si, je vous assure. Nous étions jeunes et trop fiers et trop... soucieux d'indépendance pour dire certaines choses sincèrement ; si on n'avait pas eu des... aînés comme Vargas et vous, il y a des moments où ça aurait été vraiment dur.

— C'était dur, de toute manière.... Et même, tu me pardonneras de te dire ça, c'était encore plus dur pour ceux qui n'avaient pas comme vous des amis sur qui se reposer.

— Oui. Vous avez en dû en entendre des vertes et des pas mûres...

— Tu peux le dire ! Mireille aussi en a entendu. Forcément,

quand elle était là, les filles lui parlaient facilement. Moi, c'était plutôt les garçons qui me parlaient. Sauf...

— Sauf Jackie ! dit André en souriant.

— Ah, ma petite Jackie... Oui, elle m'a beaucoup parlé. De toi, surtout.

— Ah bon ? Je l'ignorais !

— Cette blague ! Elle ne me parlait pas de toi pour que je te fasse un compte rendu, andouille !

— Évidemment. Et... qu'est-ce qu'elle vous disait ?

— Ah ! Est-ce que je peux te le dire ? Trente ans plus tard, est-ce qu'il y a prescription ?

— Euh... Le secret médical ne s'éteint pas avec la mort du patient... mais dans un cas comme celui-ci...

– Elle me disait que tu étais vraiment *très* indépendant. Au début, elle croyait que tu étais un coureur fini, parce que tu... comment dire ? Tu flirtais avec elle pendant toute une journée et puis, le lendemain, tu la regardais à peine et tu t'intéressais à d'autres filles. Ça l'agaçait beaucoup. Ça lui avait même fait mal, quelquefois, et elle se demandait si tu étais inconscient, ou malveillant, ou...

— Ou pervers.

— Non, pas ça. Je suis sûr qu'elle n'a jamais utilisé ce mot-là pour parler de toi.

— Elle aurait pu. Elle ne me connaissait pas.

— C'est vrai. Mais elle... t'appréciait. Elle était attachée à toi. Elle s'était attachée à toi dès le début.

— Je sais...

— Tu sais ? Et toi, tu ne disais rien ?

— Moi ? J'étais terrorisé !

Je me redresse sur mon siège.

— Terrorisé ! Par quoi ? Par elle ?

— Non, pas vraiment par elle. Mais par l'idée de m'attacher, de vivre avec quelqu'un... À l'époque j'étais très jeune, ne l'oubliez pas... Si jeune, on se fait un monde de tout...

— Tu avais peur qu'elle te... mette le grappin dessus ?

— Je ne sais pas. J'avais peur des femmes en général parce que je ne les comprenais pas bien. La seule que je connaissais, c'était ma mère, et je la connaissais un peu trop ! Je flirtais avec les filles parce que ça me rassurait de leur parler, de les apprivoiser. Leur parler, ça les maintenait à distance, finalement. Ça peut vous paraître bizarre, mais c'est ce que je ressentais. Et ma peur a bien failli me faire emprunter la mauvaise voie...

— Ah bon ? Raconte-moi ça !

— Eh bien, en guise de premier stage, je me suis retrouvé au labo de biochimie. Le service ne voyait pas passer beaucoup de patients ; à part trois pelés deux tondus qui venaient se faire prélever sur place, toutes les prises de sang avaient lieu dans les services, et, bien évidemment, le stage n'était pas très bien adapté à la formation des externes, mais la fac avait besoin de caser ses étudiants... Je n'étais pas très heureux de tirer le labo, j'aurais préféré me retrouver dans un service où on soignait vraiment, mais les copains m'avaient encouragé en me disant que ce que j'apprendrais là-bas pourrait servir à tout le monde, que je deviendrais indispensable pour leur expliquer tous les dosages incompréhensibles, et aussi pour les partiels – enfin, tout ce qu'on se dit quand on est d'une insondable naïveté ! Parce que ça ne s'est pas du tout passé comme ça. Le premier jour où je débarque en bioch, je découvre avec stupéfaction que le service est *entièrement féminin*. Le patron était une femme, les biochimistes étaient des femmes, les laborantines étaient aussi des femmes. Bref, moi qui étais terrorisé par les femmes, me voilà dans un gynécée !

— Il n'y avait pas d'hommes du tout ?

— Pas l'ombre d'un. Et bien sûr, l'externe qui avait tiré le service avec moi ce tour-là était une fille !

— C'était plutôt bien, non ?

— Euh... oui et non. Parce que vous voyez, toutes ces femmes qui bossaient ensemble, elles n'en pouvaient plus, d'être entre elles. Alors, quand un externe arrivait, s'il était... sympathique, elles lui sautaient dessus. Et quand je suis arrivé, comme elles me trouvaient toutes très sympathique…

— Elles t'ont sauté dessus ?

— Littéralement. C'était à qui séduirait le petit externe.

— Mais elles avaient bien des maris ou des fiancés, ces femmes !

— Pas toutes, et beaucoup avaient moins de trente ans, et comme elles ne travaillaient qu'entre filles, elles n'avaient pas l'occasion de rencontrer des hommes. Là, c'était très pratique, elles m'avaient tout le temps sous la main… c'est le cas de le dire…

— Tu exagères. Je ne crois pas un mot de ce que tu racontes…

— Vous avez tort ! me lance une voix grave que je n'ai pas entendue depuis longtemps.

— Basile ! Ah, mon grand ! Comment vas-tu ? Toi, tu as toujours l'air aussi jeune !

Il fléchit le genou et, sans me laisser quitter mon fauteuil, me serre dans ses bras.

André s'est levé, il regarde à présent son ami se redresser et constate qu'il fait deux têtes de plus que lui.

— Tu me dégoûtes. J'ai l'impression d'avoir rapetissé depuis la dernière fois !

— Mais non, c'est parce que t'as plus l'âge de porter des bottes à talonnettes !

Ils s'étreignent et se tapent dans le dos en riant.

— Tu racontais à Monsieur Nestor ton séjour en bioch ?

Il se tourne vers moi.

— Tout est vrai ! Mais je suis sûr qu'André allait en édulcorer la moitié.

— T'es pas obligé de tout lui raconter…

Basile enjambe le premier rang et s'installe juste derrière nous.

— Ah, mais pardon ! Il faut que vous ayez tous les détails. Bruno et moi, on s'est vite rendu compte qu'André filait un mauvais coton parce qu'il rentrait à l'appartement au petit matin. Je l'entendais se doucher – la douche était juste à côté de ma chambre –, et quand il avait fini de se doucher, il soupirait comme un malheureux. Au bout de quelques jours, je lui dis que c'est vraiment bête d'avoir un appartement et de ne pas y dormir, et qu'il devrait proposer à sa copine de venir de temps à autre, on a envie de la connaître, Vous savez ce qu'il me répond ? « Elles veulent toutes que j'aille chez elles !... » Tout d'abord, je ne le crois pas, parce que je sais que notre André est un grand timide. Il n'osait déjà pas concrétiser avec Jackie...

— Ah bon, vous n'aviez jamais... ?

— Tu pourrais te passer de ce genre de détail, abruti ! Mon prestige est en train de fondre à vue d'œil.

— ...et je vois qu'il ne se vante pas du tout, mais qu'il a l'air *é-pui-sé*, le pauvre... Il m'explique alors qu'il est en train de vivre le rêve de beaucoup d'hommes, et que ce rêve... est un cauchemar : la première semaine, cinq femmes du labo – deux biologistes et trois laborantines, toutes très... girondes – jouent à qui se fera inviter à dîner par le nouvel externe, qu'elles trouvent toutes à leur goût. La première, en aparté, lui dit qu'elle aimerait le connaître mieux en dehors du travail. Vous connaissez André ; comme c'est un bon garçon, il l'invite à dîner ! Et puis, voilà-t-y pas qu'une autre fait la même chose, et André l'invite elle aussi à sortir, le soir suivant. Quand les trois autres l'entreprennent à leur tour, il se dit : Je ne peux pas en inviter certaines et pas d'autres, l'atmosphère deviendra infernale.

— Alors, tu les invites toutes...

Le sourire d'André s'élargit.

— Qu'est-ce que vous voulez ? J'étais un gentil garçon.

— Attendez, attendez ! Ça ne s'arrête pas là. Évidemment, les filles sont stupéfaites de découvrir qu'il les a toutes invitées. Mais elles ont bien compris que c'est le contraire d'un coureur : elles l'ont vu à son beau sourire – *celui qu'il nous fait, là, tout de suite, regardez*... Alors elles font monter les enchères...

— Et toutes jouent – sans rien en dire aux autres – à qui passera la nuit avec moi...

— Et il passe la nuit... avec toutes, l'une après l'autre. En jurant à chacune qu'elle est la seule, bien entendu, et leur faisant jurer, évidemment, de ne rien laisser paraître, car si les autres filles l'apprennent, dit-il, elles seront très jalouses... et l'atmosphère du labo risque de s'en trouver très... perturbée !

— Non, là, je ne te crois plus. Ce n'étaient pas des idiotes, quand même... c'étaient des *biologistes,* des filles qui avaient de l'éducation, enfin !

Basile rugit de rire.

— *C'étaient des femelles en rut !* Croyez-moi ! Je suis témoin. Et souvenez-vous : les années soixante-dix...

— Les années soixante-dix ont été torrides, soupire André. Surtout 76...

— Mais tu ne les voyais pas chacune un soir de la semaine, quand même ?

— Si. Mais pas chaque fois le même jour, parce qu'elles auraient trouvé ça bizarre. Alors j'ai ressorti mes cours de maths de terminale et pour les voir toutes une fois par semaine, mais un jour différent chaque semaine, j'ai fait un planning de rotation sophistiqué...

— Qu'il a affiché dans ma chambre.

— Pourquoi dans *ta* chambre ?

— Eh ! Il ne pouvait pas le mettre dans la sienne, – pardi ! Un jour ou l'autre, l'une d'elles voudrait venir lui rendre visite à l'appartement. Si elle allait fouiner à droite et à gauche, connaissant ma réputation, elle ne serait pas étonnée de trouver ce planning épinglé sur ma porte...

Je suis stupéfait. André regarde ses pieds. Basile est hilare. Là-bas, à l'entrée de l'amphithéâtre, Christophe ouvre les bras en voyant entrer deux jeunes filles grandes et minces qui ont l'air de jumelles et un garçon encore plus grand qui leur ressemble beaucoup. Il les embrasse tous trois et revient s'asseoir près de nous.

— Les trumeaux sont arrivés !

— Où sont-ils ? demande André, qui leur fait signe en les voyant gravir les marches vers des places un peu plus haut. Leurs parents viennent ?

— Ils sont en chemin.

— Les *trumeaux ?* Qu'est-ce que vous appelez des trumeaux ?

— C'est du Boris Vian, Monsieur Nestor, répond Christophe : des triplés dont deux sont jumeaux. On vous les présentera tout à l'heure... Tu as l'air bien joyeux, Basile. De quoi parliez-vous ? Ah ! Je sais !... Du stage de bioch d'André !

— *Toi aussi, tu es au courant ?*

— Ah, mais l'histoire est légendaire. Elle mériterait de passer à la postérité. Ils vous ont raconté notre visite au labo ? André s'était mis en tête d'arrêter médecine pour faire une maîtrise de biochimie.

— Ah bon ? Pourquoi ça, mon petit ?

— Parce que je ne voyais pas comment j'allais pouvoir continuer à faire des études de médecine... à ce rythme. Alors je me suis résigné en me disant que j'allais finir par plaire *vraiment* à l'une de ces dames, que je ferais ma vie avec elle et que ça serait plus simple de bosser au même endroit...

— Un enterrement de première classe... murmure Basile.

— Et, poursuit Christophe, notre André se met à nous parler de biochimie par-ci, de dosages par-là, d'électrophorèse et de chromatographie... Alors, pour en avoir le cœur net, Bruno et moi avons décidé d'aller voir ce qui se passait *exactement.* On arrive au labo un beau jour, en fin de matinée, et on trouve notre André, bonnet blanc sur la tête, assis devant une longue table couverte d'accordéons de papier perforé et d'énormes bouquins ; à l'autre bout de la pièce se tiennent une très jolie et très plantureuse femme rousse – la patronne du service – et une impressionnante blonde platinée – son assistante ; elles épluchent des résultats. On a su plus tard que, de toutes les... admiratrices d'André, c'étaient les deux plus... assidues.

— Et les plus expérimentées, ajoute l'intéressé avec une moue d'appréciation.

— En tout cas, dans le bureau, l'atmosphère était à l'étude. On se serait cru au séminaire... J'ai même cru voir une robe de bure accrochée à une patère austère... Quand on est arrivés, il nous a regardés comme si nous étions des étrangers. Il nous a à peine salués. On s'est approchés de lui et on a murmuré : « André. C'est nous, André. Tu nous reconnais ? Tes amis ! » Les deux femmes, évidemment, nous ont lancé un regard circonspect. Genre : « Pas touche à l'homme blanc... » André se cabre : « Qu'est-ce que vous foutez là ? – On est venus te tirer de ce mauvais pas ! – Je n'ai pas besoin d'être tiré d'un mauvais pas, je suis en train de choisir un sujet pour mon mémoire. »

Et nous : « Ton mémoire ? Quel mémoire ? – Mon mémoire de biochimie. J'arrête médecine et je passe le certificat. – Tu perds la tête ! – Pas du tout. Je n'ai jamais été plus sérieux... »

Il regardait les deux femmes qui, à l'autre bout de la table, acquiesçaient à chacune de ses paroles.

« ... j'hésite entre une étude de la tautomérisation des bases pyrimidiques... »

La rousse plantureuse : « Beau sujet ! »

« ... et la détermination de la taille des fragments d'ARN par sédimentation dans un gradient de chlorure de césium... »

La blonde platinée : « Passionnant ! »

« ... à moins que je ne traite les deux, carrément ! »

Les deux biochimistes : « Oui, oui ! Les deux ! »

Nous : « Non, mais t'es pas un peu *siphonné* ? »

« Il est parfaitement capable de maîtriser les deux ! » s'écrient les deux viragos, et elles nous jettent dehors.

— Après ça, on avait compris qu'André filait *vraiment* un mauvais coton. Il fallait absolument qu'on fasse quelque chose pour le tirer de là.

— Et... qu'avez-vous fait ?

— Il n'y avait qu'une chose à faire, hein, Maître Bloom ?

— Eh oui, Maître Gray. Pour combattre un envoûtement, il

n'y a qu'une solution. Vous connaissez le remède aux envoûtements, M'sieur Nestor ?

Je tente :

— Un... *un exorciste* ?

— Non, pas un exorciste. *Une.*

C'est une autre voix qui vient de parler. Une silhouette féminine se dresse devant moi. Elle est à contre-jour, mais je la reconnais immédiatement et je me lève d'un bond, avant qu'elle n'ait le temps de me dire de rester assis.

— Madame Solal ! Comment allez-vous ?

— Oh, Monsieur Nestor, je vous en prie ! Je ne suis plus votre « petite Jackie » ?

Dans le carnet de bord de Bruno

Josyane d'A., vingt-huit ans, mariée, un enfant.
Date d'entrée : 6 octobre 1976
Motif d'admission : tentative d'autolyse[1]

Moi, je me trouvais plutôt en forme, mais j'avais beaucoup maigri et mon mari s'inquiétait. Ma belle-mère aussi... Surtout ma belle-mère, en fait. Elle me disait que je ne pourrais pas avoir d'autres enfants si je ne me remplumais pas un peu. Je trouvais ça déplacé, mais je ne pouvais pas dire grand-chose. Ma belle-mère a toujours été comme ça, et c'est pas la peine que j'en parle à mon mari : sa mère est intouchable.

Cela dit, je n'étais pas vraiment inquiète : j'avais déjà un petit garçon de deux ans, je n'étais pas pressée d'être enceinte à nouveau. Un jour, tout de même, j'ai commencé à me sentir fatiguée, et cette fatigue a traîné. Et puis j'ai bien vu que je maigrissais : non seulement je rentrais dans des pantalons serrés que je n'avais pas mis depuis ma grossesse, mais dans certains je flottais, ce qui ne m'était jamais arrivé. J'avais des sueurs la nuit, les joues rouges le jour... comme si j'avais la fièvre. Je suis allée consulter mon médecin, un ami de la famille. Il ne m'avait pas vue depuis plusieurs mois et m'a trouvée amaigrie.

Il m'a fait passer des examens et on a découvert que je faisais une poussée de tuberculose. Ça a été comme un coup sur la tête. Je sais

1. Litote médicale : une tentative d'autolyse est une tentative de suicide. Dans les dossiers, on trouve aussi l'abréviation « TS ».

que la tuberculose, aujourd'hui, ça se soigne, mais je me doutais que la famille de mon mari allait mal le prendre. La famille d'A. est l'une des plus riches et des plus respectées de Tourmens, c'est la vieille aristocratie française, et la meilleure : grâce aux investissements du grand-père dans le caoutchouc, ils sont restés riches... Mon mari est le seul héritier de la fortune familiale et ma belle-famille a très mal pris le fait qu'il épouse une petite Bretonne née dans un obscur hameau de la presqu'île de Crozon...

Et puis, c'est toujours la même chose, une catastrophe en attire une autre, je croyais que la tuberculose était une maladie qui touchait seulement les poumons, mais ça donne aussi des infections ailleurs. Je n'avais pas de règles depuis plusieurs semaines, alors mon médecin s'est inquiété, il m'a fait faire des examens et il a découvert que j'avais une tuberculose des organes génitaux. Mes ovaires, mes trompes, mon utérus, tout était touché... Le gynécologue qui a vu mes résultats d'examens m'a déclaré brutalement : « Vous n'aurez plus d'enfants, vous êtes stérile ! »

Tout le monde autour de moi m'a dit que c'était triste, mais pas grave, j'avais déjà un enfant, il y a tant de femmes qui n'en ont pas, bref, rien que des choses qui veulent vous consoler mais qui ne consolent pas du tout : je me fichais des autres, c'est de moi qu'il s'agissait... Et j'avais envie d'avoir d'autres enfants. Pas tout de suite, mais quand même. Je n'ai que vingt-huit ans. Apprendre à vingt-huit ans qu'on n'aura plus d'enfants, c'est dur... Mais personne n'avait l'air de trouver ça dur autour de moi. Moins que le fait d'apprendre que j'avais une tuberculose... Oui, je me soignais, mais c'était la honte... C'était comme la preuve que mes origines étaient... indignes de cette famille...

J'ai commencé à aller très mal. Je déprimais. Je me sentais de plus en plus triste, j'avais de plus en plus envie de tout laisser tomber, de plus en plus de mal à me lever, de plus en plus de mal à m'occuper de mon petit garçon... Et puis, un jour, je me mets à avoir les seins qui gonflent et me font mal. Je n'avais toujours pas vu revenir mes règles, mais je pensais qu'avec ma tuberculose, c'était normal... et comme on m'avait dit que j'étais stérile, bien sûr, je ne prenais pas de précautions... En plus, mon mari ne voulait pratiquement plus me toucher... Non, quand je dis qu'il ne voulait plus, ce n'est pas tout à fait vrai. Il voulait, il en avait envie, et moi aussi, mais il avait peur que ça me fasse mal, ou je ne sais quoi, et on le faisait quand je n'y tenais vraiment plus et que je le suppliais. Personne ne nous avait dit que c'était dangereux ; le spécialiste, une fois son diagnostic posé, nous avait carrément mis dehors, ça ne l'intéressait plus, et notre médecin, comme c'est aussi un ami, on avait du mal à lui parler de notre vie intime, vous comprenez bien...

Bref, pour en avoir le cœur net – je n'avais eu mal aux seins comme ça qu'une seule fois : quand j'attendais mon fils – j'ai fait un test de grossesse. Il était positif. J'étais aux anges, vous ne pouvez pas savoir, je me disais : « Alors, ils se sont trompés, je ne suis pas stérile, je peux encore avoir des enfants ! », et je suis allée, tout heureuse, annoncer ça à mon mari et à notre ami médecin. Mon mari l'a mal pris. Notre ami médecin l'a mal pris. Et quand je suis allée voir le spécialiste qui soignait ma tuberculose, il m'a dit d'un ton très froid : « Ah, mais, madame, vous prenez du Rimifon, et ce médicament est tératogène. » Je ne savait pas ce que ça voulait dire. Il m'a expliqué que le bébé que j'attendais risquait de naître avec des malformations à cause du médicament. J'ai dit que j'allais arrêter le médicament, que ça m'était égal, mais il m'a répondu que c'était trop tard, j'étais déjà enceinte de deux mois, les dommages étaient faits, il fallait que je me fasse avorter...

Là, vous comprenez, c'en était trop. Après l'avortement, ma belle-famille ne m'a plus du tout adressé la parole, comme si j'avais été responsable de ce qui m'arrivait. Mon mari ne me parlait plus, il rentrait de son entreprise de plus en plus tard le soir, il ne voulait plus qu'on fasse l'amour parce qu'il craignait que je ne sois enceinte une nouvelle fois, mon petit garçon pleurait tout le temps, je me sentais sale, bonne à rien, incapable de quoi que ce soit... J'en ai eu assez...

J'aurais dû prendre des comprimés. Je voulais le faire, mais je ne savais pas quoi prendre. J'étais allée parler à notre ami médecin... je ne sais pas pourquoi je l'appelle encore comme ça... Je trouve qu'il n'a pas été très amical avec moi... Un jour... avant de faire... ça... je suis allée le voir pour parler avec lui, pour essayer de lui expliquer tout ce que j'avais sur le cœur, mais, au bout de cinq minutes, c'est lui qui a commencé à me parler de sa femme, de ses enfants, de ses problèmes de remplaçant, de je ne sais quoi... comme si on était en train de dîner ensemble chez moi ou chez lui... Là, je me suis rendu compte qu'un ami – enfin, je devrais dire, une relation... ce n'est pas vraiment mon ami, c'est celui de mon mari, et de la famille de mon mari... mes amis sont restés en Bretagne... Enfin, je me suis dit qu'un médecin, ça ne doit pas être un ami... je veux dire : ça peut être gentil, et amical, mais il ne faut pas mélanger les choses. Un médecin, ça n'est pas là pour nous raconter ses problèmes, à nous...

J'ai quand même essayé de lui demander des comprimés pour dormir, mais il a dû se méfier, il m'a donné quelque chose à base de plantes, ça ne me faisait pas dormir du tout, même quand j'ai bu la moitié du flacon...

C'est pour ça que j'ai voulu en finir... Je m'étais mise dans la baignoire, comme on le voit faire dans les films, j'avais fait couler un bain chaud... j'étais bien... avec des comprimés, ça aurait été bien... Mais s'entailler les veines, je ne le referai jamais, ça fait trop mal... C'est ma belle-mère qui m'a trouvée. Elle venait ramener mon petit garçon... plus tôt que prévu. Elle devait le garder toute l'après-midi, je lui avais dit que j'avais quelque chose à faire... Mais j'avais oublié de lui donner des vêtements de rechange et le petit s'était sali. Alors, comme elle a la clé, elle est venue en chercher, et quand elle est entrée, elle m'a entendue crier. Ça faisait si mal que je criais en le faisant...

Je ne sais pas pourquoi on m'a mise ici, avec les fous. Je ne suis pas folle. Je n'en peux plus, mais je ne suis pas folle... Vous me croyez, n'est-ce pas ? Vous avez l'air jeune, vous êtes sûrement étudiant... mais vous devez quand même avoir une idée, non ?

*

Le 20 novembre 1976

Tout ce qui précède est retranscrit de mémoire et je ne peux pas garantir, bien sûr, que c'est parfaitement exact. Mais l'essentiel y est.

Sur le moment, je n'ai pas su quoi répondre. Cette femme m'impressionnait. Elle était jolie, elle avait surtout l'air très triste. J'étais censé l'examiner « complètement », mais quand j'ai lu le motif d'admission, je n'ai pas pu, évidemment. Je ne voyais pas bien l'intérêt de sauter sur quelqu'un pour l'examiner de fond en comble après une tentative de suicide. J'en ai parlé à l'interne, qui m'a dit que j'avais tort : certaines personnes ont des comportements suicidaires à cause de maladies ou d'intoxications médicamenteuses qui peuvent donner des symptômes neurologiques, par exemple. Alors, les examiner, d'après l'interne, c'est indispensable. Je le comprends, mais je ne vois pas pourquoi j'aurais dû *commencer* par ça. J'avais plutôt envie de m'asseoir à côté d'elle et de l'écouter parler. De lui laisser entendre que je ne lui voulais pas de mal. Je n'aimerais pas, moi, qu'on se mette à me tripoter dans tous les sens sans me demander la permission, sans me demander d'abord si ça va, comment je me sens. Même quand j'étais petit, lorsque j'étais malade, mon père ne m'examinait jamais sans d'abord parler avec moi. Et il ne me faisait pas peur, en plus. Mais il me demandait où j'avais mal, il me demandait si je voulais bien qu'il m'examine, et par où je voulais qu'il commence. Comme j'avais souvent des angines, il se doutait bien que le plus souvent, quand j'avais de la fièvre, même si j'avais surtout mal au ventre, c'est dans la gorge que ça se passait. Mais il savait aussi que je ne voulais jamais ouvrir la bouche, parce que quand on me faisait tirer la langue, ça me donnait envie de vomir... Alors il finissait toujours par ça.

Je savais que Josyane d'A. avait tenté de se suicider, j'ai bien vu aux bandages qu'elle avait autour des poignets qu'elle avait essayé de se trancher les veines, j'avais lu dans le dossier qu'elle était déjà suivie pour tuberculose par deux spécialistes différents, alors je ne voyais pas bien l'intérêt de la faire se déshabiller pour faire un « examen clinique complet » comme nous l'avait recommandé le chef de service.

Je me suis contenté de lui prendre la tension, j'ai rangé mon stétho, dans ma poche, je me suis assis à côté du lit, et je l'ai écoutée me raconter son histoire.

Quand je me suis assis ici, six semaines plus tard, pour la transcrire, c'est comme si j'écrivais sous sa dictée. Alors que j'ai beaucoup de mal à me rappeler ce que j'ai dit, moi. Tout ce qu'elle m'a dit est net, tout ce qui s'est passé ensuite est beaucoup plus flou. Quand elle m'a demandé ce que j'en pensais, je me suis entendu lui répondre sur un ton désolé : « Je suis arrivé dans le service il y a trois jours. » Elle-même y avait été transférée le matin même par le service des urgences, qui jugeait qu'elle n'était plus en danger. Elle m'a dit : « On est tous les deux nouveaux ici, alors ? Ça nous fait un point commun. » Elle m'a fait un sourire. Triste, mais un sourire quand même.

Comme elle voyait que je ne disais rien, elle m'a demandé en quelle année j'étais. Je lui ai expliqué que c'était mon premier stage. Elle m'a dit qu'elle aurait voulu faire médecine, mais que sa famille n'avait pas les moyens de lui payer des études aussi longues. Depuis qu'elle s'était mariée et avait eu son premier enfant, elle aurait voulu reprendre des études, mais personne ne voyait ça d'un bon œil. Elle avait passé les premières années de son mariage près de sa belle-famille, sur la côte. Mais, depuis quelques mois, ils avaient emménagé à Tourmens pour que son mari dirige une nouvelle succursale de l'entreprise. Avant que cette nouvelle catastrophe ne lui tombe dessus, elle avait eu l'intention de s'inscrire en fac de lettres ou de psychologie...

Elle m'a demandé comment la tuberculose avait pu atteindre ses organes génitaux. Je lui ai dit ce que je savais – le bacille perfore les vaisseaux du poumon et passe dans le sang ; de là, il peut essaimer partout –, et je lui ai proposé de l'emmener à la bibliothèque de la fac de médecine, le lendemain ou le surlendemain, pour lui faire lire des articles à ce sujet. Elle s'est écriée : « Mais je ne vais pas rester ici aussi longtemps ! Je ne suis pas folle ! »

Elle s'agitait, et ça m'angoissait terriblement, parce que j'avais peur de voir l'infirmière débarquer avec une seringue et lui coller une dose de neuroleptiques dans les fesses comme je l'avais vue faire le jour de mon arrivée : une énorme femme qui mesurait au moins un mètre quatre-vingt-dix et qui pesait au bas mot cent vingt kilos se tenait debout sur son lit, et poussait des grognements menaçants devant un tout petit bout de bonne femme brune qui s'est plus tard révélée être l'interne. L'énorme femme piétinait son lit, le lit craquait comme s'il allait céder sous son poids, mais le petit bout de femme la regardait sans bouger et lui répétait : « Tu ne m'impressionnes pas, Gisèle. Tu sais bien que tu ne m'impressionnes pas. Et tu sais que quand je me fâche, c'est pas beau à voir, alors si tu ne veux pas que je me fâche, tu vas laisser Monique te faire ton haldol... » Au ralenti, comme dans un film, la grosse femme est descendue du lit, elle s'est tournée, elle a soulevé sa jupe et elle a présenté ses énormes fesses nues à l'infirmière, qui lui a injecté le contenu d'une énorme seringue en poussant tout doucement le piston parce que le liquide est très épais et, si on force, ça gicle et on s'en fout partout.

Je ne voulais pas voir Monique débarquer, une seringue à la main, dans la chambre de Mme d'A., alors j'ai fait ce que j'ai pu pour la calmer, je lui ai expliqué qu'après une tentative de suicide tout le monde avait besoin d'être rassuré avant de la laisser rentrer chez elle, que si elle s'agitait ils penseraient qu'elle était encore suicidaire, et ça serait une raison supplémentaire de la garder, et que si elle voulait bien se calmer et m'écouter, je pourrais peut-être l'aider en disant à l'interne, au médecin, qu'elle pouvait rentrer chez elle. Elle s'est arrêtée de parler, elle m'a regardé fixement et elle m'a dit : « Vous voulez m'aider ? Vous voulez vraiment m'aider ? »

Oui, bien sûr que je voulais l'aider. C'était une femme qui n'était pas très heureuse, une femme qui aurait dû être encouragée à vivre une autre vie que la sienne... Une femme qui avait l'âge de Charlotte, et qui ne demandait qu'à aimer et à être aimée. Bien sûr que j'avais envie de l'aider.

*

Je m'en voulais, bien sûr. Je voyais bien que c'était tordu comme attitude. Mon boulot – ce qu'on attendait de moi –, c'était que je fasse une observation... pas que je m'attache à elle ou que je me sente ému ou que je prenne sa défense ; mon boulot, c'était de garder une « neutralité bienveillante », pas de devenir son ami. D'ailleurs, elle-même le disait : un ami, ça ne peut pas être votre médecin. Mais je ne voyais pas pourquoi, sans devenir son ami pour autant, je ne pouvais pas prendre sa défense.

Heureusement pour moi, je n'étais pas son seul allié dans le service. Brigitte, l'interne, est venue la voir longuement. Comme c'est une femme, je pense que les choses entre elles deux étaient plus claires. J'ai parlé à Brigitte ensuite. Elle m'a dit qu'elle avait vu le mari. Qu'il se fourrait le doigt dans l'œil parce qu'il pensait que la dépression de sa femme était due... au Rimifon. Le pneumologue lui avait dit que c'était peut-être ça qui l'avait poussée à tenter de se suicider. Tu parles ! Comme si elle n'avait pas eu trente-six autres raisons de le faire...

Comme elle voyait que le mari ne comprenait rien à rien et que ni lui ni elle ne tenaient à ce qu'elle reste dans un service où la moitié des femmes sont des zombies et l'autre moitié des hurleuses, Brigitte a suggéré au mari de demander au pneumologue de changer son traitement antituberculeux et au gynécologue de lui prescrire la pilule. Pour lui éviter dépression *et* grossesse.

Mme d'A. est sortie au bout de trois ou quatre jours. Le jour de sa sortie, elle s'est habillée très tôt alors que son mari ne devait venir la prendre que vers 13 heures – et moi je pensais : *Je ne comprends pas qu'il n'ait pas été là pour venir la chercher à 9 heures du matin ! C'est tout de même sa femme, merde, c'est pas un meuble ! Il vit avec elle, il lui fait l'amour, il lui a fait des enfants, il va peut-être lui en faire d'autres !* Alors je lui ai proposé de venir avec moi, entre 12 et 13, à la bibliothèque de la fac, pour que je lui montre les livres qui pourraient lui en apprendre plus sur sa maladie. Elle m'a dit : « Vous croyez que je vais comprendre ? » Je lui ai dit que c'étaient des manuels d'étudiants, pas des traités pour spécialistes. Si je les comprenais, il n'y avait pas de raison qu'elle ne les comprenne pas.

Je l'ai emmenée à la bibliothèque, puis au Petit Café, et je lui ai acheté un sandwich parce qu'évidemment on l'avait mise à l'hôpital mais on ne lui avait pas donné un rond...

Et puis elle est partie. Et je me suis dit que je ne la reverrais jamais.

Hier, pendant que j'étais avec une autre patiente (tiens, il faudra que j'écrive quelque chose sur elle aussi), Monique est venue me dire qu'on me demandait au téléphone, ce qui n'arrive jamais. Elle m'a regardé bizarrement et a murmuré : « Tu dis aux patientes de t'appeler dans le service ? Tu te prends pour l'interne ? » Je n'ai pas compris ce qu'elle voulait dire jusqu'à ce que j'entende la voix de Josyane d'A., qui m'a dit sur un ton glacial, désespéré :

— Il fallait que j'en parle à quelqu'un, parce que je n'ai personne à qui en parler, et vous, vous avez été le seul à m'écouter, je ne sais plus quoi faire, j'en ai assez, je ne comprends pas pourquoi ils me font ça, pourquoi ils s'acharnent contre moi, ce n'est pas possible, est-ce qu'on m'en veut ?

— Qu'est-ce qui vous arrive ?

— Je suis enceinte.

— *Enceinte ?* Mais avant de sortir, vous avez vu un gynécologue à l'hôpital et vous étiez contente parce qu'il vous avait prescrit la pilule.

— Oui. Et je l'ai prise. Et je ne l'ai pas oubliée une seule fois. Seulement, le spécialiste de la tuberculose, que j'ai vu le lendemain de ma sortie, m'a changé mon traitement parce qu'il pensait que le Rimifon était responsable de ma dépression. Alors, il m'a prescrit...

Et en entendant ça j'ai senti mes cheveux se dresser sur ma tête, j'ai su instantanément ce qu'elle allait dire : en cours de pharmacologie, il y a quinze jours, le prof nous a parlé de médicaments qui, administrés en même temps que d'autres, en augmentent ou en diminuent les effets. L'une de ces interactions, l'une des mieux connues, depuis très longtemps, *et que tous les médecins connaissent,* a-t-il ajouté, *car elle est citée dans tous les livres, est l'interaction entre la pilule contraceptive et la rifampicine, un antituberculeux.*

— Il vous a prescrit de la rifampicine sans vous demander si vous preniez la pilule ?

— Il n'a pas eu *besoin* de me le demander. Je lui ai dit que je la prenais parce que je ne voulais pas être enceinte une nouvelle fois. Mais il m'a regardée et il m'a dit : « De toute manière, étant donné ce que vous avez, vous avez très peu de chances d'être enceinte. Même sans la pilule. » Je lui ai dit que je l'avais déjà été, il a eu l'air de ne pas me croire, alors que c'était sûrement écrit dans mon dossier, et, d'un air très méprisant, il a dit : « Eh bien, *si c'est vrai,* vous pouvez me faire confiance, ma petite dame, ça ne se reproduira pas. »

La radio de l'estomac, 3e épisode

Mme Moreno

Service de gastro-entérologie, fin 1976

Le mardi soir, je n'ai pas mangé. J'étais angoissée à l'idée qu'on allait me faire un examen que je ne connaissais pas, cette *syntichose*, là, je me disais qu'il fallait peut-être être à jeun aussi pour ça, et je préférais ne pas manger trop, de toute manière, rien ne passait, alors à quoi bon. L'infirmière du soir, une gentille jeune femme que je voyais pour la première fois et qui portait un badge avec son prénom, Emma, inscrit dessus, est venue me demander si je voulais prendre quelque chose pour dormir. Elle m'a montré une gélule bleue posée au creux de sa main. Je lui ai répondu que non, que j'en aurais eu bien besoin, pourtant, parce que j'avais bien du mal à faire ma nuit, mais que les gélules, j'avais peur de les avaler de travers, déjà que j'avais du mal à manger...

Elle m'a dit en souriant : « Je finis mon tour, et je repasse vous voir. »

Je lui ai souri moi aussi et j'ai pensé qu'elle n'aurait probablement pas le temps de revenir, ou qu'elle avait le temps d'oublier, mais elle est revenue, effectivement. Elle apportait un petit flacon avec un compte-gouttes. Elle a posé la main sur mon épaule.

— Si vous avez besoin de dormir, je peux vous donner ça. C'est un tranquillisant. Et vous n'avez pas besoin de l'avaler : il suffit que je vous en mette quelques gouttes sous la langue, ça va passer directement dans le sang et vous vous sentirez détendue.

J'étais tellement surprise de la voir, tellement émue qu'elle soit revenue et aussi qu'elle me dise ça en posant la main sur moi – j'avais le sentiment que, depuis mon entrée, personne ne posait la main sur moi comme ça. On m'avait beaucoup touchée, ça, oui – on touche beaucoup les gens dans un hôpital mais pas comme elle le faisait, en cet instant.

J'ai dit : « Je veux bien... » et j'ai ouvert la bouche. Elle a fait tomber quelques gouttes sous ma langue. Le médicament avait un goût... de médicament. Mais pas désagréable. Le goût des sirops que je prenais quand j'étais enfant.

Avant qu'elle quitte la chambre, je lui ai demandé si elle serait là le lendemain. Elle m'a dit qu'elle était de service quatre nuits de suite. Ça m'a fait plaisir de pouvoir lui dire : « À demain. » Quelques minutes plus tard, je me souviens avoir pensé que j'étais bête, j'aurais pu lui poser toutes les questions auxquelles les médecins ne voulaient pas répondre, mais je commençais déjà à m'assoupir.

Cette nuit-là, pour la première fois depuis longtemps, j'ai bien dormi.

*

Le lendemain, c'était le jour de la *synti.* Comme le rendez-vous était prévu à 14 heures au service de médecine nucléaire, situé à l'autre bout de l'hôpital, l'infirmière du matin avait commandé des brancardiers pour 13 h 30. À 14 h 10 ils n'étaient toujours pas venus me chercher. J'ai sonné plusieurs fois, mais personne ne m'a répondu. J'ai attendu, en me disant que c'était probablement l'heure des transmissions entre l'infirmière du matin et celle de l'après-midi et, tant qu'à en déranger une des

Emma a dû l'entendre, car elle est sortie du bureau des infirmières. Elle m'a tenu les mains jusqu'à ce que je sois allongée dans mon lit. Et puis elle m'a donné les gouttes.

Plus tard, il me semble avoir vu, dans mon demi-sommeil, Emma s'approcher de moi et poser sa main sur mon front, sur ma main. J'ai le sentiment qu'elle pleurait.

Les trois Zorro

Le jeudi matin, j'ai encore vomi. Je venais d'avaler mon café au lait – enfin, des bouchées de pain trempées dans le café, parce que ça passait mieux que le café tout seul –, et tout est revenu d'un seul coup, sans prévenir. Comme j'étais assise dans mon lit, le dessus-de-lit et le drap ont tout pris. J'étais seule dans la chambre, l'autre lit était réservé pour y mettre une patiente qui devait arriver le soir même. J'ai sonné. Une fois. Deux fois. Trois fois. Au bout de vingt minutes, je ne voyais toujours personne, je me suis levée. Je me sentais faible, forcément : je ne mangeais pratiquement rien depuis plusieurs jours. J'ai marché jusqu'à la porte en me tenant aux meubles et aux murs. J'ai ouvert la porte et j'ai voulu appeler mais la gorge me brûlait sans doute parce que j'avais vomi, je n'arrivais plus à parler, ma voix était toute faible. Je me suis avancée dans le couloir, je n'ai pas vu le chariot arriver et l'aide-soignante qui le poussait ne m'a pas vue non plus parce qu'elle s'était retournée pour répondre à sa collègue qui partait dans l'autre direction. Elle m'a heurtée et, je ne sais pas comment, une des bassines dans lesquelles elle avait empilé tous les bols et les verres qu'elle venait de ramasser dans les chambres a glissé sur le sol, et, évidemment, il y a eu de la casse. Je ne me suis pas sentie tomber, mais je me suis quand même retrouvée par terre et j'ai entendu l'infirmière du matin hurler.

— Mais qu'est-ce qu'elle nous fait comme catastrophe encore, celle-là ? Pourquoi êtes-vous sortie de votre chambre ?

Je ne pouvais pas répondre, bien sûr. J'essayais de me relever mais je ne pouvais pas bouger, j'étais coincée entre la porte de ma chambre et le chariot, et ma chemise de nuit s'était prise dans une roue du chariot.

L'aide-soignante m'a dégagée et m'a aidée à me mettre debout. J'ai mis la main sur ma tête, parce que j'avais un peu mal, et elle est revenue toute poisseuse et toute rouge. Je m'étais ouvert le front en tombant.

L'infirmière s'est mise à crier encore plus fort : « Voilà qu'elle s'esquinte, en plus ! Mais pourquoi est-ce qu'on m'a collé une traînée pareille ? », et elle s'est approchée de moi les deux mains en avant comme pour m'étrangler, mais l'aide-soignante, qui était une femme plutôt costaude, s'est retournée, lui a saisi le poignet et lui a collé deux gifles à toute volée.

— Comment osez-vous, Marie-Jo ! Je vais vous faire virer !

— Germaine, vous n'êtes qu'une saleté de peau de vache. Alors, si je suis virée, je s'rai pas toute seule ! a répondu l'aide-soignante en désignant le couloir. Une dizaine de personnes étaient sorties des chambres en entendant les cris. La surveillante est arrivée, et l'une des malades, une dame très correcte, lui a raconté exactement ce qui s'était passé. La surveillante, que je n'avais qu'aperçue auparavant, a posé le dossier qu'elle tenait à la main pour venir me soutenir, et elle a dit à Germaine – je ne savais pas qu'elle s'appelait Germaine... Ça lui va bien, comme prénom... – de quitter le service, qu'elle prenait sa place et qu'elle ne voulait plus la voir avant le lendemain 8 heures, dans son bureau. Et puis, avec l'aide-soignante, elle m'a ramenée jusqu'à mon lit.

— Je suis désolée, madame Moreno. Je vous fais toutes mes excuses. C'est insupportable qu'on vous ait traitée comme ça.

Marie-Jo a découvert dans quel état était le lit, elle l'a défait pendant que la surveillante – « Je m'appelle Angèle, madame Moreno, Angèle Pujade » – me faisait allonger. L'autre aide-soignante est entrée, elle a étalé une serviette de toilette sur l'oreiller pour que je ne mette pas du sang partout, et m'a posé une vessie de glace sur la tête.

— Ça va arrêter le saignement, a dit Angèle. Mais il va vous falloir des points de suture.

— Il faut que j'aille aux urgences ? Les brancardiers ne sont plus en grève ?...

— Ne vous en faites pas, vous ne bougerez pas d'ici, on va faire venir le nouvel externe de l'autre aile, il a des doigts de fée. Pardonnez-moi. Depuis quelques jours, je suis surtout dans l'autre aile du service et je ne suis pas venue vous voir...

— Je comprends que vous n'ayez pas le temps...

— Non, non, j'aurais dû le prendre. Comme je suis arrivée il y a un mois seulement, et qu'il y avait des problèmes administratifs à régler, je me suis surtout occupée de ça, et j'ai négligé les patients.

Elle a aidé Marie-Jo à remettre un drap et un dessus-de-lit propres. Je lui ai expliqué que j'avais vomi sans pouvoir m'en empêcher. Que j'étais sortie pour demander qu'on m'aide...

— Vous n'avez pas sonné ?

— Si, plusieurs fois... mais personne n'a répondu.

Elle a appuyé sur le bouton mais la lumière, dehors, ne s'allumait pas. Elle a suivi le fil de la sonnette et vu qu'il était noué au montant du lit, mais que la prise était débranchée. Elle s'est tournée vers Marie-Jo avec un regard interrogateur. L'aide-soignante a soupiré :

— C'est Germaine qui fait ça avec les malades qu'elle trouve trop « exigeants ».

— Il n'y a pas de malades *trop* exigeants, il n'y a que des soignants insensibles. Cette sadique n'a rien à faire dans mon service.

L'aide-soignante a souri.

— Les filles et moi on peut témoigner...

— Je ne l'oublierai pas.

Elles m'ont bordée, Angèle a soulevé la vessie de glace pour voir si ça saignait encore et elle a dit qu'elle appelait l'externe.

Ma tête tournait, évidemment, et j'avais envie de pleurer, parce que je me sentais humiliée et malheureuse, j'aurais voulu mourir, et puis aussi j'étais inquiète parce que je ne savais pas qui on allait m'envoyer pour me faire des points de suture, je me demandais combien on allait m'en faire, et si ça ferait mal, et si j'allais rester marquée...

Et puis on a frappé à la porte, et j'ai dit : « Entrez », mais ma voix était toujours faible, je n'étais pas sûre qu'on m'avait entendue. Finalement, la porte s'est ouverte et vous êtes entré, et quand j'ai entendu votre voix, j'ai cru que je rêvais parce que la blouse, ça change, ça vous donne un air très sérieux, mais quand vous m'avez souri j'ai bien vu que c'était vous. Non, non, vous ne m'avez pas fait peur, je n'ai pas peur, je sais que ça va bien se passer, et que vous ne me ferez pas mal, je suis si contente de vous voir, Monsieur Basile, ne vous inquiétez pas pour moi, si je pleure à chaudes larmes, cette fois-ci c'est de joie.

Les cousines de Basile

Monsieur Nestor

Faculté de médecine, 15 mars 2003

— ... je lui ai fait cinq ou six points de suture. J'étais dans mes petits souliers : c'était la première fois que je soignais quelqu'un que je connaissais, et je l'aimais vraiment beaucoup, Mme Moreno...

— On l'aimait tous beaucoup.

— Ouaip... Et j'étais content de pouvoir m'occuper d'elle. J'avais pratiquement passé tout le début de mon stage à panser, à réparer, à suturer, à faire tous les trucs violents que tout le monde faisait mal et qui faisaient mal à tout le monde... Je ne sais pas comment ni pourquoi, j'apprenais tout facilement, et je faisais tout facilement... Peut-être parce que je n'avais pas peur. Ou parce que j'avais trouvé comment ne pas me laisser noyer par la peur... Quand je pique ou quand je recouds, je raconte des histoires... Ça me tranquillise. Et ça les tranquillise aussi, forcément. Quand je parle, comme ça, j'entends la voix de mon grand-père, qui passait son temps à raconter des histoires. Il avait perdu les deux jambes à la guerre, alors il ne quittait jamais son fauteuil roulant sauf pour aller au lit, et il n'avait besoin de personne pour passer de l'un à l'autre : il se déplaçait à bout de bras – il avait des bras comme des poteaux, il était fort comme un bœuf, mais c'était l'homme le plus doux que je connaisse... Et il avait beau être cul-de-jatte, il n'était pas manchot : il avait des tas de maîtresses !

— Ah ! Je comprends tout ! s'exclame André. Dire qu'il a fallu attendre trente ans pour connaître ton pedigree. Je parie qu'il s'appelait Basile, lui aussi !

— Comment as-tu deviné ?

— Élémentaire, mon cher Watson... Mais parle-nous de Mme Moreno... Je me doutais bien qu'elle avait une saloperie, mais je ne savais pas ce qui lui était arrivé... Et toi, Christophe ?

— Pareil. Quand Bruno et toi avez quitté le foyer, on ne l'a plus revue. Je me souviens vaguement qu'elle n'allait pas très bien les derniers mois, mais évidemment, on était tellement pris dans le tourbillon qu'on n'a plus pensé à elle...

— Elle avait un cancer de l'estomac, un truc plutôt rare, qui obstruait le bas de l'œsophage... À l'époque, ils lui avaient fait passer un transit œsogastrique... Pardon, Monsieur Nestor, je vous explique : c'était un examen qui consistait à faire des radios de l'œsophage et de l'estomac pendant que le malade avalait une bouillie opaque aux rayons X, qui « moulait » le tube digestif, en quelque sorte. Comme ça, on voyait si les aliments passaient ou non... et où ils restaient bloqués.

— Je me souviens. Mireille – tu te souviens de Mireille, ma femme ? – a eu ce genre d'examen quand elle a commencé à être malade... Évidemment, ce n'était pas par là qu'il fallait chercher, mais... ils n'en savaient rien. Continue, continue...

— Mais le transit n'avait rien montré de très probant.

— On ne faisait pas de fibroscopie, à l'époque ?

— Justement, ça commençait. Il n'y avait que deux gastro qui en faisaient dans tout le CHU. Et bien sûr, il y avait une liste d'attente à perte de vue. Mais attends, attends, tu vas voir... Quelques heures après l'avoir recousue, dans la soirée, je suis retourné voir Mme Moreno. Et, divine surprise, l'infirmière de nuit, c'était Emma.

— Elle bossait encore comme infirmière, à l'époque ? Mais elle avait déjà commencé médecine, pourtant !

— Oui, mais il fallait bien qu'elle gagne sa vie ! Elle vivait depuis peu avec son Australien et elle ne voulait pas qu'il l'entretienne. Emma est de la même trempe que Charlotte... Elles se ressemblaient tellement, sur certains plans... Quand Emma a commencé à se teindre les cheveux, quelques années plus tard, on aurait dit le clone de sa cousine...

— Bon, tu tombes sur Emma, et alors ? Tu n'as pas décidé de... l'*adopter*, quand même !

— Tu déconnes, ou quoi ? Emma et Charlotte, je les considérais comme mes sœurs. Je ne drague pas mes sœurs, moi, Monsieur ! Non, je lui parle de Mme Moreno. Elle me raconte que le transit ne s'est pas bien passé, qu'on voit seulement un rétrécissement *maousse* du bas de l'œsophage... et que bien sûr ça évoque un cancer, mais qu'on ne saura pas ce qu'il en est exactement avant que le chirurgien ne l'ait opérée. Et elle ajoute : « Sauf si on lui fait un prélèvement par endoscopie gastrique. » Elle l'avait suggéré à la surveillante du service, qui avait harcelé le chirurgien pour qu'il envoie Mme Moreno se faire faire une gastroscopie avant de lui faire subir un geste chirurgical à l'aveugle ; le chirurgien avait donné son accord à condition que la gastroscopie ait lieu avant le jour de l'intervention. Bien entendu, le planning des gastro était complètement bloqué. Mais...

— *Mais... ?*

— Mais Emma connaissait bien l'assistante d'un des deux praticiens qui les font : elles avaient fait l'école d'infirmières ensemble...

— Aha ! Et c'est là que *Mister Bloom* pouvait entrer en scène... Que dites-vous de ça, Monsieur Nestor.

— J'ai envie de dire *Mmmhh...* comme notre ami Vargas.

Basile s'esclaffe.

— Bon, je vous passe les détails, je vous dirai seulement que, par la suite, cette jeune femme et moi avons passé de très bons me souviens que c'est à cette époque que tu y étais en stage, Christophe. Tu ne l'as pas vue, là-bas ?

— Non. Je n'en ai pas le souvenir, en tout cas, mais le Presbytère, c'est grand...

— En tout cas, avant de partir, elle m'a fait un cadeau.

Il montre la médaille.

— C'est une main de fatma. Cinq doigts qui portent chance. Quand elle me l'a donnée, elle m'a dit en souriant : « Ce n'est pas pour vous, vous n'en avez pas besoin. C'est pour les malades ; pour qu'ils aient la chance de vous rencontrer. »

La femme de Christophe

Tourmens, avril 1977

Bruno adorait André et Basile, mais il avait un faible pour Christophe, qu'il considérait comme un maître. Sans doute parce qu'il voyait en lui un homme déjà adulte depuis longtemps alors que les deux autres se considéraient – et se comportaient volontiers – comme des adolescents persistants. Ce que Bruno appréciait plus que tout chez leur aîné, c'était sa culture d'« homme de la Renaissance ». Quand il lui arrivait de l'utiliser, l'expression faisait hausser les épaules à l'intéressé et déclenchait chez lui un « Dis pas de conneries ! » bougon. Mais Bruno n'en démordait pas et n'hésitait pas – exprimant ainsi ce qu'il ressentait sous couvert d'ironie – à louer « son air noble et distingué, les éclairs de grandeur qui jaillissaient de temps en temps de l'ombre où il se tenait volontairement enfermé, l'inaltérable égalité d'humeur qui en faisait le plus facile des compagnons, sa gaieté forcée et mordante, son sang-froid rare » (il l'avait prouvé lors de son mémorable séjour au commissariat) – toutes qualités qui, insistait Bruno, attiraient plus encore que l'estime et que l'amitié : l'admiration.

Il y avait aussi chez Christophe une science délicate du monde et des hommes, une politesse de l'être qui perçait dans ses moindres gestes. Il avait certes fait maints petits boulots, mais quand on l'écoutait on constatait qu'il n'avait pas perdu son temps libre. Que l'un de ses camarades cite le moindre article de journal lu rapidement, ou le moindre livre dont ils avaient vaguement parcouru la quatrième de couverture, et Christophe en connaissait le contenu – alors qu'ils ne le voyaient jamais lire. « Mais quand vous êtes là, *je ne peux pas lire.* Je ne lis que lorsque vous consentez enfin à me foutre la paix ! » Il semblait tout savoir, posséder des informations sur tous les sujets ou, lorsque ce n'était pas le cas, savoir exactement où les trouver. « Les bibliothèques sont faites pour ça », précisait-il modestement.

Ce qui impressionnait le plus Bruno et ses camarades, c'était justement la modestie de Christophe. Elle n'était pas feinte. Il avait, effectivement, horreur qu'on lui fasse des compliments. Il laissait toujours entendre qu'il ne les méritait pas, qu'il avait toujours eu une mémoire hors du commun, qu'il n'avait aucune difficulté à retenir des choses qui l'intéressaient et qu'il était bien content de pouvoir en faire profiter les autres, car, autrement, tout ce qu'il savait n'aurait servi à rien. Et qu'il était bien plus heureux de partager ce qu'il savait avec des amis qu'il ne l'avait été, enfant, de servir de singe savant à ses enseignants quand ils voulaient impressionner un inspecteur ou persuader un groupe de parents d'élèves de l'excellence de leurs méthodes pédagogiques.

Quand il y réfléchissait, Bruno ne voyait à Christophe que deux défauts étranges : sa méfiance envers les femmes – y compris Charlotte et Jackie, avec qui il se comportait cependant toujours de manière parfaite –, et son penchant pour la boisson. Car, quand il lui prenait un coup de *blues*, Christophe buvait comme un trou.

*

Un soir que Bruno est seul dans l'appartement de la rue Plotin, on frappe à la porte à 11 heures passées... Bruno ouvre à un homme d'une trentaine d'années, visiblement gêné de l'importuner à une heure pareille, et qui lui rappelle vaguement quelque chose.

— C'est Christophe Gray qui m'envoie. Il veut que vous alliez le chercher, sinon il a décidé de dormir chez nous...

— Chez vous ? Où habitez-vous ?

— Enfin, quand je dis chez nous, je veux dire au *Moustique*. Vous savez... dans le vieux Tourmens.

— Oui, le café littéraire... Je vous reconnais : vous êtes un des proprios...

— Oui, enfin, non, le local ne nous appartient pas, on s'est installés là... plus ou moins légalement, mais comme on est soutenus par l'association de quartier – vous savez, celle qui milite contre la destruction des immeubles anciens – on arrive à tenir...

— Et qu'est-ce qui se passe avec Christophe ?

— Eh bien... Nous, on ne vend pas d'alcool, mais, ce soir, il est arrivé avec une bouteille de whisky et il s'est mis à enfiler les verres les uns après les autres. Comme il avait probablement déjà bu beaucoup avant de venir, il a été rond très vite... Et on attendait qu'il s'écroule et se mette à dormir, mais il ne dort pas, il n'arrête pas de parler. Et impossible de le faire bouger de sa table. Dès qu'on s'approche, il se met à grogner comme un bouledogue. Nous, vous comprenez, on est du genre non violent, on ne veut pas de problèmes, et il n'est pas question d'appeler la police : on n'a pas de licence de débit de boissons, officiellement, on n'existe pas. Alors, comme il est plutôt costaud, on n'a pas tenté de le mettre dehors : on ne voulait pas qu'il casse quelque chose... ou qu'il fasse mal à quelqu'un. Mais j'ai parlementé avec lui pendant une bonne heure et il a fini par dire que si je voulais qu'il parte, il fallait que j'aille chercher ses amis. Il m'a donné votre adresse...

*

Au fond de ce qui ressemble à un garage dans lequel on aurait installé des tables de ferme, des bancs en bois et des étagères de livres de poche défraîchis – et qui est exactement cela –, Christophe lève son verre pour la énième fois. Quand il voit entrer Bruno, il s'exclame de sa voix plus qu'éméchée :

— Ah ! Docteur Sachs, c'est vous qui êtes de garde, cette nuit. Tant mieux ! Ça te prépare à tous les soûlographes que tu devras ramasser sur le bord de la route au cours de ta carrière !

Bruno ne répond pas. Il regarde Christophe vider son verre, le lui prend des mains, le pose sur la table, et aide son ami à se lever. Il demande aux propriétaires du *Moustique* s'il y a une ardoise à payer.

— Non, il n'a bu que ce qu'il a apporté.

— Et gardez la monnaie, dit Christophe en désignant la bouteille.

Le *Moustique* est à deux pas de la rue des Merisiers. Christophe aurait pu rentrer chez lui seul. Ses amis l'ont vu dans un état bien pire que celui-là. Arrivé devant le numéro 7, Bruno lâche prise. Son ami ne s'effondre pas mais s'appuie contre la porte.

— Tu n'es pas aussi ivre que tu en as l'air, j'en suis sûr.

— À quoi vois-tu ça ?

— Je le sens. Tu ne te fais jamais raccompagner chez toi. Quand tu es vraiment saoul, tu ne veux voir personne. Ce soir, tu voulais parler, alors tu as imaginé ce stratagème pour qu'on vienne nous chercher... Je n'ai pas oublié que tu as fait du théâtre.

Christophe se redresse, sort son trousseau de clés de sa poche et ouvre la porte sans l'ombre d'une hésitation.

— Tu as un diagnostic redoutable... Merci d'être venu.

Bruno lui prend le bras.

— *Holà*, Maître Gray. Tu m'as voulu, tu m'as eu ! Je ne te lâche pas comme ça...

Il le suit dans la cour et ferme la porte derrière lui. Christophe s'immobilise. Il y a de la lumière derrière les volets fermés du rez-de-chaussée.

— Elle est là...

— Qui ça ?

— Bulle.

— Bulle ?

— Elle s'appelle comme ça.

— Comme l'actrice ?

— Comme l'actrice. Et elle ressemble à une autre actrice.

— Jacqueline Bisset ?

— Ouaip.

Bruno est à deux doigts de dire : « Tu te fous de moi ! », mais il se retient. Il y a quelque chose de tout à fait inhabituel dans les yeux de Christophe. Celui-ci hausse les épaules et pénètre dans la maison.

Arrivé dans l'appartement, il s'affale dans le fauteuil le plus profond.

— Vas-y, mon Bruno, je t'écoute. Parle pas trop fort, comme ça je pourrai m'endormir.

— Tu es très con, parfois !

— Pas tant que toi avec la gueule de malheureux que tu trimballes en permanence. En ce moment, j'en ai ras le bol de te voir faire cette gueule-là.

— Qu'est-ce qu'elle a, ma gueule ?

— C'est celle d'un type qui a perdu sa femme et ses huit enfants. Tout ça parce que ta julie est partie bosser ailleurs pour prendre l'air. Si moi, j'en fais trop ce soir, toi, tu en fais trop tous les jours.

Bruno sent simultanément monter en lui la colère et la culpabilité. Il a envie de frapper son ami, et ne comprend pas pourquoi.

— Qu'est-ce que tu sais de ce que je ressens ? Tu n'aimes personne ! Tu méprises les femmes et tu n'as même pas l'élégance de respecter les hommes !

L'œil mort de Christophe s'enflamme soudain, le temps d'un éclair. Puis il s'éteint de nouveau.

— Tu as raison, dit-il tranquillement. Je n'ai jamais eu la connerie d'aimer. Et j'ai bien fait. L'amour, c'est la loterie. Si tu gagnes, tu en crèves. Réjouis-toi d'avoir perdu. Et continue à perdre.

— Tu dis des conneries. Tu ne comprends pas ! Tu ne comprends pas que j'aime Charlotte et qu'elle m'aime.

Christophe se lève d'un bond.

— Tu es vraiment un gamin ! Tous les mecs pensent que leur gonzesse est folle d'eux, et ils se font tous couillonner dans les grandes largeurs.

— Sauf Christophe Gray, qui n'a jamais eu de... *gonzesse* !

— C'est vrai, dit Christophe après un moment de silence, je n'en ai jamais eu, moi. Buvons !

— Alors, puisque t'es si savant, éduque-moi ! Console-moi, merde !

— Te consoler de quoi ?

— De mon malheur.

— Tu me fais rigoler, dit Christophe en haussant les épaules. Tu veux que je te raconte une histoire d'amour *vraiment* malheureuse ?

— Malheureuse pour toi ?

— Ou pour un de mes amis, qu'importe !

— Vas-y.

— Si on picolait, plutôt ? demande Christophe en sortant d'un placard une bouteille au contenu incertain.

— Allez, tu sais faire les deux. Picole, et raconte !

— C'est vrai, ça va bien ensemble. Tu y tiens vraiment ?

— C'est toi qui l'as proposé. Au moins, pendant que j'écouterai les malheurs de ton... copain je ne penserai pas aux miens. Rien de tel qu'un récit de poivrot pour donner le sentiment qu'on est l'homme le plus heureux du monde.

Christophe éclate de rire, vide le fond de bouteille dans un verre qui traînait là et s'affale une nouvelle fois dans son fauteuil. Bruno s'assied à califourchon sur une chaise.

— Un de mes amis – je dis bien : un de mes amis, pas moi – tombe amoureux, un jour, à vingt ans, d'une femme plus âgée que lui. Je te passe les détails... Si je les ai jamais sus, je les ai oubliés, mais c'était la passion absolue. Il ne vivait que par elle. Enfin, il ne vivait que *par ce qu'elle faisait à sa queue* ! Car c'était une baiseuse folle. Elle n'en avait jamais trop. Trois fois par nuit, ça n'était pas assez. Ce petit con, évidemment, ne pensait plus qu'à ça ! Au point qu'après quelques mois de conflit houleux avec sa famille, ses amis, tout son entourage, qui lui hurlaient que cette femme était une traînée, une arriviste, une manipulatrice – ce que, bien sûr, il ne supportait pas –, il se barre avec elle et l'épouse ! Tu vois le genre ?

— Passionné et loyal ! Ce type-là me plaît !

— Si c'est pour entendre des commentaires de ce genre, je m'arrête !

— Je me tais, je me tais !

— Comme elle faisait des études longues et difficiles, il déclare crânement qu'il va l'entretenir, emménage avec elle dans un appartement miteux, se trouve un boulot et va marner dans une imprimerie industrielle. Un jour...

Il s'interrompt.

— Oui ?

— Je voulais vérifier que tu me suivais... Un jour, il se coince la main dans une machine. Pas gravement, mais assez pour que ça nécessite quelques points de suture. Il va se faire rafistoler et rentre chez lui avec deux jours d'arrêt de travail. Comme il a oublié ses clés dans son casier à l'usine, il sonne. Il sait que sa femme révise ses partiels. Il entend quelqu'un ouvrir une fenêtre, lève la tête, entrevoit sa femme ébouriffée, se demande ce qui se passe. Au bout de cinq minutes, elle lui ouvre. Lorsqu'il entre chez lui, elle est en peignoir de bain. Elle sort de la douche, soi-disant. Mon... copain est surpris, il voit le lit en désordre alors qu'ils l'ont fait ensemble le matin même, il se demande ce qui se passe, mais, avant qu'il ait eu le temps de poser des questions ou d'expliquer pourquoi il rentre à cette heure inhabituelle, la blonde et séduisante épouse se précipite sur sa braguette pour lui faire une gâterie !

— Je croyais que tu devais me passer les détails...

— Celui-ci a son importance. Mon copain veut bien qu'elle lui fasse tout ce qu'elle veut, se faire tailler une pipe comme consolation de son accident du travail, c'est enviable. Mais il trouve que le peignoir de sa femme est de trop. Il tend la main pour le lui ôter pendant qu'elle est occupée plus bas, et, sur la blanche épaule de l'amoureuse épouse, il voit...

— *Il voit... ?* s'enquiert Bruno, les yeux écarquillés.

— Des traces de dents.

— Des quoi ?

— Des traces de dents, toutes fraîches, perlées de sang. On venait de la mordre...

— Mais ce n'était pas lui...

— Eh non...

— Elle...

— Elle avait probablement envoyé son amant se planquer à l'étage supérieur pendant que son mari montait l'escalier et, pour donner le change, elle avait pris une initiative de femme aux abois...

— Qu'est-ce que tu... qu'est-ce que ton copain a fait ?

— Il l'a frappée. Il l'a frappée si fort qu'elle est allée valdinguer contre un meuble et qu'elle n'a plus bougé. Il a cru qu'il l'avait tuée. Il l'a portée jusqu'à l'hôpital. Elle est restée deux jours dans le coma. Quand elle s'est réveillée, elle ne se souvenait plus avoir été frappée. Mais il suffisait qu'elle le regarde droit dans les yeux pour savoir...

Un sourire amer déforme la bouche de Christophe.

— Officiellement, elle avait « glissé » en sortant de la douche et s'était cogné la tête contre le lavabo.

— Et ensuite ?

— Après ? Rien. Elle n'avait pas oublié qu'elle l'avait trompé. Lui non plus. Ils ont divorcé. Elle a disparu de sa vie. Et il ne laisse plus une femme l'approcher à moins d'un mètre. Pour lui, aujourd'hui, l'amour est mort. Cette femme le lui rappelle.

— Comment ça ?

— Il la croise de temps à autre. Elle fait mine de ne pas le connaître, mais elle a peur de lui, évidemment. Et tu sais le plus drôle ? Sa trace de morsure est restée.

— Comment ça ?

— Mon copain avait vite découvert que sa femme était une baiseuse furieuse, plutôt sadomaso sur les bords ; elle aimait l'amour vache. *Fais-moi mal, Johnny Johnny Johnny*... Lui n'aimait pas trop ça – c'était un tendre. Mais sa tendresse virile ne devait pas lui suffire. C'est probablement pour ça qu'elle allait voir ailleurs. Seulement, le connard avec qui elle avait baisé ce jour-là l'avait mordue très sauvagement. La salive contient de méchantes bactéries. La morsure s'est infectée. Trois mois plus tard, elle arborait une cicatrice bourgeonnante qui reproduisait exactement la marque des dents. On appelle ça une chéloïde. Elle a consulté un chirurgien pour se la faire enlever, mais il lui a répondu que quand on essaie d'enlever une chéloïde, c'est pire. Elle est marquée pour la vie. À l'idée qu'il lui faut expliquer ça à chacun des types qu'elle s'envoie, je me marre. Mais je parie qu'elle invente une histoire différente à chaque fois. Elle dit sans doute que son mari la maltraitait. Pour des mecs pas très fins – et très peu le sont –, une manipulatrice qui taille les pipes comme elle sait le faire, c'est irrésistible.

Bruno reste sans voix. Il n'a jamais entendu Christophe parler de cette manière. Toutes ses attitudes passées prennent une dimension nouvelle.

— Tu comprends pourquoi, tout compte fait, tu n'es pas si malheureux que ça ?

— Oui... je crois que je comprends...

— Je ne sais pas ce qu'il adviendra de Charlotte et de toi, mais au moins tu as la certitude qu'elle t'aime. La vie est une chienne pour les amoureux, mais l'amour que vous partagez est vrai. Il y a deux sortes de femmes, petit frère. Celles qui aiment les hommes et les autres. Sonia, Charlotte et sa cousine Emma, Jackie... Ce sont des femmes indépendantes, autonomes, qui veulent exister par elles-mêmes... et qui aiment les hommes. Ma... – la femme de mon copain, elle, ne les aimait pas. Elle ne les aime toujours pas, je pense. Ce qu'elle aime, c'est le pouvoir qu'elle a sur eux.

Le professeur Lance

Service de chirurgie B (urologie), 15 mars 2003, 9 h 45

Je signe le bordereau que m'a tendu l'infirmière et je m'approche de l'externe penché sur le chariot de dossiers.

— Qu'est-ce que tu fais là un samedi matin ? Tu ne vas pas à la conférence ?

— Non, j'ai un dossier à rédiger...

— Fais-moi voir. Ah, oui. Tu connais l'histoire de ton patient ?

— Euh, oui...

— Tu saurais me résumer ce qu'il a ?

— Oui.

— Alors, ta rédaction attendra. Tu devrais aller écouter le type qui parle aujourd'hui. Ça pourrait t'intéresser. C'est un de mes anciens externes. Un des rares avec lesquels j'aie gardé des liens. Un de ces étudiants qui te donnent à penser que tu as servi à quelque chose lorsque, longtemps après, ils te disent combien tu as compté pour eux...

Je me souviens d'un jour en particulier...

Il était externe dans le service depuis deux mois, et venait d'arriver dans ma section. Tout de suite, le courant avait circulé entre nous. Il était tantôt exubérant, tantôt pensif et renfermé, et faisait des commentaires impertinents lorsque le patron se mettait à pontifier, et comme son impertinence tombait souvent à propos, le patron ne s'en offusquait pas. J'avais déjà entendu parler de lui par Vargas, qui ne jurait que par son petit groupe de… zèbres ? Non, de Zouaves. Une douzaine d'étudiants en médecine plutôt politisés, très grande gueule, très hostiles à ce qu'ils appelaient la tyrannie de l'internat et des mandarins. Bref, tout ce qu'il fallait pour irriter profondément LeRiche, et me faire très plaisir. Quand il était arrivé dans ma section avec trois autres étudiants, je les avais encouragés vivement à suivre les internes comme des ombres et à aller aider au bloc parce qu'ils apprendraient beaucoup en assistant aux interventions. Je leur avais proposé aussi de venir suivre, un à la fois, ma consultation, en leur précisant que nous demanderions toujours leur accord aux patients. Il avait accueilli cette proposition avec plus d'enthousiasme que ses camarades, qui semblaient surtout attirés par le bloc opératoire. Et, de fait, il n'avait raté aucune de mes consultations, mais les internes ne l'avaient pas beaucoup vu en salle d'op.

Quand j'arrivais le matin vers 8 heures, il était souvent déjà là, pour rassurer les vieilles dames à qui j'allais enlever une tumeur du rein, faire une partie de belote avec les adolescents dont on allait réparer l'uretère ou discuter le bout de gras avec les vieux messieurs affligés d'une prostate encombrante. Bref, il n'était pas fait pour la chirurgie. Justement, je crois que c'est ça qui me plaisait chez lui : il attendait des chirurgiens autre chose que ce qu'ils ont à offrir d'habitude. Il appréciait – il me l'avait dit – que le patron sache s'asseoir sur un lit pour parler avec un malade. Il appréciait aussi que, pendant mes consultations, je sache parler d'autre chose que de tuyauterie avec les gens qui venaient me voir. Et curieusement, alors que pendant les visites du service ou les réunions de staff on avait du mal à le faire taire – il avait toujours une opinion sur tout –, pendant les consultations, en revanche, il gardait un silence impressionnant. Et me posait toujours, une fois le patient reparti, *la* question essentielle…

J'aimais beaucoup parler avec lui. Je me suis même surpris, parfois, à lui dire des trucs plutôt personnels : je me souviens qu'on avait reçu une patiente que j'avais opérée d'un reflux, une très jolie femme qui devait avoir trente-cinq ans à tout casser. Elle venait pour une consultation de contrôle. Je l'avais examinée seul, Bruno était resté dans le bureau de consultation. Quand elle était repartie, je me suis entendu dire : « Je comprends qu'il y ait des médecins qui baisent leurs patientes. »

Il avait ouvert de grands yeux.

— Tu vois, ai-je expliqué, cette femme a eu trois enfants et elle a le même corps qu'il y a dix ans. C'est quelque chose qui ne laisse pas insensible... Le malheur, c'est qu'on ne nous dit pas ça quand on commence nos études. On ne nous dit pas que le corps des autres a des effets sur le nôtre... – Le dégoût, la peur... Le désir. – Oui. Et pour ceux qui ne sont pas prêts, ceux qui n'aiment pas leur propre corps, ceux qui ne savent pas quoi faire de leurs sentiments, c'est une torture. Et tous ne réagissent pas de la même manière. Certains apprivoisent leurs sentiments et ce que le corps des autres réveille en eux, et ils apprennent à vivre avec. D'autres les refoulent, et se cachent derrière les gestes techniques pour ne pas souffrir. Et s'ils ont l'air d'être insensibles à la souffrance de leurs patients, c'est parce que ça leur fait trop mal de prendre conscience qu'ils souffrent. Être médecin, c'est un métier défensif : on se défend de la peur de la maladie, de la peur de la mort, en faisant semblant d'y pouvoir quelque chose. Comme, en réalité, parmi toutes les misères qui peuvent frapper l'être humain on ne peut en soigner ou en guérir qu'un très petit nombre, on a tendance à ne s'occuper que des choses qu'on peut soigner, pour se donner l'impression qu'on est utile. Et on évite soigneusement le reste...

... la chirurgie, comme ça, ça paraît simple. Devant un patient on peut se dire : je l'opère ou je ne l'opère pas. Quand je ne l'opère pas, je ne m'en occupe plus. Quand je l'opère, s'il guérit, c'est grâce à moi. S'il meurt, j'ai fait ce que j'ai pu. Pratique. J'ai vu trop d'internes choisir la chirurgie pour ça, au fond. Un maximum de satisfactions pour un minimum d'investissement affectif. Alors qu'en réalité, c'est bien plus compliqué. Parce que tu n'opères pas un bout de barbaque comme quand tu t'entraînes sur les cadavres. Tu opères des gens, que tu vois avant, que tu vois après, qui ont une famille, qui parlent aux infirmières... et aux externes. Et les externes, quand tu n'es pas obtus, ils viennent t'en parler...

Mais pourquoi est-ce que je te raconte tout ça ? Ah, oui ! Un jour, je retourne dans le service en sortant du bloc et je trouve un mot du patron qui me demande de le rappeler.

« Ah, Lance ! M. Poliakoff, tu vois qui c'est ? – Oui, Monsieur. Il est en anurie. J'en ai parlé aux néphrologues hier, Zimmermann est d'accord pour le prendre en dialyse. – C'est trop brutal pour être une insuffisance rénale aiguë toxique. Il est très possible qu'il ait bloqué ses uretères avec des calculs. – Sur le cliché sans préparation, on ne voit rien. – Ce sont peut-être des cailloux d'acide urique, c'est normal qu'on ne voie rien ! Alors tu vas monter une sonde dans un de ses uretères et faire un cliché avec produit de contraste. S'il a des calculs, ce serait bête de ne pas l'opérer. On pourrait lui éviter la dialyse... – Bon, d'accord, mais il est obèse, il a soixante-dix-huit ans, il est fatigué, il va falloir l'endormir... Si je n'arrive pas à lui monter une sonde... – Tu passeras. – En général, oui, je passe, mais si je ne passe pas... – Tu passeras ! Et sois gentil, fais-le maintenant. Son rein n'attendra pas. »

Ça voulait dire qu'il était inutile de discuter. J'ai regardé ma montre, il était 13 heures, moi qui avais dit à ma femme que mon programme était léger et que je rentrais déjeuner... J'ai dû dire à l'infirmière d'appeler chez moi pour prévenir que je ne rentrais pas – tu vois, c'est ce que je te disais quand on est médecin, on passe son temps à éviter les trucs désagréables –, et je suis allé voir le malade en question. M. Poliakoff était un type grand et gros, un Russe blanc comme on en voit dans les films, il avait fui l'Union soviétique pour devenir chauffeur de taxi à Paris et il avait pris sa retraite au bord de la Tourmente parce qu'il aimait le climat. Son médecin nous l'avait envoyé en urgence parce qu'il ne pissait plus, en croyant que c'était sa prostate, mais non. En passant devant le bureau des infirmières j'ai demandé qu'elles le préparent pour une montée de sonde urétérale sous anesthésie générale, et je suis entré dans la chambre. Bruno était là, le dossier à la main, il taillait une bavette au patient allongé dans son lit. Je lui ai expliqué ce qu'on allait lui faire et, comme je voyais que ça l'inquiétait, j'ai dit : « Mais le docteur Sachs va venir avec nous pour vérifier que je ne vous maltraite pas. » Je désigne le dossier et je dis à Bruno : « Laisse donc ça. Viens, on y va. – Moi ? Au bloc ? Avec vous ? – Toi, au bloc, avec moi. »

Ça s'est passé comme le patron l'avait dit. Je lui ai monté une sonde, et il avait effectivement des calculs uriques. Un paquet. Ça voulait dire que je pouvais l'opérer pour libérer son uretère et son rein, et qu'il fallait le faire sur-le-champ. J'ai appelé une anesthésiste et, comme les internes s'étaient éclipsés pour déjeuner ou peut-être pour aller roupiller un peu, j'ai dit à Bruno d'aller voir la panseuse, qu'elle lui sorte une casaque et lui montre comment se préparer : il allait m'aider.

« Mais... je n'ai jamais fait ça. – Il faut bien commencer. Tu comprends le français ? – Euh, oui... – Alors tu n'auras qu'à faire ce que je te dis, et tout ira bien. »

Il était plus surpris qu'effrayé. Il avait même l'air excité, intéressé de me regarder plonger les mains dans le ventre de ce gros bonhomme. Je me souviens de ses yeux quand je lui ai demandé de me tenir le rein de M. Poliakoff pendant que je lui incisais l'uretère. Il l'a pris posément, et il s'est mis à fredonner *J'suis qu'un grain de poussière... Un grain de poussière... Fils de la terre et du vent...*

Je ne me souviens plus de tout, évidemment, mais seulement qu'il faisait bon et beau dehors, qu'on a passé l'intervention à parler de tout et de rien entre deux questions qu'il me posait et les réponses laconiques que je lui faisais. On racontait des blagues à l'anesthésiste, la panseuse nous en racontait d'autres... Je me souviens qu'on était bien, que c'était bien de penser qu'il y avait là un petit groupe de personnes qui bossaient ensemble, et pas les unes contre les autres, chacune exerçant et apprenant leur métier – en médecine, on apprend tout le temps –, que ces quatre personnes rendaient service à ce vieux monsieur, et que les trois professionnels et le patient allongé sur la table enseignaient ce boulot à ce jeune homme qui voulait devenir soignant. Je me souviens qu'en sortant Bruno m'a remercié de l'avoir amené là : « Mon père sera content. Il dit toujours qu'il faut que j'aie tout fait, dans ce métier. » Je lui ai dit qu'il avait raison. Il faut en faire le plus possible, en voir le plus possible, et comprendre comment les autres travaillent. Et il a ajouté : « Avant de faire ça, aujourd'hui avec vous, je me méfiais de la chirurgie, je trouvais que c'était de l'abattage, du travail à la chaîne. Et là, tout à l'heure, grâce à vous j'ai compris que l'essentiel, ce n'est pas le nombre de gens qu'on soigne, ou la manière dont on les soigne. L'essentiel, lorsqu'on soigne quelqu'un, c'est de s'en occuper à cent pour cent. »

Et quand je te dis ça, tu vois, comme il y a longtemps que je n'ai pas vu Bruno, j'ai envie d'aller l'écouter aujourd'hui pour savoir si, trente ans plus tard, il ne l'a pas oublié...

Regarde, c'est l'heure de la conférence. Laisse donc ça. Allez, viens, on y va.

Brève rencontre

Tourmens, quartier de la gare, 18 août 1977

La bagnole est passée plusieurs fois devant moi au ralenti, mais sans s'arrêter. Je n'ai pas bien vu la gueule du type qui la conduit mais je vois bien le genre. Cette fois-ci, il s'arrête. Pas devant moi mais devant Vicky, et ça ne m'étonne pas. Elle est belle, ce soir, je l'ai rarement vue aussi belle, avec une robe très moulante, pas très courte, pas très décolletée mais juste assez pour qu'on voie qu'elle a de très beaux seins. Comme le temps est pourri, elle a pris un parapluie, et, quand elle marche, ça lui donne un petit quelque chose de plus qui attire l'œil, forcément. Ce soir, ils ont été nombreux à s'arrêter à sa hauteur, mais, bien sûr, dès qu'elle leur parle ils repartent sans demander leur reste et ça nous casse un peu la baraque parce qu'ensuite ils n'osent pas refaire le tour pour en choisir une autre. Moi, ce soir, je m'en fous un peu ; parfois ça repose de pas les voir défiler les uns après les autres.

Le type baisse sa vitre, Vicky lui annonce la couleur, et évidemment, ça ne rate pas, il doit trouver ça trop cher pour ce que c'est, il redémarre.

Cinq minutes après, je vois la bagnole revenir, il a refait le tour encore une fois. Cette fois-ci, c'est devant moi qu'il s'arrête et baisse sa vitre. Il me regarde, pousse un soupir et dit :

— Combien ?

— Cent francs.

— Montez.

Il a les cheveux longs, il n'est pas rasé, il a une sale tête, il me fait penser au type qui a assassiné cette jeune actrice enceinte à Hollywood, il y a quelques années. Mais quand je le regarde de plus près, je vois qu'il doit avoir à tout casser vingt-deux ou vingt-trois ans, c'est un gamin. J'ai pas l'habitude des gamins. Mes clients sont plutôt des types entre deux âges, parfois très crades, parfois très bien sapés. Lui, je ne l'ai jamais vu.

— Je te préviens tout de suite : si t'as pas de capote, j'en ai, mais c'est toi qui te la mets. J'embrasse pas, et tu me touches pas les cheveux. C'est compris ?

— Compris.

— Et tu paies d'avance.

Je tends la main. Il fouille dans sa poche, en sort deux billets, m'en donne un. Et puis il ne bouge plus. Je m'énerve.

— Alors, on y va ?

— On va où ?

— Au terrain vague, de l'autre côté de la gare. Tu n'y es jamais allé ?

— Non, vous allez me montrer le chemin.

Merde, un novice ! Il ne me manquait plus que ça.

Il entre sur le terrain vague, roule jusqu'au fond, loin des deux malheureuses bagnoles dans lesquelles, si j'ai bien vu, Jacqueline et Manou sont au boulot. Il stoppe.

— Comment on fait ?

— Ben, tu baisses ton froc, évidemment. Ne me dis pas que t'as *jamais fait ça* ?

— Si, mais pas dans une voiture...

— J'ai pas les moyens de te payer l'hôtel, mon gars ! Allez, magne-toi, j'ai pas que ça à faire.

Il défait difficilement son jean, et bien sûr il ne bande pas. Il essaie de se branler mais ça n'est pas très efficace. Comme je ne veux pas qu'on soit encore là demain, j'enfile un des gants en plastique fin que m'a filés ma copine infirmière et je l'aide. Il finit par bander juste assez pour enfiler la capote. Je remonte ma jupe. Je le fais passer devant moi, entre le siège et le pare-brise, mais il est trop grand, le voilà plié en deux, la tête coincée contre le toit juste au-dessus de ma mise en plis. J'essaie de reculer le siège mais c'est bloqué. Je le prends par les hanches pour essayer de le caler entre mes cuisses, mais il m'arrête.

— Ça suffit. Laissez tomber !

Il retombe lourdement sur le siège du chauffeur et remonte son slip et son pantalon sans même enlever la capote qui pendouille.

— Pourquoi tu t'arrêtes ? Si ça te plaisait pas de le faire dans la bagnole, fallait choisir quelqu'un d'autre.

— C'est pas ça. J'ai plus envie.

Il pose le front contre le volant et ricane.

— Je te préviens, je te rends pas ton fric ! J'y suis pour rien si tu y arrives pas.

— Je m'en fous. Je m'en fous complètement.

— T'aurais mieux fait d'aller à l'Éden et de te branler devant un porno. Ça t'aurait coûté moins cher.

J'ouvre la portière, j'ai peur qu'il se mette en colère à cause de ce que j'ai dit et qu'il devienne violent.

— Je vais vous raccompagner à la gare.

— Je rentre à pied, j'ai l'habitude.

— Laissez-moi vous raccompagner, je ne vais pas vous faire de mal.

Au ton de sa voix, je sens qu'il dit vrai.

Il redémarre, sort du terrain vague, et, comme la rue est en sens interdit, il fait le grand tour pour emprunter le pont qui passe au-dessus des voies et se retrouver dans le boulevard de la Gare. Il ne roule pas vite. J'ai l'impression qu'il veut dire quelque chose et qu'il ne peut pas. Mais moi, je vais pas le faire parler, je suis pas assistante sociale.

Il soupire et il regarde droit devant lui. Il ne dit rien. Il tourne la tête brièvement en passant devant Vicky et ricane à nouveau. Il s'arrête pile à l'endroit où il m'a chargée.

J'ouvre la portière et je lance :

— T'es un fils à papa, toi, hein ?

Il tourne les yeux vers moi.

— Plus maintenant. Mon père est mort.

Spécialités

(1977-1978)

DCEM 3 (Deuxième cycle d'études médicales, 3e année)

Appareil cardio-vasculaire. Pédiatrie. Gynécologie-obstétrique. Appareil pleuro-pulmonaire. Endocrinologie et métabolisme. Dermatologie, ORL, Ophtalmologie.

Dans l'amphithéâtre

Monsieur Nestor

Faculté de médecine, 15 mars 2003

Jackie et les Zouaves sont sortis de l'amphithéâtre pour aller chercher quelque chose. Je reste seul, et je sens la rumeur des étudiants autour de moi. Les gradins sont aux trois quarts pleins, à présent...

Un homme aux cheveux tout blancs entre lentement dans la salle. Il semble impressionné, et s'avance timidement vers moi. Il me demande si les sièges du premier rang sont libres.

— Les places n'appartiennent à personne. Installez-vous !

— Merci.

Il s'assied mais reste tourné vers moi.

— C'est la première fois que je mets les pieds ici...

— Vous venez voir la conférence ?

— Oui. C'est un de mes amis qui parle.

— Ah, vous êtes un ami de Bruno !

Il sourit.

— Oui, un ami de très longue date...

— Vous avez fait médecine avec lui ?

— Non, je le connais depuis l'école primaire. Je pense que je suis son plus vieil ami... Quand on était gamins, il avait un grand fauteuil dans sa chambre, on avait la place de s'y installer tous les deux côte à côte et on passait nos après-midi entières à lire des bandes dessinées ou des romans de science-fiction. Chacun lisait un chapitre à haute voix, l'autre écoutait.

— Ah, je sais ! Vous êtes Diego Zorn ! Vous tenez la librairie du Mail, c'est ça ?

Il a l'air stupéfait.

— C'est ça ! Vous me connaissez ?

— Il m'a beaucoup parlé de vous, quand il était étudiant. Moi, je tenais le Petit Café, à la fac de médecine.

— Alors, vous êtes Monsieur Nestor ! Eh bien, il m'a beaucoup parlé de *vous* !

Nous nous mettons à rire tous les deux.

— Ah bon ? Quand ça ?

— Ces jours-ci ! Depuis qu'il vous a retrouvé, il est tout excité, il m'appelle trois fois par semaine ! Et vous vous souvenez de ce qu'il vous a raconté il y a...

— Vingt-cinq ans...

— Vous avez une mémoire fabuleuse !

— Je ne me plains pas... Plus le temps passe, mieux je me souviens...

— C'est bien...

— Je ne sais pas. J'aimerais bien ne pas me souvenir de certaines choses. Mais on ne choisit pas. Parfois, ça remonte sans prévenir...

Diego hoche la tête et s'assoit plus près de moi.

— Ça me fait bizarre de venir ici. Je n'aime vraiment pas le CHU. Quand j'y viens, c'est toujours une catastrophe.

— Vous avez été malade ?

— Moi, non. Mais des amis. Beaucoup y sont morts.

— Quel malheur...

Nous restons silencieux un instant.

— La librairie, vous la tenez depuis longtemps ?

— Depuis 1974. L'année où Nox... je veux dire... Bruno est revenu d'Australie pour commencer médecine. J'ai remplacé Mitsouko, la jeune femme qui travaillait là-bas à l'époque, quand elle est retournée au Japon. Et puis Moïse, le propriétaire, est mort, et j'ai pris sa succession. Nous étions... très proches.

— Et vous travaillez seul, maintenant ?

— *Euhlamondieunon !* répond-il en riant. Nous sommes une douzaine ! Elle s'est beaucoup agrandie en trente ans. J'ai acheté les maisons qui se trouvaient de chaque côté quand elles ont été mises en vente... Et on recommence à manquer de place...

— Je ne savais pas ! Il faut dire que je ne sors pas beaucoup, et puis le quartier de la rive droite et de la faculté des lettres, ce n'est pas du tout mon secteur, alors je n'ai pas suivi votre croissance... Mais c'est tant mieux, ça veut dire que ça marche bien !

— On ne se plaint pas. Surtout dans le contexte actuel ! Je dis souvent à Pauline qu'être libraire indépendant, c'est aussi compliqué que de faire de la médecine générale ! Vous connaissez Pauline, la femme de Bruno ?

— Non, je ne l'ai jamais rencontrée. Mais tout le monde ici m'en a dit beaucoup de bien.

— Tout le monde ? Les Zouaves ?

— Ah ! Vous les connaissez !

— Bien sûr. Vous savez, en dehors de ses années en Australie et de ses premières années de médecine, pendant lesquelles on ne s'est pas vus – je ne sais pas trop pourquoi, d'ailleurs –, j'ai toujours... suivi Bruno de très près. Je connais presque toutes les personnes importantes de sa vie. Et même certaines dont personne ne soupçonne l'existence...

— Ah ! Alors vous devez avoir des tas d'histoires à raconter...

— C'est rien de le dire !

La surveillante des longs séjours

Centre de convalescence du Presbytère, juin 1977

— Vous avez déjà rencontré les nouveaux externes, madame Buhler ? Pas encore ? Ils sont une dizaine et, comme d'habitude, il a fallu les répartir dans les différentes sections. Comme je suis chargée de la répartition, j'en ai vu débarquer dans mon bureau plusieurs qui me demandaient de ne pas les affecter dans une section de mourants ou de grabataires. Ou alors, de leur permettre de ne venir que deux heures le matin. D'autant plus que souvent, me disent-ils, ces patients « se trouvent au-delà de toute possibilité thérapeutique ». En général, ils viennent me dire ça sur le ton de la confidence et avec un aplomb souverain, en prétextant qu'ils préparent l'internat et trouvent par conséquent inutile de perdre leur temps à côtoyer des légumes.

C'est comme ça à tous les changements de stage ou presque, alors je ne m'en offusque plus. Je réponds d'un air détaché : « À quelle profession vous destinez-vous, exactement ? » À une exception près – mais il ne perd rien pour attendre –, ils se le tiennent pour dit.

Cela dit, la plupart des externes sont sympathiques. Inexpérimentés, innocents, ébahis par ce qu'ils découvrent dans le service, mais prêts à apprendre et à travailler. Un peu trop obéissants, quand même. C'est ça le problème, avec les étudiants en médecine. Alors que les élèves infirmières sont immédiatement sur la brèche et doivent mettre les mains à la pâte – et aussi dans la merde –, les étudiants en médecine attendent quatre ou cinq ans avant de voir un malade, et surtout un malade dans un lit. Ils n'ont aucune idée du temps qu'on perd, à l'hôpital, en palabres, en attentes inutiles, en souffrances superflues. Ils croient que lorsqu'on entre à l'hôpital, c'est pour en ressortir mort ou guéri. Alors que la réalité est bien plus sombre.

Et quand ils arrivent ici, ils se retrouvent dans des lieux dont ils ne soupçonnaient pas l'existence, ou qu'ils croyaient disparus depuis la fin du siècle dernier.

Et ils découvrent qu'on accueille les convalescents, ceux qui ont besoin de soins et de repos pendant quelques semaines, pour se rétablir, pour se remettre d'aplomb, pour reprendre du poil de la bête, pour repartir du bon pied, mais aussi, et surtout, celles et ceux dont l'état ne justifie plus le prix de journée en service de réanimation ou de médecine spécialisée mais ne permet pas non plus le retour chez soi : les hémiplégiques et les semi-comateux, les aphasiques et les logorrhéiques, les cancéreux pas *encore en phase terminale et ça se fait attendre*, les délirants et les agités, les déments et les catatoniques, les vieux qui n'ont ni famille pour les accueillir ni moyens de se payer une maison de repos... Les abandonnés, les laissés-pour-compte, ceux dont personne ne veut plus mais qui, vaille que vaille, s'accrochent à la vie, en dépit du pronostic des professeurs...

C'est vrai que c'est déprimant, c'est vrai que c'est difficile, mais qui a dit que la vie était simple et facile ?

Parfois, j'en ai ras le bol d'entendre de petits cons qui se prennent déjà pour le nombril du monde et pour la future crème distinguée de la chirurgie française de pointe me balancer – sans aucune distinction – leur mépris pour les gens, *les êtres de chair et de sang, bon Dieu !* que nous accueillons ici, et, par la même occasion, le même mépris pour les soignants qui, dans leur esprit de futurs membres de l'élite, *sont trop médiocres pour faire autre chose que passer des bassins ou torcher des fesses* !

Mais je m'emporte, je m'emporte, je suis désolée... Ça ne m'arrive jamais. Je ne devrais pas m'énerver. Je ne devrais pas me mettre en colère contre les crétins insensibles... Je devrais seulement m'occuper des purs, de ceux qui sont encore en friche, de ceux qui n'ont pas encore choisi l'indifférence, de ceux qui sont encore bienveillants.

Mais ils sont si influençables. Si sensibles à l'autorité de leurs aînés, au discours paternel des patrons... Si jeunes.

Pas tous, quand même. Il y en a qui résistent. Ça ne change pas grand-chose, mais quand même.

L'autre jour, le professeur faisait le tour de la section avec trois des nouveaux. Nous sommes entrés dans la chambre de M. Heechss. M. Heechss est là depuis très longtemps. En coma prolongé, à la suite d'un accident vasculaire. Il fumait trop. Il était là avant que j'arrive, et je suis dans le service depuis cinq ans. Je l'ai toujours vu dans cet état. Dans un coma calme. On le garde sous perfusion, on lui administre des cocktails vitaminiques et des aliments mixés par une sonde naso-gastrique. Ce qu'il y a de proprement miraculeux, c'est que, jusqu'à ces derniers temps, il ne faisait jamais aucune complication. Jamais d'ulcération à cause de la sonde digestive, jamais d'infection urinaire, jamais de perfusion qui passe à côté. Jamais de fièvre, jamais rien. Il avait une selle par jour entre 7 h 30 et 8 heures. Pour tout le monde ici, c'était un cas. Un homme dont le cerveau a grillé et qui reste à sa place, immobile, pendant de nombreuses années, c'est inouï. La plupart des malades dans cette situation finissent toujours par décompenser. Il finit par leur arriver quelque chose. Eh bien lui, non. Toujours fidèle à lui-même. Imperturbable. Enfin, c'est bizarre de dire ça d'un comateux, mais je dois dire que j'ai une certaine admiration pour lui. Je me demande ce qui lui passe par la tête. Enfin, quand je dis par la tête, c'est une façon de parler. Je ne sais pas comment il a fait pour tenir tout ce temps-là et survivre sans qu'il lui arrive rien, ou presque. Parfois, lorsque j'entrais dans sa chambre, je regardais son visage, ses cheveux longs blancs et filasse, en me disant qu'il avait dû être beau dans le temps ; et je me demandais qui il était avant d'être dans cet état-là. Personne ne vient jamais le voir, j'ignore qui paie son

hospitalisation prolongée – il est dans le secteur des longs séjours, et là, il faut payer, bien sûr... On m'a dit qu'une institution verse la somme chaque trimestre, une caisse de retraite des anciens je ne sais quoi... Quelle profession pouvait-il donc exercer ? D'autant qu'il n'est pas vieux. Cinquante-cinq ans, grand maximum... Ça m'étonne que personne ne vienne jamais le voir. Parce que, comme ça, à le voir, on dirait quelqu'un de correct... Enfin, toujours est-il que l'autre jour, le professeur entre dans la chambre avec les externes et leur raconte l'histoire de M. Heechss en leur disant qu'il a été – je ne le savais pas – un homme important, à une certaine époque, à la fin des années soixante... Et il poursuit : « M. Heechss va me permettre de vous montrer une procédure chirurgicale qui vous sera utile. Demain, nous procéderons à une dénudation veineuse du pied. »

Alors que tout le monde se tait religieusement d'habitude, une voix s'élève : « Excusez-moi, Monsieur. Pouvez-vous nous expliquer pourquoi ? »

Le professeur regarde celui qui a parlé. Il s'appelle Christophe Gray. C'est un étudiant plus âgé que les autres. Je me dis *Ouh là ! ça va barder*, parce que, vous le connaissez, le professeur est de la vieille école, très strict sur la façon dont les étudiants doivent se conduire... Mais il ne s'énerve pas du tout et répond calmement : « Eh bien, une dénudation veineuse consiste à disséquer une veine profonde pour pouvoir y insérer un cathéter de perfusion lorsque les veines du bras ne sont pas accessibles... »

Et il regarde les étudiants pour s'assurer qu'ils ont tous bien saisi.

« J'avais bien compris, Monsieur, insiste l'externe, les mains dans ses poches. Mais je ne comprends pas (*Ouh là là, il ne faut pas qu'il pousse le bouchon trop loin, quand même...*) le *motif* de cette dénudation : les veines de ce monsieur sont en parfait état, ses perfusions passent bien. Dans quel but voulez-vous procéder à une dénudation veineuse ? »

Le professeur le regarde avec sévérité. « Mais... dans un but *pédagogique*, évidemment ! »

L'externe se frotte le menton comme s'il caressait une barbe imaginaire et pousse un petit grognement. « *Mmmhhh... Ahsooo...* Alors si c'est uniquement à visée pédagogique, je ne serai pas présent, Monsieur. Je ne désire pas assister à cette... démonstration. »

Le visage du professeur devient écarlate, mais il ne perd pas son sang-froid : « C'est tout à fait votre droit. Comme c'est le mien de procéder aux gestes qui me paraissent... *utiles* aux soins des patients et *propices* à la formation des étudiants. »

Et il sort de la chambre.

Christophe, l'externe, n'a pas bougé. Il a sorti les mains de ses poches et s'est approché du lit de M. Heechss. Il a soulevé la main perfusée du malade, l'a tenue délicatement, puis l'a reposée, et il est sorti en soupirant.

C'était courageux de sa part, mais ça n'a rien changé. Le lendemain, le professeur a procédé à la dénudation veineuse comme il l'avait dit. La perfusion qu'il a posée s'est bouchée trois fois de suite. J'ai voulu en remettre une à un bras, mais, dans l'intervalle, M. Heechss s'était déshydraté et on ne trouvait plus de veines nulle part. En quelques heures, il s'est mis à avoir des escarres, deux jours après il a commencé à nous faire de la fièvre, il avait une pneumonie. Et puis tout est allé de mal en pis : il s'est mis à uriner du sang, puis à ne plus uriner du tout, sa sonde digestive s'est bouchée à plusieurs reprises. Dix jours plus tard, il a fait une occlusion intestinale et il est mort. Le professeur n'en a plus jamais parlé. Le seul qui a eu l'air affecté par sa disparition, c'est Christophe, l'externe. Je me souviens l'avoir entendu en parler avec un de ses camarades. Il lui disait : « Cette histoire démontre ce que je pense depuis longtemps : le soin, ça n'est pas une question de compétence ou de titres, c'est une question d'attitude. Quand on veut soigner, on sait faire la différence entre un geste de soin et une démonstration de puissance. On ne peut pas à la fois soigner *et* exercer le pouvoir. Quand il y a du pouvoir, il n'y a pas de soin possible. Car le pouvoir, c'est mortel. »

Les débuts d'une analyse

Bruno Sachs

Play, 15 mars 2003

Je ne me souviens pas exactement comment ça a commencé. Peut-être par cet article, intitulé « Le mythe médical », dont je retrouve le tapuscrit raturé entre deux numéros du *Manuel*.

> Le mythe médical
>
> La relation médecin malade se présente comme la confrontation de deux personnalités située d'emblée au niveau du langage ; ce langage, c'est tout d'abord celui du malade qui verbalise sa souffrance. Dans cette verbalisation on peut distinguer deux composantes : d'une part les mots, support de l'information, d'autre part la subjectivité de la personne. Le médecin est, par sa fonction, amené à analyser cette demande selon des termes objectifs qui soient utilisables scientifiquement. Ainsi, les mots sont dégagés de leur sens et le médecin leur attribue la valeur de signes, qu'il pourra ordonner ; la subjectivité du patient, loin d'être niée, est elle-même

interprétée comme « signe » influant sur l'intensité et/ou l'expression des symptômes. Elle devient elle aussi objet du savoir médical. La demande est alors devenue un ensemble de symptômes.

Par exemple, la phrase « J'ai mal au ventre » fera l'objet d'une véritable traduction dans le langage médical ; les mots deviennent : « Ce malade souffre d'une douleur abdominale. » Le cadre psychologique qui les entoure est compris comme, par exempte : « Il est anxieux et son angoisse fait partie du tableau clinique. » Une telle traduction est très tôt exigée des étudiants en médecine, dans la rédaction des observations, et reflète la forme de l'enseignement qui est prodigué aux futurs médecins. Ainsi, « classiquement », la douleur typique qui inaugure l'infarctus du myocarde est-elle décrite comme « rétrosternale, irradiant aux bras et aux épaules, aux mâchoires ; elle est intense, atroce, accompagnée d'une sensation de mort imminente ». À l'issue de ce processus de traduction, la demande est rapportée, non pas à la personne, mais à une entité objective, déjà décrite, bien connue : « la maladie », préoccupation première du médecin.

Par sa formation, le médecin n'est préparé à aborder que de telles entités. Ayant annulé les effets – parasites à une analyse objective – de la psychologie du patient, il doit s'assurer que sa subjectivité propre n'intervient pas dans le bon déroulement de sa démarche diagnostique. Ce n'est qu'en se défaisant de cette subjectivité qu'il peut prétendre à une attitude rigoureuse, reproductible, scientifique. Il n'est plus alors, à son tour, une personne, mais un membre du corps médical, un technicien « précis et efficace », investi de la compétence, de l'autorité que lui confère son savoir. L'attachement, les liens affectifs qu'il pourra nouer avec ses patients, s'ils ne sont pas interdits, sont déconseillés comme pouvant nuire à l'exercice de sa profession ; et dès le début des études, il est recommandé aux futurs praticiens d'adopter une position de « neutralité bienveillante » face aux personnes qu'ils examinent.

« Dans le même temps où le malade s'efface comme individu devant la maladie, le médecin en tant que personne s'efface devant les exigences de son savoir. » (Jean Clavreul, L'Ordre médical.)

Cette transformation de la demande en symptômes, la suppression en tant que telles des subjectivités de l'un et de l'autre, l'aseptisation des rapports sur le plan affectif, confèrent au discours médical son indispensable cachet scientifique et l'élèvent ainsi au rang de mythe.

« Le mythe ne nie pas les choses, sa fonction est au contraire d'en parler. Il les purifie, les innocente, les fonde en matière et en éternité ; il leur donne une clarté qui n'est pas celle d'une explication mais du constat. » (Roland Barthes, Mythologies.)

Il ne suffit pas cependant de constater ce phénomène. Nous pensons que le médecin remplit une fonction précise dans le système social, `et que celle ci est étroitement liée aux rôles respectifs des individus. (.../...)`

Je souris en pensant aux longues heures que nous avons passées à en débattre, tous les quatre, et à celles que Christophe et moi avons passées ensuite à le corriger, à le récrire, à le retaper, jusqu'à ne plus savoir ce que nous voulions dire. À la fin, nous n'étions pas très sûrs d'avoir écrit un texte intelligible, mais nous étions bien décidés à ne pas le garder pour nous.

L'assistant du légiste

Centre de convalescence du Presbytère, octobre 1977

C'est vrai que j'ai pas un boulot facile, mais il y a pire. Les cadavres ne me dérangent pas. Je n'ai pas peur des morts, ils ne peuvent pas vraiment nous faire grand-chose, les pauvres ! Et quand on a vu comme moi découper des dizaines de corps, ça finit par devenir assez banal. Il n'y a que les autopsies d'enfants que je n'ai jamais supportées, et quand mon patron en fait une, je demande à mon collègue de s'en occuper. Lui, ça ne le gêne pas. Alors, il vient à ma place et je lui prends une astreinte de week-end en échange.

Parfois, évidemment, c'est un peu plus dur parce que les autopsies, ça peut être surprenant. L'autre jour, ils ont amené le corps d'une femme qui avait été assassinée par son amant. Il lui avait tiré une décharge de chevrotines dans la tempe, une autre à l'abdomen. Et puis il avait rechargé son fusil pour se suicider, mais ça n'avait pas marché : il s'était retrouvé en réanimation, la moitié de la figure arrachée, sûrement pas beau à voir. Alors qu'elle, elle n'était pas défigurée. Elle avait l'air plutôt placide, et pendant que je la rinçais, je me disais qu'elle me rappelait quelqu'un. Mais vous savez, les gens, quand ils sont morts, ils ne se ressemblent plus. Ils ont les traits amollis parce que tous les muscles de la face sont flasques, alors qu'un visage vivant, c'est mobile en permanence...

Trois étudiants étaient venus assister à l'autopsie. Je les ai vus sursauter quand mon patron a incisé à grands coups de couteau les hématomes qu'elle avait sur les jambes, sans leur avoir expliqué que cela permet de savoir s'ils ont été provoqués avant la mort ou juste après...

Moi, j'étais plutôt tracassé de la voir là et de me dire : *Je la connais, je la connais*, et de ne plus savoir de qui il s'agissait. Je me souviens qu'un jour, à un repas de service, Mme Buhler, notre orthophoniste, m'a expliqué que la mémoire emmagasine les informations avec leur environnement. Même si je vois le visage de ma boulangère tous les matins en allant acheter mon pain, il se peut que je ne la reconnaisse pas en la croisant dans la rue ou au supermarché : je vais probablement me dire que je l'ai déjà vue, mais je ne vais pas me rappeler tout de suite de qui il s'agit. Et peut-être pas du tout. Alors, cette femme dont mon patron ouvrait le bide sous mes yeux, ça aurait aussi bien pu être ma boulangère ou la tenancière d'un des bistrots où je vais faire mon tiercé, ou n'importe quelle femme que je vois régulièrement dans un décor qui n'a rien à voir avec cette table métallique. D'autant plus que là, bien sûr, elle était nue, on pouvait voir toutes les marques qu'elle avait sur le corps, y compris le grain de beauté qu'elle a sur le dos et que j'ai aperçu...

C'est à ce moment-là que je me suis souvenu.

Mon patron s'est rendu compte que quelque chose n'allait pas, parce que je devais préparer la scie circulaire pour découper la calotte crânienne, et je m'étais arrêté. Il s'est penché vers moi.

— Un problème, Georges ?

Je lui ai répondu tout bas, pour que les étudiants ne m'entendent pas.

— Non, Monsieur... Mais je viens de me rendre compte que je connais cette femme. J'avais vu le dossier, mais comme elle porte son nom d'épouse, je n'ai pas fait le rapprochement.

Il a pris son foie sanguinolent à pleines mains et l'a mis dans la balance pour le peser.

— Je vois... Ça va aller ?

— Oui, ça va aller. Ça faisait longtemps que je ne l'avais pas vue, et je ne l'avais pas reconnue jusqu'ici. Alors, évidemment, ça m'a surpris. C'est le grain de beauté qu'elle a dans le dos qui me l'a rappelée...

— Ah. Vous la connaissiez *bien*, alors.

— Eh oui. C'est pas d'hier, bien sûr, mais on a vécu ensemble pendant dix-huit mois, il y a vingt ans. Juste après mon service militaire. On a failli se marier, et puis on s'est séparés. Pour une bêtise. Elle a épousé quelqu'un d'autre...

— Ah, je vois. Vous êtes sûr que ça va aller ?

— Oui, Monsieur, pas de problème. Ce n'est plus la femme que j'ai connue, vous savez. Elle a beaucoup changé. Moi aussi, j'imagine. Je l'avais oubliée.

On oublie. On n'oublie pas tout le monde, mais on oublie beaucoup de gens. Moi qui vous parle, j'en ai vu passer tellement, des gens, sur cette table. Je ne me souviens pas de tout le monde, bien sûr. Dans un boulot comme ça, on n'est pas souvent ému. En tout cas, ça ne dure pas. D'ailleurs, je trouve que ça ne serait pas sain de s'attacher à des cadavres. Mais bon, parfois, ça fait mal au cœur de voir certaines personnes passer là. Je pense à cette dame d'une cinquantaine d'années, j'oublie son nom, elle venait de passer trois mois à l'hôpital après une intervention difficile sur son œsophage ou son estomac, je crois. Tout le monde pensait qu'elle n'y survivrait pas. Mais elle s'est rétablie très vite, elle s'est remise à manger, elle a repris du poids, et on a fini par l'envoyer ici en convalescence. Elle a continué à aller mieux, et il m'est arrivé de plus en plus souvent de la croiser dans les couloirs, le matin quand je venais au boulot, et de la voir lire dans le parc quand je repartais en fin d'après-midi. Elle se levait, elle s'habillait, elle se maquillait, même, et elle sortait ; il faisait beau, c'était l'automne, et, depuis la sécheresse, on appréciait beaucoup les beaux jours pas trop chauds... Ça m'est arrivé de parler avec elle une ou deux fois. Elle était très gentille, très souriante, heureuse d'aller mieux depuis son opération. Elle lisait un livre offert par l'étudiant qui s'est occupé d'elle à l'hôpital. C'était un très gros livre... *Le Carnet d'or*, je crois. Elle m'a raconté que personne ne lui avait jamais offert de livre aussi gros, et qu'elle ne se souvenait pas d'en avoir lu de pareil. Si je me souviens bien, c'est l'histoire d'une femme née en Afrique du Sud, qui réinvente sa vie en la récrivant dans des cahiers différents... Elle avait l'air passionnée. Elle me disait qu'elle n'avait jamais lu comme ça, avec autant de plaisir ; qu'elle avait redécouvert le plaisir de lire. Parce que c'est une très, très belle histoire.

Un soir – c'est une des surveillantes qui me l'a raconté –, on ne l'a pas vue rentrer et l'une des aides-soignantes est allée la chercher dans le parc. Elle l'a trouvée assise, comme endormie, sur un banc. Son livre avait glissé par terre. Elle était morte. Elle avait l'air paisible.

Quand on me l'a amenée, ça m'a fait un choc. Je l'avais vue l'avant-veille et elle était plus gaie que jamais, elle commençait à envisager de rentrer chez elle, parce que ça allait vraiment de mieux en mieux...

J'ai trouvé ça injuste. Je me suis demandé pourquoi elle était morte, et j'espérais bien que mon patron ferait son autopsie. Quand un malade de moyen ou de long séjour décède, en général, on n'en fait pas : on sait qu'il est mort de la maladie qui l'a conduit ici. Mais elle, ça paraissait bizarre. Elle allait mieux, tous ses examens étaient bons, elle prenait du poids, elle ne souffrait pas... Je pense que le professeur – elle était dans son service – voudrait savoir. Il en a parlé à mon patron, et mon patron a fait l'autopsie.

On croyait qu'on allait tomber sur une complication de son cancer, mais non. Son cancer était toujours là, bien sûr, ils avaient enlevé tout ce qu'il y avait dans l'estomac, mais elle avait des métastases hépatiques : tôt ou tard elle aurait fini par se remettre à maigrir et mourir à petit feu. Mais ça lui a été épargné. Mon patron a eu du mal à trouver ce qui s'était passé – il faut dire que ça n'était pas évident –, mais il a fini par mettre le doigt dessus : elle avait beaucoup de sang dans le péritoine, ce qui voulait dire qu'elle avait fait une hémorragie interne.

Comme elle avait été trouvée assise, il a eu l'idée de chercher l'hémorragie assez haut, pas sur l'estomac où se trouvait le cancer, mais sur un gros vaisseau. Et il a trouvé : elle avait un anévrisme de l'aorte, probablement depuis très longtemps. Il a dû céder d'un seul coup, ce soir-là, pendant qu'elle lisait, et elle est morte sans souffrir. J'espère qu'elle n'avait pas fini son livre. C'est presque enviable de mourir comme ça, sans s'en rendre compte, au beau milieu d'une belle histoire.

Je le regarde. Son visage est encore plus dur que tout à l'heure. Et là, je comprends qu'il n'est pas seulement en colère. Il est en colère et il souffre. Je dis :

— Ton père... J'ai entendu dire qu'il avait été reçu premier à l'internat des hôpitaux d'Alger.

Je le vois se redresser et sourire.

— Oui, premier ex æquo. En 1937 ou 38, je ne sais plus.

— Et il a choisi l'obstétrique tout de suite ?

— Il n'avait pas vraiment le choix. Il ne pouvait être interne que dans les services où on acceptait les étudiants juifs. À l'époque il y avait l'obstétrique, la pneumologie, la cardio et je ne sais plus quoi encore. L'ORL, peut-être. Il a choisi l'obstétrique, parce qu'il était timide avec les femmes.

Je me mets à rire. La main de Bruno est restée accrochée à la poignée de la porte, et la poignée se met à bouger.

— Tu devrais les laisser sortir.

— Quoi ? Ah, oui...

Mais il ne lâche pas la poignée. Je pose la main sur son épaule.

— C'est moi qui suis de contre-visite ce soir. Si tu n'as pas de cours, passe dans le service vers 18 h 30 et je te montrerai quelques trucs...

Il me regarde avec incrédulité. Et puis il hoche la tête.

— Je ne vais pas en cours. Je serai là.

Il ouvre la porte pour laisser sortir les autres. Et en les voyant sortir de la chambre je pense à la troupe qui sort de la cabine de bateau dans je ne sais plus quel film des Marx Brothers, et je me dis qu'il est temps de faire cesser ce cirque.

*

Une fois la visite terminée, je demande à Solange, la surveillante, de me rejoindre dans mon bureau. Solange est surveillante depuis peu de temps : elle a été promue quelques semaines après que j'ai été nommé chef de service. La surveillante qui la précédait partait à la retraite. C'était une peau de vache finie, qui martyrisait tout le monde, et l'arrivée de Solange a radicalement changé l'atmosphère. Mais malgré cela, depuis quelques semaines, j'avais l'impression que quelque chose ne collait pas. Je ne me sentais pas bien, je sentais qu'elle n'allait pas bien non plus, et que l'atmosphère s'alourdissait. Et je ne savais pas pourquoi. C'est ma conversation avec le jeune Sachs qui me l'a fait comprendre. Ce qui alourdit l'atmosphère, c'est moi.

Avec un grand sourire, j'invite Solange à s'installer dans l'un des deux fauteuils, je m'assieds dans l'autre et je lui annonce qu'il n'y aura plus de « grande visite ». Désormais, la visite sera faite chambre par chambre, avec l'infirmière, par l'interne et l'externe qui s'occupent du patient, accompagnés une fois sur deux par moi, l'autre fois par le chef de clinique de la section. L'interne et moi nous verrons ensemble les patients qui posent des problèmes difficiles.

— Mais... Monsieur... que feront les autres externes et les élèves infirmières pendant ce temps ? demande la surveillante.

— Allons, Solange, il y a quarante-cinq lits dans ce service ! S'ils ne sont pas obligés de suivre une foutue grande visite à la noix dont le déroulement remonte à... Charcot, probablement, les externes pourront prendre le temps d'écouter les patients plutôt que le « grand patron ». Quant aux élèves infirmières, elles apprendront bien mieux leur métier en allant aider vos collègues à faire les soins plutôt qu'en se faisant peloter par des internes frustrés et assommer par un chef pontifiant. Tous les professionnels qui sont là seront plus utiles si on ne les bloque pas dans des rituels imbéciles. Je sais que je suis censé « éduquer » les jeunes gens qui passent dans le service, alors, désormais, le samedi matin, je prendrai tous les externes avec moi dans mon bureau et je répondrai à leurs questions. Les internes et les chefs assisteront à la réunion s'ils le veulent. S'ils ne veulent pas, ils bossent suffisamment pour avoir le droit de ne pas m'avoir tout le temps sur le dos. Et vous aussi.

Solange rougit.

— Moi, Monsieur ? Vous ne voulez plus que je fasse la visite avec vous ?

— Si, bien sûr, mais seulement si vous *voulez* la faire. Et vous la ferez en relais de l'infirmière, en collaboration avec elle, pas comme garde-chiourme. Ça vous va ?

— Ça me va parfaitement, Monsieur. Je commençais à trouver que je ne servais pas à grand-chose, et les filles me battaient froid. Et je me disais que si c'était ça, être surveillante...

— Eh bien, vous savez, je me disais la même chose : si être chef d'un service, ça consiste à reproduire ce que j'ai subi, c'est vraiment pas la peine. Alors, ma chère, vous et moi, nous allons changer ça. Un peu d'air et de liberté dans ce service, je pense que ça ne fera de mal à personne. Et beaucoup de bien aux malades.

Le mort au bridge

Françoise Mays

Centre de convalescence du Presbytère, décembre 1977

Lorsqu'il est entré, j'ai vu qu'il était complètement perdu. L'interne – m'a-t-il raconté par la suite –, l'interne, ce petit salaud, en le voyant arriver à 8 h 30 le premier jour de son stage dans la section, l'avait pris de haut. Enfin, quand je dis de haut, c'est une façon de parler : cet interne-là était aussi petit au-dehors qu'en dedans, alors que Christophe, même s'il n'est pas immense, a une carrure impressionnante. Je ne sais pas ce qui lui est passé par la tête, à ce petit pervers d'interne, mais, en voyant un externe si désireux d'apprendre, il a dû penser : « Celui-là, je me le paie. »

Il lui a demandé ce qu'il faisait là si tôt. Christophe a répondu qu'on lui avait dit d'être là à 8 h 30 et qu'il venait faire son stage.

— Tu étais où, avant ?

— Dans l'autre aile. Les longs séjours.

— Ah, les plantes vertes ! T'as aimé ?

Christophe est resté sans voix. L'autre ne l'a pas laissé reprendre son souffle.

— Puisque t'es pressé de bosser, tu n'as qu'à prendre la chambre du fond. Tu me fais l'observation de toutes les pensionnaires pour midi.

— Elles n'en ont pas déjà eu ? Elles viennent d'arriver ?

— Non elles sont là depuis plusieurs mois, mais comme tu as un regard neuf, c'est l'occasion de tout remettre à plat.

Christophe a voulu sortir les anciens dossiers.

— Non, non, tu me refais les observations. D'un bout à l'autre. Avec interrogatoire de la patiente et examen clinique complet.

Lorsqu'il est entré, j'ai pensé : « Il est bien grand, celui-là, pour être étudiant ! »

D'abord, il a vu Mme Bakman, qui passe son temps à se déshabiller alors qu'elle est attachée en permanence. Cette nuit-là, comme toutes les autres, ça n'avait pas loupé. Elle avait réussi à glisser son poignet hors de la sangle, à découdre la manche de la chemise, puis à la déchirer. Elle avait les mamelles à l'air et elle était en train de s'arracher les poils pubiens. Enfin ceux qui lui restaient.

Ensuite, il a tourné la tête vers Mme Takis, qui, comme d'habitude, s'est mise à hurler. Elle hurle toujours quand un inconnu entre dans la chambre. On ne comprend pas ce qu'elle hurle, en général, ou alors elle jette des mots qui n'ont ni queue ni tête : Casseroletélécasseroletélécasseroletélé*merde* !, et elle regarde fixement celui qui vient d'entrer et dès qu'il ouvre la bouche elle se met à crier à nouveau, si fort qu'il n'entend même plus ce qu'il dit.

Et puis il a regardé Mme Darté, qui ne bouge jamais d'un millimètre, qui est complètement catatonique la plus grande partie de la journée, jusqu'à 20 heures à peu près. À 20 heures, elle s'agrippe aux barrières, elle s'assied brièvement sur son lit, elle regarde droit devant elle et puis elle se laisse retomber lourdement sur son matelas et n'en bouge plus jusqu'au lendemain soir. Je me demande comment elle fait pour savoir qu'il est 20 heures. Il n'y a pas de pendule dans la chambre. Pas moyen de leur en laisser sur leurs tables de nuit, elles n'arrêtent pas de les casser en les foutant par terre. Et puis, franchement, qu'est-ce qu'elles en ont à foutre, de l'heure ? Enfin, une telle ponctualité, quand même, c'est saisissant ! Mme Buhler, l'orthophoniste – quelle jeune femme adorable... Je me demande pourquoi elle roule dans un... *bidule* pareil –, m'a dit que le cerveau a une sorte d'horloge interne... qu'elle fait ça autour de 20 heures parce que son corps sait qu'il est 20 heures. Ouais ! Un peu comme quand on a faim, à six heures moins le quart, juste avant que les filles passent nous donner la bouillie infecte qu'on nous sert tous les soirs... J'ai beau trouver ça dégueulasse, j'arrive pas à m'empêcher de saliver. Ça, en plus du reste, c'est vraiment déprimant.

Mais je reviens à Christophe, qui était bien secoué. Il ne savait pas où donner de la tête, entre ces trois pauvres folles ficelées dans leur lit. Comme mon lit est à côté de la porte, je le voyais de trois quarts. Il était désemparé. Je l'ai appelé.

— *Psst !* Ici !

— Hein ? Quoi ?

Il s'est tourné vers moi.

— Vous êtes le nouvel externe ?

Il a mis du temps à comprendre que je lui parlais de manière intelligible. Il n'en revenait pas de trouver quelqu'un de sensé dans cette chambre.

— Vous êtes le nouvel externe ?

— Oui... Oui...

— Ah, je suis contente. Je l'ai vu tout de suite parce que vous n'avez pas la tête d'un interne. D'abord, vous n'avez pas relevé votre col, et puis vous n'imitez pas l'air supérieur du petit roquet qui sévit dans cette section !

— Je...

J'ai désigné le bloc-notes qu'il tenait à la main.

— Il vous a envoyé faire l'observation de toute la chambre, c'est ça ?

— Oui.

J'ai tapé du plat de la main sur le lit.

— Venez par ici.

Il s'est approché de moi, s'est assis au bord du lit. Je lui ai tendu la main.

— Appelez-moi Françoise.

— Christophe...

— Enchantée ! Faut pas vous laisser abattre. Les infirmières m'ont expliqué que ce petit con d'interne fait ça chaque trimestre à un des nouveaux étudiants. Moi, je ne suis ici que depuis deux mois, alors je n'ai rien pu faire pour la jeune fille qui est passée ici avant vous, mais je ne vais pas le laisser vous martyriser. (Je lui tapote la main.) Vous allez voir : à nous deux, on va le *couillonner* !

*

J'ai beau être paralysée d'un côté, je n'ai pas perdu la tête. Je trouve même que, pour certaines choses, elle marche mieux qu'avant. Et depuis que je suis arrivée, plutôt que de faire le mort au bridge avec ces trois pauvres femmes, je tue le temps en mémorisant tout ce que j'entends dire à leur sujet. Le grand patron – un coincé, nœud papillon au cou, parapluie dans le derrière – m'ignore superbement quand il fait la visite avec l'infirmière ou l'interne. Il parle de moi à la troisième personne, comme si j'étais aussi neuneu que les trois autres. Et l'interne, ce petit con, répond toujours à mes questions par : « On verra ça plus tard. Là, je n'ai pas le temps. » Du temps, j'en ai à revendre. J'ai aussi des oreilles pour entendre, contrairement à ces deux andouilles. Alors, je confie à Christophe, qui le note soigneusement, les détails croustillants concernant Mme Bakman : *démence précoce, diabète impossible à équilibrer, hypertension, belle-fille sadique ;* Mme Takis : *troubles du comportement d'origine indéterminée, traitement d'une insuffisance cardiaque sur valvulopathie aortique ancienne, insuffisance rénale débutante, hyperkaliémie chronique, mari désespéré ;* et Mme Darté : *psychose ancienne, syndrome parkinsonien des neuroleptiques, escarre des talons, sans famille.* Je ne comprends rien à ce jargon, mais j'ai tout retenu. Très gentiment, Christophe veut m'expliquer ce que ça signifie, mais je lui dis que je m'en fous, et d'ailleurs est-ce que je suis censée le savoir ?

Nous passons deux bonnes heures à bavarder et à reconstituer l'histoire de mes camarades de chambre. Ensuite, Christophe sort son stéthoscope et se met à ausculter les trois harpies. Je le vois s'approcher de Mme Bakman, qui cesse en le voyant de tirer sur sa chemise. Il lui parle doucement, lui explique ce qu'il va faire. Mme Bakman se laisse faire. Les deux autres aussi, d'ailleurs. Sans doute parce qu'il leur parle avant de faire le moindre geste... Je remarque aussi qu'il réchauffe longuement le pavillon du stéthoscope dans sa main avant de le poser sur la peau. Même Mme Takis le laisse faire. Et elle ne hurle pas. Elle geint, elle le regarde, elle marmonne : Télétélétélétélé*bordel* ! Télétélétélétélétélé*putain* ! ou je ne sais quoi, mais elle ne hurle pas.

Chaque fois qu'il a fini d'en examiner une, il s'assied sur une chaise près d'elle et prend des notes. Périodiquement, il lève la tête, la regarde, lui sourit, se tourne vers moi : – *Ça va ? – Ça va !*, pour se rassurer, je pense, autant que pour me rassurer moi. Finalement – tout ça lui a pris une heure de plus –, il regarde sa montre, s'approche de moi.

— C'est bizarre qu'on n'ait vu personne ! Ils ne font pas de visite, dans ce service ?

— Ils gardent toujours cette chambre pour la fin. Parfois, ils en ont marre, alors ils nous oublient. Certains jours, je ne vois personne avant le milieu de l'après-midi, quand une infirmière ou une aide-soignante s'avise qu'il faudrait peut-être venir voir si l'une ou l'autre d'entre nous n'a pas besoin qu'on change ses draps. Moi, depuis mon attaque, je n'ai plus d'odorat du tout, alors je ne peux pas les prévenir. Bon, parfois, j'en vois une qui se gratte le derrière et dont la main ressort toute chocolat, alors je sonne. Mais autrement...

— Bon, dit-il en prenant une grande inspiration. À vous, maintenant !

— Comment ça, « à moi » ?

— Vous êtes ma patiente aussi, non ? Il faut que je fasse aussi *votre* observation.

— Vous êtes sûr ? Je suis pas un cas très intéressant !

— C'est vous qui le dites ! Et puis je ne suis pas là pour voir des « cas intéressants », mais pour soigner des gens.

— J'ai pas besoin d'être soignée. On me soigne bien assez comme ça !

— Que voulez-vous dire ?

Je baisse la tête.

— Je veux dire que parfois, j'aimerais bien qu'on me laisse crever. Je serais bien plus tranquille !

Christophe pose son bloc sur ma table de nuit et s'assied au bord du lit. Il me prend la main.

— Vous avez envie de mourir ?

— Non, c'est pas ça. C'est plutôt que j'en ai marre de vivre comme ça. Sans savoir si je sortirai d'ici un jour ou si je vais finir comme elles. Des fois, je me dis que je préférerais être dans leur état. Au moins, je ne me rendrais compte de rien. Là, je me morfonds, je suis inutile, et ça me déprime.

— Vous n'êtes pas inutile. Aujourd'hui, en tout cas, vous m'avez rendu un grand service.

— Oh, c'est pas bien grand-chose. Attendez de voir ce que le petit con dira. Vous me raconterez ?

— Bien sûr. Mais en attendant, parlez-moi de vous. Où êtes-vous née ?

— À Waziers, près de Douai. Vous voyez où c'est, Douai ?

— Oui, je vois très bien. Quel jour ?

— Si je vous le dis, vous allez savoir quel âge j'ai.

— C'est grave ?

— Oui, vous êtes un homme. Et jeune, en plus.

— Certes. Mais je suis aussi votre... soignant.

Je le regarde. J'aime ses yeux. Ce sont les yeux d'un homme bon.

— Votre petite amie doit se sentir très bien avec vous.

— Ma pet... je n'ai pas de petite amie.

— Vous vivez seul ?

— Pour l'heure, oui. Et ce n'est pas près de changer.

Il a dit ça sur un ton plus froid. Comme si j'avais touché un point sensible. Je n'insiste pas, et il se remet à me poser des questions et à noter mes réponses sur sa feuille.

Plus tard, il me demande s'il peut m'examiner. À regret, je le laisse faire. Quand il soulève ma chemise, il voit mon ventre déformé par les éventrations.

— J'ai eu huit grossesses. C'est dégueulasse, hein ?

— Pourquoi dites-vous ça ?

— Je trouve ça abominable. Je suis monstrueuse.

— Mais non. Ce qui est monstrueux, c'est qu'on vous laisse le croire.

*

À 11 heures et demie, quand on nous a apporté le repas, il est resté dans la chambre pour faire manger mes copines. Ça arrangeait bien l'aide-soignante : l'une de ses collègues s'était fait porter malade. Il a même rangé les plateaux et les a emportés à l'office. Vers 13 heures, il a ramassé ses dossiers et il est sorti en me disant : « À tout à l'heure. » Il est revenu une demi-heure plus tard, pour me raconter.

— L'interne m'a vu arriver et m'a lancé : « Alors, tu t'en es sorti, avec les mamies ? » J'ai répondu : « Très bien », je l'ai ignoré, et j'ai rangé mes observations dans les dossiers. Il m'a dit : « Fais voir, fais voir, que je vérifie si t'as pas écrit de conneries. » Il a ouvert les dossiers et, au fur et à mesure qu'il les lisait, il se décomposait. « Comment tu sais tout ça ? J'ai pas quitté le chariot des yeux de toute la matinée ! C'est quand même pas elles qui t'ont... Comment as-tu fait ? » J'ai répondu nonchalamment : « Tu sais, *j'aime* ce métier. J'aime *parler* aux personnes âgées, et comme je suis très *attentif* à leurs problèmes, elles me répondent... » J'ai cru que ses yeux allaient jaillir de ses orbites ! Et je l'ai *a-che-vé* en ajoutant que l'hyperkaliémie – l'excès de potassium dans le sang – de Mme Takis est peut-être due au sirop qu'elle prend le soir. Lui : « Le sirop ? Quel sirop ? » Moi : « Le sirop qu'elle a dans sa table de nuit et que son mari lui donne quand il passe la border le soir. Il contient beaucoup de potassium... Tu l'ignorais ? » Quand j'ai sorti le flacon, il a failli s'étrangler. Je pense qu'il me fichera la paix, à présent. Et, ah, j'oubliais : on va vous transférer dans une autre chambre. J'ai dit que ça n'était pas correct de vous garder ici. Si on veut que vous récupériez, il faudrait que vous soyez dans un environnement plus stimulant. Avec une autre convalescente, pas avec des malades chroniques.

— Et qu'est-ce qu'il a dit ?

Il éclate de rire.

— Il était tellement estomaqué qu'il m'a répondu : « Oui, Monsieur. » Ça lui a échappé !

Moi, ça ne m'a pas échappé : j'ai tendu ma main valide vers Christophe, je l'ai attiré vers moi et je l'ai embrassé.

Hommes de terrain

Philippe Van-Es

Faculté de médecine, amphithéâtre Dupuytren, janvier 1978

Je ne m'attendais pas à voir foule, mais là, je regrette d'avoir fait venir Gabriel de si loin. En tout, ils sont huit. Et encore, en comptant les deux qui nous ont fait venir. Ils m'avaient dit qu'ils annonceraient la rencontre à la cafétéria des étudiants, et j'ai bien vu qu'ils l'avaient fait, ils ont épinglé un peu partout des affichettes à l'entête de *Pratiques ou les Cahiers de la médecine utopique*, avec : « Venez rencontrer Philippe Van-Es et Gabriel Granier, membres du Syndicat de la médecine générale, jeudi 12 janvier à 20 h 30 », mais ça n'a pas donné grand-chose. Je regarde ma montre. Il est 21 heures. Il va falloir qu'on fasse avec ces six-là.

Apparemment, ils sont venus ensemble. Il y a deux filles et quatre garçons. Les deux étudiants qui nous ont fait venir ne les connaissent pas vraiment, mais ils m'ont dit que c'était une petite bande qui sort toujours ensemble. Ils les aperçoivent souvent au cinéma. Bon, s'ils ont préféré venir ici, ce soir, plutôt que de se payer une toile, nous ne devons pas les décevoir. Mais ce n'est pas parmi eux qu'on va trouver des adhérents : ils ne sont pas près de se retrouver sur le terrain...

À tour de rôle, Gabriel et moi, on leur explique notre itinéraire, notre analyse de la place du médecin dans la société française. L'absence de politique de santé. Les failles flagrantes de la formation. La création du SMG. Celle de la revue. Les liens avec les syndicats ouvriers. Je les vois hocher la tête et se regarder en souriant.

Ils ne sont pas nés de la dernière pluie. L'un d'eux – le plus âgé – me demande ce que je pense de *Médecine générale* de Jean Carpentier et de *Moi, un médecin* de Gérard Mérat. Un autre nous vante *La Consultation* de Bensaïd. Un troisième me parle de Balint. L'une des filles me sort *Hosto Blues* de Victoria Thérame et l'autre le film de Rouffio, *Sept morts sur ordonnance.* Le quatrième garçon me demande d'un ton de défiance si *Pratiques* accepterait des articles qui sont écrits par de « futurs soignants qui ne sont encore qu'étudiants ». Gabriel répond : « Si tu vas à l'hôpital et si tu t'occupes vraiment des malades qu'on t'a confiés, tu es *déjà* un soignant. » Et il ajoute que tout article concernant la formation des médecins, ou la manière dont les soins sont effectués ou empêchés au sein des services, ne peut qu'intéresser la rédaction.

Inévitablement, la discussion dévie sur la visite médicale. Ils me racontent comment les visiteurs des labos démarchent les chefs de clinique et les internes des services.

Je leur explique que, pour ma part, je ne reçois aucun VM et que plusieurs camarades du syndicat ont fait une formation de pharmacologie et rédigent des articles synthétiques sur les grandes classes de médicaments – antibiotiques, antalgiques, neuroleptiques – afin de contrer la désinformation des médecins par l'industrie. C'est encore modeste, mais ça n'est pas rien. Ils en trouveront des exemples dans les derniers numéros de *Pratiques.* J'ajoute qu'à terme il n'est pas impossible que les camarades en question créent une revue consacrée au médicament. S'ils arrivent à trouver un financement indépendant.

Mais c'est surtout quand nous nous mettons à décrire notre exercice – Gabriel en banlieue, moi en zone semi-rurale – qu'ils se mettent à boire nos paroles. Ils n'en ont jamais assez, on dirait. Ils nous interrogent sur le moindre détail de nos journées, les relations que nous avons avec les gens, le poids du paiement à l'acte, les difficultés du travail en association, les relations avec les spécialistes et les hospitaliers, les pharmaciens, les infirmières, le conseil de l'Ordre...

— Le quoi ?

— Le conseil de l'Ordre !

Je me tourne vers Gabriel.

— Ça existe, ce machin ?

Il secoue la tête.

— Inconnu au bataillon.

Ils rient comme des baleines, évidemment.

Nous leur parlons longuement. Je n'ai jamais parlé aussi longuement de mon boulot. J'en parle souvent avec les camarades du syndicat, et avec mes associés, bien sûr. Mais c'est la première fois que j'en parle à des jeunes gens comme eux, à des médecins en germe. Ça me fait du bien. Beaucoup de bien. Au point que j'oublie qu'on est peu nombreux.

Quand on remonte en voiture Gabriel et moi, je soupire :

— Je me demande si c'est vraiment utile d'aller parler comme ça à trois pelés, deux tondus.

— Bien sûr que c'est utile. Regarde les étudiants de ce soir. Ils n'étaient que six, mais ils avaient *envie* d'être là. Ils savaient ce qu'ils venaient chercher. La meilleure preuve, c'est qu'ils sont restés jusqu'au bout.

— Oui. J'ai même cru qu'ils ne nous laisseraient pas partir ! Mais est-ce que ça sert à quelque chose d'aller à la rencontre de si peu de gens à la fois ?

— Combien vois-tu de patients à la fois pendant une consultation ?

— En principe... un seul ! Mais il y en a qui viennent en couple, ou en famille. Chez toi aussi, j'imagine !

— Et combien d'actes fais-tu, chaque jour ?

— Entre quinze et vingt. Je ne veux pas en faire plus. Pour prendre le temps...

— Et n'as-tu pas l'impression, certains jours, même si tu en as vu vingt, que tu n'as pas servi à grand-chose parce que la vie des gens est tellement désespérante que le pauvre généraliste, même s'il les reçoit pendant une demi-heure, n'y peut pas grand-chose ?

— Si... Si, bien sûr.

— Et pourtant, tu continues. Parce qu'il suffit d'une consultation dans la journée, ou même dans la semaine, une seule consultation à la fin de laquelle tu te dis : « Je crois que j'ai aidé ce type-là », pour que ça justifie ton boulot. Je me trompe ?

— Non.

— Eh bien, pour ces jeunes gens, c'est la même chose. Même si, parmi les six, il n'y en a qu'un à qui ça apporte quelque chose de nous avoir rencontrés, de nous avoir écoutés parler de notre boulot... même si un seul d'entre eux se dit : « C'est ce que je veux faire, c'est ce travail-là, et je veux le faire comme ça », ça justifie qu'on se déplace. On n'en verra pas les effets tout de suite, mais quand je pense aux étudiants de ce soir, je suis prêt à parier que tous, ensemble ou séparément, ils feront du chemin. Tu n'as pas fait attention, parce que tu discutais avec le garçon à la queue de cheval, mais ses copains m'ont acheté tous les exemplaires de la revue.

— *Tous ?*

— Tous. À mon avis, on va faire école.

Autorité, 1

— Allô, mon cher LeRiche ? Comment allez-vous ? Je voulais vous remercier pour votre article. Il est remarquable. Oui, je viens de l'envoyer à l'imprimerie... Des éléments supplémentaires ? Mais bien entendu, vous pourrez le corriger sur épreuves. Oui, je sais combien ce sujet vous tient à cœur, et je suis heureux que nous ayons pu vous donner l'occasion de vous exprimer... Mais non, c'est moi qui vous suis reconnaissant de votre contribution à ce numéro spécial... Je suis d'accord avec vous, l'enjeu est de taille, et il ne faut surtout pas laisser les Anglo-Saxons occuper le terrain quand il s'agit de situations pareilles. Mais notre recueil d'articles va remettre les pendules à l'heure, et le vôtre en sera le vaisseau amiral... Comment ? on ne vous l'avait pas dit ? Mais si, mon cher, il ouvrira le recueil, car il synthétise l'état des lieux en France. Non, non, je vous assure, ce n'est pas trop. C'est vous qui nous honorez. À ce propos, est-ce que vous nous feriez aussi l'honneur, votre épouse et vous-même, de nous accompagner à Gstaad, cet hiver ? Cela fait très longtemps que ma femme me demande de vous y inviter...

*

— Oh là là, quelle neige, dehors ! Bonjour ! Vous êtes l'interne ? Très bien, c'est vous que je voulais voir. Je représente les laboratoires WOPharma et je voulais vous parler de notre dernier tranquillisant. Un médicament très, très bien toléré, y compris par les femmes enceintes ou récemment accouchées. Et nous savons combien elles peuvent avoir du mal à dormir ! Vous connaissez le mode de fonctionnement des benzodiazépines ? Vous n'avez pas vu ça en pharmacologie ? Ça date un peu ! Ça ne fait rien, je vous ai apporté un petit manuel qui va vous rafraîchir la mémoire. Comme vous le voyez ici, notre molécule, le tristalépate sodique, agit sur l'endormissement en faisant passer du sommeil léger au sommeil profond au bout de deux minutes trente en moyenne...

Je vous prends encore quelques minutes de votre temps pour vous demander si vous avez l'habitude de prescrire des pilules contraceptives...

*

— En résumé, si vous devez retenir une seule chose de ce cours, c'est celle-ci : tout traitement qui interfère avec le processus naturel de fécondation est susceptible d'entraîner des troubles durables de la fécondité chez la femme. C'est vrai de la chimiothérapie des cancers, bien sûr, mais aussi des hormones synthétiques administrées sous forme de contraception orale, qui entraînent parfois un blocage durable de l'ovulation pendant plusieurs mois après l'arrêt de leur administration ; c'est encore plus vrai des dispositifs intra-utérins et bien entendu des avortements, même médicalisés, grands pourvoyeurs d'effroyables infections annexielles et de septicémies – dans le service nous en voyons beaucoup, vous pourrez interroger mes chefs de clinique, Budd et Hoffmann, quand ils vous feront le cours sur les salpingites. Or, les infections de ce type, si on ne les traite pas par une antibiothérapie coup de poing, sont potentiellement et rapidement mortelles...

*

— Bonjour, docteur, je peux vous voir quelques minutes ? Je sais que votre salle d'attente est pleine, mais je n'en ai pas pour longtemps. Laboratoire WOPharma. Je viens vous présenter mon nouveau produit. C'est un antibiotique. Oui, je sais, on prescrit trop d'antibiotiques. Mais justement, celui-ci est destiné à éviter les prescriptions abusives en particulier dans les angines. Comment ? Grâce à son spectre très étroit, qui ne concerne que les streptocoques du groupe B... Pendant que je suis là, je vous rappelle nos deux pilules, Hymenal et Mini-Stère. Elles sont commercialisées depuis dix ans, maintenant. Avez-vous l'expérience de la contraception orale ? Vous en prescrivez à quelques patientes ? Je sais que ça n'est pas encore passé dans les mœurs, alors c'est pour cela que je vous en parle. Voilà : des études très sérieuses semblent montrer que les utilisatrices de longue date – quatre ou cinq ans – présentent des retards à la conception lorsqu'elles arrêtent leur pilule. *Cela n'a jamais été mis en évidence avec nos produits*, mais si vous voulez, en même temps que des échantillons, je peux vous fournir des documents sur les pilules avec lesquelles ces... problèmes de fécondité ont été observés... Non, non, ne me remerciez pas, c'est bien naturel...

*

— Mes chers confrères, bonsoir. Avant de passer la parole à notre conférencier, le professeur LeRiche, je voudrais d'abord remercier le laboratoire WOPharma de nous avoir accueillis et restaurés dans ce cadre magnifique. La collaboration entre notre association de formation et l'industrie pharmaceutique est toujours fructueuse, mais il ne fait aucun doute que le laboratoire WOPharma s'est montré, au cours des cinq dernières années, très soucieux d'apporter son concours aux membres de notre profession, qu'il s'agisse des généralistes ou des spécialistes. C'est pourquoi je suis particulièrement heureux, ce soir, dans le cadre de notre réunion transdisciplinaire « Gynécologues et généralistes », d'accueillir l'un des spécialistes hospitalo-universitaires français les plus réputés et aussi l'un des plus impliqués dans l'enseignement actuel de la médecine dans son ensemble, et de la gynécologie-obstétrique en particulier. Mesdames et Messieurs, le professeur Armand LeRiche !

— Merci, merci... Et merci à mon cher et honoré confrère le docteur Goize, qui m'a proposé de vous parler des indications et, surtout, des contre-indications des méthodes contraceptives modernes et en particulier celles du stérilet, ce grand pourvoyeur de stérilités tubaires...

*

— Allô, François ? C'est Jérôme Boulle. Salut, je ne te dérange pas ? Comment vas-tu ? Ton cabinet marche bien ? Tant mieux. Moi ? Pas trop, je cherche un cabinet à reprendre. Ma thèse ? Je viens de la passer en quatrième vitesse, vu que je me suis marié il y a trois semaines et que, dans deux mois, je vais me retrouver père de famille. Non, c'était pas prévu, non... Oui, on sortait ensemble depuis plusieurs mois, mais on n'avait pas prévu de se mettre la corde au cou si vite... Eh oui, qu'est-ce que tu veux, ce sont des choses qui arrivent. On a beau faire attention... Quoi ? La pilule ? Non, elle a essayé, mais elle ne la supportait pas. Un stérilet ? Tu es fou, je n'allais pas lui demander de s'en faire poser un ! Oui, je sais qu'en Angleterre ça se fait, mais avec tout ce que LeRiche nous a raconté en cours, pas question ! Je n'étais pas fou amoureux, mais je ne lui aurais pas fait courir ce genre de risque, quand même... Alors, dis-moi, j'ai entendu dire qu'il y avait peut-être un cabinet à reprendre dans ton canton... En créer un ? À Play ? Connais pas. Mais tu sais, franchement, je n'ai pas envie de créer, je préfère reprendre un cabinet existant... Un patelin qui s'appelle Deuxmonts, ça te dit quelque chose ?

*

— Vous êtes le nouvel attaché ? Laboratoires WOPharma. Je viens vous présenter un nouveau produit dont vous avez déjà certainement entendu parler. Du moins, si vous lisez *La Gazette du praticien.* Comment, vous ne le lisez pas ? Vous n'avez pas le temps ? Ça ne fait rien, je vous ai apporté un tiré à part d'un article publié par le professeur LeRiche, chef de service de gynécologie à la faculté de Tourmens, dans un récent supplément consacré à la fécondité. Oui, il fait beaucoup parler de lui en ce moment, avec son livre cri d'alarme sur l'avortement. Oui, il craint que la fertilité des femmes françaises n'accuse une chute vertigineuse du fait du recours systématique à l'IVG et aux méthodes contraceptives. Vous savez que l'utilisation de la pilule contraceptive pendant plusieurs années peut provoquer une aménorrhée[1] et une stérilité. Oui, je sais que cette stérilité est très contestée dans les pays anglo-saxons, mais contrairement aux Anglais et aux Américains, qui n'accordent pas la même importance à la fécondité, en France, nous sommes très soucieux d'assurer à nos femmes qu'elles pourront avoir les enfants désirés dès qu'elles le voudront. Et justement, nous avons mis au point tout récemment une nouvelle molécule, la *ghrémuline*, qui déclenche une ovulation chez 92 % des femmes, y compris en cas d'aménorrhée postpilule. Et comme vous êtes amené à voir beaucoup de femmes qui prennent une contraception, dans ce centre, nous aimerions vous donner la possibilité de faire bénéficier vos patientes de ce nouveau traitement...

1. Absence de règles.

Le Manuel, n° 1, février 1978

Éditorial

Écrire pour y voir plus clair

Lorsque l'idée nous est venue de créer une revue écrite par et pour les étudiants en médecine, nous avons d'abord pensé l'intituler « Revue et corrigé de médecine de Tourmens », pour marquer ainsi nos distances vis-à-vis de notre bonne faculté. À la réflexion, il nous est apparu que ce titre revanchard ne convenait pas. Ce que nous voudrions vous proposer ici, ce n'est pas un « corrigé » de ce qui est écrit dans la revue « officielle » que composent studieusement les enseignants de la fac, mais une autre façon d'envisager la médecine. Une revue qui ne se contente pas de la critique – nécessaire – de ce qui se déroule dans ce temple de l'enseignement médical, mais propose aussi des regards différents, des réflexions nouvelles, des expériences inédites, des pistes inexplorées.

Projet ambitieux, certes ! Mais notre bien-aimé vice-doyen, le professeur LeRiche, ne nous a-t-il pas souvent dit que la médecine était « comparable à une femme exigeante », et qu'il « fallait savoir la maîtriser pour mieux la servir » (sic !) ? Notre ambition est donc moins de « maîtriser la médecine » que de voir plus clair dans le discours que l'on nous sert.

Cette revue se veut donc incisive, pointilleuse, corrosive et résolument anticonformiste. Tous les étudiants sont appelés à y collaborer en apportant leur expérience dans les services, leurs commentaires sur le déroulement des cours, leurs réflexions sur les attitudes et le comportement des enseignants, des médecins, des internes... et leur point de vue sur la façon dont on traite les patients, bien entendu !

Parce que les tourments des patients et ceux des soignants sont les mêmes, parce que le soin se fait à mains nues, et main dans la main avec le patient, vous tenez entre les vôtres le premier exemplaire du Manuel des Tourmentés.

Soyez nombreux à le lire, mais, plus important encore, soyez nombreux à l'alimenter ! Si nous voulons ne pas finir noyés dans la Tourmente, nous devons nager tous ensemble.

Février 1978
La rédaction du Manuel

*

Le mythe médical (.../...)

Pour le médecin – et pour son entourage –, la rigueur méthodique appelle la précision terminologique. Il aura recours « naturellement » à des termes consacrés dont l'étymologie grecque ou latine transparaîtra volontiers, qui renverront souvent à des connotations littéraires, historiques — ou même fruitières !, etc. Cette maîtrise d'un langage spécifique suggère la compétence, engendre la confiance, conforte l'ascendant du médecin auprès du malade. Mais le médecin ne parle pas seulement scientifiquement ; il parle bien.

À celle du langage médical s'associe la maîtrise d'un français « châtié ». Cette expression quotidienne, qui accompagne naturellement son discours scientifique, qui de fait provient du même moule culturel, sera elle aussi perçue par le malade comme émanant du savoir. Les connotations sociales qui la sous-tendent seront alors gommées.

De la même façon, l'apparence extérieure, les conditions de vie du médecin, seront assimilées à sa fonction, parce que considérées comme « allant de soi ».

Le médecin est « correctement habillé », en costume trois-pièces ou costume de velours. La seule pensée d'un praticien en blue-jeans est inimaginable parce que ce vêtement est synonyme de désinvolture, et donc incompatible avec un tel rôle. Sa maison, sa voiture, son standing respecteront ces cadres. Le praticien, investi de la confiance de ses patients, affichera la respectabilité vestimentaire et comportementale qui lui est corollaire.

Mais toutes ces idées répandues sur le médecin ne suffisent pas à cerner l'ampleur de son rôle. Parallèlement à sa fonction curative, le médecin mène souvent une vie sociale tumultueuse. En particulier, il accède facilement à des postes de responsabilité publique. Sa profession, qui semble tout d'abord difficilement compatible avec des obligations aussi prenantes, est en fait à la fois un gage de sa compétence – qui, par-delà les problèmes de santé, semble « naturellement » s'étendre aux aspects sociaux de la vie de la population – et, plus prosaïquement, s'avère être un garant de sa popularité. Il est à même d'aborder des questions intéressant un grand nombre d'individus, puisqu'il en connaît jusqu'aux secrets les plus intimes...

En fin de compte, un médecin semble exercer des fonctions importantes au sein des collectivités d'autant plus facilement que son activité professionnelle est étendue. Par la suite, lors d'éventuelles – et en fait inévitables – prises de position de portée politique, la subjectivité de l'homme s'effacera « naturellement » derrière la compétence du praticien. Quelle que soit la cause qu'il défende, le sérieux de ses dires sera indissociable de l'aura d'« homme de science » et d'« humaniste » qui l'entoure.

Le médecin évolue avec la même aisance dans les milieux les plus divers ; il sait créer des liens avec les plus humbles bien qu'il ne soit pas du même monde ; tous les malades sont égaux devant lui...

Mais cette illusoire « égalité devant la maladie » se limite au temps de la maladie elle-même. Les conditions sociales qui l'entourent, qui en favorisent l'apparition ou en compliquent l'évolution, ne sont pas changées, ni même abordées de front ; tout juste la personne en est-elle extraite, parfois tout entière, le temps des soins. Pour mieux être remise, ensuite, à sa place dans le système.

« La fonction du mythe est d'évacuer le réel. » (Roland Barthes.)

Par la position clé qu'il occupe, le médecin est au centre d'un système social qu'il contribue à perpétuer : il dépiste les maladies, régularise les rapports du malade avec la société en général, et avec le travail en particulier ; il « guérit » l'individu pour le réinsérer dans la production.

Le rôle qu'il remplit signe son appartenance objective à la classe dominante.

Jules et Edmond de Concours
15 octobre 1977

Autorité, 2

Le rôle du médecin de famille [dans l'annonce du diagnostic] *est essentiel : éviter au malade toute agression inutile et présenter les problèmes pronostiques selon le potentiel de tolérance de chacun.* [...] *La révélation doit être relativement exacte, mais le degré de vérité pourra varier d'un cas à un autre :*

— selon le cancer : s'il est à 100 % curable, il n'y a rien à cacher ; s'il est à 100 % létal, il y a tout à cacher ;

— selon l'état psychique du patient : certains compensent moins bien que d'autres leur angoisse.

La révélation du pronostic sous forme de probabilité – en « pourcentage de survie à cinq ans » – permet généralement une meilleure tolérance psychologique. Il va de soi que le pourcentage de chances présenté au malade peut être, selon le cas, notamment différent du pourcentage estimé. Ainsi peut-on laisser croire à un patient dont les chances de survie à cinq ans sont de 30 % qu'elles sont de l'ordre de 75. La vérité n'est altérée que quantitativement, non dans son essence...

(Extrait d'un article des professeurs Mathé et Cattan, cancérologues, publié en 1976.)

La dame au bidule

Christine Buhler

7, rue des Merisiers, 9 février 1978, 22 h 30

On frappe. Je regarde ma montre. Qui cela peut-il être ? Arrivée à la porte, je vois qu'on a glissé dessous un papier plié.

*

Il était très abattu, ce matin, au Presbytère. Il sortait d'une chambre, l'air très soucieux. J'étais occupée à chercher un dossier sur le bureau de la secrétaire. Il m'a aperçue, est venu vers moi, m'a tendu la main.

— Bonjour. Je crois qu'on ne se connaît pas. Christophe Gray, je suis externe ici.

— Chris... *tine* Buhler. Mes amis m'appellent Bulle. Je suis l'orthophoniste.

Ses yeux se sont ouverts.

— La *dame au bidule* ?

J'ai souri.

— Qui m'appelle comme ça ? C'est à cause de ma voiture, j'imagine...

— C'est une des patientes dont je m'occupe. Elle est

hémiplégique – mais n'a pas de trouble de la parole, alors vous ne la connaissez peut-être pas.

— Je l'ai sûrement vue : je vois tous les patients qui ont des troubles neurologiques. Voyons, une hémiplégique qui parle comme un titi parisien... Mme Mays ?

— C'est ça.

— Elle est adorable. Quand j'ai un coup de blues, je vais discuter un quart d'heure avec elle.

— Moi aussi. Tout de suite, j'en aurais bien besoin.

Il glisse une main dans une poche, se frotte les yeux de l'autre puis désigne la porte qu'il vient de franchir.

— Je viens d'aller voir la jeune femme qu'on a transférée ici ce matin.

— Elle ne va pas bien ?

— Pour ça, non. Pas bien du tout. Mais en plus...

Il hésite.

— En plus, je suis obligé de lui mentir.

Il m'a regardée droit dans les yeux, comme s'il avait attendu que je lui donne une réponse. J'ai regardé ma montre.

— Je vais au self. Tu m'accompagnes ?

— Si vous voulez.

— Je n'ai pas vingt ans de plus que toi, alors on se tutoie. D'accord ?

— D'accord.

*

Au self, pendant que je me sers, il me lance, l'air de rien :

— On ne vous... on ne t'a jamais dit que tu ressembles à Jacqueline Bisset ?

— Ah, non, celle-là, c'est la première fois qu'on me la fait. Dans quel film ? *Bullitt* ou *La Nuit américaine* ?

— Les deux, mon capitaine. Mais pour être franc, il faudrait peut-être que je te dise que j'ha...

Il s'arrête.

— Oui ?

— Non, non, rien. Ça n'a pas d'importance.

Je n'insiste pas. Il ne dit plus rien jusqu'à ce qu'on soit assis à une table, dans un coin. Je ne pose pas tout de suite la question qui me brûle les lèvres. J'attends qu'on se soit assis et qu'il se mette à tracer des sillons dans sa paella refroidie.

— « Obligé de lui mentir » ? Pourquoi, « obligé » ?

— Parce que le discours médical est déjà verrouillé.

Il lève la tête, surpris que je sache encore ce qui le préoccupe. Il me regarde, mais je me tais.

— Vous... tu ne dis rien.

— Je passe mon temps à poser des questions aux gens, à leur donner des ordres simples... ou je leur écris des trucs sur un morceau de papier : *Fermez les yeux. Donnez-moi la main*, pour voir ce qu'ils sont encore capables de comprendre... Je leur parle tout le temps, en fait. Alors ça me repose de ne rien dire. Et puis, j'ai le sentiment que toi, tu as envie de parler.

— *Fermez les yeux. Donnez-moi la main...* C'est beau... (Il soupire.) Tu connais la patiente dont je parle ?

— Non.

— Elle a trente-sept ans. Deux enfants de dix et sept ans. Elle s'est mise à jaunir il y a environ trois semaines. Hospitalisée pour une suspicion d'hépatite. Le diagnostic est, en fait, celui d'une tumeur maligne des voies biliaires. Inopérable. Mortelle à brève échéance. Au bout de dix ou quinze jours passés en tergiversations, à tourner autour du pot, sans savoir quoi faire – le mari est au courant, mais, bien sûr, *premier mensonge*, on n'a rien dit à la principale intéressée, qui continue à recevoir ses enfants tous les jours en fin d'après-midi et à leur dire ce qu'elle fera avec eux quand elle ira mieux –, le grand professeur de la gastro-entéro lui annonce, *deuxième mensonge*, qu'il va l'envoyer à Paris dans l'éventualité d'une greffe de foie – procédure encore hautement expérimentale –, tout en lui expliquant – car elle demande quand même des explications – qu'elle souffre, *troisième mensonge*, d'une échinococcose alvéolaire, parasitose hépatique rarissime... Le plus grinçant dans l'histoire, c'est que cette maladie exotique est aussi sûrement mortelle qu'un cancer des voies biliaires. Pour soulager et ménager la patiente, on a donc entrepris de lui raconter des mensonges sans se rendre compte qu'ils sont encore plus terribles que la vérité. Comme tous ceux qui se retrouvent sans crier gare entre les mains des médecins, cette femme est confiante, mais pas stupide. Elle pose des questions. Que tout le monde s'efforce d'éviter. Seulement, elle voit bien la gueule de son mari lorsqu'il lui amène les deux gosses et qu'il évite de la regarder dans les yeux quand elle parle de retour à la maison et quand il se penche pour l'embrasser. (Christophe secoue la tête.) Comme elle l'aime et devine l'angoisse de son mari, c'est elle qui le ménage en lui disant que tout va s'arranger... Mais un beau jour, le service des transplantations appelle pour dire qu'ils n'en veulent pas, de la brave dame, qu'ils ne vont rien lui faire, à la brave dame, qu'elle va claquer de toute manière, la brave dame, et qu'ils n'ont pas pour vocation d'accueillir les déjà-presque morts pour leur dire : *On ne peut rien faire pour vous*, mais les encore-possiblement-sauvables pour leur dire : *C'est gentil de contribuer à tester nos techniques prometteuses.* Mon grand professeur de gastro-entérologie se retrouve donc Gros-Jean comme devant, à ne pas savoir quoi faire de cette gentille mère de famille couleur bouton-d'or. Et surtout, à ne pas bien voir comment s'en débarrasser sans répondre précisément à des questions de plus en plus pressantes. Solution inélégante mais très efficace : l'envoyer en moyen séjour au Presbytère en arguant, *quatrième mensonge*, qu'il s'agit d'un séjour temporaire en attendant une place dans le service des greffes. D'ici à ce qu'elle comprenne, elle aura lentement glissé dans son coma biliaire et mourra sans s'en rendre compte. Seulement...

— ... seulement, elle a déjà compris.

— Oui. Mais comme elle veut en avoir le cœur net, et comme les grands docteurs ne répondent jamais à ses questions, le jour où elle arrive au Presbytère, elle les pose à l'étudiant qui, très gentiment, très naïvement, la reçoit dans sa section. Et elle ne tourne pas autour du pot, elle. Elle dit : « Je sais qu'on me raconte des bobards. Je sais que j'ai probablement une maladie très grave, mais qu'on ne veut pas me l'avouer. Mes enfants me disent que leur père n'arrête pas de pleurer, que tout le monde pleure, chez moi. J'en ai assez. J'ai besoin de savoir. Parce que si je dois mourir d'ici quelques semaines ou quelques jours, je veux rentrer chez moi, faire ce que j'ai à faire, dire au revoir à ma famille, parler à mes enfants. Ils sont petits. Je ne veux pas qu'ils n'aient de moi que le souvenir d'une mourante dans cette chambre sordide. Alors, je voudrais que vous me disiez exactement ce que j'ai. S'il vous plaît. Vous êtes médecin. Je vous fais confiance. Ne me trahissez pas. »

À ces mots, la voix de Christophe s'étrangle.

— Qu'as-tu répondu ?

— Je n'ai pas su répondre. J'ai dit que je la voyais pour la première fois. Que je ne connaissais pas bien son dossier – *cinquième mensonge*. Que je lui dirais ça demain. Et elle : « Pourquoi *demain* ? Me faire attendre demain, c'est me faire perdre un temps précieux. Allez lire le dossier et revenez me dire ça cet après-midi. Et ne me répondez pas que vous avez cours. *Un foutu cours*, ça ne peut pas être plus important que ce qu'il me reste à vivre. »

Il ferme les yeux pour retenir ses larmes.

— Qu'est-ce que tu vas faire ?

— Qu'est-ce que je *dois* faire ?

— Ce n'est pas une question de *devoir*. Qu'est-ce que tu *veux* faire ?

Il inspire profondément.

— J'ai envie de prendre le dossier, d'aller le lire avec elle, de lui dire la vérité. Mais est-ce que je peux annuler tous ces mensonges qu'on lui a servis, moi comme les autres ? Tout lui dire, est-ce que ce n'est pas une cruauté supplémentaire ?

— Es-tu responsable de sa maladie ?

— Non, bien sûr...

— Es-tu responsable des mensonges qu'on lui a dits avant son arrivée au Presbytère ?

— Non.

— Qui s'occupe d'elle, à présent ?

— Les infirmières, les aides-soignantes... et moi. Marie-Thérèse, l'interne de la section, m'a dit qu'elle ne voulait pas la voir. Elle ne se sent pas capable de l'affronter. Comme j'ai le même âge qu'elle, elle m'a dit que je n'avais qu'à m'en occuper. Que ça m'endurcira. *Quelle conne !*

— Donc, son médecin, c'est toi. Tu ne lui imposes pas la vérité : elle te la demande.

— Est-ce que je vais avoir la force...

— C'est elle qui meurt. S'apitoyer sur soi devant quelqu'un qui meurt, c'est indécent. Ne suis pas le même chemin que ceux qui t'ont précédé. Va lui parler.

*

À l'entrée de la section, je dis :

— Je pars dans l'autre aile. Je ne crois pas qu'on aura le temps de se revoir aujourd'hui. Je reviens après-demain matin. On en reparlera à ce moment-là, si tu veux.

Il fait oui de la tête. Je m'engage dans le couloir et je l'entends me rejoindre.

— Bulle...

— Oui ?

— Il faut que je te dise... je ne voulais pas t'embêter avec ça, mais si je ne te le dis pas maintenant, tu vas croire que je... passe mon temps à travestir la réalité. Moi aussi, j'habite au 7, rue des Merisiers. Au dernier étage.

J'ai levé la main vers son visage et effleuré sa joue. Et j'ai murmuré

— Va lui parler.

*

Je suis repassée dans la section le soir même. L'infirmière venait de se faire engueuler par l'interne, qui venait d'apprendre que la malade entrée le matin même avait signé sa pancarte. Son mari l'avait ramenée à la maison. L'interne avait demandé pourquoi on n'avait pas attendu que *moi qui suis l'interne* donne l'autorisation de la laisser sortir. L'infirmière lui avait répondu que la malade n'avait pas de temps à perdre. Elle avait parlé à l'externe, elle savait à quoi s'en tenir, elle avait hâte de rentrer chez elle pour s'occuper de ses enfants et de son mari. L'interne avait gueulé que ce n'était pas à l'externe de faire sortir les patients... Bref, le genre de psychodrame que les infirmières subissent de la part des médecins caractériels... et il y en a tellement. Ça ne suffit pas qu'elles soient de moins en moins nombreuses pour faire le même boulot, il faut en plus que l'atmosphère s'alourdisse de jour en jour à cause de jeunes gens immatures qui n'ont aucune idée de ce qu'est la réalité. Moi aussi, j'en ai parfois ras le bol d'avoir à soumettre des bilans neuropsychologiques sur lesquels j'ai passé des heures à des médecins qui n'y comprennent rien et ne cherchent pas à comprendre parce qu'ils n'en ont strictement rien à foutre, mais qui tiennent à y apposer leur signature parce que la hiérarchie hospitalière, c'est souvent ça : un tas de vaniteux incompétents mais bouffis de diplômes qui harcèlent et méprisent les gens qui font vraiment le boulot.

Je me calme en pensant à Christophe. Lui, plus tard, il ne sera peut-être pas comme ça.

Quand j'arrive à la hauteur de mon... *bidule*, je lève la tête vers les fenêtres. Je ne vois pas Mme Mays, mais j'imagine qu'elle me voit, elle. Je lui fais bonjour de la main. Quelqu'un a glissé un papier plié sous l'essuie-glace. Il porte trois mots : « Merci beaucoup. Christophe. »

*

Je suis fatiguée, mais j'ai fini de rédiger le compte rendu que je dois rendre demain. Je m'approche de la fenêtre, je soulève le rideau, je prends Méphisto dans mes bras. En passant devant la chaîne, je remets à tourner la face 1 B *du Köln Concert* de Keith Jarrett. Je donne à manger à Méphisto et je mets de l'eau à chauffer.

C'est à ce moment-là que j'entends frapper. Je regarde ma montre. Qui cela peut-il être ? Arrivée à la porte, je vois qu'on a glissé dessous un papier plié. Je l'ouvre, je reconnais l'écriture.

Je lis *: « Fermez les yeux. Donnez-moi la main. »*

Je pose la main sur la poignée, j'hésite.

Je ferme les yeux, je me demande ce que je dois faire.

La bouilloire se met à murmurer : « Qu'est-ce que tu *veux* faire ? »

Autorité, 3

Dominique Desombres

Bibliothèque de la faculté de médecine, mars 1978

Depuis deux mois, je les voyais presque tous les jours. Pas toujours tous les quatre, souvent toujours les deux mêmes, celui à la queue de cheval et celui qui a l'air d'avoir au moins trente ans, et parfois l'un ou l'autre de leurs deux camarades, le grand beau garçon métis et le petit au front haut qui porte toujours des bottes de cow-boy. Et ça, presque tous les après-midi. Ils ne préparaient pas un examen, les partiels sont passés et ça n'a pas eu l'air de les perturber beaucoup. Ils écumaient les revues à la recherche de... de quoi ? Je ne sais pas exactement. Ils ne me demandaient jamais mon aide, ça m'agaçait un peu, j'ai déjà tellement le sentiment de ne pas servir à grand-chose. De temps à autre, ils se réunissaient tous les quatre au milieu de la section des périodiques et épluchaient les numéros les plus récents des revues anglo-saxonnes de référence : *The British Medical Journal, The Lancet, The New England Journal of Medicine, The Journal of the Royal College of General Practitioners.* Celui qui portait la queue de cheval avait l'air de savoir lire l'anglais couramment et traduisait le résumé des articles aux autres ; ensuite, ils choisissaient ensemble ce qu'ils allaient sortir ou photocopier, et ce qui retournerait sur les présentoirs. Progressivement, d'autres étudiants, filles et garçons, sont venus se joindre à eux, une ou deux fois par semaine. Et puis un jour je les ai vus vendre leur revue dans les couloirs de la faculté, au Petit Café et à l'entrée des amphis. J'en ai acheté un numéro. J'y ai lu l'article suivant :

> Marseille, le 6 décembre 1977
>
> À une époque où de nombreux livres écrits par des médecins remettent en cause la médecine actuelle, où de plus en plus de médecins s'orientent vers la recherche d'une pratique différente, nous pensons qu'il est important de discuter dans les facultés de ces problèmes.
>
> Mais dans les facultés de médecine de Marseille, l'administration interdit par tous les moyens aux étudiants de remettre en cause le contenu et la qualité de leur formation ainsi que la pratique médicale à laquelle on les prépare.
>
> Les salles des organisations étudiantes ont été supprimées, à la Timone et au CHU nord.
>
> Les distributions de tracts sont interdites dans l'enceinte de la faculté.
>
> Les étudiants n'ont pas le droit de tenir des stands avec affiches (les panneaux autorisés sont de dimensions très réduites, rares et mal situés).
>
> L'an dernier l'administration a interdit une réunion sur la formation et la pratique médicale organisée par le Comité formation, avec des généralistes et des internes, et depuis le doyen refuse systématiquement toute salle de réunion.
>
> Depuis plusieurs années de véritables commandos d'étudiants d'extrême droite se permettent d'attaquer par la violence les réunions d'étudiants, notamment il y a deux ans une réunion

où participait le Syndicat de la médecine générale. Ces étudiants n'ont à aucun moment été inquiétés par l'administration.

Le mardi 29 novembre 1977, à Marseille, une étudiante de sixième année, membre du groupe Femmes, et un étudiant de cinquième année, membre du Comité de lutte médecine, participaient dans le hall du CHU nord à un stand de livres à compulser, livres de critiques de la médecine, livres de femmes, avec des affiches sur ces sujets.

L'assesseur du doyen de la faculté nord, après avoir renversé les tables et lacéré les affiches, porte plainte pour « voie de fait ». Alors qu'à aucun moment les étudiants n'ont porté la main sur lui, se contentant de s'interposer entre lui et les affiches. Tous les témoins présents (à l'exception d'un appariteur qui témoigne pour l'assesseur) sont catégoriques à ce sujet. Néanmoins, deux étudiants vont passer en conseil de discipline et devant la juridiction pénale. Il leur a été clairement signifié qu'ils allaient être exclus des études médicales.

Nous sommes inquiets – angoissés, même – de voir que dans cette faculté certains responsables n'hésitent pas à travestir la vérité, afin de supprimer définitivement toutes possibilités d'expression pour les étudiants.

(Courrier paru dans Pratiques, les Cahiers de la médecine utopique, 1978.)

Je ne sais pas qui le lui a fait lire, mais, le lendemain, le vice-doyen LeRiche est passé à la bibliothèque et a demandé à parler à la conservatrice. Je l'ai entendu élever la voix dans le bureau.

Quand elle est sortie, elle était blême. Elle m'a demandé d'afficher un panneau interdisant les réunions dans la section des périodiques. J'ai demandé pourquoi : la bibliothèque est un lieu public. Elle m'a dit que, pour le vice-doyen, ça devait rester un lieu d'étude, pas de meeting. La mort dans l'âme, j'ai scotché une affichette à la porte de la section. Le lendemain, les quatre garçons se sont heurtés à l'affichette et à la porte fermée – désormais, pour consulter les périodiques, il faut demander la clé et inscrire son nom sur un registre. Je les ai entendus gronder, mais l'un d'eux a dit : « Ça ne fait rien, à la faculté des lettres, sur les quais, les salles ne manquent pas. Et elles sont ouvertes jusqu'à 23 heures. » Ils allaient sortir de la bibliothèque quand je leur ai fait signe. Ils sont venus vers moi. Je leur ai dit que je cherchais des étudiants pour étiqueter et classer les revues, les journaux et les livres qui arrivent ici chaque jour. Habituellement, je fais ça avec deux collègues, mais elles ont bien autre chose à faire et ça pourrait les intéresser, eux. Ils en profiteraient pour se former à la recherche bibliographique. Et toutes les publications leur seraient accessibles...

Ils se sont regardés et m'ont répondu : « Quand est-ce qu'on commence ? »

La mystérieuse Mathilde Hoffmann

Même s'il ne le montrait pas aux Zouaves, Bruno bouillonnait de colère, d'inquiétude et d'incompréhension. Depuis qu'elle était partie s'installer à Brennes, Charlotte ne lui donnait plus aucune nouvelle. Elle ne répondait pas à ses lettres et, lorsqu'il avait tenté de lui parler en l'appelant dans le service où elle travaillait désormais, elle lui avait répondu sur un ton qui l'avait glacé. Il voulait bien tout comprendre, mais avait le sentiment que Charlotte ne tenait pas à ce qu'il comprenne. Or, même s'il avait fait mine d'accepter leur séparation, il la supportait très mal. Il n'était pas plus préparé à s'éloigner d'elle qu'il ne s'était préparé à s'attacher. Elle lui manquait physiquement. Quand il prenait conscience de son absence, il avait le sentiment qu'on lui arrachait l'estomac à l'emporte-pièce. Elle lui manquait affectivement : lorsque quelque chose le préoccupait, il se surprenait à penser : « Il faut que je lui en parle. » S'il se laissait aller à penser qu'il ne la reverrait pas, qu'il ne la reverrait plus, sa gorge se nouait, son cœur ne battait plus, il avait des sueurs froides. Il était partagé entre la douleur de ressentir aussi vivement son absence et la surprise d'observer sur lui-même des symptômes et des signes qu'il attribuait auparavant à un lyrisme débridé lorsqu'ils étaient écrits dans un roman, et à un histrionisme suspect quand ils étaient décrits par un patient. Il était révolté d'être le jouet de ses sentiments, et étonné de leurs effets sur un corps auquel, avant de rencontrer Charlotte, il ne prêtait pas grande attention.

Il trompait le manque en ne s'accordant pas la moindre minute de liberté. Lorsqu'il ne passait pas des heures auprès des patients qui lui étaient confiés, il allait travailler avec Christophe à la préparation des numéros du *Manuel*. Il exigeait de taper lui-même tous les articles sur les stencils qui serviraient à les imprimer en arguant du fait qu'il *savait* dactylographier, lui – ce qui était vrai : il avait appris à le faire en Australie –, et que ça irait plus vite – ce qui était faux : il ne cessait de recommencer ses frappes pour que les mises en page soient « parfaites », ce qui lui prenait beaucoup de temps. En réalité, quand il était trop désespéré d'avoir écouté les malades se plaindre, il s'abrutissait le plus possible dans des tâches qui ne lui laissaient pas le loisir de penser à Charlotte.

Inévitablement, il en était venu à adopter une rigidité croissante à l'égard des externes qu'il côtoyait dans les services. Il se disait volontiers *dégoûté de l'inhumanité des étudiants angoissés par la préparation de l'internat, des internes inquiets de décrocher un clinicat et des chefs de clinique prêts à se battre comme des chiffonniers pour obtenir un poste d'agrégé*. Il ne voyait pas que beaucoup de ses camarades, qui n'entraient dans aucune de ces catégories, le considéraient de plus en plus comme un garçon arrogant, supérieur, moralisateur et insupportable. Ils s'étaient mis à l'appeler *l'inoxydable* Sachs et à le fuir dès qu'il approchait. Ses trois amis, parfois, le trouvaient eux aussi un peu lourd à force d'être intolérant et sombre, et le lui faisaient remarquer en le surnommant *l'Inox*, ou tout simplement *Nox*. Il faisait le vide autour de lui.

Quand il se retrouvait seul, il se vengeait sur le papier en réformant la faculté de médecine à la grenade et à la mitrailleuse – comme Malcolm McDowell réforme son *college* dans *If*...

Quand il n'en pouvait plus d'écrire et de tourner en rond, il allait au cinéma. Si les salles du Royal lui rappelaient douloureusement les heures de bonheur passées avec Charlotte, les films étaient autant de baume sur son cœur. Surtout quand ils étaient aussi noirs et désespérés que lui. Il avait alors, paradoxalement, le sentiment que le monde avait un sens, puisque les cinéastes le décrivaient tel qu'il le voyait, lui. Il faisait toujours son possible pour y entraîner l'un ou l'autre de ses amis. Eux-mêmes, inquiets de voir parfois Bruno perdre les pédales et le sens commun, s'étaient mis d'accord pour l'accompagner le plus souvent possible, et ne pas le laisser rentrer seul au milieu de la nuit.

Car, devant un film, Bruno n'avait plus de corps, il ne sentait plus son chagrin, il ne pensait plus à la plaie béante de son ventre. Le temps d'un film – et souvent de deux – il se sentait libre. Inévitablement, ce qu'il voyait retentissait sur son humeur. Et quand il sortait de la salle, il était parfois prêt à tout.

*

Un soir, Bruno convainc Basile, dont ce n'est pas la tasse de thé, d'aller voir *Johnny Got His Gun* de Dalton Trumbo, avec la ferme intention d'en rédiger un compte rendu musclé pour *Le Manuel*. À la fin de la projection, Bruno a déjà commencé à expliquer à son camarade pourquoi *il est indispensable que tous les étudiants en médecine aillent voir ça*. Basile est prêt à subir ce pensum, quand le sort lui sourit sous la forme d'une ravissante jeune femme qui sort d'une autre salle.

— Tiens ! fait-il à Bruno en lui désignant une beauté à la peau d'ébène. Camille ! Il y a quelques mois, cette jolie garce m'a fait tourner en bourrique trois soirs d'affilée pour me dire qu'elle n'avait pas très envie d'aller plus loin, finalement. Ses copines avaient dû lui faire comprendre que je n'étais pas assez noir pour elle.

— Ne te fous pas de moi !

— Sérieux. Le racisme n'est pas l'apanage des Blancs...

Il est sur le point de sortir quand une voix le hèle. Bruno se retourne. Ce soir, Camille ne semble pas avoir de préjugé.

— Elle t'appelle.

— M'en fous, elle peut courir, dit Basile en poussant la porte battante pour regagner la rue.

Justement, Camille lui court après et bouscule Bruno pour le rattraper.

— Basile... Basile !

L'intéressé se retourne, la considère d'un air olympien.

— On se connaît ?

— Oh, Basile, je t'en prie, ne me parle pas comme ça, laisse-moi t'expliquer...

— Je n'ai pas vraiment le temps. Je dois rejoindre... *une amie* en ville.

Elle se met à trépigner.

— En ville ? Mais je suis là, moi ! Devant toi. Tu peux m'accorder cinq minutes, quand même.

Sans la moindre émotion apparente, Basile fait mine de passer son chemin.

— *S'il te plaît !*

— Cinq minutes ?

— Le temps de t'emmener en ville. Ma voiture est à côté.

Bruno s'est adossé, mains dans les poches, près de la grande porte du Royal. Pendant que sa conquête cherche ses clés dans son sac, Basile lui fait un signe de connivence. Mais Bruno ne le regarde déjà plus. Il vient de voir sortir une silhouette connue. Une silhouette qu'il croise régulièrement dans les escaliers et les ascenseurs de l'hôpital, lorsque lui-même monte du 3e gauche (médecine orientation néphrologique) au 4e gauche (chirurgie urologique) tandis qu'elle descend du 4e droite (chirurgie gynécologique) au 3e droite (obstétrique). C'est Mathilde Hoffmann, chef de clinique du professeur LeRiche. Elle aussi sort du Royal – accompagnée, évidemment. Nul dans l'hôpital n'ignore que Mathilde change de soupirant comme elle change d'escarpins, et son cavalier, ce soir, est l'un des nouveaux internes de chirurgie gynécologique. Il bombe le torse et serre Mathilde de près. De trop près, pense Bruno. La belle aime sortir avec l'homme de son choix ; elle n'aime pas que l'homme en question laisse entendre que c'est lui qui la sort.

D'ailleurs, elle libère son bras et, quand il veut le lui reprendre, elle le fusille du regard. Pendant que Mathilde déverrouille la portière de sa voiture allemande, l'interne se confond en excuses.

— Monumentale erreur, mon petit bonhomme, murmure Bruno entre ses dents. Miss Hoffmann déteste les excuses. Dix contre un qu'elle te largue dans la minute.

La souffrance rend lucide. Quelques phrases brèves et cinglantes suffisent à Mathilde pour planter là celui qui se voyait déjà passer la nuit avec elle.

Bruno défait son antivol, saute sur son vélo et emprunte la rue dans la même direction. Il n'a pas l'intention de rattraper Mathilde, mais éprouve un plaisir certain à contempler le visage défait du cavalier désarçonné.

— Ne me dis pas qu'elle t'intéresse, susurre une voix dans sa tête. Charlotte serait-elle déjà morte pour toi, mon petit Bruno ?

— Pas du tout ! se répond-il à haute voix. Je suis seulement curieux d'en savoir plus sur la mystérieuse Mathilde. J'ai l'impression que cette femme occupe... une place dans ma vie.

— Allez, tu as bien raison. Une femme qui disparaît ne vaut pas la peine qu'on l'attende. Charlotte est perdue ? Tant pis. Qu'elle se retrouve donc toute seule !

— Non, non, non, tu n'y es pas, Docteur Sachs. J'aime Charlotte de tout mon cœur, et si je savais comment la faire revenir, je le ferais. Mais je ne le peux pas. Et que veux-tu, il faut bien se distraire.

— Se distraire ? Pourquoi pas, après tout !

Là-bas, au bout de la rue, la voiture allemande s'arrête. Bruno pédale plus vite. Lorsqu'il arrive à la hauteur de la jeune femme, elle vient de sonner à la porte d'un immeuble. Un homme s'accoude au balcon d'un des appartements du premier étage. Mathilde lui fait un signe de la main. Quand il passe devant eux, il reconnaît l'autre interne fraîchement arrivé en chirurgie gynécologique.

— Cette femme est *pleine de mystères,* murmure Bruno.

Et il poursuit son chemin en fredonnant *Je veux cette fille, cette fille, qui était avec moi...*

*

Le lendemain, un dossier sous le bras et un prétexte à la bouche, Bruno entre dans la section de gynécologie dont Mathilde est responsable. Au milieu du couloir, il la voit engueuler l'interne qu'elle a largué devant le cinéma. Le jeune homme que Bruno a vu à son balcon la veille les regarde en souriant. Bruno s'approche.

— Bonjour. Je suis un des externes de néphro. J'aurais voulu montrer un dossier au... docteur Hoffmann.

— Ah, je ne crois pas que ma petite sœur soit d'humeur, aujourd'hui.

— *Petite sœur ?*

— D'accord ! Ma *grande* sœur. Le petit frère, c'est moi. Hervé Hoffmann, enchanté !

Il désigne le couple d'un air amusé. Mathilde est littéralement en train d'étriller son ex-cavalier.

— Je craignais que ça ne soit acrobatique de bosser avec elle, mais j'avais tort. C'est surtout pour les autres, que c'est acrobatique. Qu'est-ce qu'elle lui met !

Bruno est surpris par le ton de ses propos. L'ironie d'Hervé lui rappelle quelqu'un qu'il n'a pas vu depuis longtemps.

— C'est ton premier poste d'interne ?

— Non, mon bon. J'ai fait ma première année d'internat à Paris. Et puis ça m'a... gonflé. Mathilde a trouvé le moyen de me faire échanger mon poste avec quelqu'un qui voulait monter à Paris. *Et* de me faire venir ici.

— Je ne savais pas que c'était possible...

— Ça ne l'est pas. Mais quand on est le bras droit du vice-doyen le plus influent de France... Sa *cuisse* droite, devrais-je dire, mais ne le lui répète pas, tu veux bien ?

— Je serai muet comme une tombe. D'ailleurs, je ne la connais pas assez pour lui dire ce genre de chose.

Hervé le regarde.

— Si tu aimes vivre dangereusement, je peux arranger ça. Elle t'intéresse ? Tu aimerais la *connaître* ?

— Non, pas la *connaître* ; mais, oui, elle m'intéresse.

— Bon. Pourquoi pas ? Tu m'as l'air sain... J'ai tout de même besoin d'en savoir un peu plus à ton sujet.

— Je m'appelle Sachs. Bruno Sachs.

Hervé éclate de rire.

— Bond. *James* Bond ! Bel essai, mais peine perdue ! À mes yeux, tu n'auras jamais le *sex-appeal* de Sean Connery.

Bruno rit, lui aussi. Il pose affectueusement la main sur l'épaule d'Hervé.

— Ça y est, je sais !

— Tu sais quoi... ?

— À qui tu me fais penser depuis tout à l'heure. Un de mes amis. Il a toujours été amoureux de Sean Connery. On allait voir tous les James Bond ensemble, quand on était gamins. En général, on y allait trois fois de suite ! Mais dis donc, tu n'opères pas, aujourd'hui ? Je pensais que vous étiez de bloc chacun à votre tour, dans cette section.

Le visage d'Hervé s'assombrit.

— Pas aujourd'hui. Et il n'est même pas sûr que j'y aille demain.

— *Mmhhh...* Tu connais le Grand Café ?

— Plus bas, sur l'avenue ?

— C'est ça. On y mange très bien. Bien mieux qu'à l'internat.

— Tu m'invites ?

— Si tu veux. Je te parlerai de moi et tu me parleras de ta sœur...

Le sourire réapparaît sur le visage d'Hervé.

— Marché conclu. J'adore les intrigues. Surtout quand la petite Mathilde est dans le coup...

Le Manuel, n° 2, avril 1978

Une exposition de malades
à l'hôpital Saint-Louis
« J'ai l'impression d'être un bestiau »

Ce n'est pas une poupée ni une voiture ou un aspirateur, c'est une adolescente, Marie-Laure, quinze ans, l'une des soixante malades qui ont été « exposés » le jeudi 8 mars à l'hôpital Saint-Louis. Sous ses pieds posés sur une chaise, une pancarte : « Ne pas toucher. » Car, pour les autres, on touche, on touche même beaucoup. On tâte, on inspecte, on dit : « Pouvez-vous vous tourner ? » Cette effarante mise en scène a lieu chaque année en mars, pour inaugurer les Journées dermatologiques de Paris, qui réunissent traditionnellement des centaines de congressistes à l'hôpital Saint-Louis.

Le premier jour est consacré à cette exhibition, les deux autres aux communications scientifiques. Les malades sont placés dans les salles de consultation de trois pavillons de dermatologie où défilent en rangs serrés les congressistes, qui commentent à voix forte les cas rares ainsi présentés. Chaque congressiste est muni d'un volumineux catalogue où, suivant la formule des musées, chaque malade porte un numéro. Les congressistes peuvent ainsi lire la description détaillée des cas et se reporter à l'original, assis sur une chaise, dûment numéroté.

Le jeudi 8 mars, la palette des cas ainsi présentés a paru intéressante. En effet, au n° 20, une jeune fille en soutien-gorge a pu se faire tâter abondamment puis interroger en ces termes : « Quel âge avez-vous, ma petite chatte ? » Au n° 24, un enfant de quatre ans porte une lésion au pied. « Ça chatouille quand on te touche ? Tu seras beaucoup chatouillé aujourd'hui. » Au n° 30, on a ajouté un « bis » non prévu au catalogue ; c'est un Algérien qui porte, semble-t-il, une affection rare, puisque les commentaires sont enthousiastes : « C'est extraordinaire, fantastique. » Quelques stalles plus loin, c'est un enfant espagnol de dix-sept mois. Il pleure. Sa mère murmure : « Quand même, je ne m'attendais pas à cela. »

Dans un autre pavillon est exposée une mongolienne, un peu plus loin un lépreux. Il est malien. Derrière son dos une grande pancarte porte la mention « Hansen ». C'est devenu une rareté. Plus loin, une dame d'une soixantaine d'années proteste à mi-voix : « C'est comme à la foire du Trône. J'ai l'impression d'être un bestiau. On ne m'avait pas dit que cela se passerait comme ça, on m'avait juste demandé si je voulais bien participer à une réunion. J'ai cinquante-huit ans et je suis très malade, j'ai été opérée à cœur ouvert et je suis fatiguée. » Mais cette dame présente, dit le catalogue – qui donne tous les détails –, une affection intéressante du cuir chevelu. Non loin d'elle, une jeune fille de seize ans semble également digne d'intérêt, car elle associe « à un quotient intellectuel normal, un aspect pachydermique, hyperkératosique et hyper-papillomateux de la peau... ».

« Une formule indéfendable »

Un autre malade dans une autre salle est nu, son pantalon sur ses chaussures : ses lésions dermatologiques sont situées dans la zone génitale. Plus loin, une jeune femme ne lève même pas la tête : les parties à exhiber sont son cou et sa nuque.

Un certain nombre de dermatologues se sont émus depuis quelques années de cette ahurissante exhibition. Aussi quelques dizaines de cas sont-ils aujourd'hui présentés... sous forme de photos et de schémas. Plusieurs services de dermatologie parisiens refusent en effet actuellement d'exposer des malades de cette façon, qui, disent leurs responsables, n'est même pas profitable à l'enseignement, car les congressistes ne sont pas des étudiants. En outre, certaines des maladies présentées sont des « génodermatoses », c'est-à-dire des affections congénitales pour lesquelles, souvent, il n'y a rien à faire.

Le professeur Hewitt, chef du service de dermatologie à l'hôpital Tarnier, où l'on ne pratique pas ce type d'exposition, nous disait, à la sortie de cette manifestation : « Le nombre de maladies présentées comme celui des congressistes rend cette formule indéfendable. Auparavant, l'exposition de malades pouvait se justifier parce qu'elle était le seul moyen de connaître réellement ces affections et d'enseigner leur traitement aux jeunes. Aujourd'hui, on peut aisément utiliser l'audiovisuel, quitte à recueillir un peu moins de renseignements sur le malade. Je suis opposé à cette formule dans son principe. »

L'an dernier, l'exposition a permis de montrer un certain nombre de réfugiés récemment arrivés du Sud-Est asiatique et porteurs de maladies rares. Donc « intéressantes ». Cette année, l'Afrique était solidement représentée. Aujourd'hui, ceux qui défendent la formule estiment sans rire qu'elle est profitable au prestige de la dermatologie française et de l'hôpital Saint-Louis en particulier. Il est vrai que, jeudi, on entendait parler beaucoup de langues étrangères dans les pavillons de l'exposition...

(Claire Brisset, Le Monde, 10 mars 1978.)

*

Commentaire de la rédaction :

Oui, vous avez bien lu. Voilà la médecine parisienne dans toute sa splendeur. Et quand on sait que la médecine parisienne donne le ton de toute la médecine française, on se prend à rêver. Voilà la médecine que l'on pratique en France : une médecine qui n'a aucun respect pour les individus. On observera que le mot « respect », d'ailleurs, n'apparaît pas dans la liste des arguments employés par ceux-là mêmes qui contestent les « expositions » de patients. Quant aux commentaires sur le fait que ce n'est « même pas profitable aux étudiants » ou à l'usage possible « AUJOURD'HUI » de l'audiovisuel, il ferait rire s'il n'était pas sinistre : la photographie a été inventée au XIXe siècle et cela fait bien longtemps qu'elle sert aux médecins. Dans toutes les bibliothèques de faculté, on trouve des précis de dermatologie américains regorgeant de photographies qui ont la décence de ne pas montrer le visage des patients. Mais les dermatologues de l'hôpital Saint-Louis ne doivent pas savoir se servir d'un appareil photo. Le professeur Hewitt dit être opposé à cette manifestation. Pourquoi alors l'avalise-t-il en y assistant ?

Et à la faculté de médecine de Tourmens ?

Mardi matin, 11 heures. L'heure du staff hebdomadaire du service de médecine du Pr Gaucher. Thème du jour : « L'alcoolisme », en particulier chez la femme.

Vingt-cinq étudiants en blouse blanche se trouvent donc réunis dans une salle située au sous-sol du bâtiment de médecine : pupitres en bois, sièges en bois, un vieux négatoscope et, devant, une estrade avec un bureau. À côté du bon professeur, une femme d'une quarantaine d'années, habillée en civil, ne dit rien et n'a pas l'air à l'aise.

Et la démonstration commence : « Je vais vous montrer aujourd'hui comment déceler les signes d'imprégnation alcoolique chez un individu. »

Et le spectacle commence : questions sur

l'état civil de la malade, son mode de vie, l'âge de ses enfants, en insistant bien sur la quantité d'alcool absorbée par jour, tout cela sur un ton pour le moins familier, où le tutoiement est de rigueur !

La séance se termine par une description :

« Levez les yeux, baissez la tête. Remarquez le tremblement de ses mains ! »

Dans la salle, pas un bruit. Après le « cours », plusieurs personnes se sentent révoltées, mais personne ne dit rien.

Chloé et Colin

La machination

Hervé entre au Grand Café. Pour rejoindre Bruno, il se fraie un passage dans le brouhaha des étudiants. Autour des flippers, un groupe de Perses boit, fume et parle fort. L'un donne un coup de coude à un de ses camarades et désigne Hervé, qui vient d'entrer dans la salle du fond. Les Perses le suivent. L'un d'eux lance : « Alors, ma poule, on va se faire mettre chez les Merdes ? », et éclate d'un rire gras.

Le jeune homme se retourne, fait deux pas vers lui en souriant et lui balance son poing dans la gueule. Le type s'étale. Deux de ses camarades se précipitent vers Hervé, qui se prépare déjà à les affronter. Mais les Perses stoppent net. Hervé sent une main se poser doucement sur son épaule. C'est Bruno. Une demi-douzaine de jeunes gens se sont rangés en ligne à leurs côtés. Deux d'entre eux brandissent des bouteilles de bière vides en guise de massue. Une jeune fille aux cheveux courts et frisés jongle nonchalamment avec deux boules de billard. Les Perses battent en retraite. L'interne qu'Hervé a frappé saigne abondamment.

— Les urgences sont ouvertes vingt-quatre heures sur vingt-quatre ! lance Basile avec un rire sonore.

— Pourquoi un gentil garçon comme toi s'est-il mis en tête de devenir interne ? demande André en lui tendant une chope de bière.

— Parce que papa et maman voyaient d'un mauvais œil leur fils choisir la confection femme, répond Hervé. Mais j'envisage sérieusement de changer de métier.

Les garçons lèvent leur verre et ouvrent le cercle pour l'accueillir.

*

Bruno gravit les marches de l'escalier en bois. C'est un bel escalier en colimaçon, très ancien, placé sur la façade de cette maison restaurée du vieux Tourmens. Hervé lui a donné rendez-vous chez Mathilde, pour boire un verre. Bruno s'en veut un peu d'abuser de la confiance de ce nouvel ami pour approcher sa sœur. Mais la curiosité est la plus forte. Il n'a pas oublié que la « cuisse droite » de LeRiche a voulu compromettre Buck et Sonia. Il n'oublie pas non plus les cours provocateurs et le comportement de séduction permanent de la jeune femme. Mathilde le fascine, et il a envie de l'approcher de plus près.

Il frappe à la porte du quatrième étage. C'est Hervé qui lui ouvre et le fait entrer dans un appartement exquis, meublé avec beaucoup de goût et aussi, probablement, beaucoup d'argent : meubles modernes en acier et plexiglas, chaîne hi-fi d'un grand designer suédois.

— Petite sœur, je te présente Bruno. Je lui dois la vie.

— N'exagérons rien.

Mathilde considère Bruno avec méfiance. Hervé n'en voit rien, car il se penche vers un chien minuscule qui vient de lui tirer le bas du pantalon.

— Qu'est-ce qui t'arrive, Asta ?

— Merci d'avoir pris la défense d'Hervé, Bruno...

— Oh, il se défend très bien tout seul. Ce sont ses... interlocuteurs qui devraient nous remercier. Si on ne s'était pas interposés, il les aurait massacrés !

Hervé leur verse à boire. Il tend un verre de whisky à Bruno, qui, bien qu'il n'en boive jamais, n'ose pas refuser. Le téléphone sonne, Hervé décroche. Il répond brièvement puis leur demande de l'excuser et sort de l'appartement.

Voilà Bruno seul avec Mathilde. Ils échangent quelques banalités et des silences gênés, jusqu'au retour d'Hervé. Délicatement, Bruno prend congé. Mathilde le raccompagne à la porte et lui donne un baiser sur la joue.

*

Le lendemain, à l'hôpital, ils se croisent dans l'escalier. Il monte, elle descend. Elle lui effleure la main au passage. Plus tard dans la journée, derrière le service des urgences, Bruno s'engage dans l'étroit passage laissé, le long d'un mur, par la rangée de voitures garées sur le trottoir. Mathilde apparaît à l'autre bout et, au lieu de le laisser sortir, s'engage à sa rencontre, s'approche tout près, presse ses seins contre lui. Il s'efface, dos au mur pour lui céder le passage. Quand elle passe devant lui, le dos de sa main caresse – sciemment, il en est sûr – le pantalon de Bruno à hauteur de son sexe. Les jours suivants, elle s'assied à ses côtés à une réunion de staff et lui fait du genou, elle frôle sa nuque en passant près de lui au Petit Café. Une autre fois encore, le voyant assis à la bibliothèque, elle dépose devant lui un traité de sexologie américain et lui demande de lui en traduire les passages signifiants. Pendant vingt minutes, il respire son parfum et, chaque fois qu'il tourne la tête, ses yeux plongent dans la blouse savamment entrouverte sur un soutien-gorge noir. Désormais, chaque fois qu'elle le croise, elle lui pose un baiser juste au coin des lèvres.

*

Au bout d'une semaine, Bruno n'y tient plus. Le petit manège de Mathilde ne le laisse pas indifférent, bien entendu, mais ces passes d'armes érotiques ne sont pas ce qu'il recherche. Il n'a pas du tout l'intention de la laisser l'attirer dans son lit. Il a tout autre chose en tête.

Il lui arrive régulièrement de se rendre en gynécologie pour parler à Hervé de l'une ou l'autre des patientes de sa section, voire pour lui demander de venir l'examiner. Il apprécie en effet la délicatesse du jeune homme, à mille lieues des gestes de hussard habituels aux internes du professeur LeRiche.

Un jour qu'il est ainsi venu solliciter les bons soins d'Hervé, Bruno surprend une intéressante conversation. Dans un bureau dont la porte est restée entrouverte, Mathilde sort le grand jeu à un mâle dont il ne reconnaît pas la voix. Il imagine très bien la jeune femme excitant son interlocuteur tout en le tenant à distance. D'ailleurs, quand le prétendant se fait plus pressant, elle le repousse fermement et lui propose de remettre les choses sérieuses à plus tard. « Je serai en consultation à l'hôpital nord toute la journée. Ne m'appelle pas. Mais viens me retrouver chez moi à 20 heures. » Et, sur un ton à faire bander un cadavre, elle ajoute : « Tu feras de moi ce que tu voudras. *Ce que tu voudras.* »

Bruno comprend que l'entrevue est terminée. Il se glisse dans le bureau voisin et voit passer Raynaud, un apprenti cardiologue. Raide et emprunté, le visage empourpré, il tripote nerveusement son nœud de cravate. Mathilde ne choisit jamais ses proies au hasard. Si elle a jeté son dévolu sur ce garçon, ce n'est probablement pas pour satisfaire son appétit sexuel. Elle cherche certainement à obtenir quelque chose de lui.

Bruno veut en avoir le cœur net. Son goût pour les scénarios tarabiscotés lui suggère une machination diabolique. Il ressort dans le couloir. Plus loin, Mathilde pénètre dans une chambre.

— Une machination digne de vous, *My Lady*... murmure-t-il.

*

Les plans les plus sophistiqués s'appuient souvent sur des procédés très simples. En fin de matinée, Bruno se rend en cardiologie, prend son air le plus stupide et aborde Raynaud. N'ayant jamais daigné lui adresser la parole, le cardiologue le regarde à peine. Bruno se dit envoyé par le docteur Hoffmann. Elle doit se décommander pour ce soir (tête de Raynaud dépité), mais attend sa visite *demain*, à l'heure dite (tête du même, qui se remet à tripoter son nœud de cravate). Elle lui demande de lui confirmer son accord par écrit. Bruno lui transmettra le message. Sans réfléchir, Raynaud griffonne un mot, y appose son paraphe, le glisse dans une enveloppe et tend celle-ci à l'étudiant.

— Gare à toi si tu ne la lui remets pas !

— Oh, pas de danger ! répond Bruno avec effroi. J'aurais trop peur qu'elle me valide pas mon stage !

Raynaud lui jette un regard méprisant.

De retour à l'appartement en milieu d'après-midi, Bruno ouvre le mot rédigé par le cardiologue, passe deux heures à imiter écriture et signature grâce à une technique enseignée par un faussaire australien distingué que Ray Markson lui a fait rencontrer deux étés plus tôt, et rédige un billet ainsi libellé : « Chez vous à 23 heures. Votre porte sera ouverte. Vous vous tiendrez devant la fenêtre du salon. Vous aurez un bandeau sur les yeux. Nous parlerons anglais. »

Il est 19 heures. Mathilde risque de rentrer chez elle d'un moment à l'autre. Bruno quitte la rue Plotin et saute sur son vélo pour aller déposer le mot chez elle avant son retour. Il est en train de grimper quatre à quatre l'escalier en colimaçon quand il entend quelqu'un, en bas, sonner à l'interphone. La voix qui répond, déformée par le haut-parleur, est celle de Mathilde.

— Oui ?

— Merde ! s'écrie Bruno. Elle est déjà rentrée !

En bas, une voix familière s'élève.

— C'est Max, ma petite chérie. Je t'apporte le dossier que LeRiche voulait te confier. Tu es présentable ?

— Ne rêve pas ! Tu peux monter cinq minutes, j'attends quelqu'un !

Bruno sent une sueur froide le recouvrir entièrement. Sa belle machination est en train de s'écrouler. Il ne peut ni monter ni redescendre ! S'il monte, il aura du mal à expliquer sa présence à Mathilde, qui le mettra dehors. S'il descend, Max Budd trouvera sa présence suspecte et la mentionnera sans aucun doute à sa collègue.

Il tourne, il vire, mais rien à faire : *il est pris au piège, sur le palier du troisième étage.*

Et, oui, je sais, je sais, vous allez me dire que ce genre de chose n'arrive que dans les films ou dans les romans, *mais je vous jure sur ma vie qu'à ce moment précis, je sors de mon appartement* et je me trouve nez à nez avec lui.

Le temps suspend son vol.

Bruno est évidemment aussi stupéfait que moi, mais, avant que j'aie pu dire le moindre mot, il pose la main sur ma bouche, me pousse à l'intérieur et referme la porte. Juste à temps : j'entends des bottes passer sur le palier et gravir l'escalier de bois. Bruno respire très fort ; il s'est collé à moi si près que je sens son cœur battre. J'ôte délicatement sa main de ma bouche et je le repousse doucement.

— Eh bien ! Si j'avais su que tu me sauterais dessus comme ça après des années de silence, j'aurais fait des frais de toilette ! Mais j'ai peine à croire que tu as changé de... position à mon égard.

Il sourit à l'ironie de ma remarque, s'appuie contre la porte, cherche à reprendre son souffle, secoue la tête, incrédule.

— Co... comment... Tu...

— Oui, mon grand, j'habite ici. Mais tu ne le savais pas. *Long time no see*, comme on dit là-bas... Bonjour quand même, Bruno !

— Sa... salut, Diego...

Le Manuel, numéro spécial, mai 1978

Visite guidée

Une nouvelle de Verna Sullivan

J'y vais toujours le jeudi à 14 heures. Pas tous les jeudis, il vaut mieux que je le surprenne. Il m'arrive d'y aller deux jeudis de suite et de le laisser mariner pendant trois semaines. Je ne crois pas que je pourrais le maintenir dans les mêmes dispositions si j'y allais toutes les semaines. Et puis, les autres se douteraient peut-être de quelque chose.

J'appelle la secrétaire la veille, elle reconnaît ma voix. Elle sait ce quelle doit faire. Quand le premier rendez-vous est pris, elle me propose de venir un quart d'heure plus tôt, et elle le prévient. Elle est toujours aimable, elle sait que je ne lui fais pas prendre de retard.

Quand j'arrive dans la salle d'attente, il y a souvent déjà une ou deux personnes. La dernière fois c'était une femme assez jeune, amaigrie, fatiguée, la peau jaune, un fichu sur la tête. En chimiothérapie, sûrement. Je ne l'avais jamais vue. Elle était accompagnée sourit vaguement. Tandis que je referme mon cartable, il se lève et fait le tour de la table. Beaucoup d'hommes ont les joues rouges, le front moite, après qu'ils ont joui. Lui, non. On dirait qu'il ne s'est rien passé. Son nœud papillon n'est même pas de travers. Mais je sens encore son sexe dans mon cul endolori, l'étau de ses mains sur mes hanches, le goût de son sperme dans ma bouche.

— À très bientôt ?

— À très bientôt.

Il me fait sortir du bureau, me serre la main, me salue d'un signe de tête. Sur le bureau de la secrétaire, l'horloge indique 14 h 18. Je ne regarde pas les patients qui se lèvent, je sors de la salle d'attente, je marche lentement dans le couloir car mon cul me fait mal. Il me fera mal pendant un jour ou deux. Au bout du couloir, j'entre dans les toilettes, je m'essuie encore une fois, je remets mon slip. Ses doigts ont laissé des marques sur le haut de mes cuisses. Ce soir, quand je rentrerai, je prendrai un bain. Demain, je ne sentirai presque plus rien. Samedi, je n'y penserai plus. Jusqu'à la semaine prochaine. Il ne faut pas que je le lâche : mes chiffres de vente n'ont jamais été aussi élevés. Il faut dire que c'est mon meilleur correspondant. Il supervise l'enseignement de la thérapeutique à la faculté. Les collègues des autres labos m'envient, car il ne reçoit que moi.

Verna Sullivan

Le comité de lecture

Emma Pryce

Faculté des lettres, 12 mai 1978, 21 h 30

Quand Bruno achève la lecture à haute voix de son... texte, un grand silence s'abat sur le groupe. Pendant qu'il le lisait, le malaise est allé grandissant, mais personne n'a osé l'interrompre.

— Vous n'allez pas publier ça ! s'exclame une des filles. C'est dégueulasse !

Tout le monde se met à parler en même temps.

— Qu'est-ce qui est dégueulasse ? lance Jackie. Depuis quand est-ce que le sexe est dégueulasse ? Si tu trouves que c'est dégueulasse, c'est que t'as un problème !

— C'est pas le sexe, qui est dégueulasse, c'est ce que raconte cette... histoire ! C'est l'histoire d'une nana qui se prostitue, merde ! Y'en a marre des clichés à la con ! Les prostituées sont des filles qu'on exploite, pas des salopes !

— Ah, bon ? déclare André, parce qu'il est question d'une prostituée dans cette nouvelle ? Moi, je ne vois pas de prostituée là-dedans. La narratrice de cette nouvelle ne se vend pas, elle *achète* et elle *manipule*. C'est très différent. Ne confondez pas tout. Dans cette nouvelle, il n'est pas question de sexe, il est question de *pouvoir*.

Jackie acquiesce.

— Mais enfin, à quoi voulez-vous en venir ? demandent plusieurs étudiants en même temps ? Hé, Bruno, t'as simplement voulu te faire plaisir en écrivant du porno. C'est ça ?

Bruno semble très content d'avoir réussi son coup. Christophe doit cependant sentir qu'ils ne vont pas emporter facilement le morceau avec ce numéro-là. Il se lève et appelle au calme.

— Écoutez, depuis le premier numéro, le comité de rédaction prépare les textes, on les lit à haute voix, on recueille les commentaires de chacun après la lecture, on débat de l'ensemble et on met au vote ce qui passe et ce qu'on ne garde pas. Bruno nous avait prévenus que nous serions choqués par ce texte. Il n'avait pas menti. Cela étant, il n'y a aucune raison de procéder autrement que dans les statuts du *Manuel*, statuts que vous avez tous approuvés, je vous le rappelle. Alors, la démocratie veut que ceux qui sont toujours d'accord avec les statuts laissent les choses se dérouler comme prévu. Ceux qui ne sont pas d'accord peuvent s'exclure d'eux-mêmes, chacun ici est libre de venir ou de partir quand il veut.

Deux filles se lèvent. Jackie hausse les épaules. Les deux garçons qui sont venus avec elles se lèvent aussi et quittent la pièce en maugréant, mais il n'est pas sûr que ce soit la nouvelle qui les fasse fuir. Aucun des quatre, que je sache, n'a jamais écrit la moindre ligne pour le *Manuel*. À la réflexion, je me demande pourquoi ils sont venus assister aux réunions de comité de rédaction. Je regarde autour de moi. Nous sommes encore une quinzaine, dont plusieurs sont présents pour la première fois, en particulier une fille à chignon, sac en toile, jupe très longue et chemisier indien, que je n'ai jamais vue à la fac de médecine. Quand elle est entrée tout à l'heure, personne n'avait l'air de la connaître, excepté Bruno, qui lui a fait un signe de tête et un sourire comme on le fait à quelqu'un qu'on reconnaît vaguement mais qu'on est surpris de voir là.

— Bien, dit Christophe quand les quatre dissidents ont

quitté la pièce. Les choses s'éclaircissent. Allons-y. Qui veut prendre la parole le premier ?

Il se tourne vers moi.

— Emma ?

— Non, merci. Je préfère réfléchir un peu avant de m'exprimer. Je suis encore... sous le choc.

Je regarde Bruno. Il a glissé les mains dans ses poches et s'enfonce sur sa chaise, comme un gamin pris en faute. Mais il a toujours son sourire diabolique.

— O.K. Il n'y a pas le feu. Les autres ?

Tout le monde se met à parler en même temps. Les réactions sont plutôt négatives.

— *Si on publie ça, on va se faire interdire...*

— *S'ils découvrent que c'est toi qui as écrit ça, ils vont te virer...*

— *C'est bien pour ça que les textes sont signés d'un pseudo !*

— *Personne ne va comprendre le pourquoi d'un texte pareil... ça ne ressemble pas du tout à ce qu'on publie d'habitude.*

— *Déjà moi, je comprends pas !*

— Ah, mais si vous comprenez pas, c'est que vous n'êtes pas très futés !!!

C'est la fille au chemisier indien qui vient de parler, d'une voix forte qui a surpris tout le monde et imposé le silence. Elle est étonnée d'avoir eu cet effet et semble impressionnée par l'idée de poursuivre.

— Vas-y, dit Christophe. Mais d'abord, tu peux nous dire qui tu es ?

— Catherine. Je ne suis pas en médecine mais en philo. Je sais que ça peut vous paraître bizarre que je sois là, mais je ne suis pas venue en voyeuse, je suis venue parce que ça m'intéressait de participer à une revue...

— C'est moi qui ai parlé du *Manuel* à Catherine, intervient Bruno, affalé en arrière sur sa chaise.

Il hésite, puis ajoute :

— Je me suis occupé de sa mère en néphro, on a parlé de littérature, et voilà...

— *Pourquoi nous dit-il tout ça ?* murmure le garçon assis à ma droite.

— Mmhhh... Connaissant un peu Bruno, sans doute parce qu'il ne veut pas qu'on imagine qu'il couche avec elle.

— *Ah bon ? Qu'est-ce que ça peut nous foutre ?*

— À toi, rien. Pour d'autres, c'est peut-être important... Laisse-moi l'écouter ! dis-je, agacée.

— Celles et ceux qui veulent se joindre à nous sont toujours les bienvenus, déclare Christophe. C'est encore plus vrai depuis que nous nous réunissons ici, et plus à la fac de médecine. Continue, Catherine.

Elle baisse les yeux vers ses mains puis les lève et son regard balaie les tables disposées en arc de cercle.

— Ce texte est très cru, c'est vrai, mais c'est une métaphore.

— Une *quoi* ?

— Une métaphore. Il dramatise et il condense les relations de dépendance – de pouvoir, comme disait...

— André.

— ... oui, de *pouvoir* entre l'industrie pharmaceutique et les médecins. Bruno aurait pu choisir de décrire ces relations de manière littérale, et tout le monde aurait compris, bien sûr, mais ça aurait été purement mécanique. En symbolisant ça sous la forme d'une rencontre érotique, il met le doigt...

Tout le monde éclate de rire. Elle rougit en réalisant ce qu'elle vient de dire, se met à rire à son tour, poursuit :

— ... eh oui, dès qu'on a le sexe à la bouche...

Les rires redoublent, mais là, son sourire indique qu'elle a utilisé les mots à dessein.

— ... impossible de le retirer !

Quand, au bout d'un long moment, les rires retombent, Catherine reprend.

— J'ajouterais que ce n'est pas *purement et simplement* une nouvelle érotique. Relisez le début, Bruno y parle des patients. Et le rôle de la narratrice est celui d'une femme en pleine aliénation. C'est un texte très actuel, très politique. Il est choquant, c'est vrai, mais, depuis Sade, le sexe a toujours choqué les bourgeois. (Elle s'enflamme.) Est-ce que vous êtes aussi pudibonds que des bourgeois ? Non, n'est-ce pas ? Et puis, je crois avoir compris que c'est un numéro spécial consacré à l'industrie pharmaceutique, et que d'autres textes sont plus descriptifs et plus théoriques. Alors, je crois que même si les lecteurs sont choqués par ce premier texte, c'est à nous... enfin, à *vous*, de composer le numéro de manière parfaitement claire. Voilà ce que j'avais à dire.

Je lâche mon stylo et j'applaudis Catherine. Tous les autres se joignent à moi, sauf Bruno, qui garde les mains dans les poches, et Christophe, qui hoche la tête pour marquer son approbation.

— Tu peux dire « nous », Catherine. Ton intervention démontre que tu es des nôtres. D'ailleurs, si vous êtes d'accord, je propose qu'on passe aux textes suivants, et qu'on rediscute de la place de celui-ci à la fin de la soirée. Des objections ?

Aucune main ne se lève.

— O.K. Jackie, André ? À vous !

Assis l'un en face de l'autre, André et Jackie se font mutuellement signe : *Tu le lis ? Non, toi, vas-y. Tu es sûre ? Oui, vas-y, je te dis !*

Pendant qu'ils font leur numéro, je regarde Bruno. Il vient de lancer un clin d'œil à Christophe. Il ne voit pas que Catherine le dévore des yeux. Si elle n'est pas amoureuse de lui, je veux bien être pendue. Mais elle va en être pour ses frais. Il pense encore beaucoup trop à Charlotte.

Diego Zorn

Bruno avait attendu le départ de Budd et, en l'entendant redescendre, il avait sorti de sa poche un billet plié en quatre.

— Diego, *vieux frère*, tu peux me rendre un service ?

— C'est pour ça que tu débarques chez moi après m'avoir laissé sans nouvelles pendant... cinq ans ?

— Je ne savais pas que tu habitais ici. Je n'ai pas débarqué : tu m'as ouvert ta porte et je suis entré. On ne s'est pas vus depuis cinq ans, mais on ne s'est pas quittés fâchés. Je t'aime toujours, et toi aussi...

— Connard. T'as toujours été un connard.

— Je sais, et c'est pour ça que tu m'aimes. Tu peux me le rendre, ce service ?

— Ne compte pas sur moi pour aller te chercher à bouffer. Si tu as faim, tu sors faire tes courses toi-même.

— Je veux seulement que tu montes déposer ça à l'étage au-dessus.

Je l'ai regardé sans comprendre.

— Chez Mathilde ?

— Tu la connais ?

— C'est ma voisine et...

— C'est encore mieux ! Tu montes et tu lui donnes ça en lui disant qu'un type un peu coincé te l'a laissé tout à l'heure, avant qu'elle ne rentre. Comme il n'y avait pas de nom sur les boîtes à lettres, il a eu peur que ça se perde et il te l'a donné. Il était pressé.

— C'est un mensonge bien élaboré, que tu me confies là. Tu crois que je vais tout bien retenir ?

— Fais-le. Je t'expliquerai après.

— Tu veux que j'y aille tout de suite ?

Il avait regardé sa montre.

— Tout de suite. Je vais la faire poireauter, mais je veux qu'elle sache *pourquoi.*

Et il m'avait poussé sur le palier. Je commençais à grimper quand il m'a rappelé en chuchotant.

— *Diego ! Diego ! Tu lui dis que le type qui t'a donné le papier n'arrête pas de se tripoter la cravate.*

J'ai levé les bras au ciel, je suis monté chez Mathilde, elle m'a ouvert, je lui ai servi sans trop en rajouter le boniment que Bruno m'avait soufflé. Elle a lu le billet, murmuré : « Quelle audace ! », sur un ton extrêmement sarcastique, l'a replié, m'a proposé d'entrer, mais je lui ai répondu qu'un ami m'attendait chez moi.

À mon retour, Bruno avait fouillé dans mes disques, comme au bon vieux temps, et chantait *Je veux cette fille* avec Higelin.

Je me suis planté devant lui.

— J'ai appris la mort de ton père...

— Ah. Oui. C'est gentil de me la rappeler. D'habitude, je fais mon possible pour ne pas y penser.

— T'es toujours aussi con, par moments. Comment va ta mère ?

— J'en sais rien. Je ne l'ai pas vue depuis six mois.

— Tu ne lui parles plus ?

— Elle est allée... se reposer chez sa sœur, dans le sud de la France.

J'ai compris qu'il ne voulait pas que je creuse dans cette direction.

J'ai fait du café. Une grande tasse fumante à la main, il m'a décrit en détail sa petite machination. Accessoires à l'appui.

— Je vais la *ridiculiser...*

Je pensais qu'il jouait un jeu dangereux, et je le lui ai dit.

— Qu'est-ce que tu en sais ?

— Je le sais. Je ne connais pas Mathilde, mais je connais quelqu'un qui la connaît très bien.

Il a levé un sourcil.

— Ah bon, tu connais Hervé ? Comment ça se fait ?

Il a eu l'air étonné.

— Quand on fréquente la Limite on connaît tous les pédés de la ville. Quand Hervé est arrivé ici, il est allé au seul endroit qui l'accueillerait à bras ouverts... Et puis j'habite dans le même immeuble que sa sœur. Hervé n'est pas mon type, le célibat me va très bien en ce moment, mais c'est un garçon adorable et j'aime beaucoup bavarder avec lui. Il passe souvent à la librairie quand il sort de l'hosto, je l'invite à dîner, et il préfère dormir sur mon canapé, ou chez Mathilde quand elle découche, plutôt qu'à l'internat. D'après ce qu'il m'a raconté, être un interne homo au CHU de Tourmens...

— Oui, c'est pas de tout repos... Qu'est-ce qu'il t'a dit de Mathilde ?

— Que c'est une grande perverse, une manipulatrice hystérique.

— Il t'a dit ça *comme ça* ?

— Bien sûr. C'est sa sœur, il l'adore, mais ça ne l'empêche pas d'être lucide. Et, pour tout te dire, j'en ai vu des vertes et des pas mûres, mais Mathilde me fait peur.

— Explique-toi.

— Toi qui fais des études de médecine, tu as dû apprendre que les filles et les garçons, ça n'est pas fabriqué pareil...

— Oui, j'ai vu ça en anatomie.

— Eh bien, ça ne *pense* et ça ne *sent* pas pareil non plus. Je ne sais pas si c'est inné ou acquis, et les discours féministes sur le sujet me font un peu marrer. À deux ou trois reprises, j'ai bavardé avec des pures et dures devant le rayon des Éditions des Femmes, à la librairie. La part de l'acquis me paraît douteuse – quand on connaît ma mère, impossible de comprendre que je préfère les hommes. Et puis ce sont tout de même les femmes qui élèvent les hommes, sauf erreur de ma part ! Mais quand j'ai dit ça, je me suis fais jeter... Et *le fait est* que les mecs pensent avec leur queue et séparent souvent sexe et sentiment. C'est encore plus net quand on est homo. Je peux faire trois, cinq, dix rencontres par jour simplement pour le sexe, sans m'attacher. Je dissocie très bien les deux. Ça ne me pose aucun problème. La plupart des filles, en revanche, s'attachent au type avec lequel elles couchent ou ont envie de coucher. Mathilde, elle, ne s'attache jamais : elle consomme.

— Comme un homo ?

— Non, justement. Ce n'est pas parce qu'on peut baiser sans avoir de sentiment qu'on *n'a pas envie d'en avoir.* La plupart des gens, hommes ou femmes, homos ou hétéros, sont très fleur bleue, au fond. Ils rêvent du grand amour. Toi et moi les premiers, j'ai pas besoin de te faire un dessin...

— Non...

— Mathilde, elle, ne fait pas de sentiment *parce qu'elle n'en a aucun.* Jamais. Elle ressemble à un ange, mais c'est un vampire sans âme. Les sentiments ne font pas partie de son registre. Son registre, c'est...

— La domination.

— Exactement. Et si tu le sais déjà, tu sais aussi qu'il va te falloir faire *très* attention. On ne manipule pas une manipulatrice, Bruno. On la fuit comme la peste. Sinon on se fait bouffer.

Il a hoché la tête. J'ai vu qu'il m'entendait. J'ai vu aussi qu'il n'en ferait qu'à sa tête.

Le Manuel, numéro spécial (suite)

Comment « soigner les médecins »
par Charlie Marker

Pour inciter un médecin à prescrire un médicament, il n'est pas nécessaire de l'acheter. Il suffit de le prendre par le bon bout.

Ça commence en fac, quand des labos « subventionnent » (et apposent leur nom et celui de leurs médicaments sur) les fascicules décrivant le programme des études, les polycopiés, les blocs de papier, les stylos qu'on donne aux étudiants. Croyez-vous qu'ils le feraient si ça n'avait aucune incidence ?

Ça continue dans les services hospitaliers, où le visiteur médical démarche tous les médecins. Quand les patrons sont inaccessibles, les chefs de clinique occupés et les internes surchargés, ce sont les externes, encore malléables, qui voient dans les dépliants sur papier glacé et les recueils d'articles qui leur sont remis gracieusement une manière bien pratique de compléter les cours insuffisants et les discours contradictoires de leurs maîtres.

Ça continue, à l'aube du stage interné qui

va clore la formation, par la publication de manuels de recettes genre « guide des cent premières ordonnances », d'autant mieux accueillis que rien, à la fac, ne prépare à l'infinie diversité et à la divine surprise de ce qui se présente aux services d'urgence des hôpitaux de région, et aux cabinets médicaux de ville ou de campagne où l'on fera ses premiers remplacements.

Ça se poursuit, bien sûr, par l'organisation de soirées de « formation médicale continue » pendant lesquelles le repas, la documentation et le conférencier soigneusement choisis sont encore une fois « subventionnés » par le laboratoire. Et on peut pareillement « éduquer » les médecins libéraux en les invitant à une « journée d'enseignement post-universitaire », à un symposium dans une ville balnéaire, ou à un congrès sous les tropiques.

À cette dépendance, nul n'échappe. Quand elle croise un professionnel compétent dans son domaine, il suffit à l'industrie de lui demander de servir d'« expert » sur le sujet... et de le rémunérer en conséquence, très très cher. Ensuite, il est facile de demander que le médicament soit simplement cité à l'intérieur de la conférence. De suggérer qu'il est bien toléré comme vous le savez. Puis de proposer à l'expert d'entrer au comité de lecture d'une revue... « subventionnée » par la maison, et dans laquelle la pub pour le médicament figurera, bien en évidence, en regard de l'article qui en parle. Pas forcément tout en bien, mais certainement pas en mal !

Et pendant ce temps-là, dans les cabinets

médicaux où travaillent des médecins isolés, jour après jour, l'intoxication se poursuit, inexorable. Imaginez-vous (ça ne devrait guère tarder) médecin généraliste, installé depuis peu dans une commune de campagne. Trois visiteurs médicaux campent dans votre salle d'attente. Vous les faites entrer les uns après les autres. Démonstration en trois tableaux.

Tableau n° 1 : le déni de la raison

Un homme blond et courtois vous présente chaleureusement un produit « dont vous avez certainement entendu parler, Docteur ». Il énumère une série d'effets observés en laboratoire et des observations anecdotiques effectuées en milieu hospitalier (« vingt patients traités sur neuf jours dans le service du Pr X, annexe B, escalier G à droite au fond de l'ascenseur »), qui font de son médicament « le meilleur de sa génération ».

Vous lui opposez non moins courtoisement des arguments de simple bon sens :

1° Un « effet observé en laboratoire » n'est pas du tout synonyme d'un « effet sur le patient ».

2° Une expérimentation en service hospitalier n'a rien à voir avec la prescription en médecine générale.

3° À votre humble avis (ayant choisi d'être médecin de base, de terrain, de premier recours, de tout le monde, vous êtes très fier d'être resté humble), il vaut mieux utiliser les produits les plus anciens et les mieux connus, afin de ne de pas transformer les heureux-utilisateurs-de-nouveaux-médicaments en malheureuses victimes de nouveaux... effets toxiques !

Vous êtes content de vous ? Raté ! L'autre vous répond :

« Ah ! Mais votre conscience vous honore, vous êtes à la fois un bon praticien et un vrai scientifique. Vous devriez prescrire mon produit à vos vingt prochains patients, comme ça, vous serez convaincu... » [Note du claviste : Dans deux pots de yaourt de couleur différente ?]

Tableau n° 2 : le mépris du savoir

Une jeune femme vient vous parler d'un produit réputé : la poudre de perlimpimpin disodique ou « PPS ».

« Cher Docteur, vous vous souvenez certainement que [Note du claviste Accrochez-vous, ça secoue !] "la dégranulation des mastocytes entraîne l'ouverture des tight-junctions de la muqueuse alvéolocapillaire"? »

Comme vous avez vaguement entendu parler de ça en cours, vous faites oui de la tête pour ne pas avoir l'air trop con. Toute heureuse, elle poursuit :

« Eh bien, en empêchant la dégranulation des mastocytes, la PPS renforce les tight-junctions de la muqueuse... »

Autrement dit : « Notre médicament était déjà très bon sans qu'on sache exactement pourquoi. Maintenant qu'on sait comment il agit, on peut affirmer sans réserve qu'il est le meilleur !... »

C'est ce qu'on appelle un sophisme, une affirmation apparemment logique, mais fallacieuse. Autrement dit : un bobard. De la poudre aux yeux. Du flan. Des conneries !!!

Quand la visiteuse médicale vous en met plein la vue comme ça [Note du claviste : Tu veux dire : comme les médecins qui en mettent plein la vue aux patients en leur faisant croire qu'ils viennent de leur sauver la vie, ou qu'ils vont la leur sauver – contre espèces sonnantes et trébuchantes... C'est ça ?], l'alternative est claire : ou vous l'envoyez paître et vous passez pour un ignare, ou vous la croyez sur parole et vous passez pour un con. Mais tout bien pesé, elle préfère la seconde option : ça fait monter ses chiffres de ventes.

Tableau n° 3 : la manipulation des sentiments

Un monsieur à moustache de traître, regard en coin, costume rayé, vous sert son laïus sur un produit injectable destiné à « soigner les attaques cérébrales ». Il essaie d'abord les arguments pseudo-scientifiques, avec « expérimentation sur vingt malades, dans le service du Pr X au sous-sol n° 3, entre le camion du SAMU et la mini Morris de la secrétaire », et ajoute :

« Ça donne de très bons résultats dans un certain nombre de cas !... »

Vous répondez, agacé (ça commence à bien faire), qu'après une attaque cérébrale, si le cerveau n'est pas irrémédiablement grillé, le patient récupère spontanément ; aucun médicament à ce jour n'a montré la moindre efficacité en ce domaine, il est donc inutile – et probablement nocif – d'injecter n'importe quoi dans les veines d'un patient paralysé.

C'est triste, mais c'est comme ça.

L'autre se mord la moustache, penche la tête de côté et susurre :

« Bon. Mais si c'était votre père, vous tenteriez bien quelque chose, non ? »

Ce recours à la culpabilité des médecins – l'une des ficelles les plus courantes de la visite médicale – traduit très précisément ses objectifs commerciaux : faire prescrire le produit, coûte que coûte !

Le discours de propagande commerciale que délivrent les visiteurs médicaux :

1° est truffé de contresens et d'arguments spécieux ;

2° apporte des « informations scientifiques » fallacieuses ;

3° n'hésite jamais à manipuler les sentiments et la culpabilité du médecin...

Nous sommes en 1978, mais cette intoxication grandeur nature que subissent tous les médecins français n'a jamais, à ce jour, été contestée ouvertement par les enseignants de faculté.

Est-ce de l'indifférence ? De l'ignorance ? De la complicité ?

Et ce qui est vrai des médicaments n'est-il pas vrai aussi de tout ce que les étudiants en médecine (n')apprennent (pas) à prescrire : les examens biologiques, les radiographies, les examens par isotopes radioactifs et par ultrasons ?

Qui a donc intérêt à ce que les médecins, présents et futurs, ne sachent surtout pas ce qu'ils font ?

Ma nuit chez Mathilde

Bruno éprouvait une joie peu commune à l'idée de mystifier Mathilde. Il exultait. Pas comme un homme sur le point de posséder – bibliquement – la femme qu'il convoite, mais comme celui qui va *posséder* son pire ennemi. Car Mathilde était, en quelque sorte, sa pire ennemie. Parce qu'elle incarnait tout ce qu'il détestait à l'hôpital – l'élitisme, les luttes d'influence, l'arrivisme, le mépris des malades et des étudiants. Mais aussi – même s'il ne se l'avouait pas – parce qu'elle lui était inaccessible. Comme presque tous les hommes qui la croisaient, Bruno désirait Mathilde. Elle s'était ingéniée à le séduire et, bien qu'il s'en défendît, elle y était parvenue. La petite machination qu'il avait imaginée était, en réalité, destinée à satisfaire son désir d'elle sans qu'elle le sache... et sans lui-même le reconnaître. En affirmant vouloir seulement la ridiculiser, il se fourrait le doigt dans l'œil.

Sur un point au moins, cependant, il avait vu juste. Intriguée et amusée, Mathilde s'était pliée aux instructions du billet que lui avait remis Diego. Quand Bruno entra dans l'appartement, elle avait éteint toutes les lumières et se tenait, comme il l'avait demandé, face à la fenêtre de son salon.

— *Is that you, Dear ?*

— *It's me, M'Lady.*

Lors de son voyage à Londres, Bruno avait appris de Buckley que Mathilde parlait un excellent anglais. Il s'en était souvenu en pensant qu'il lui serait plus facile de travestir sa voix s'il parlait une langue étrangère. Il pensait, assez justement, que Mathilde prendrait cette requête pour un jeu érotique.

Il s'approcha de la jeune femme. Elle avait les mains jointes derrière le dos et portait un bandeau sur les yeux. Il s'approcha tout près d'elle, posa délicatement les mains sur ses épaules. Elle frissonna mais ne bougea pas. Il se demanda si sa réaction était authentique ou si elle simulait.

« Quelle importance ? pensa-t-il. Dans un cas comme dans l'autre, c'est moi qui la tiens ! »

Ses mains descendirent le long de ses épaules, effleurèrent ses seins, ses hanches. Elle était vêtue d'une robe chemisier boutonnée de haut en bas. Dessous, elle était nue. Il se mit à bander. Elle le sentit et se retourna vers lui. Il la saisit par les poignets et lui murmura à l'oreille : *Come with me*[1]. Une pâle lueur montant de la rue éclairait son visage. Il vit qu'elle tendait ses lèvres vers lui. Il les effleura à peine, la fit pivoter devant lui et, sans lâcher ses poignets, la poussa lentement vers la porte ouverte de la chambre.

Dans la lueur des réverbères, il vit qu'elle avait ouvert le lit. Si son intention n'était pas vraiment de faire l'amour avec Raynaud – de faire l'amour *à* Raynaud –, elle tenait en tout cas à le lui laisser entendre.

Mais elle n'allait pas faire l'amour à « Raynaud ». C'est « Raynaud » qui allait lui faire l'amour. Du moins, il allait le lui faire croire. Il allait lui faire subir ce qu'elle faisait subir à tous les hommes – ce qu'elle lui avait fait subir, à lui : il allait l'humilier. Le cœur de Bruno battait à tout rompre. Il la fit pivoter devant lui une nouvelle fois, l'allongea sur le lit, sortit de sa poche deux garrots élastiques empruntés aux infirmières du service, noua les poignets de Mathilde aux montants. À présent, elle tremblait. Il s'agenouilla à califourchon sur elle et se mit à déboutonner sa robe très lentement, sans l'ouvrir. Elle respirait plus fort et se mit à lui parler.

— *You're so... daring.*

1. « Viens avec moi », mais aussi : « Jouis avec moi. »

— *And you're so beautiful...*

— *You want me, don't you ?*

— *Of course I do. How could any man not want you*[1]

Arrivé au dernier bouton, l'espace d'une seconde, il eut une pensée folle. Elle ne le voyait pas. Elle ignorait son identité. Elle était ligotée et ne semblait pas chercher à se détacher. Elle était à sa merci. Il pouvait la posséder... vraiment. Et une voix en lui murmurait :

— Tu n'attends que ça.

— Quoi ?

Sans le vouloir, il l'avait dit tout haut. Et le son de sa voix avait alerté Mathilde. Elle répéta :

— Quoi ? Qu'est-ce que tu as dit ?

Il tendit la main vers la table de nuit, tâtonna à la recherche d'une lampe, trouva l'interrupteur, alluma la lumière.

Sa robe était bleu vif. Dessous, elle était certainement très belle. Mais il n'avait pas vraiment envie de le savoir. Dégrisé et moqueur, il se mit à détacher son bandeau et lui lança :

— J'ai dit : « Tu n'attends que ça. » Et à *ça*, tu t'y attendais ?

Elle le vit, sa bouche s'ouvrit et, pendant que Bruno éclatait de rire, elle se mit à hurler.

— Salaud ! Qu'est-ce que tu fais là ? Je vais te tuer !

Il riait de plus belle, mais, en un éclair, elle libéra ses jambes, posa les pieds contre le thorax de Bruno et le poussa de toutes ses forces. Il fut projeté au bas du lit. Quand il se releva, il vit qu'elle avait déjà libéré l'une de ses mains et détachait le garrot qui emprisonnait l'autre. Elle continuait à hurler et à le couvrir d'injures. Il avait mal partout mais il riait toujours. Enfin libre, elle se jeta sur lui comme une panthère. Il la saisit par les poignets une nouvelle fois, mais, alors qu'elle faisait quinze centimètres et vingt kilos de moins que lui, elle semblait à présent

1. « Tu es si... audacieux.

— Et toi, si belle.

— Tu me désires, n'est-ce pas ?

— Oui, bien sûr. Comment un homme pourrait-il ne pas te désirer ? »

douée d'une force colossale. Elle voulut lui griffer les yeux. Bruno la repoussa sur le lit. Il sauta sur elle, lui coinça les deux bras derrière le dos. Elle se débattit et, dans les efforts qu'elle faisait pour se libérer, son épaule glissa hors de la robe détachée. Et là, sur la belle épaule blanche et nue, Bruno, avec saisissement, vit la marque indélébile d'une double rangée de dents.

— Bon dieu !

Glacé, il s'écarta d'elle et bondit hors du lit.

Elle se mit à hurler encore plus fort, se tourna vers le chevet, plongea la main dans un tiroir et en sortit un objet noir. Un cliquetis, un éclair métallique. Elle tenait un couteau à cran d'arrêt.

— Mais tu es complètement folle !

— Ah, oui, petit salaud, tu ne sais pas à quel point ! Je suis folle, et je vais te tuer !

Elle balayait l'espace de son bras armé, en cherchant à l'atteindre. Il recula, buta contre une chaise et la souleva devant lui pour se protéger. Ils tournèrent en rond pendant deux secondes, et il parvint à la bloquer contre le mur et à coincer son bras sous un pied de la chaise. Elle lâcha le couteau. Il jeta un regard vers la porte de la chambre, vit la clé dans la serrure, prit son élan, bondit sur la clé, sortit et referma derrière lui. Il eut tout juste le temps de glisser la clé dans la serrure et de lui donner deux tours. Elle se mit à taper de toutes ses forces sur la porte.

— Ouvre-moi, salopard ! Ouvre, ou je te tue ! Je te jure que je vais te tuer ! Tu m'entends ? Tu es fini ! Je te tuerai de mes mains ! Je le jure sur ma vie !

Bruno restait sans voix. Il n'arrivait pas à penser. Tout ce qui lui venait en tête était la voix de Diego disant : « Tu joues un jeu dangereux. »

Oubliant la furie qui tambourinait à la porte de la chambre, il reprit son souffle et alluma le plafonnier de la pièce. Tout ça était allé bien trop loin. Mathilde avait raison. Il était mort, ou ne valait guère mieux. Dès le lendemain, elle irait au commissariat l'accuser d'agression ou de viol, et c'en serait fini de lui. Il lui fallait une idée, et vite.

Désespéré, il fit le tour de la pièce et se mit à fouiller les meubles. Il y avait, dans un coin, une armoire aux vitres de plexiglas fumées. Il l'ouvrit. Elle contenait plusieurs cartons de dossiers. La plupart portaient le sigle du laboratoire WOPharma. Certains portaient la mention « Confidentiel ». Pourquoi donc gardait-elle tout cela chez elle ?

Mathilde hurlait et tambourinait toujours. Bruno s'approcha de la porte de la chambre.

— Vous ne devriez pas laisser traîner des dossiers sensibles, docteur Hoffmann.

Les coups cessèrent immédiatement.

— Ne touche à rien... Tu m'entends ? *Ne touche à rien !!!*

— Aha ! Donc, il s'agit *effectivement* de dossiers sensibles !

— Ne touche à rien, sinon tu es mort, archimort !

— Mmmh, je ne sais pas. Je vais peut-être quand même me servir.

— Écoute-moi bien, Sachs ! Si tu touches à un seul des dossiers qui se trouvent dans cette armoire, ce n'est pas moi qui te réglerai ton compte. Je n'aurai pas besoin de lever le petit doigt. *Ils s'en chargeront pour moi.*

Il y eut un silence, puis, dans un grand fracas, Bruno vit la lame du couteau traverser la porte.

Il sentit une sueur froide le couvrir des pieds à la tête. Il avait vu trop de films pour ne pas comprendre ce que ça voulait dire. Il la croyait sur parole : il ne devait pas se risquer à toucher quoi que ce soit dans cette armoire. Sans un mot, il se dirigea vers la porte de l'appartement ; ses yeux tombèrent sur la grande enveloppe posée sur la table. Une enveloppe ornée du sigle du CHU. Les paroles de Budd, quelques heures plus tôt, lui revinrent en mémoire : « Je t'apporte le dossier que LeRiche voulait te confier. » Sans réfléchir, il prit l'enveloppe.

*

Dans mon rêve, j'entends des hurlements, un roulement de tambour. Et puis je me rends compte que je ne rêve pas. On frappe à ma porte. Pas très fort, juste assez. Je regarde le réveil. Deux heures du matin. Putain de bordel de merde ! Qui est-ce ?

— *Diego ! Ouvre-moi, Diego !*

— Oh, Bruno, merde !

Il entre, essoufflé, ébouriffé, une grande enveloppe serrée contre lui.

— Qu'est-ce qu'il y a ? Ne me dis pas qu'elle t'a mis dehors...

— Non. Je me suis barré. C'est une harpie, elle est dangereuse.

— Ça mon vieux, je t'avais prévenu...

— Non, tu ne comprends pas, c'est encore pire que ça...

Je lui désigne le canapé.

— Installe-toi, je retourne me coucher. Je ne te propose pas de venir dans mon lit.

Il me prend par le bras.

— Attends, il faut que je te raconte...

— Que tu me racontes quoi ? Pas à 2 heures du mat'. Je suis heureux de te revoir, mais j'en ai eu assez pour la soirée, petit père. Alors, si tu veux dormir ici, fais comme chez toi, mais moi, je retourne au pieu. J'ouvre la librairie à 8 heures, demain. Couche-toi et fous-moi la paix. Quoi que tu aies à me raconter, ça attendra demain.

Et je retourne me coucher. Le lendemain, quand il me raconte tout, je me dis que j'ai bien fait. Si je l'avais écouté, je n'aurais pas fermé l'œil de la nuit.

— Oh, mon pauvre Bruno, tu es cuit... Fini les études de médecine. Personne ne pourra te tirer de ce mauvais pas.

Il soupire.

— Non, sans doute, mais ça ne sera pas sans baroud d'honneur.

— Que veux tu dire ?

Il tapote la grande enveloppe posée sur la table devant lui et soupire.

— Peu importe. Mais si je dois me faire virer, il faut d'abord que je prévienne ma mère. Je ne veux pas qu'elle l'apprenne en ouvrant son courrier.

L'entrevue

Professeur LeRiche

Service de gynécologie-obstétrique, mai 1978

Je feuillette le journal mal imprimé que Budd vient de me tendre.

— Pour qui se prennent-ils, ces petits cons ? Pensent-ils qu'ils vont continuer à publier impunément des insanités dans *ma* fac ? Qu'est-ce que c'est que ça ? Une nouvelle pornographique ? Est-ce qu'ils savent que ce genre de publication est interdit par la loi ?

— Ils le savent très bien, Monsieur, mais ça ne les arrête pas pour autant.

— Je vais appeler le préfet de police et régler ça rapidement.

— Avant que vous ne le fassiez, je voudrais vous prévenir… Il y a un problème, Monsieur…

— Quel problème ?

— Vous devriez lire le texte de l'avant-dernière page.

*

Qu'est-ce qu'un médicament tératogène ? ou la Fabuleuse Histoire du Distilbène

par l'abbé Cauchon

Un médicament tératogène est une substance qui, administrée à une femme enceinte, a des effets nocifs sur le développement de son fœtus. L'un des exemples les plus sinistres est celui du Distilbène.

Le diéthylstilboestrol (ou DES) – mieux connu sous l'un de ses noms de marque, Distilbène – est un œstrogène artificiel synthétisé en 1938 et préconisé dès 1945 pour prévenir les avortements spontanés et les fausses couches. Dès le début des années cinquante, le Distilbène est présenté comme un médicament miracle aux États-Unis et au Canada, puis en Europe. En 1953, une étude américaine montre qu'il n'a aucun effet préventif sur les fausses couches – il a même tendance à les favoriser. Mais l'étude en question est passée sous silence car les femmes enceintes constituent un marché colossal.

En 1970, vingt-cinq ans après sa commercialisation, des chercheurs américains décrivent des cancers du vagin, très rares et très graves, chez les filles de patientes ayant reçu du Distilbène pendant leur grossesse. Les autorités sanitaires américaines et canadiennes interdisent immédiatement la prescription du médicament aux femmes enceintes. Et en France ? La commercialisation du Distilbène a été interdite... l'an dernier, en 1977.

Quelles sont les conséquences de la prise de Distilbène ? Administré, comme il l'était, en début de grossesse, il entraînait des malformations de l'appareil génital du fœtus. Les premières femmes exposées au Distilbène pendant leur croissance <u>in utero</u> souffrent, à l'âge adulte, de malformations du col ou du corps de l'utérus qui favorisent les grossesses extra-utérines, les fausses couches à répétition ou les contractions répétées pendant la grossesse ; elles sont sujettes aux accouchements prématurés, aux hémorragies de la délivrance, et bien sûr à des cancers du vagin et du col, rares mais terribles. Beaucoup de ces femmes sont stériles.

En France, d'après les premières estimations effectuées à partir des quantités de boîtes vendues, plusieurs centaines de milliers de personnes pourraient avoir été exposées. Les femmes nées entre 1948 (date de la commercialisation en France) et 1977 et susceptibles d'avoir été exposées ne savent peut-être pas encore qu'elles l'ont été. Les dernières ne le sauront que lorsqu'elles atteindront l'âge d'avoir des enfants, c'est-à-dire à la fin des années quatre-vingt-dix.

Alors que la commercialisation de ce produit a été interdite dans les pays anglo-saxons au tout début des années soixante-dix, et que les informations sur sa toxicité ont été largement répandues dans le monde, une petite enquête effectuée auprès du service de pharmacologie du CHU de Tourmens nous apprend qu'en France la prescription du Distilbène ne s'est tarie que très progressivement. On aimerait donc savoir qui, dans notre bonne faculté, a très tôt cessé d'en prescrire et qui, malgré les

risques que cela comportait, a continué à le faire...

(À suivre dans le prochain numéro.)

Je pose le *Manuel* sur le bureau. Je ne regarde pas Budd, mais je sais qu'il ne m'a pas quitté des yeux.

— Qui a écrit ce... *torchon* ?

— C'est difficile à dire exactement, Monsieur. Un groupe d'étudiants proches du professeur Vargas.

— Ces petites *merdes*... Qui est le meneur ?

— Ils sont plusieurs. Le fils d'un de nos anciens confrères de l'hôpital nord, le docteur Sachs, fait partie du lot.

— Sachs ? *Abraham* Sachs ?

— Lui-même. Son fils se nomme Bruno. Il est très apprécié des professeurs Lance, Zimmermann et Sonia Fisinger...

Il ne manquait plus que ça.

— Je veux le voir ici, à 8 heures, demain matin.

Lorsque Budd referme la porte, je me mets à déchirer le magazine page par page, en morceaux minuscules.

*

— C'est entendu. Bonsoir, madame...

Je raccroche le téléphone. Bruno est assis de l'autre côté du bureau. Je le regarde attentivement. Physiquement, il ne ressemble pas à Abraham Sachs. Mais ses mimiques, son air de chien-loup prêt à mordre sont ceux de son père. Il ignore – elle me l'a affirmé – que mon interlocutrice vient de me parler de lui. Il ignore aussi ce qu'elle m'a... suggéré. Je fais un gros effort pour ne rien laisser paraître.

— Eh bien, Bruno, j'imagine que vous préparez l'internat ?

— Non, *Monsieur*. Je veux être médecin généraliste.

— Mais pourquoi ? Vous ne voulez pas faire partie des meilleurs... ?

— Tous mes amis sont généralistes, *Monsieur.* Je n'apprécie guère les internes, presque tous futurs spécialistes...

— Quel dommage. Si vous l'aviez voulu, j'aurais pu vous aider.

— Vous m'honorez, *Monsieur,* mais je n'y tiens pas. Mon père m'a appris à ne compter que sur moi-même.

Je croise les doigts pour ne pas lui montrer que je tremble de rage. Même mort, le vieux Sachs est bien là.

— Si vous ne voulez pas de mon aide, jeune homme, c'est fort bien. Nous avons néanmoins, vous et moi, un problème...

— J'en ai bien conscience, *Monsieur.*

— Et nous ne voulons pas que ce problème s'envenime. N'est-ce pas ?

— Je vous l'accorde, *Monsieur.*

— Jusqu'ici, l'atmosphère de cette faculté était très agréable. Nul ne souhaite qu'elle devienne irrespirable.

— Nul ne le souhaite, *Monsieur.*

Depuis le début de notre conversation il appuie consciencieusement sur chaque *Monsieur.* Il se fout de moi. *Elle* a dit : « Il peut être très insolent. »

— Comment résoudre ce problème, alors ?

— Je ne sais pas très bien, *Monsieur.* Je ne suis qu'un simple étudiant en cinquième année...

— Un étudiant que certains dans cette faculté trouvent de plus en plus... remuant.

— Que voulez-vous, c'est de famille !

Inutile d'insister. Il s'amuse trop. Essayons autre chose.

— Avez-vous pensé à aller terminer vos études sous des cieux plus cléments ? Aux Antilles, à la Réunion ? Ça pourrait s'arranger...

— Non merci. Je me sens bien, à Tourmens. Je ne m'y suis pas fait que des amis, hélas, *but I'll get by with a little help from my friends.*

Il se fout de moi encore une fois : il sait très bien que je ne parle pas un mot d'anglais !

— Je vous demande pardon ?

— Je disais que mes amis me sont d'un grand soutien. Ils seront toujours présents. Même dans l'adversité.

Que me disait-*elle*, à l'instant ? « Il est prêt à tout, vous savez. Il n'a peur de rien. » Je le vois bien. Seulement, jusqu'où est-il prêt à aller ?

— Vous avez donc l'intention de terminer vos études ici. *Avec* vos amis.

— Dans la mesure du possible.

— Alors, il va nous falloir... trouver un terrain d'entente.

Il écarquille les yeux.

— Je suis tout ouïe, *Monsieur.*

— Disons que... pour vous éviter, à vos amis et à vous, de voir vos études... brutalement interrompues... il serait préférable qu'une certaine *revue* cesse ses activités. L'année universitaire est presque terminée. Il suffit qu'elle ne reparaisse pas à la rentrée.

— Je ne sais pas si ce que vous me demandez est possible, *Monsieur...*

Je me lève, je fais le tour du bureau et je me plante devant lui.

— Je pense, au contraire, que c'est tout à fait possible.

— Je n'ai pas tant d'influence sur les animateurs de cette revue...

— Vraiment ? Vous en êtes bien sûr ?

Je me détourne vers la fenêtre.

— Vous ne vous souciez peut-être pas de votre avenir, mon cher garçon, mais je peux très bien mener la vie dure à vos amis, les faire interdire de stage au moindre prétexte... Ce ne sont pas les possibilités qui manquent. Vous me comprenez ?

— Je comprends.

— Alors, restons-en là, voulez-vous ? Vous et vos camarades, terminez donc vos études et ne vous mêlez plus de choses qui vous dépassent. J'ai horreur des complications, du bruit, de la publicité inutile. Vous n'êtes pas dénué d'atouts, je le sais bien. Mais les miens sont autrement plus convaincants. Allons, faisons la paix. Sinon, je perdrai patience et vous y perdrez... beaucoup plus.

Je me tourne vers lui. Ses épaules se sont affaissées. À son regard, je vois que mes arguments ont porté. Il semble à la fois abattu et soulagé. Il ne sait pas à quel point je le suis, moi aussi. Il se lève et prend congé.

Abraham Sachs avait bien choisi son épouse. Quand il s'agit de leur enfant, Fanny Sachs est une vraie furie. Et elle ne m'a pas appelé une minute trop tôt. Quelle femme redoutable ! Aussi redoutable que Mathilde, par certains côtés... Allons ! Ce garçon s'en tire à bon compte, mais, tout compte fait, moi aussi. Si j'avais suivi mon idée première, si je les avais purement et simplement fait expulser de ma fac, lui et ses camarades... Comment l'a-t-elle formulé, déjà, cette garce ? « Faites la paix, Monsieur LeRiche. Laissez mon fils et ses amis terminer tranquillement leurs études. Vous ne tenez peut-être pas à ce qu'on vous le rappelle, mais, pour ma part, je n'ai pas oublié qu'il y a trente ans, à sa demande et avec votre accord, mon mari a avorté votre fiancée – la future épouse du plus grand adversaire de la loi Veil... »

Internes et FFI

(1978-1980)

DCEM 4 (Deuxième cycle d'études médicales, 4e année)

Neurologie. Médecine préventive et sociale. Médecine générale et thérapeutique.

Dans l'amphithéâtre

Monsieur Nestor

Faculté de médecine, 15 mars 2003

Quand les autres sont revenus, ils se sont précipités sur Diego pour l'embrasser. Si j'ai bien compris, il voit régulièrement Christophe et André – qui sont des piliers de sa librairie et dressent régulièrement avec lui la liste des livres qu'ils conseillent aux étudiants, mais il n'avait pas revu Basile depuis très longtemps. À la manière dont Basile l'a serré dans ses bras, d'ailleurs, j'ai eu le sentiment qu'ils étaient très émus de se revoir.

Je tourne la tête vers les gradins, qui sont presque complètement remplis, à présent. Plusieurs étudiants rigolent en voyant mes Zouaves se mettre de grandes tapes dans le dos et se parler fort. Et je souris en pensant que ces adolescents ne voient probablement en eux qu'un groupe d'adultes excités – ce qui doit les étonner, venant de deux de leurs profs... –, tandis que moi, je vois toujours un groupe de jeunes gens exubérants, pleins de vie, d'énergie et d'espoir. Quand je les regarde, quand je vois que leur amitié est encore vivante, vibrante aujourd'hui, ça me console de la vie et de ce qu'elle m'a fait traverser, et de ce que la fatalité fait subir chaque jour aux humains.

Tout le monde n'a pas la chance d'atteindre l'âge que j'ai...

Je les regarde. Je me demande qui parmi eux aura un jour

mon âge. Tous, j'espère. Tous ces jeunes gens, vivants et excités et tourmentés, ils ne pensent pas aux milliers de jeunes gens de leur âge qui sont passés là avant eux. Ils n'en ont pas conscience, mais ils les représentent et les contiennent tous, ils sont ceux qui viendront et ceux qui se sont assis là par le passé.

Je les vois assis, en groupes ou deux par deux... Est-ce que leur amitié, leur amour, durera aussi longtemps que ceux de Christophe, André, Basile et Bruno ? Leur amitié est toujours là, et c'est presque un miracle. Quand on devient amis, comme eux, à l'aube de l'âge adulte, on croit que c'est pour la vie, alors que rien n'est moins sûr : même lorsqu'on fait ses études ensemble, tant de choses peuvent arriver, les événements nous séparent, nous entraînent sur des voies imprévues, ils nous font rencontrer de nouveaux amis, on fait des choix professionnels parce que l'occasion se présente, on a des accidents qui nous immobilisent, on se marie, on a des enfants, on est malade, on meurt. Tout ça sans l'avoir prévu...

Je fais signe à Christophe.

— Toi qui sais tout (il secoue la tête en levant les yeux au ciel, l'air de dire : « Qu'est-ce que c'est que ces conneries ? » Quel bonheur de le voir réagir comme ça), qui a dit : *La vie, c'est ce qui arrive alors qu'on se prépare à faire tout autre chose ?*

— *Mmmhh.* C'est une colle, ça. Où l'avez-vous lu ?

— Je ne sais plus, justement. Mais ça m'a paru si juste que je l'ai retenu. Ça vient de me revenir. Je me disais que tu savais peut-être...

— Non, je ne sais pas. Mais c'est très beau. Et pour moi, désormais, ce sera une phrase de vous.

— Comment ça ? Mais non !

André, qui s'est de nouveau assis près de moi, intervient.

— Mais si ! L'auteur d'une phrase, ce n'est pas celui qui la signe, c'est celui qui la *transmet* aux autres.

— Mais, tout de même ! Et ce que vous appelez « le droit moral »... ?

— Ah, cher Monsieur Nestor, si vous me lancez là-dessus, il

va falloir dire à Bruno de remettre sa conférence à un autre jour ! Ce que je pense, personnellement, c'est que les mots n'appartiennent à personne et que...

— S'il n'arrive pas dans cinq minutes, l'interrompt Christophe en regardant sa montre, je crains bien qu'on n'ait à la remettre, cette conférence à la noix ! Tu as vu l'heure qu'il est ?

— *10 h 25 ?* Je n'ai pas vu le temps passer ! C'est vrai, qu'est-ce qu'il fabrique ? Tu ne veux pas appeler Pauline pour savoir s'il est bien parti ? J'espère qu'il ne lui est rien arrivé sur le trajet !

— Pas de panique, les garçons, Bruno sait très bien prendre soin de lui. Peu importe qu'il soit en retard. Tôt ou tard, il arrivera et il la fera, votre bon Dieu de conférence !

Basile, Diego et ma petite Jackie s'asseyent au deuxième rang, juste derrière nous.

— Qu'est-ce qui vous fait dire ça, Monsieur Nestor ?

— Vous le connaissez comme moi. Il n'a jamais fait faux bond à personne. Il ne se le serait pas pardonné. Et puis arrêtez de trépigner comme ça autour de moi, ça me donne le vertige. Asseyez-vous et racontez-moi ce que vous avez fait, les uns et les autres, la fameuse année où il a été question de tout chambouler ! Moi, je vous voyais moins, vous étiez tous occupés à faire vos stages ou... à préparer l'internat, c'est ça ?

Un triple cri retentit.

— *Non, mais ça va pas ?*

— *C'est de la provocation !*

— *Pour qui nous prenez-vous ?*

— Eh bien, racontez-moi ! D'ici à ce qu'il arrive, vous avez le temps...

Vivre ou mourir

Bruno Sachs

En voiture, rocade nord, 15 mars 2003

Je suis en retard, je suis en retard. Mais bon, ils vont m'attendre, hein ? Ce serait bête que je me bigorne avant même d'avoir ouvert la bouche. Je sais bien que je n'aurais pas dû ressortir tout ça de mes boîtes de Pandore. Ou alors, pas au dernier moment, pas juste avant de partir. Voilà ce que ça coûte de se replonger dans ses souvenirs. Ce serait plus simple si on ne passait pas son temps à garder tous ces papiers, toutes ces photos, toutes ces lettres, toutes ces traces. *Il y a toujours un coin qui me rappelle...* On ne saurait pas que remonter dans le passé comme ça, ce n'est pas le revivre, c'est presque mourir une seconde fois...

À croire que la mort, j'aime ça...

La mort du *Manuel* a été dure à vivre. On avait encore tant de choses à hurler. Pendant longtemps, je me suis demandé par quel miracle ce salaud de LeRiche ne nous avait pas purement et simplement virés. J'ai fini par penser que c'était par calcul. S'il faisait de nous des martyrs, d'autres prendraient la relève et ouvriraient leur gueule à leur tour. C'était beaucoup plus malin de nous mettre à genoux et de nous museler. Ça montrait à tous les étudiants qui était le patron dans cette fac. Évidemment, je ne sais pas si c'est ce qui s'est passé, mais ça me semble logique, connaissant la psychologie du personnage...

Je ne me souviens plus exactement comment on a annoncé l'arrêt du *Manuel* aux autres... Est-ce qu'on l'a seulement fait ? Bien sûr, à vingt-cinq ans de distance, on peut récrire l'histoire comme on veut. Pour qu'elle prenne sens. Parce qu'on veut qu'elle en ait. Au moins un peu. Sinon, si on se met à énumérer tout ce qui n'a *pas* de sens, on devient fou. Alors, je peux toujours m'inventer une réunion houleuse, des prises de position dures – *Pas question de céder au chantage ! On va leur foutre leur saloperie* à *la gueule ! LeRiche, ses chefs et ses internes ont intoxiqué les femmes enceintes au Distilbène jusqu'à fin 1976, on en a la preuve écrite ! Seule la vérité est révolutionnaire ! Si on publie les documents que Bruno a récupérés* –, les réactions effrayées – *Barbotés, tu veux dire ! Si on les publie, c'est du recel de documents volés, on va tous en taule ! Moi, je ne participe pas à ça, les gars ! Vous déconnez !* –, les analyses divergentes – *Oui, oui, la vérité est révolutionnaire, mais la révolution, ça ne se fait pas à la légère. Le* Manuel *était une belle initiative, mais une initiative voyante. Cesser la publication, ce n'est pas plier devant l'arbitraire de LeRiche, c'est donner le change, et s'offrir la possibilité de continuer la réflexion et la lutte sans se faire remarquer. Si on agresse ce type-là de front, beaucoup de camarades risquent d'être virés, et comment critiquer l'institution médicale quand on n'est plus dedans ? Personnellement, je propose...*

Mais il n'y a pas eu de réunion houleuse, il n'y a pas eu de discussion idéologique, il n'y a eu ni résolution déchirante ni scission... Je n'ai aucun souvenir de ce genre, et justement, si je ne m'en souviens pas, c'est parce que ça s'est probablement passé comme LeRiche l'avait prédit, et sans même qu'on fasse ou qu'on dise quoi que ce soit. Pendant l'été, tout le monde s'est retrouvé confronté au principe de réalité – la session d'examens qu'on n'avait, bien entendu, pratiquement pas révisés pour juin, et qu'il fallait bien rattraper en septembre... Après ça, en octobre, toute la fine équipe de rédaction s'est éparpillée à droite et à gauche dans les stages de sixième année, à Tourmens ou dans les hôpitaux périphériques, les uns pour continuer vaille que vaille l'apprentissage du soin, les autres pour... pré-pa-rer-l'in-ter-nat... – *Tu le prépares, toi ? – Pas encore, mais je crois que je devrais. Et toi ? – Moi, je suis déjà dans une conf avec un interne de chir qui a été reçu troisième au concours l'an dernier, une bête... mais je te préviens, on est déjà au complet. – Ah, putain, quel pot tu as, moi j'ai à peine commencé à préparer mon dossier de Questions* – ou plutôt pour bachoter les deux cent quatre-vingt-onze questions qu'on demandait alors de savoir rédiger-lisiblement-de-façon-à-être-correctement-entendues... puisqu'elles étaient lues à haute voix à un jury qui corrigeait à l'oreille... – *Tu crois vraiment qu'on peut condenser en 291 questions toute la médecine contenue dans les programmes de six années d'étude ? Il doit y en avoir un gros paquet qui ne sert à rien, alors ! – Mais non, t'as rien compris, c'est un* choix *de sujets. Si tu es capable de les connaître, t'es bon pour l'internat ! – Ouais ! je veux bien, mais la grippe, c'est pas traité, dans le programme ! – Ah, mais parce que la grippe, c'est de la médecine de cabinet !* pour ne pas dire de la médecine de merde, alors que *l'internat est la meilleure formation* – pas au métier de soignant ou même de médecin, mais *au métier d'hospitalier*, et, si le silence est d'or, les Questions d'Internat sont de temps et d'argent, le temps de bachoter, l'argent pour s'acheter les dossiers indispensables et les internes qui font payer en espèces les heures qu'ils passent à expliquer à des têtes baissées sur leur bloc-notes la préparation-de-la-présentation-du-contenu-de-la-copie-de-concours-idéale, en insistant sur *l'esprit de synthèse, le juste mot, la précision du verbe*, qui leur ont permis, à eux, de faire partie des « meilleurs »... Et pendant ce temps-là, au fil des enseignements dirigés et des cours auxquels la plupart des étudiants ne vont plus, les enseignants – parfois anciens internes – déclarent sans sourciller : *Vous trouverez dans ces torchons qu'on qualifie de questions d'internat telle ou telle information archifausse. Mais s'il y en a parmi vous qui présentent le concours et tombent sur ce sujet, je leur conseille de mettre ladite information dans leur copie, car c'est classique et les patrons qui corrigent s'attendent à la trouver* – soulignant ainsi que le « bon » libellé de ces questions au contenu inepte, inadapté, inadéquat, est pour lesdits patrons le meilleur moyen de « reconnaître » ceux qui les ont apprises par cœur de la bouche des internes qu'ils viennent de choisir, et donc de reproduire, d'entretenir – aujourd'hui on dirait : de cloner –, le milieu hospitalier pour assurer sa pérennité, ou au moins, de mettre sur le marché des spécialistes formés par lui, travaillant en étroite collaboration avec l'hôpital parce qu'ils sont au fond incapables de penser hors les murs...

Je n'ai jamais dit à personne que si je ne voulais pas préparer l'internat, ce n'est pas pour des raisons idéologiques – *un concours élitiste qui doit être détruit en même temps que l'institution hospitalière carcérale et aliénante* –, ni par paresse revendiquée – *c'est vrai, on peut faire médecine sans préparer l'internat, mais au moins celui qui a préparé l'internat et qui a été reçu, on est sûr qu'il a bossé* –, ni même parce que *je préfère militer pour la médecine générale et faire partie des Merdes et je le revendique*, mais tout simplement parce que je ne supportais plus les discours lénifiants et paternalistes des profs – *vous savez, le cours que je vous fais aujourd'hui, ce sont les médecins qui me l'ont réclamé l'an dernier pour le dernier enseignement post-universitaire / vous* savez, *il faut apprendre à dépister le plus précocement possible, et envoyer à bon escient au spécialiste ou au chirurgien avant que* ça *ne devienne grave / vous savez, je n'entre pas dans les détails techniques de tel acte chirurgical qui ne présente aucun intérêt, il vous suffit de savoir que le traitement médical est décevant et que... / vous savez, même si vous ne faites pas partie de l'élite, nous allons vous apprendre ce que vous devez savoir pour ne pas faire trop de bêtises, nous savons de quoi nous parlons, la pratique quotidienne des généralistes c'est nous qui la leur décrivons* –, la morgue souveraine des chirurgiens qui nous parlaient de « l'incidence de la maladie sur la société », de « l'importance du métier dans l'indication opératoire », en précisant tout de même que *le travailleur manuel ne pose pas les mêmes problèmes que le violoniste. À celui-ci, il faut conserver sa main entière ; il aura besoin de tous ses doigts pour courir sur les cordes (silence religieux). Pour l'autre, inutile de se lancer dans des prouesses, il n'utilise que les trois derniers doigts pour tenir sa pioche. Il ne faut pas le garder trop longtemps à l'hôpital ; il devra retourner à son travail dès que possible. La chirurgie coûte cher...*, les considérations hautement philosophiques des misogynes de service nous appelant à *bien prendre en compte l'influence du psychisme sur les phénomènes pathologiques. Sachez une fois pour toutes que la clientèle d'un médecin est féminine à 50 %, et que donc 50 % de votre pratique quotidienne sera consacrée aux traitements des constipations...* Sans oublier les recommandations déontologiques appuyées de ceux qui, comme LeRiche, allaient presque jusqu'à nous expliquer quelles formules employer au bas des lettres qu'on lui écrirait pour lui demander son avis professoral...

Ce qui m'a fait choisir la médecine générale, c'est le refus de ce mépris, c'est le désir de ne pas me définir/me laisser enfermer dans une filière taillée sur mesure pour des personnalités immatures qui veulent faire passer pour une position de supériorité ce qui n'est en réalité qu'une position de repli, de planque pseudo-intellectuelle, pseudo-savante, destinée dans le pire des cas à se fabriquer une carrière ou, dans le meilleur – si tant est – de se protéger, de se mettre à l'abri, d'éviter l'affrontement direct avec l'angoisse malpropre de se retrouver seul devant une demande ni complètement organique (il n'y a qu'à l'opérer) ni tout à fait psychologique (il n'y a qu'à l'interner), mais un peu beaucoup indissociablement les deux, se retrouver seul devant l'humain imprévisible incontrôlable affolé hystérique sanglant douloureux pourrissant contagieux en larmes hurlant sachant pertinemment qu'on ne l'empêchera pas de mourir.

Ce qui m'a fait choisir la médecine générale, la médecine de premier et de dernier recours, le soin qu'on dispense avec les moyens du bord à tous ceux qui se présentent, du pétant de santé qui a peur de mourir au douloureux chronique qui en a marre de vivre, c'est *ma* peur de mourir et *ma* douleur de vivre... et la certitude, alors, que je ne les soignerais jamais mieux qu'en choisissant de vivre ou de mourir avec ceux que j'aimais.

Il y a vingt-cinq ans, j'aurais dû choisir de mourir. Pourquoi ne l'ai-je pas fait ?

La conférence de Brennes

Faculté de médecine, 15 mars 2003

Christophe

— Parce qu'on se relève, même quand on a été jeté à terre et piétiné et laissé pour mort par la vie ou les salauds qui aimeraient nous en dégoûter. Alors, oui, nous étions abattus par la fin du *Manuel*, mais surtout pas vaincus : *when the going gets tough, the tough get going*[1], et ce que les plus réactionnaires oublient toujours, c'est que rien n'est jamais gravé dans le granit.

Jusqu'à l'été, tout était allé très vite et puis nous nous étions repliés sur nous-mêmes et nous nous retrouvions, moi le premier, penché sur le panneau de résultats, découvrant mes notes de la session de septembre avec le sourire, fredonnant *Juste ce que tu sais faire... Le minimum* – la moyenne c'est bien assez pour pas être emmerdé et traîner derrière soi des examens à la noix qui n'ont jamais eu et n'auront jamais rien à voir avec ce qu'il nous faut apprendre pour devenir un soignant correct. Quand j'y réfléchis, est-ce que je ne suis pas devenu bien trop vieux pour passer des examens ?...

Et, quand je me suis retourné, tout avait changé.

Même chez LeRiche, qui aurait certainement voulu que rien ne bouge, ça avait changé, inévitablement : Mathilde et Budd

1. Quand le chemin devient dur, les durs poursuivent leur chemin.

étaient tous les deux arrivés au bout de leur clinicat. Ils avaient tous deux déjà repiqué et fait une année de rab que LeRiche avait habilement appuyée, essentiellement parce qu'il avait besoin d'eux – Mathilde parce qu'il valait mieux l'avoir avec lui que contre, Budd parce qu'il était d'une loyauté absolue –, mais au bout de trois ans – on n'était plus tout à fait dans l'Ancien Régime, tout de même –, il fallait que le professeur prenne une décision et décide de faire de l'un des deux son agrégé – autrement dit : qu'il choisisse qui, du « bras » ou de la « cuisse », allait être amputé, qui serait conservé.

Évidemment, ce fut Budd qui l'emporta. LeRiche n'était pas fou. On ne se sépare pas d'un serviteur fidèle. Tandis que de Mathilde... Moi qui la connaissais bien – trop bien pour mon goût –, je sais que, s'il l'avait fait nommer à ce poste, elle n'aurait plus eu qu'un seul objectif : le pousser vers la sortie pour lui prendre sa place, ou attendre patiemment qu'il atteigne l'âge de la retraite. Tant qu'elle n'était qu'un chef de clinique révocable du jour au lendemain, la promesse de gravir les degrés de la hiérarchie faisait d'elle un instrument redoutable entre les mains de LeRiche. Devenue agrégée, elle n'aurait plus œuvré qu'à sa propre carrière. Et puis, il se méfiait d'elle tout simplement parce qu'elle était une femme... À la réflexion – je dis ça après coup, sans aucune certitude –, je me demande si LeRiche n'a pas été ravi que Bruno mette le doigt sur l'histoire du Distilbène. En tant que grand patron de la gynécologie, il ne risquait rien : jusqu'en 1977, la délivrance du produit était parfaitement légale en France et, grâce au flou artistique qu'entretenaient probablement les fabricants sur la toxicité du produit, il pouvait, comme tout prescripteur de ce poison, se retrancher derrière « l'état des connaissances » qu'il établissait lui-même dans les revues professionnelles. L'incident venait, à point nommé, motiver l'éviction d'une alliée encombrante : le docteur Hoffmann avait été... séduite – Bruno serait content d'entendre ça, tiens ! – par un étudiant contestataire, lequel en avait profité pour mettre la main sur des documents confidentiels... Bref, LeRiche était un salaud, nous le savons, et un salaud lucide. Il avait l'occasion d'avoir la peau de Mathilde avant qu'elle n'ait la sienne, et il a sauté dessus.

*

Basile

— Et si jamais séparation s'est faite dans la douleur, c'est bien celle-là. C'est Budd, et non LeRiche, qui apprend sa disgrâce à Mathilde. Dans l'escalier, entre le troisième et le quatrième étage. Elle allait voir LeRiche pour connaître sa décision, Budd en revenait. Il n'était pas fou, il ne se serait jamais flatté devant elle de lui avoir soufflé la place tant convoitée. Mais quand Mathilde, tendue et inquiète, se retrouve nez à nez avec un Max joyeux comme un pinson, elle comprend immédiatement. Il essaie de l'éviter pour échapper aux retombées, mais elle ne l'entend pas de cette oreille, elle perd la tête, le saisit par la blouse et se met à le frapper. Hervé, qui la suivait, la retient. Pendant que Budd s'enfuit, elle se débat, se met à hurler et tombe dans l'escalier ! Deux heures plus tard, elle hurle encore plus fort : la radio a montré une entorse de la cheville et elle vient d'écoper d'une botte plâtrée et d'un arrêt de travail – prudemment, LeRiche lui a fait dire que le service se passera d'elle pendant les quinze jours à venir... Il pense probablement que d'ici là elle sera calmée. Il se trompe, bien sûr... Comme il n'est pas question pour elle de rester coincée en haut de son quatrième, elle va s'installer chez Hervé, dont le petit immeuble dispose d'un ascenseur. Là-bas, elle est comme une panthère en cage. Panthère encagée, panthère enragée. Je l'ai pas approchée d'aussi près que Christophe et Bruno, mais comme à l'époque je voyais beaucoup Hervé... moi aussi...

— Comment l'avais-tu rencontré, déjà ? demande Diego, rêveur.

— Au Grand Café, tu sais... Le jour où Bruno l'avait invité à nous rejoindre...

— Oui, j'avais oublié...

— ... j'ai pu voir à quel point elle était folle à lier. Elle nous a fait transbahuter tous ses fameux dossiers de son appartement à celui de son frère. Tu te souviens ?

— Si je me souviens ! Je ne sais plus qui de vous deux est venu frapper à ma porte un soir pour me demander un coup de main, parce que ça n'allait pas assez vite à son goût. Vous aviez déjà fait deux tours avec l'Austin d'Hervé et tu es venu me demander de te prêter la camionnette de la librairie...

— Très juste... Et je ne sais pas si tu te souviens, mais elle nous attendait debout sur le balcon de son appart, et elle tapait de sa botte plâtrée pour nous dire d'aller plus vite !

— Ouais, il ne lui manquait plus que le monocle et la cravache...

Silence de mort.

— Et surtout, à plusieurs reprises, on a vu passer des gens bizarres, des types en costard cravate avec attaché-case, bien polis, bien propres sur eux, qui lui donnaient du Docteur Hoffmann long comme le bras et venaient lui remettre en main propre de grandes enveloppes cachetées portant le sigle d'un labo...

— Laisse-moi deviner, demande André. WOPharma ?

— WOPharma qui, avec LeRiche, allait maintenir la médecine française dans l'obscurantisme...

*

Christophe

— Attendez, attendez ! Vous sautez les étapes, je suis sûr que ni Diego ni Monsieur Nestor ne savent de quoi on parle ! En deux mots : cette année-là, fin 1978, une conférence extraordinaire des doyens des facultés de médecine doit se tenir à

Brennes, au bord de l'océan. Cette conférence, qui s'annonce comme le grand événement du doyennat de Louis Fisinger, sera en réalité la plus grande entreprise de manipulation de LeRiche. Depuis le début des années soixante-dix, la faculté de Brennes était une fac pilote, où s'élaborait une nouvelle manière d'enseigner la médecine, proche des méthodes anglo-saxonnes, mais adaptée à la réalité française. C'était d'ailleurs là toute son originalité : il ne s'agissait pas de copier, purement et simplement, les méthodes pédagogiques anglaises et américaines, mais de faire évoluer radicalement les habitudes hexagonales en s'appuyant sur des acquis théoriques et pratiques qui se répandaient dans le monde entier et allaient, inévitablement, imprégner tous les domaines de la santé. La faculté de Brennes avait séparé les trois activités, jusque-là indissociables, des CHU : le soin, la recherche et l'enseignement. Elle ne les avait pas isolées les unes des autres, mais avait très intelligemment décidé que ces trois activités convergentes ne pouvaient pas être dirigées par les mêmes têtes, sous peine de conflits d'intérêt. Depuis trois ans, les services – devenus des « unités de soin » – y étaient dirigés de manière collégiale, et leur responsable, élu par l'ensemble du personnel, changeait chaque année. De plus, toutes les unités de soin avaient mis en place un processus permanent de confrontation et de partage des expériences : des réunions rassemblaient les membres de tous les personnels – du médecin titulaire à l'aide-soignante –, qui votaient ensemble les résolutions visant à modifier et adapter, d'année en année, le fonctionnement intérieur des services. Il en allait de même pour l'enseignement : la formation des futurs soignants se faisait en binôme – un médecin, un étudiant –, les étudiants participaient activement à l'élaboration du contenu de l'enseignement qu'on leur dispensait, les relations entre les aînés et les jeunes gens en formation se déroulaient sur le mode paritaire...

— Tu veux dire, demande Diego avec un sourire, que chaque interne notait son étudiant, et que chaque étudiant

notait son interne, par exemple ? Comme... Carter et Benton dans *Urgences* ?

— Exactement ! Même les patients étaient invités à donner leurs appréciations sur les soignants !!! Et surtout, surtout, à Brennes, le contenu de l'enseignement ne reposait plus sur les seuls arguments d'autorité de mandarins inamovibles, mais sur des synthèses bibliographiques effectuées chaque année par les équipes pluridisciplinaires qui dressaient l'état des connaissances internationales dans chaque domaine et affinaient en conséquence les connaissances délivrées aux étudiants. En pratique, ça voulait dire encore une fois que tout le monde – du médecin chevronné à l'étudiant – était incité à chercher l'information à la source, sans perdre son temps sur des cours magistraux teintés d'idéologie ou des polycopiés édulcorés. Il n'y avait plus de cours, mais des groupes de travail réguliers mêlant discussion bibliographique et description de situations cliniques. Tout cela existait déjà à l'étranger mais l'expérience de Brennes allait encore plus loin : les écoles de toutes les professions de soins, pareillement fédérées, *avaient établi des passerelles pour tous les étudiants.* Les infirmières pouvaient participer aux réunions de bibliographie des médecins, ou un étudiant en médecine pouvait décider de s'intégrer à un groupe de travail de l'école d'orthophonie, par exemple...

— Ça, je suis sûr que ça t'aurait plu ! s'exclame André !

— Dame ! J'ai toujours aimé la transdisciplinarité. Tout le monde ne peut pas en dire autant !

— Je ne vois pas de quoi tu parles ! Certes, Jackie et moi sommes tous les deux sexologues, mais elle reçoit exclusivement des hommes et moi exclusivement des femmes !

Je sursaute.

— *C'est vrai*, ma petite Jackie ? Je savais qu'André était sexologue, mais je ne savais pas que tu l'étais aussi...

— Ah, cher Monsieur Nestor, murmure Jackie, André avait décidé depuis longtemps de se pencher sur *la chose.* Je n'allais certes pas l'empêcher de s'épanouir, mais je me suis dit que c'était le meilleur moyen de l'empêcher de succomber à la tentation...

— Je peux continuer ? intervient Christophe. Merci ! Qu'est-ce que je disais ? Ah, oui ! Par-dessus tout ça, tous les professionnels de santé – généralistes, spécialistes, infirmières, kinésithérapeutes, psychothérapeutes, etc. – du secteur avaient été invités à participer aux deux activités dont on les exclut systématiquement d'habitude : l'enseignement et la recherche. Ils n'avaient pas tous répondu présent, mais plusieurs dizaines de soignants volontaires recevaient des stagiaires en consultation, animaient des groupes de travail au sein de la faculté ou y participaient, et – tenez-vous bien ! – *coordonnaient sur le terrain, avec l'aide des associations de consommateurs, des syndicats et des associations de patients, le relevé exhaustif des besoins sanitaires de la population et des ressources existantes de la région !* Pour la première fois dans ce pays, tous les acteurs du soin d'un même secteur remontaient leurs manches et mettaient leurs énergies en commun...

— *Mmmhh...* Une vraie révolution...

— Oui, à la faculté de Brennes fermentait un levain susceptible de nourrir les désirs de réforme qui couvaient depuis la fin des années soixante ! Et la conférence des doyens qui devait s'y tenir risquait fort de répandre ce levain dans toutes les facultés françaises. Sonia Fisinger, Vargas et Buckley avaient, dès ses débuts, pris une part active à l'expérience de Brennes. À force de patience, Sonia avait fini par convaincre Fisinger de l'absolue nécessité d'une réforme des études médicales. Il était impossible que tout le système change en même temps, mais il pouvait suffire que quelques facultés de médecine adoptent le modèle de Brennes pour sortir cette expérience de l'isolement... et gagner, peu à peu, tout le pays. L'enjeu était de taille : en bouleversant simultanément l'esprit et le contenu de l'enseignement médical de quelques facultés, en les inscrivant résolument dans la réalité économique, sociale et politique de leur région, on pouvait, peu à peu, modifier complètement le paysage sanitaire français. Et comme les facultés de médecine avaient toute latitude pour établir leur programme à leur guise, la chose était tout à fait possible... D'autant plus que le paysage sanitaire de Brennes et de sa région se mettait à changer ! Les journaux locaux avaient tous créé des rubriques dans lesquelles les enseignants de la fac vulgarisaient pour le public les informations scientifiques qu'ils transmettaient aux étudiants ; les commissions paritaires de soignants avaient négocié avec la caisse primaire d'assurance-maladie des contrats de coopération qui avaient eu pour résultat une première baisse des dépenses de soin : le volume de toutes les prescriptions se mettait à baisser, les activités de prévention commençaient à toucher les populations qui n'en bénéficiaient jamais auparavant ; le dépistage précoce des cancers, la prise en charge de la toxicomanie et de l'alcoolisme, la prévention des accidents du travail, des maladies professionnelles, du suicide...

— Une utopie...

— Une utopie en marche ! En 1977, Fisinger avait été élu président de la conférence des doyens. Voyant que le Nouveau Modèle de Brennes portait ses fruits, Sonia l'a poussé à y organiser une assemblée extraordinaire, pour y présenter les résultats concrets de l'expérience à l'ensemble des doyens ainsi qu'aux pouvoirs publics – Simone Veil, qui était encore ministre de la Santé à l'époque, y était bien entendu conviée. Pour les inciter à le mettre en œuvre dans toutes les facultés de France, Fisinger annoncerait officiellement à ses collègues que la faculté de Tourmens adoptait le Nouveau Modèle... Évidemment, c'était compter sans la jalousie de LeRiche.

— Tu veux dire : son attachement au mandarinat ?

— Non, j'ai bien dit sa *jalousie*. Depuis longtemps, la faculté de Brennes entretenait des relations très étroites avec l'hôpital universitaire d'Oxford. Pour avoir beaucoup travaillé à Brennes, Buckley était devenu l'un des maîtres d'œuvre du Nouveau Modèle. Sonia avait elle aussi pris part à son élaboration, par conviction bien entendu, mais aussi pour se rapprocher de Buck. Laisser l'expérience de Brennes influer sur tout l'enseignement de la médecine en France, c'était permettre à Sonia d'offrir à son époux, *grâce à son amant*, une aura à laquelle LeRiche aurait été totalement étranger. Il y aurait tout perdu : son statut, son influence, sa place dans l'enseignement de la médecine, sa relation privilégiée avec le doyen, son rôle de Grand Vizir...

— ... et sa crédibilité de conseiller au ministère...

— Sans compter qu'un succès aurait pour conséquence d'accroître considérablement l'influence de Sonia. Tout ça, après avoir été l'une des principales militantes de la libéralisation de l'avortement et assumé la direction du centre d'IVG qui se dressait, dans des bâtiments en préfabriqué, au milieu de la cour du bâtiment de gynécologie...

— Il a dû voir venir le moment où elle exigerait que le centre soit réintégré au bâtiment principal pour exercer ses activités dans des conditions décentes...

— Exactement ! Il pouvait tout redouter... Alors, en fin stratège, il a pris les de... *Qu'est-ce que ?*... Pardon, c'est mon portable... Excusez-moi. Allô... *Bruno* ? Tu sais qu'on t'attend ? Qu'est-ce que tu fabriques ?

Dans l'amphithéâtre

Monsieur Nestor

Faculté de médecine, 15 mars 2003

Assise juste derrière moi, Jackie se penche en avant, pose les avant-bras sur le dossier et sa tête juste au-dessus de mon épaule.

— Ça ne vous gêne pas que je m'appuie sur vous ?

Je lève la main pour caresser sa joue.

— Bien sûr que non. Tu es mignonne. Ça me fait vraiment plaisir d'être là avec vous tous, tu sais ! Ça me rajeunit !

— Moi aussi...

Je désigne les rangs latéraux de l'amphithéâtre.

— Il y a beaucoup d'adultes... enfin, je veux dire, qui ne sont pas des étudiants.

— Oui, tous les enseignants ont été invités et beaucoup sont venus. Et puis, Christophe et André ont comploté avec Pauline pour inviter tous les amis de Bruno.

— Ah, je comprends...

— Par exemple, ces trois personnes, là-bas...

— À côté des... *trumeaux* ?

— Oui... Ce sont deux vieux amis de Bruno et Pauline, Ray Markson et sa femme, Kate... Catherine. L'autre homme, c'est John, le cousin de Ray. Il est généraliste à une dizaine de kilomètres d'ici. Sa femme, Emma, n'est pas encore là, mais je pense qu'elle ne va pas tarder. Elle a fait ses études avec nous. Vous la connaissez sûrement.

— Emma ? Oh, oui, je la connais. Une très gentille jeune fille. Enfin, ça n'est plus une jeune fille, maintenant... moi, je l'imagine encore au Petit Café, mais elle a dû changer. La dernière fois que je l'ai vue, ça n'est pas un très bon souvenir, mais ça n'est pas sa faute, hélas... Et les deux hommes, là-bas ? Ils ont l'air d'être arrivés ensemble, mais ils font une drôle de paire !

— Eux, je ne sais pas.

Elle frappe sur l'épaule de Diego.

— Tu connais les deux types, là-bas ?

Il se retourne, regarde dans la direction indiquée, hoche la tête.

— Oui, bien sûr. Holmes et Watson !

J'écarquille les yeux.

— Hein ?

— C'est leur surnom, ils travaillent toujours ensemble. En costard, c'est Jeannot – enfin, Jean Watteau, juge d'instruction au tribunal de grande instance. En caban, Charly Lhombre, généraliste et médecin légiste. Jean connaît Bruno depuis l'époque où il était interne aux urgences. Mais Charly est plus jeune, il a remplacé Bruno et Edmond pendant deux ans.

— Edmond ?

— Edmond Bouadjio, l'associé de Bruno.

— Ah ! Je ne savais pas... Il n'est pas venu, lui ?

— Non, il assure leurs consultations ce matin. Mais la conférence est filmée. Heureusement, parce que sinon, Pauline et Bulle ne l'auraient pas vue non plus... Et Edmond nous rejoindra à l'heure du déjeuner. À propos, Monsieur Nestor, qui vous emmène ? J'ai une place pour vous dans ma voiture, si vous voulez.

— Mais... où est-ce qu'on va ?

— Chez Christophe, à la campagne. Comme il fait beau et doux, on va manger dehors !

— Oh, je ne sais pas si je vais venir... Il va y avoir du monde...

Diego saute sur son siège.

— Comment ça, *vous ne savez pas*? Vous êtes l'invité d'honneur !

— Tu te moques de moi !

— Pas du tout ! Il est indispensable que vous soyez présent. Christophe et André se sont escrimés pendant des semaines pour choisir la bonne date, afin que tous les amis de Bruno soient là, pour lui faire la surprise. Il sait qu'on va déjeuner chez Christophe, mais il ne sait pas qu'on sera *quarante* ! Alors, vous n'allez pas nous faire faux bond au dernier moment, non ?

— Bon, bon, si tu insistes...

— De toute manière, vous n'avez pas le choix, dit Jackie en posant la main sur mon bras. Je ne vous lâcherai pas.

Une femme d'une soixantaine d'années vient d'entrer. Elle va s'asseoir près des Markson. Quelques secondes plus tard, un quinquagénaire barbu à lunettes et cheveux très courts, vêtu d'une veste de cuir, entre à son tour dans l'amphi, un trousseau de clés dans une main, un casque de moto dans l'autre. Il sourit en voyant les gradins bondés. La femme qui vient d'entrer lui fait signe, il monte s'installer près d'elle.

— C'est Mme Pujade, la surveillante du service des IVG, me dit Jackie.

— Et l'homme qui vient d'arriver ?

— Je ne sais pas. Je ne l'ai jamais vu. Diego ?

— *Nope*. Inconnu au bataillon.

— Ce n'est pas un prof de la fac, en tout cas. Peut-être un médecin des IVG..., murmure Jackie. Ou un membre d'un des groupes Balint. André doit le connaître.

— Les groupes Balint ?

— Ce sont des groupes de soignants, qui se réunissent une fois par mois. Ils parlent des situations difficiles qu'ils rencontrent avec les malades.

— Ah, ils discutent des traitements...

— Non, ils parlent de leurs *relations* avec les malades...

— Ah, bon ? C'est intéressant, ça. Ça leur apprend... à annoncer les mauvaises nouvelles ?

— Entre autres. Et ça les aide à faire le tri de leurs émotions face à leurs patients...

— *Mmhhh.* Il faudrait proposer ça aux étudiants, quand ils vont à l'hôpital.

— Eh bien, figurez-vous que c'est prévu ! André et Christophe tannent le doyen depuis longtemps, et ils viennent d'obtenir que la participation à un groupe Balint fasse partie intégrante du troisième cycle de formation des généralistes. Ça doit se mettre en place à l'automne.

— Les spécialistes n'en ont pas besoin ?

— Si, bien sûr, mais vous savez comment c'est, une fac de médecine : on avance à petits pas...

Je hoche la tête et je me tourne une nouvelle fois vers les gradins.

— Bon, si je comprends bien, on n'attend plus que l'orateur.

— C'est tout Bruno, ça, dit Diego. Il vous fait poireauter sans donner de ses nouvelles, et brusquement il surgit de nulle part. Alors, Christophe, qu'est-ce qu'il fabrique ? Un retard pareil, c'est la honte !

Consolation

Bruno Sachs

En voiture, rocade nord, 15 mars 2003

J'avais honte d'avoir cédé aux pressions de LeRiche. Les copains n'arrêtaient pas de me répéter que je n'avais pas le choix, que j'avais bien fait, qu'il ne servait à rien de jouer les kamikazes, qu'on ne pouvait pas changer la fac, mais que ça ne nous interdisait pas de changer le monde une fois qu'on en serait sorti et une flopée d'autres bonnes consolations de ce genre, je n'étais pas convaincu. Et *Le Manuel,* qui m'avait permis de faire face au départ de Charlotte, en criant ma colère au monde, venait de m'être enlevé. J'avais le sentiment insupportable qu'on m'avait enlevé la femme de ma vie pour la deuxième fois.

Je n'avais plus *Le Manuel* pour cultiver mes salades, alors j'envoyais aux journaux des lettres qui n'étaient pas publiées (qui pouvait donc s'intéresser à ce que disait un étudiant en médecine de cinquième ou sixième année ?), j'écrivais des tracts que je collais où ça me chantait, je remplissais des cahiers avec des nouvelles invraisemblables.

Quand j'ai vu *Johnny Got His Gun* de Dalton Trumbo, j'ai rédigé un grand texte qui résumait le sujet du film et qui exhortait tous les étudiants en médecine à aller le voir. Je l'ai scotché sur la porte de l'amphithéâtre. Deux heures plus tard, il avait disparu. J'ai continué, sur des feuilles de papier dessin grand format. Avec des commentaires dithyrambiques de films « scandaleux » comme *L'Empire des sens* ou *Change pas de main* ou *Pourquoi pas !* ; des prises de position sur le conflit israélo-palestinien disant que, puisque les deux camps avaient recours à la force, les deux camps avaient tort ; des pamphlets sur l'hôpital (*Nous sommes tous des médecins nazis !*) ; des dénonciations ouvertes de LeRiche et du traitement indigne qu'il imposait aux femmes en imposant au centre d'IVG de rester dans des préfabriqués infâmes, mal chauffés l'hiver, insupportables l'été, alors qu'il aurait pu le laisser s'installer dans trois pièces constamment inoccupées, au bout d'une des ailes du bâtiment de gynécologie.

Évidemment, j'affichais ça la nuit, ou tôt le matin, pour qu'on ne me voie pas. Je m'en voulais de me cacher, j'avais le sentiment d'être un lâche, *mais je voulais continuer à écrire* !

Comme je le trouvais bien hypocrite, j'ai même récrit le serment d'Hippocrate. *Je jure d'être intègre et loyal envers tous ceux qui souffrent.* Les pamphlets, ils ont disparu corps et bien parce que je les improvisais sur l'affiche. Mais le serment, je l'avais écrit et récrit avant de le clouer à la porte d'un amphi. Je suis sûr qu'il traîne quelque part, il faudrait que je le retrouve...

J'ai envoyé un ou deux textes à *Pratiques.* Dans le premier, je m'étais lâché comme dans *Visite guidée* : je disais que la plupart des médecins n'hésitent jamais à faire ôter leur soutien-gorge aux femmes pour les reluquer et leur peloter les seins, même quand il s'agit d'adolescentes qui à leur âge ont autant de probabilité d'avoir une pêche dans le robert que moi un polichinelle dans le tiroir, alors qu'ils devraient profiter des visites de sport pour regarder dans le slip des hommes : les cancers du testicule, on en trouve chez des types de moins de trente ans, et puis il y a aussi les hypospades, les bourses vides, les phimosis, les bourses qui gonflent, les kystes du cordon, les torsions d'hydatides, les traumatismes, les mycoses, les végétations vénériennes, l'herpès, les douleurs imprécises, les poils qui s'en vont, qui blanchissent – *Est-ce que c'est normal, à mon âge ?* –, les

« échauffements » du gland ou des plis, les décolorations de la peau, la baisse de sensibilité du nœud au bout de quelques mois chez un type de vingt-cinq ans qu'on a circoncis pour je ne sais plus quelle raison… Dans le deuxième texte, je parlais de la réforme.

Bien sûr, je brûlais d'aller à Brennes mettre mon nez dans le modèle d'« enseignement intégré » que Buckley y avait mis en place, de m'en imprégner pour mieux contester la pseudo-réforme-des-études-médicales-avec-revalorisation-de-la-médecine-générale que concoctaient les ministères depuis plusieurs années et qui non seulement ne changeaient rien de rien à la situation mais faisaient preuve, en plus, d'une incohérence invraisemblable – dans les discours officiels, d'un côté on justifiait le numerus clausus en affirmant que si on ne limitait pas l'entrée de la fac, on finirait par avoir trop de médecins, et de l'autre on expliquait la « revalorisation de la médecine générale » en disant qu'on *manquait* de généralistes…

Alors, quand Vargas m'a expliqué qu'une conférence extraordinaire des doyens se réunissait à Brennes, à la mi-novembre, pour présenter les résultats du Nouveau Modèle et proposer à d'autres facs de l'adopter, je me suis dit que la présence sur place d'une délégation des étudiants en médecine de Tourmens favorables à cette mutation ne serait pas superflue. Ce serait un signe supplémentaire à l'adresse de Sonia et de Fisinger : les étudiants sont là, ils sont de votre côté, vous n'avez qu'un mot à dire, et nous serons les premiers à le mettre en œuvre, ce Nouveau Modèle de formation des soignants !

À ce moment-là, j'ai compris que je ne pourrais pas aller manifester à moi tout seul. J'ai fait le tour des copains, Christophe et moi avons rédigé une affiche, on est allés la faire tirer en offset par la petite imprimerie anarchiste du vieux Tourmens, en échange de… fournitures diverses – pansements, compresses, bandes Velpeau, seringues, aiguilles, instruments tombés sous les meubles et oubliés par les infirmières, comprimés d'aspirine… qu'on ramassait dans les services –, et on s'est mis à distribuer des tracts expliquant les enjeux de la conférence, et à coller des affiches dans toute la fac, mais aussi dans toute la ville.

Qu'est-ce qu'elle disait, déjà, cette foutue affiche ?

Ne laissez pas les mandarins décider pour vous !
Manifestation à Brennes
Samedi 25 novembre 1978 – 11 h 30 à la faculté de médecine
(77, boulevard des Fusillés)
en faveur du Nouveau Modèle Intégré
de formation des soignants
Départ de la délégation estudiantine de Tourmens
Rendez-vous à 6 heures du matin, le samedi 25
devant le cinéma « Le Royal »
Les voitures et minibus sont les bienvenus !

Le jour dit, à 6 h 45, André, Basile et moi montions dans la DS d'occasion que Christophe avait achetée pour remplacer sa Valiant. La DS ouvrait la procession.

Elle la fermait aussi, car il n'y avait que nous.

Quand nous sommes arrivés à Brennes, il était 11 h 30. Devant la faculté de médecine, des manifestants en blouse blanche brandissant pancartes et banderoles faisaient face à une compagnie de CRS. L'affrontement n'avait pas commencé. Nous sommes allés nous garer et comme nous n'avons trouvé de la place que beaucoup plus loin, au diable vauvert, nous avons couru comme des dératés pour rejoindre la manif. Nous ne voulions pas rater ça !

Mais lorsque, tout prêts à en découdre avec les forces de l'ordre, nous avons déboulé devant la fac, nous avons été pris entre deux feux !

Corps à corps

Monsieur Nestor

Faculté de médecine, 15 mars 2003

— Il arrive, il arrive... Il est sur la rocade, il y a un ralentissement, mais dès qu'il passe devant une sortie, il entre en ville. Il n'en a plus que pour cinq minutes. Il dit qu'il ne voudrait pour rien au monde rater cette... *manifestation.*

Basile et André se mettent à rigoler.

— Ah, la manif ! Nous étions vraiment des gamins, vous savez ! Nous imaginions nos camarades subjugués par les arguments énoncés dans les tracts, alors que très probablement ils n'y comprenaient rien du tout – ou s'en foutaient complètement. Nous étions beaucoup plus politisés que la plupart des étudiants de notre âge et nous pensions que tout ce qui nous paraissait évident l'était aussi pour les autres. *Des queues !* La puissance de feu de LeRiche était bien supérieure à la nôtre. Il avait fait passer le mot, dans toutes les facs de France, que la toute première conséquence d'une victoire du Nouveau Modèle serait la suppression pure et simple de l'internat. Tous les étudiants recevraient la même formation – ce qui, dans son esprit, sonnerait le glas de « l'élite » et donc de *toute la profession médicale française.* Bien entendu, la grande majorité des mandarins étaient du même avis, ils avaient fait souffler un vent de panique dans tous les

CHU de France et de Navarre, et ce matin-là, quand nous sommes arrivés sur le parvis de la fac de Brennes, les manifestants qui faisaient face aux forces de l'ordre brandissaient des pancartes avec : « Non au Nouveau Modèle ! », « À bas le nivellement par le bas », « Internes en grève ! », « L'élite ne vous laissera pas passer ! », et autres slogans imagés. Ils portaient tous une blouse blanche, et tout le monde – même les tout jeunes externes qui lorgnaient de leur côté et s'étaient joints à eux – avait relevé son col !... Tous les quatre, nous avions couru comme des fous en pensant rejoindre des camarades menacés d'être matraqués par des flics, mais nous sommes arrivés du mauvais côté et nous avons déboulé d'une toute petite rue en pleine compagnie de CRS !

Je regarde André et Basile. Ils secouent la tête et pleurent de rire.

— Et là, Monsieur Nestor, *jamais* vous ne devinerez ce qui s'est passé...

— Je n'ose pas l'imaginer, je me souviens qu'à l'époque les flics ne faisaient pas de quartier avec les étudiants...

— En un clin d'œil, nous avons été entourés par une demi-douzaine de types casqués avec matraques et boucliers en plexiglas qui, avant qu'on ait pu faire ou dire quoi que ce soit, nous ont fait reculer au pas de course jusqu'à l'autre bout de la ruelle. Une fois là, ils sont tous repartis au galop vers la manif après nous avoir dit : « Il vaut mieux ne plus bouger d'ici, jeunes gens ; là-bas, vous ne seriez pas en sécurité ! » Nous ne portions pas de blouse, *alors ils nous avaient pris pour des touristes* !!!

— *Nooooon !*

— Si. On est restés là les bras ballants, on n'en revenait pas. Sauvés par les CRS !!! La honte de notre vie !... Le premier qui s'est ressaisi, évidemment, c'est Bruno...

Basile lève un index.

— Il avait ses raisons !

— ... et le voilà qui se précipite de nouveau dans la ruelle. Évidemment, on lui court après : *Où vas-tu, où vas-tu ? Tu vois bien que c'est une contre-manifestation, laisse-les donc se faire taper sur la gueule !*, et je l'entends me répondre : *C'est ce que je fais !* Arrivé sur le boulevard, au lieu de se diriger vers le front de la manif, je le vois obliquer à droite, regarder les numéros et foncer vers l'entrée de l'immeuble d'en face. Je le vois presser le bouton d'une sonnette, se pencher vers le microphone. La porte s'ouvre et il s'engouffre dans le hall en coup de vent. J'arrive derrière lui avant qu'elle ne se referme, mais André me retient : *À ta place, j'irais pas plus loin. – Pourquoi ? – Parce que là où il va, il n'aimera pas qu'on le dérange.* Et il me montre le nom inscrit près d'un des boutons de sonnette.

— *Mmmhh.* « C. Pryce » ?

— Bingo !

*

— Il y avait un café juste en face de l'immeuble. Il était resté ouvert. On s'est assis là et on l'a attendu.

— Rassurez-moi... Longtemps ?

— Très longtemps. Assez longtemps pour voir passer les renforts de CRS, les ambulances privées, les camions de pompiers.... Qu'est-ce qu'ils se sont mis ! Et puis, à minuit, le patron nous a virés. On s'est demandé si on rentrait à Tourmens en plantant là Bruno aussi sèchement qu'il l'avait fait, mais je ne sais qui de nous trois a dit qu'on ne pouvait pas s'en aller comme ça, que s'il n'était pas sorti de l'appartement depuis près de douze heures, c'était probablement parce que ça ne se passait pas bien, qu'ils étaient en train de se déchirer... Si Bruno ressortait brisé, il fallait qu'on soit là pour le ramasser à la petite cuillère, fallait pas qu'il aille se foutre en l'air, cet imbécile, il en était bien capable ! Il nous avait déjà fait peur à plusieurs reprises...

— Ouais, dit André, une fois, on sortait d'un film un peu sombre, on traversait le pont pour rentrer, il s'est arrêté, il a appuyé son vélo sur le parapet et il a grimpé dessus « pour saisir le vent de la vie », soi-disant... J'ai bien cru qu'il allait se jeter dans la Tourmente...

— On s'est dit que Charlotte ne lui avait peut-être pas ouvert, et qu'il parlementait avec elle à travers la porte, assis par terre, depuis qu'il était entré dans l'immeuble. On a même imaginé qu'il était entré, qu'elle s'était refusée à lui, et qu'il l'avait tuée dans un moment de folie...

— *Elle me résistait, je l'ai assassinée...*

— C'est ça. Bref, on avait tout envisagé...

— Sauf l'éventualité la plus simple...

— Il a fini par sortir ?

— Oui, le *lundi*, à 7 heures du mat. Je me demande comment on a fait pour tenir. C'est pas de l'amitié, c'est de la démence précoce. On était revenus se garer devant l'immeuble de Charlotte pendant la nuit, on campait là depuis deux jours et, comme on était crevés, on était tous endormis dans la DS. Il a ouvert ma portière, m'a poussé sur le siège du passager, et s'est mis au volant. « Allez, c'est pas le tout, ça ! En route pour Tourmens. On nous attend en stage. » Et je ne vous dis pas quelle tête il faisait...

— Si, dis-moi...

André se lève et s'étire.

— Il faisait une tête comme Jackie et moi n'en voyons jamais en consultation. La tête d'un type qui pendant deux jours sans discontinuer s'est envoyé en l'air avec la femme de sa vie. Personnellement, je l'aurais volontiers tué !

D'une même voix, Christophe et Basile s'écrient :

— *Moi aussi !*

— Et si on s'est abstenu de le faire, c'est uniquement pour Charlotte. Car elle avait décidé de revenir à Tourmens et de vivre avec lui.

Diego Zorn

Oui, des histoires, j'en ai des tas, moi aussi. Si c'était possible, je leur raconterais les coulisses de la contre-réforme, car la révolte organisée par LeRiche n'en était que la partie émergée, visible, évidente. Il y en avait une autre, beaucoup moins spectaculaire, et beaucoup moins glorieuse encore. Et le plus bizarre, dans tout ça, c'est que je ne peux pas leur en parler, je ne peux pas leur dire le fin mot de l'affaire, parce qu'on m'a fait jurer le secret, et parce que le secret, pour Bruno et ces trois-là, c'est sacré. Ils n'aimeraient pas que je l'oublie.

En fin de compte, l'assemblée extraordinaire n'a pas eu lieu. Deux jours plus tôt, Fisinger l'avait fait reporter *sine die*. Mais, avec son machiavélisme habituel, LeRiche n'avait pas prévenu les internes : il voulait que la contre-manifestation ait lieu, il voulait qu'il y ait de la casse et que le gouvernement, devant cette levée de boucliers, gèle toutes les réformes en cours et muselle toute initiative de l'ampleur du Nouveau Modèle. Il a bien sûr obtenu ce qu'il voulait. Mais il a également fait saboter l'expérience qui se déroulait à Brennes. En la décapitant.

Tout l'édifice reposait sur le travail d'un homme. Buckley avait tant de charisme, c'était un homme si bon, si chaleureux, qu'il emportait la sympathie de tous ceux avec qui il travaillait. Au cours de sa carrière, il avait bourlingué dans tous les pays du monde, des hôpitaux hyper-modernes d'Amérique aux régions les plus reculées d'Afrique, et y avait accumulé une connaissance du soin, de la pédagogie, des progrès médicaux – de la moindre information utile aux soignants –, qui faisait de lui l'« homme ressource » idéal pour le projet. Une équipe importante s'était bien sûr constituée autour de lui, et Sonia s'y était jointe, mais Buckley en était le cœur battant. LeRiche le savait. Il ne l'acceptait pas. Il ne voulait pas que l'expérience que son pire ennemi avait contribué à créer se poursuive. Et le seul moyen de faire cesser l'expérience était de la frapper au cœur.

C'est Mathilde qui s'en est chargée pour lui. Pendant les quinze jours où elle s'était retrouvée mise à pied, elle n'avait pas perdu son temps. Pour lui faire passer la pilule, LeRiche lui avait laissé la responsabilité de toutes les expérimentations de médicaments du laboratoire WOPharma, grand pourvoyeur de fonds clandestins de son service. Depuis plusieurs années, le fabricant confiait au mandarin, pour en tester la tolérance, des substances destinées aux femmes « enceintes ou susceptibles de l'être ». Bien entendu, à l'époque, ces molécules n'étaient jamais testées ouvertement. En France, il a quand même fallu attendre – tous les militants de la lutte contre le sida en savent quelque chose... – 1988 pour que la loi Huriet-Sérusclat réglemente les essais de médicaments. Le service de LeRiche était à lui seul un vrai champ d'expérimentation... et en tirait bénéfice en se faisant offrir officieusement des appareillages flambant neufs, lesquels augmentaient encore sa réputation de service de pointe. Dès sa nomination comme chef de clinique, Mathilde avait compris quel profit elle pouvait tirer d'une collaboration étroite avec un géant potentiel de l'industrie pharmaceutique. Amoureuse du pouvoir, elle savait que l'argent la rendait encore plus puissante. Libérée de ses obligations de chef de clinique, elle pouvait négocier sa collaboration avec le laboratoire, rester attachée au service grâce à une simple vacation et continuer à y œuvrer pour son nouvel employeur. Son pied dans le plâtre ne l'a pas empêchée d'élaborer son plan de carrière.

Quand LeRiche a décidé de faire échouer la conférence et de

compromettre définitivement le Nouveau Modèle, Mathilde y a vu immédiatement l'occasion de gagner des points supplémentaires avec ses deux patrons, l'ancien et le nouveau, et de solidifier encore ses liens avec eux. LeRiche désirait violemment éliminer Buckley. Mathilde, qui savait qu'elle avait intérêt à rester proche de lui, ne demandait qu'à le satisfaire. Et pour cela, elle avait l'appui de WOPharma. Buck était un militant de l'information indépendante sur le médicament. C'était un proche du *Drug and Therapeutics Bulletin* et de figures comme Andrew Herxheimer et Charles Medawar, éminents scientifiques britanniques en lutte contre la désinformation industrielle. Abattre Buckley, ce n'était pas seulement compromettre le Nouveau Modèle, mais porter également un coup au fragile édifice des contre-pouvoirs qu'il incarnait.

*

Pour abattre un homme, il n'est pas nécessaire de le tuer. Il suffit de le déconsidérer. Et une grande manipulatrice perverse comme l'était Mathilde savait exactement comment procéder.

En Angleterre, à la fin des années soixante-dix, il était bien entendu formellement interdit à un enseignant d'avoir une liaison avec une de ses étudiantes. Or, le comportement insoupçonnable de Buckley, son célibat avéré et son amour absolu pour Sonia étaient connus de tout le milieu universitaire britannique. Si l'on avait publié des photos de Buck au lit avec une jeune fille, tout le monde aurait flairé la mise en scène. Mais le jour où un jeune étudiant en médecine d'Oxford se présenta au constable en accusant le professeur Buckley de viol, l'affaire fit la une des journaux. Seuls les plus proches amis de Buck n'y crurent pas. Le temps que le jeune homme se rétracte et que l'affaire soit classée, le mal était fait. Buckley avait perdu son poste, et le Nouveau Modèle son mentor et maître d'œuvre. L'affaire ayant opportunément éclaté quelques jours avant la conférence extraordinaire, Fisinger n'eut que le temps de l'annuler.

Quelques mois plus tard, tous les programmes orbitant autour du Nouveau Modèle avaient cessé, et l'année suivante, du fait de la démobilisation des soignants les plus engagés, la faculté de médecine de Brennes se remit sans problème à tourner comme la plupart des facultés de France le faisaient depuis vingt-cinq ans, à la grande satisfaction des mandarins réinstaurés dans leurs prérogatives.

*

Mais les machinations les plus sophistiquées – *The Best Laid Plans of Mice and Men* – dépassent parfois leur but. Ni Mathilde ni LeRiche ne savaient ce que sont vraiment l'amour et la loyauté. La « mort » universitaire de Buckley eut deux conséquences immédiates : Sonia quitta son mari et partit rejoindre l'homme de sa vie en Angleterre. Elle n'avait eu aucune difficulté à imaginer qui avait pu vouloir ainsi détruire son amant et leur enfant commun, et ne supportait pas l'idée de continuer à vivre auprès d'un homme qui, s'il n'était pas responsable de cette ignominie, en avait toujours soutenu le principal artisan.

Elle déménagea brusquement, du jour au lendemain, après avoir toutefois préparé soigneusement sa succession à la tête du service d'hématologie et du centre d'IVG. Le jour de son départ, Louis Fisinger démissionna de son poste de doyen. Il quitta Tourmens quelques mois plus tard. Comme le prévoyaient les statuts, le professeur LeRiche assura l'intérim en attendant une nouvelle nomination. Le matin même de l'élection à laquelle il était le seul candidat, sans doute sous l'emprise d'une excitation extrême mais bien compréhensible, et qui avait dû un peu trop faire grimper sa tension artérielle, il fut frappé par un accident vasculaire cérébral, qui le laissa complètement aphasique – et incapable d'assumer la haute fonction. Cette attaque ne fut que la première d'une longue suite d'accidents identiques. Il est mort quelques années plus tard, dans un état de délabrement neurologique assez pitoyable, d'après ce qu'on m'a dit...

C'est Budd, bien sûr, qui succéda à LeRiche à la tête du service. Ce n'était pas un grand progressiste, et il avait toujours été fidèle à son patron, mais il redoutait plus que tout les conséquences des expérimentations sauvages que celui-ci autorisait sur les femmes et les parturientes. Au bout de quelques mois, il demanda poliment à Mathilde de mettre fin à sa collaboration avec WOPharma... ou de cesser de venir dans le service. Le choix fut rapide : WOPharma venait de proposer au docteur Hoffmann de diriger son tout nouveau département, chargé de la communication et de l'information scientifique à destination des médecins libéraux...

*

Au cours des années quatre-vingt, le docteur Hoffmann gravit en caracolant les échelons de l'entreprise qui lui avait ouvert ses portes. Et dès le mois d'avril 1984, les journaux économiques annonçaient son accession prochaine à la présidence de WOPharma. Mais, quelques semaines plus tard, deux jours avant sa nomination officielle, on la retrouva morte, près de sa voiture, dans le parking souterrain de la maison mère. Elle avait reçu deux coups de fusil – l'un au bas-ventre, l'autre en plein visage – et mis plusieurs heures à mourir. Le crime, qui s'était produit pendant la nuit, n'avait eu aucun témoin. L'arme, un fusil de chasse à canon scié, avait été abandonnée sur place. Elle portait les empreintes de la victime, qui la transportait en permanence, pour se protéger, sous le siège de sa décapotable toute neuve.

L'assassin n'a jamais été retrouvé.

Le grand amour

Emma Pryce

En voiture sur la route nationale, à 20 km au nord de Tourmens, 15 mars 2003

Si je n'avais pas décroché le téléphone avant de partir, j'y serais déjà. Mais bon, c'est le jeu. Si je ne voulais pas être dérangée, je n'avais qu'à choisir un autre boulot. Pour Bruno, c'est pareil, il est toujours en retard quand il va aux IVG le mardi – c'est Angèle qui m'a dit ça l'autre jour, elle m'a dit aussi qu'elle assisterait à la conférence –, alors j'imagine qu'il ne sera pas tout à fait à l'heure aujourd'hui, mais qu'est-ce qu'on parie que je vais arriver après lui ?... La championne des rendez-vous ratés...

Ça fait longtemps que je ne l'ai pas vu. Je ne me rappelle même pas exactement quand c'était. Combien de temps ? Un temps fou. Tiens, en voilà une drôle d'expression. *Un temps fou*, parce que j'ai oublié ou parce que je suis folle ?

J'ai toujours été un peu folle. Charlotte me le disait souvent. Quand j'étais encore adolescente, elle m'appelait *Ma petite folle*. Elle me disait que je faisais trop de choses à la fois, le travail la nuit, les études le jour, et entre les deux les allers et retours pour voir mon homme quand j'en avais envie, et retourner dans mon appartement en ville quand je voulais me retrouver seule, comme une grande. Elle me disait que j'étais folle mais que c'est cette folie qu'elle aimait chez moi. La folie qu'elle n'avait pas eue, je l'avais pour elle. Elle me disait seulement de faire attention, de prendre garde que ma folie ne me conduise pas trop loin... Elle avait peur que je m'endorme au volant sur la route. Elle avait peur que je me fasse agresser par un patient quand j'étais infirmière en psy, elle avait peur que j'attrape une hépatite en me piquant quand j'étais en gastro, elle avait peur que je me fasse attaquer dans les allées sombres de l'hosto...

Elle disait qu'il vaut mieux être sage et vivante plutôt que folle et morte...

Et puis le temps a passé, pour nous deux. Et la folie n'est pas restée ma spécialité. Elle aussi, elle s'est laissé gagner. Son histoire avec Bruno, c'était une folie, une folie douce et tendre, un grand amour comme il n'y en a pas beaucoup... seulement dans les romans de cape et d'épée qu'on lit aux enfants grippés, les romans où les princesses Bouton d'or se font enlever et puis sauver par les terribles pirates Roberts...

J'ai un peu de mal à y aller, aussi, parce que je ne connais pas Pauline et que j'ai un peu peur de la rencontrer, forcément. Il paraît qu'elle est adorable, mais quand on connaît l'histoire, c'est difficile de se dire qu'il a fini par vivre avec une autre femme... Si je l'avais revu depuis... la dernière fois... il y a vingt-cinq ans, maintenant... Alors qu'on vit dans le même département, et que John et moi voyons régulièrement Ray et Kate... Ça paraît incroyable qu'on ne se soit pas... Ah, si, on s'est croisés quand Ray a été hospitalisé... Mais ça ne compte pas, ça n'a duré que quelques minutes, c'était toujours en coup de vent... Une ou deux fois, il a dû nous inviter à venir dîner chez lui, mais on ne l'a jamais fait. On donnait pour prétexte le boulot, la distance... Je crois qu'il a compris que ça me mettait mal à l'aise, que je ne tenais pas trop à parler avec lui. Il ne sait pas pourquoi, mais il est assez fin pour ne pas insister, pour ne pas le prendre personnellement non plus

Encore qu'il devrait peut-être... Parce qu'au fond, j'ai des tas de raisons de lui en vouloir, après ce qui est arrivé... Même si fondamentalement il n'y est pour rien... Il y est quand même pour quelque chose. Ce qui arrive aux femmes, les hommes en sont souvent partie prenante... *Partie prenante*, encore une expression qui mérite qu'on s'y arrête. Ça, pour la prendre, il l'avait prise. Prise d'assaut...

Je me souviens du coup de fil qu'elle m'a donné quand il a débarqué à Brennes. Elle n'avait pas pu aller au boulot à cause de la manifestation, comme elle habitait à deux pas, son patron au labo – il était aux petits soins pour elle parce qu'elle bossait quatre fois plus que tout le monde – l'avait appelée pour lui dire qu'il n'était pas indispensable qu'elle bouffe du lacrymogène ou qu'elle se fasse tabasser en venant travailler ce matin-là, d'ailleurs on était samedi, ce qu'elle avait à faire pouvait attendre la semaine suivante. Elle était à sa fenêtre, et regardait ce qui se passait plus bas, devant la fac, quand elle avait entendu une galopade et aperçu un jeune homme qui traversait le boulevard en courant poursuivi par trois types. Et puis la sonnette avait retenti et, comme elle se souvenait des manifs auxquelles elle avait participé en 68, elle s'était dit : ces types le poursuivent pour le tabasser, il presse toutes les sonnettes pour qu'on lui ouvre, il ne faut pas le laisser dehors. Elle avait décroché l'interphone et crié : *Troisième droite, montez vite !*, sans attendre la réponse elle était sortie sur le palier et, en l'entendant grimper l'escalier quatre à quatre, elle s'était précipitée à sa rencontre et elle était tombée dans les bras de Bruno, son Bruno, son amant, l'homme de son cœur de son corps de sa vie, Bruno qui l'enlaçait, l'embrassait à pleine bouche, lui murmurait qu'il l'aimait qu'il l'aimait qu'il l'aimait qu'il ne voulait plus la quitter qu'elle ne devait plus le quitter qu'il serait tout pour elle l'ombre de sa main l'ombre de son chien et ils étaient restés là à s'embrasser se dévorer l'un l'autre jusqu'à ce que la lumière de l'escalier s'éteigne, et ils s'étaient mis à faire l'amour là, dans le noir, sur les marches, puis ils étaient montés dans l'appartement et ils avaient fait l'amour encore et encore et toujours toute la journée du samedi et la nuit du samedi au dimanche et le jour et la nuit du dimanche jusqu'au lundi matin et, quand il s'était levé, il faisait nuit encore, pour rentrer à Tourmens, il n'avait pas eu besoin de lui poser la question, son corps et ses mains et sa bouche lui avaient déjà donné la réponse pendant quarante-huit heures : oui, elle allait prendre ses cliques et ses claques et retourner là-bas vivre avec lui, la vie c'est fait pour vivre, pas pour plier devant les préjugés et fuir devant l'inconnu...

Qu'est-ce qu'elle a dit, ce lundi-là, au téléphone, en m'annonçant qu'elle revenait à Tourmens et qu'elle allait vivre avec lui ?

« C'est toi qui as raison, Emma, j'en ai assez d'être sage. Je préfère être folle, même si je dois en mourir. »

Pourquoi a-t-elle dit ça ? Pourquoi parlait-elle de mourir ? On ne meurt pas comme ça, sans raison, sans avertissement, sans signe avant-coureur, à moins d'un accident. Qu'est-ce qui lui a fait penser à la mort ? Est-ce qu'elle pensait que si ça ne durait pas, s'il se fatiguait d'elle un jour, plus tard, quand elle serait plus vieille, s'il tombait amoureux de quelqu'un d'autre, s'il ne voulait plus l'embrasser la caresser l'emplir, est-ce qu'elle avait *décidé* d'en mourir ?

Elle n'a pas mis longtemps à déménager, dix jours plus tard elle habitait avec lui et les deux Zouaves dans l'appartement de la rue Plotin, et le temps de retrouver un boulot – elle savait que Sonia l'aiderait quoi qu'il arrive – elle s'est mise à jouer les fées du logis, elle qui n'avait jamais eu envie de faire la cuisine, voilà qu'elle se retrouvait dans un appartement avec trois solides fourchettes et qu'elle se mettait aux fourneaux...

Je ne la comprenais pas. Je n'étais pas d'accord. Je trouvais ça cliché. Avant de revenir à Tourmens, c'était une femme indépendante, elle avait un boulot, elle y voyait plus clair, elle vivait sa vie de femme sans se définir par rapport à un homme. À mes yeux, se transformer du jour au lendemain en bonne femme au foyer, c'était une régression. C'était une sorte de violence qu'elle se faisait, un recul dans sa liberté... J'étais jeune, alors. Et de plus en plus désireuse de montrer qu'une femme pouvait choisir sa vie librement, sans dépendre d'un mec, sans dépendre de son argent, de son sexe, de ses paroles, de son regard, de son approbation ou de ses commentaires. J'aimais John, et il m'aimait, mais je lui avais dit très tôt que mon désir et mon amour pour lui ne seraient jamais un frein ou une chaîne. Que si je gardais mon appartement, ça n'était pas seulement une figure de style, que j'avais besoin d'y retourner de temps en temps et de m'y retrouver seule, que j'avais besoin de savoir que je n'étais pas dépendante de lui et qu'il ne l'était pas de moi. Et que, parce que je l'aimais, je voulais toujours l'aimer librement et je ne laisserais jamais rien me rendre dépendante de lui.

Rien.

Jamais.

Alors, j'ai encore moins compris quand quelques semaines plus tard, un soir, Charlotte est entrée dans mon appartement, les yeux pleins de soleil, le visage éperdu, en m'annonçant qu'elle ne l'avait pas encore dit à Bruno mais qu'elle voulait me le dire à moi, sa cousine, son sosie, sa presque sœur jumelle : elle était enceinte et c'était le plus beau jour de sa vie.

Je me souviens de m'être sentie glacée quand elle m'a dit ça. Je me souviens qu'elle n'a pas compris pourquoi je la battais froid... J'ai demandé si c'était un accident, s'ils avaient oublié de prendre des précautions, si elle avait arrêté de prendre la pilule quand elle était à Brennes ou...

Et elle, tout doucement, a pris mon visage entre ses mains, et dit :

— Je suis enceinte parce que je voulais être enceinte, de lui et de personne d'autre. Nous ne sommes plus des enfants, tu sais. Je suis enceinte *parce qu'on l'a désiré.*

— Mais c'est de la folie !

Elle a éclaté de rire.

— Et c'est toi, *ma petite folle,* qui dis ça ?

Elle m'a prise dans ses bras, et j'ai compris alors pourquoi je l'aimais tant et pourquoi j'avais si peur pour elle. Elle voyait bien à quel point tout ça m'effrayait. Comme si la peur avait changé de camp. Pendant longtemps, elle avait joué les grandes sœurs, elle avait cherché à me protéger... Chaque fois que j'avais été hospitalisée, pendant mon adolescence, elle avait été là, près de moi, sans jamais me juger, sans jamais se ranger du côté de ceux qui me « voulaient du bien »... Et quand à son tour elle avait été mal en point, mal aimée, maltraitée, je l'avais aidée en retour. Mais à présent elle me disait :

— Nous ne sommes plus les petites filles, les adolescentes, les jeunes femmes d'hier qui s'entraidaient contre l'adversité. Toi comme moi, nous sommes des femmes adultes. Nous choisissons notre vie. Comme le font les hommes. Vivre avec Bruno, être enceinte de lui, je l'ai choisi. Dans ce choix il n'y a que du plaisir, de l'amour, de la vie. Tout ça me fait du bien, il ne peut rien m'arriver de mal. N'aie pas peur, tu verras comme tu seras heureuse, toi aussi, de me voir heureuse.

Charlotte était si bonne, si douce, si aimante, si rassurante, que j'ai voulu y croire, et bien sûr j'y ai cru. J'ai cru – parce que je l'aimais, parce qu'il l'aimait, parce que tout le monde l'aimait – qu'il ne pouvait rien lui arriver.

Le jour où ils sont allés ensemble à la mairie pour que Bruno reconnaisse l'enfant, elle m'a demandé de les accompagner. Diego était là, lui aussi. Il faisait beau comme au printemps. Au lieu d'y aller en voiture, ils ont voulu monter à la mairie à pied en empruntant les escaliers interminables qui se dressent entre les quais et le vieux Tourmens. Au début, elle et lui, main dans la main, ils grimpaient en courant ; et puis je l'ai vue ralentir pour reprendre son souffle, elle s'est arrêtée, puis remise à grimper, puis s'est arrêtée à nouveau, elle a retenu la main de Bruno pour la poser contre son ventre, elle a ouvert la bouche et, brusquement, elle est tombée.

Elle est morte bien avant que le SAMU n'arrive.

(...)

Rondes de nuit

[...] *La suppression du concours de l'internat sera envisagée en 1982 car, selon les étudiants, il représente une sélection supplémentaire qui fait ressembler la formation des médecins au système des grandes écoles. Après un mouvement de protestation et une grève massive des soins menée par les internes déjà nommés et leurs aînés, attachés à leurs privilèges, le concours est maintenu sous la forme d'un concours universitaire, seule voie d'accès aux spécialités. Les étudiants n'ayant pas voulu préparer ou n'ayant pas obtenu l'internat dit de spécialité (ou de CHU) font d'ores et déjà un stage interné à la fin de leur formation – ils sont désignés par le sigle « FFI » (faisant fonction d'interne). Bientôt, on les nommera « résidents ».*

(Extrait d'un article signé « Véro », posté en 2002 sur le site <www.remede.org>.)

*

Christophe

Pendant mon semestre en néphrologie, j'ai passé beaucoup de temps avec lui en gardes d'hémodialyse, avec leur cortège de souffrances au quotidien... Les malades venaient deux ou trois fois par semaine, ils avaient leur lit, leur machine, leurs horaires, leurs rituels, leur court-circuit artério-veineux – une sorte de grosse varice au bras que Lance ou un de ses internes avaient bricolée en raboutant deux vaisseaux qui n'auraient pas dû l'être pour les faire gonfler afin qu'on puisse leur enfoncer l'aiguille grosse comme un stylo par laquelle on allait leur sucer le sang tout vider tout filtrer tout nettoyer pour qu'ils ne meurent pas intoxiqués par l'urée, le potassium, le sucre, le sel, le poivre et le tabasco que leurs reins ne pouvaient plus éliminer normalement...

... beaucoup venaient là depuis des années parce qu'il n'y avait pas de greffon ou bien qu'on n'en avait pas trouvé de compatible, ou bien parfois parce qu'ils avaient rejeté celui qu'on leur avait greffé une fois deux fois trois fois adjugé au suivant...

... certains étaient comme des squelettes ambulants tout osseux décharnés asséchés douloureux pris de crampes à tout bout de champ pendant le passage sous machine et que rien ne pouvait calmer parce que de toute manière on n'avait pas toujours grand-chose à leur proposer vu que le médicament était filtré avec le reste avant d'avoir eu le temps de faire le moindre effet...

... les mêmes qui passaient leur temps à se plaindre de tout et de rien et pas seulement de ce qui leur arrivait à la dialyse mais aussi de leur voisin de leur mari de leur belle-mère de leur boucher mais forcément quand on est là trois fois par semaine on finit par créer des liens avec le voisin de lit ; l'infirmière – *Comment allez-vous aujourd'hui ? – Comme d'habitude autant dire mal* – et parfois aussi l'externe – *Vous êtes bien jeune pour faire ce travail* – étaient parfois les premiers à encourager les nouveaux arrivants effrayés de se retrouver là parmi les douloureux en suspens, les presque transplantés, les pas tout à fait morts, évidemment, ça dépend de l'âge, quand c'est quelqu'un qui a déjà fait le plus gros de sa vie et qui se retrouve sous station d'épuration artificielle après – je ne sais pas, moi – une septicémie ou une intoxication à la phénacétine parce qu'en toute innocence *j'ai pris deux comprimés de Véganine par semaine pendant vingt ans, quand on le fait on se dit que c'est pas beaucoup mais quand on vous apprend que ça s'accumule et que mis bout à bout ça fait plusieurs kilos et que ça finit par fusiller la plomberie passé la soixantaine*, évidemment il l'a mauvaise et vous compatissez ; mais quand c'est une petite qui se retrouve là à quinze ans parce qu'elle est née avec un seul rein qui vient de succomber à une infection ou bien un beau jeune homme qui n'avait que l'avenir devant lui et tout irait très bien madame la marquise s'il n'y avait ce tout petit rien cet incident cette bêtise cette chute d'une jument grise et l'hématome périrénal bilatéral, ça n'a plus rien à voir : faut leur remonter le moral, leur dire qu'avec un peu de chance et le bon groupe ils vont se retrouver très vite avec un rein tout neuf et oublier les séjours dans ce lit de douleur aligné au milieu des machines à filtrer avec leurs roues qui tournent le sang brassé comme les bateaux à aube, avec les pompes qui sifflent toutes en même temps les infirmières fatiguées de voir toujours les mêmes patients douloureux lundi-jeudi-samedi/mercredi-vendredi – *Tiens ! Mme Petit n'est pas là cette semaine, elle n'est pas hospitalisée, au moins ? – Non, elle a fait un échange, elle est en dialyse à La Baule et on aura quelqu'un qui viendra à sa place, un monsieur de Lille en visite dans sa famille pendant que la dame de La Baule est chez lui, c'est logique, il faut bien qu'ils aient tous une place, que tout soit en place.*

C'était long, c'était dur, c'était chiant, c'était triste, c'était fatigant de les voir fatigués en arrivant, fatigués en partant, de savoir qu'ils mettaient une demi-journée à se rétablir de la dialyse, qu'ils allaient bien le lendemain matin et que dès le lendemain soir les crampes recommençaient, les maux de tête aussi et tous les tremblements, et qu'ils étaient bien heureux de revenir le surlendemain pour remettre ça.

Mais j'étais avec Bruno, je veillais sur lui, et comme j'étais là, comme il me sentait derrière lui, il ne pensait pas à ce qui lui faisait mal, il s'occupait des gens, leur faisait la causette et parfois même contait fleurette aux infirmières pour passer le temps, pas trop longtemps, parce que ça finissait par lui faire mal.

Et puis il y avait Zimmermann et son sourire et ses lunettes et ses histoires à dormir debout et ses confidences quand il nous expliquait que ses jours étaient comptés et que son agrégé le regardait de travers depuis qu'il avait changé le fonctionnement du service et demandait l'avis de tout le monde et de tout un chacun. Tiens, je m'en souviens d'une qui dit tout du bonhomme et surtout de ceux qui étaient autour : un vieux monsieur de quatre-vingt-cinq ans est admis en chirurgie pour des métastases qui bloquent les deux reins, et le problème est à la fois simple et compliqué comme une question d'examen (rayer la mention inutile) : OU BIEN on le met en dialyse et avec ses métastases il en a pour trois à six mois avec un peu de chance, OU BIEN on le laisse tranquillement mourir de son insuffisance rénale, et là il en a pour quinze jours, qu'est-ce qu'on fait ? Top chrono. Et là, il y a les deux camps. Ceux de la vieille école : *On doit tout faire pour prolonger la vie à tout prix, on n'est pas là pour le laisser mourir*, et ceux de la nouvelle vague : *La dialyse ça coûte cher c'est pénible ça prend du temps et de la place déjà qu'on en a pas assez et puis lui à son âge on va pas le greffer alors est-ce que c'est vraiment bien d'envisager ça, à son âge il a fait son temps on peut peut-être le laisser partir tranquillement.*

Comme on est en direction collégiale, évidemment, personne n'emporte le morceau, pas même l'agrégé, qui ne peut tout de même pas se comporter comme le calife alors qu'il n'y a même plus de grand vizir pour briguer la place. Alors on se dit peut-être qu'on pourrait demander à Zimmermann, il ne vient plus souvent parce qu'on l'a mis sur la touche, mais, officiellement, c'est encore lui le chef de service, alors pourquoi on le laisse pas se débrouiller avec la patate chaude et trouver les mots qu'il faut pour expliquer sa décision souveraine à la famille ?

Et là, l'air de rien, le vieux Zim lève un sourcil, regarde ses interlocuteurs par-dessus ses lunettes, fait un petit sourire et dit :

— Et le malade, il en dit quoi, lui ?

Les autres se regardent bouche ouverte : ils ne le lui ont pas demandé. D'ailleurs, ils ne lui ont même pas dit...

— Bon, je vais lui parler.

Il entre dans la chambre, il dit bonjour monsieur, il se présente, lui serre la main, s'assied près du lit et demande :

— Que savez-vous de votre état de santé ?

Et le vieux monsieur lui répond :

— Ben, comme je suis vieux mais pas sourd, j'ai entendu à travers la porte qu'avec dialyse et métastases j'en ai pour trois à six mois et que sans, j'en ai pour quinze jours.

— Et vous en pensez quoi ?

— Ben, ce que j'en pense, c'est que je suis prêt à passer l'arme à gauche puisque mon heure est venue, depuis le temps que j'ai mon âge j'ai eu le temps de m'habituer à cette idée, mais vous voyez, je suis historien et j'aimerais bien finir mon bouquin, il me reste une dizaine de chapitres à écrire, alors franchement, si ça vous dérange pas, je préférerais la dialyse, ça me donnerait le temps de me retourner. Et puis, si je finis très vite, le jour venu on peut toujours me débrancher pour que je m'en aille tranquillement à la dérive...

Et nous, Bruno et moi, quand on l'entendait raconter des trucs comme ça, on se disait qu'on était juste là où on voulait être.

Un jour, Zimmermann me propose de remplacer au pied levé un moniteur d'enseignement dirigé qui explique la physiologie rénale aux étudiants de deuxième année. Ça m'a fait rire, parce que je me souvenais de ces ED et de l'interne qui nous les faisait et qu'on chahutait tant et plus. Je lui dis : *Non, je ne crois pas ; quand j'étais à leur place c'était trop chiant !*, et il me dit : *Tu as raison, ça l'était ; mais tu as tort de ne pas vouloir faire en sorte que ça ne le soit pas pour eux. Réfléchis.* Tout bien réfléchi je me suis dit pourquoi ne pas tenter le coup ? D'autant qu'en voyant la feuille polycopiée je me suis dit : « Évidemment, si c'est ça qu'on leur balance pour leur expliquer le fonctionnement du néphron, pas étonnant qu'ils n'y comprennent rien alors qu'il y a tellement plus simple à faire. » J'ai récrit l'ED et je suis allé le faire, et comme au bout d'une demi-heure ils avaient déjà tout compris, je me suis mis à leur décrire les symptômes des patients du service en leur demandant d'utiliser ce qu'on venait de voir ensemble pour risquer une hypothèse diagnostique...

On était deux moniteurs, et chacun faisait le cours, cinq semaines de suite, à un groupe de vingt étudiants. Dans mon groupe, la première fois, ils étaient dix-sept. La deuxième fois, ils étaient trente. La troisième fois, je n'arrivais pas à entrer dans la salle, et l'autre moniteur, qui était en principe dans la salle voisine, est venu me voir en disant : *Tu ne veux pas m'en laisser ?* J'ai répondu : *Viens, on va les prendre ensemble dans une salle plus grande.* Je lui ai montré ce que j'avais écrit, et j'ai mis sur le papier les situations cliniques que je leur avais racontées pour compléter. Il m'a demandé si je ne voulais pas assurer *aussi* un ED de neurophysiologie. J'ai répondu que je n'y connaissais rien. *Moi si*, et il m'a passé le cours qu'il avait préparé.

Et comme ça, peu à peu, j'ai compris que j'aimais enseigner.

*

André

Après, en cardio, c'est moi qui me le suis tapé. Quand il a appris que j'avais permuté avec quelqu'un d'autre pour me retrouver dans le même service que lui, il a soulevé un sourcil mais il n'a rien dit... enfin si, je crois qu'il a dit : « Je ne peux pas faire un pas sans mes *gardes du corps*, on dirait. » Et j'ai dû faire l'andouille en lui répondant que je ne voyais pas ce qu'il voulait dire. On le surveillait de près, pas seulement Basile et moi qui vivions toujours rue Plotin, mais aussi Jackie – qui avait fini par venir s'installer avec moi, parce que sinon c'était trop sinistre – et Christophe, qui passait plus de temps que jamais à l'appartement. On se relayait. En essayant de ne pas être trop lourds dans l'encadrement. Moi, j'avais trouvé bizarre la manière dont il prenait ça. Pendant des semaines, il n'a pas dit un mot. Déjà, à l'enterrement, la famille de Charlotte l'a laissé à l'écart... Quand je pense que c'est Bonnat qui est allé s'asseoir avec eux, ça me sort par les yeux ! Mais enfin, la société bourgeoise, c'est comme ça, tenons-nous-en aux apparences, pas question de regarder la réalité en face, j'imagine sans peine les commentaires bouche en cul-de-poule : *Si Charlotte avait décidé de quitter son mari et d'aller vivre avec un gamin de six ou sept ans de moins qu'elle, c'est qu'elle avait perdu la tête... D'ailleurs elle en est morte !*, ou quelque chose d'approchant, bête à vomir. Bruno n'a pas insisté, il s'en foutait, je crois. Il aimait Charlotte, il voulait vivre et avoir des enfants avec elle, il ne tenait pas à mettre ses parents ses cousins ses beaux-frères par alliance dans leur lit.

La seule qui ne l'ait pas battu froid, c'est Emma, bien sûr. À l'église, quand elle l'a vu tout seul, elle a quitté le coin de la sainte famille et elle est allée se tenir près de lui. John n'était pas là, lui non plus n'a jamais été en odeur de sainteté – faut vous dire, monsieur, que chez ces gens-là on ne vit pas, on triche...

Bruno est resté debout pendant toute la messe. De temps à autre, Emma lui prenait la main, et je ne sais pas ce que ça libérait chez lui, mais ça lui permettait de pleurer. J'étais sur le même rang mais de l'autre côté de l'allée, et parfois j'avais le sentiment à la fois étrange et insupportable, parce qu'Emma lui ressemble tellement, que Charlotte était là debout près de lui, et pleurait avec lui – pas sur sa mort, mais sur la mort de leur amour.

Dès que Jackie m'a prévenu, j'ai galopé aux urgences parce que je ne pouvais pas y croire, je ne comprenais pas, la veille encore seulement elle était magnifique, si heureuse d'être enceinte, que je m'étais laissé aller à dire : *Ça donne envie d'en faire*, et Jackie, du tac au tac : *Ce soir je prends deux pilules au lieu d'une, c'est plus sûr*, et puis ça avait dégénéré et nous avions ri longtemps longtemps...

Depuis qu'elle vivait avec nous, j'avais le sentiment que pour

Bruno tout était oublié, la mort de son père, l'année écoulée, le fiasco du *Manuel*... Plus rien d'autre ne comptait, il était heureux. Et nous, on n'arrêtait pas de rigoler... On était heureux nous aussi, grâce à eux...

Depuis, il ne parlait plus que par monosyllabes. Il n'avait pas l'air déprimé, comme ça, il répondait aux questions quand on lui en posait, il n'envoyait jamais bouler personne – je le vois encore accueillir les malades, il était vachement patient, un jour on s'est retrouvés tous les deux avec un insuffisant cardiaque meumeu, un type énorme, tout bleu, à deux doigts de l'asphyxie, comme Basile en avait déjà vu des tas lorsqu'il était passé par là, avec plein d'eau partout : ses bras, ses jambes et ses couilles avaient triplé de volume, alors les poumons, je veux même pas y penser... Et, pendant que tout le monde s'agitait, Bruno lui a pris la main et s'est penché vers lui en disant : *Vous avez le sentiment que vous allez mourir, mais on ne vous abandonnera pas, bientôt vous serez libéré de ce poids, n'ayez pas peur et regardez* – il lui expliquait ce que l'infirmière et moi lui faisions. Après avoir pissé un litre et demi, le type allait mieux et on l'a mis dans une chambre. Bruno l'a accompagné, mais quand il est revenu, il avait l'air sonné.

Il est revenu dans le bureau des infirmières et il a murmuré : *Il vaut mieux que je ferme ma gueule.* Il a fallu que je le cuisine longtemps pour lui faire dire pourquoi. Le type lui avait dit : « Je suis désolé, je planais un peu, j'ai bien senti que vous étiez là et que vous me teniez la main, mais j'avais l'impression de mourir, que vous étiez un prêtre et que vous me donniez l'extrême-onction, alors j'ai pas vraiment écouté ce que vous m'avez dit parce que, pour être franc, ça me faisait un peu peur... » Et tout ce que j'ai trouvé à répondre à Bruno c'est que, parfois, ce ne sont pas les paroles qui font du bien, mais la présence.

Évidemment, tout ça ne portait pas à la joie, mais il bossait quand même. Comme le disait Christophe, le boulot l'occupait. Après le déjeuner, il retournait dans le service. Il disait que c'était beaucoup plus calme, qu'il avait le temps d'écouter ce que les infirmières et les aides-soignantes avaient à raconter, que ça lui changeait les idées, qu'il ne supportait pas de rester à l'appartement ou de traîner en ville ou d'aller au cinéma, c'était fini pour lui, il valait mieux qu'il soit là, à ne pas penser à sa souffrance, à la perte qui lui était imposée pour la deuxième fois mais cette fois-ci de manière définitive, irréparable.

Franchement, au bout d'un moment nous n'en pouvions plus de le suivre à la trace, on ne pouvait pas veiller sur lui à longueur de journée et à longueur de nuit, il fallait qu'on vive, comme Basile ne rentrait pas à l'appart tous les soirs j'avais envie de pouvoir dormir avec Jackie sans avoir besoin de me réveiller en sursaut parce que j'avais cru entendre un bruit de verre brisé – *Ah ! putain pourvu qu'il ne se soit pas tranché les veines !* –, ou un coup sourd contre le mur – *Ça y est ! Il s'est pendu et c'est son pied qui tape...* Et puis, heureusement pour nous comme pour lui, c'est à peu près à cette époque-là que Ray Markson est arrivé en France...

Personne n'a jamais compris que Charlotte soit morte comme ça, en quelques minutes. Je sais qu'une grossesse extra-utérine, ça peut péter d'une seconde à l'autre, mais, en général, les femmes souffrent depuis quelques jours, elles consultent, on se méfie. D'autant plus qu'elle avait des antécédents de salpingite, à ce que m'a dit Emma. On l'avait prévenue qu'une grossesse extra-utérine était possible, et qu'il faudrait qu'elle soit vigilante le jour où elle serait enceinte. Mais une femme avertie n'en vaut pas toujours deux, apparemment. Elle a fait une hémorragie massive sans aucun signe prémonitoire. Chienne de vie.

J'aimais pas beaucoup la cardio, la tuyauterie c'est pas mon truc, mais à deux ou trois reprises, quand je me suis mis à écouter les hommes qui sortaient d'un infarctus, ou ceux dont on venait de compenser l'insuffisance cardiaque, j'ai été étonné de constater qu'une des premières choses qu'ils demandaient, quand ils se remettaient à parler, quand ils voyaient pointer la perspective d'un retour à la maison, c'était : « Est-ce qu'avec ma femme je pourrai bientôt recommencer... enfin, vous savez, est-ce que je pourrai avoir des relations ? »

Je ne sais pas si c'est parce que j'étais déjà obsédé ou bien à cause de la manière dont ils en parlaient – en tout cas, ça n'était pas vraiment par identification... À l'époque, à l'âge que j'avais, même si je fumais un peu, je ne courais pas grand risque de boucher une artère et de mourir dans les bras de Jackie – *N'est-ce pas, ma douce ?* –, mais, comment dire ? le souci de ces hommes de sentir leur sexualité atteinte, diminuée par la maladie, leur regret de ne pas pouvoir faire l'amour à leur femme par peur d'y trouver la mort, leur... tristesse... me touchait. Drôle de raison pour choisir une carrière, non ?

*

Basile

L'année de mon stage interné, j'ai pris au pied levé un poste en pédiatrie. L'un des internes était parti au bout d'un mois, il avait été nommé attaché dans une autre section et il leur manquait quelqu'un. Je me suis dit : « Quelqu'un d'autre va sauter sur l'occasion. » Mais on était en mai et les deux ou trois autres que ça intéressait voulaient potasser leurs examens tranquilles. Ils m'ont dit : « On te le laisse. » Je n'attendais que ça. Et puis ça me permettait de prendre du champ avec tout ça. Et de ne plus être tout le temps sur le dos de Bruno.

J'y étais depuis deux mois quand il a décidé, à son tour, de court-circuiter le cycle normal des stages et de prendre un poste d'interne qui se libérait aux urgences. Il en avait assez d'être un observateur, il répétait une phrase de je ne sais plus qui, Sartre ou Camus : *Vient le temps où il faut choisir entre la contemplation et l'action. Devenir un homme, c'est ça*, ou quelque chose comme ça. Ça me plaisait. Pour moi, ça voulait dire qu'il avait décidé d'aller de l'avant.

J'étais bien, là-bas. J'y étais à ma place. J'adorais les enfants et ils le sentaient. Les infirmières le sentaient aussi. Elles l'avaient senti la première fois que j'étais passé dans le service. Au bout de quelques mois, ce sont elles qui avaient suggéré au patron de me faire remplacer les internes quand ils étaient absents. Elles disaient : en trois mois il en a appris dix fois plus que vos internes en titre en deux ans de bachotage du concours. Elles me faisaient confiance. Le patron, qui était de la vieille école mais respectait les femmes avec qui il travaillait, leur a laissé carte blanche. Chaque fois qu'un interne s'absentait, je prenais le relais. C'est pour ça que je n'ai pas eu de mal à décrocher le poste ensuite. Quand je suis arrivé, elles m'ont dit : « On t'attendait... »

Les enfants, m'occuper des enfants, c'était ce que je voulais faire depuis toujours. J'avais déjà passé du temps à l'accueil. J'y voyais défiler tout ce que les mômes pouvaient subir. Les doigts coincés dans une porte : *et le bout est parti alors il faut le recoudre, vous n'allez pas lui faire ça à vif ?* Les maux de ventre que les parents ont déjà diagnostiqués : *crise d'acétone, crise de foie, crise d'appendicite*, alors que bien souvent ça n'est qu'une crise de colère, le mal de mère, le mal de père. Les trucs coincés dans le nez les oreilles le nombril le zizi. Les bobos qu'il faut panser, les bubons qu'il faut percer, les brûlures qu'il faut parer, les coupures qu'il faut suturer, les morsures de chien qu'il faut bien nettoyer, pendant de longues minutes, et, non madame, je suis désolé, il ne faut pas recoudre parce que ça s'infecte, et, oui, je sais, c'est malheureux, il risque de garder une cicatrice mais elle se verra moins que si je lui colle un abcès avec mon fil à pêche. Les enfants fiévreux rouges comme des tomates qui galopent avec quarante de fièvre et parlent mieux qu'avant – ça accélère leur débit et la mère s'affole parce que *d'habitude il est plus lent que ça* ; les enfants abattus prostrés blancs comme linge calmes comme tout dans leur lit et qui ne veulent pas qu'on les approche parce que dès qu'on les touche ils ont mal partout, *mais pour moi ça n'est pas grave, docteur, je suis sûr qu'il fait semblant.* Les petits tout petits qui ne veulent pas prendre leur biberon avec leur mère parce que la grand-mère – qui accompagne le couple aux urgences – la tanne sans arrêt sur la forme de la tétine la température du lait la position du bras, et là on dit au père : *Tenez, tenez-le-moi pendant que je parle à ces dames, et essayez de le lui donner pendant ce temps-là*, on fait sortir les deux femmes et quand on revient le petit a tout bu, son père des yeux en sus. Bon, je sais, vous allez me dire que j'ai quelque chose contre les mères, mais non. Simplement, à l'hosto on ne voit jamais les mères qui n'ont pas de problème avec leurs enfants, on voit les enfants qui ont des problèmes et qui parfois en posent à leur mère à leur père, et parfois des parents – et en particulier des mères, mais après tout ce sont les mères qui élèvent les enfants, il faut bien aussi reconnaître que le plus souvent elles sont partie prenante, ce qui n'en fait pas des parties faciles – qui en posent, et pas des moindres. Les enfants agités, les enfants trop lents, les enfants ralentis, les enfants qui ne suivent pas à l'école, mais les parents ne suivaient pas non plus – *est-ce que c'est dans les gènes ou est-ce qu'il est cossard ?* Les enfants qui ne voient pas, les enfants qui n'écoutent pas, les enfants qui ne veulent rien entendre et les enfants qui, tout bonnement, n'entendent pas. Les enfants qui ne comprennent pas, *mais alors pas du tout*, ce que leurs parents attendent d'eux. Alors quand on voit arriver un enfant et son parent, ses parents, il vaut mieux recevoir tout le monde en même temps, mais parfois, même si ça paraît cruel, ce n'est pas mal de les séparer. Encore faut-il savoir choisir le moment.

Je me souviens d'un jour où Bruno m'a appelé aux urgences pour un garçon de quinze ans qui souffrait le martyre. Il m'a dit qu'il fallait que je vienne éclaircir les choses. Quand je suis arrivé, la mère hurlait : *mon garçon mon garçon il a mal faites-lui une radio un scanner sauvez-le il a mal il a mal il a mal*, et le garçon était prostré, les mains sur la tête et les pouces dans les oreilles. J'ai dit à Bruno : emmène-le à part et demande-lui de te décrire son mal de tête. Pendant ce temps-là j'ai pris la mère et je lui ai demandé si elle n'avait jamais fait de migraines. Elle m'a répondu : *Moi, ohlàlàoui mais maintenant c'est fini, pour ça la ménopause a tout arrangé... Vous pensez que c'est ça qu'il a mon garçon ?* Bruno est revenu en disant : *Ça tape d'un côté, il voit trente-six chandelles et le bruit aggrave les choses.* Et je me suis retourné vers la mère en disant : *Il est migraineux lui aussi, la mauvaise nouvelle c'est que ça ne s'arrangera pas à la ménopause, la bonne c'est que pendant les migraines le bruit accentue la douleur, donc, si vous criez moins, il souffrira moins.* Bon, là j'ai été méchant, mais au moins elle a compris.

Parmi les mères il y a de tout, vous savez. Il y a les meilleures – mais celles-là, on ne les voit pas dans les services de pédiatrie, les gens heureux n'ont pas d'histoire ; mais il y a aussi les malheureuses : ça fait mal pour elles de les voir amener leur petite fille de six ou sept ans dont le ventre a grossi abominablement depuis quelques semaines, sa mère dit je n'arrive plus à lui mettre ses robes, on lui dit : *Bonjour ma petite puce, tu veux bien que je te déshabille ?*, elle fait oui de la tête, on l'assoit sur la table pour qu'elle soit à hauteur, on lui dit : *Tu veux bien que je te regarde ?*, elle fait oui de la tête, *Tu veux bien t'allonger ?*, elle s'allonge, elle est facile, elle veut tout bien. Et là, quand on met la main sur le ventre, on sent une masse un truc énorme un machin effrayant et on sait exactement quel martyre elle vit, cette mère, à la pensée qu'un truc pareil pousse dans le ventre de son enfant.

Et puis il y a les... parents comme ceux de Jojo.

Jojo avait déjà dix-sept ans, presque dix-huit, je m'en souviens parce que je m'étais dit qu'à un poil près il aurait pu quitter ses parents mais que, parti comme il était, y'avait pas de risque.

Son père pesait cent vingt kilos, sa mère quarante-huit, des caricatures.

Jojo cumulait les catastrophes : il était hémophile (merci maman) et diabétique (merci papa) ; il avait déjà fait une demi-douzaine de comas insuliniques parce que son père préparait les seringues mais sa mère disait toujours : « Mets-lui-en un peu plus, on ne sait jamais » ; il avait déjà saigné à moult reprises dans toutes ses articulations parce que sa mère essayait de le garder au chaud pour pas qu'il se fasse mal, mais son père, qui était facteur, insistait pour lui faire faire du vélo, et vas-y que je tombe et que je m'escagasse. Il s'était tellement abîmé de partout qu'il ne pouvait plus marcher. Le père portait le fils, qui pesait moins lourd que la mère. Il était suivi par l'un des pédiatres les plus chevronnés du service. Il n'avait plus l'âge, mais à titre amical, quand il avait un petit problème, on l'accueillait parmi les petits. Un soir, je devais prendre la garde, il y avait un dîner de service. Les filles tenaient absolument à ce que je vienne. Elles ont suggéré de demander à Bruno, qui avait bonne réputation aux urgences des grands et qui n'était pas manchot avec les petits non plus, d'assurer la garde le temps du dîner, jusqu'à minuit, une heure. Bruno a dit oui. Cinq minutes après mon départ, on lui amène Jojo. Il vomissait tripes et boyaux. *Une crise de foie*, disait le père ; *une intoxication alimentaire*, disait la mère. Ni l'un ni l'autre disait le bilan : une pancréatite aiguë. Et là, Monsieur Nestor, il faut qu'on vous explique : les enzymes pancréatiques se répandent dans tout l'organe... et comme ils sont faits pour digérer les aliments, ils digèrent les cellules et ça fait des trous dans le bide. Or, des trous chez un hémophile...

Bruno a mis Jojo dans un camion du Samu et l'a fait véhiculer à un bout du CHU vers la réanimation médicale, mais, arrivé au pied de l'ascenseur, les réanimateurs médicaux ont répondu : « Un hémophile avec une pancréatite ? Pas question, il va calancher si on l'opère pas, emmenez-le en réa chir ! » Il a remonté Jojo dans le camion et il est allé, à l'autre bout du CHU, le confier au service de réanimation chirurgicale, mais à l'entrée du service on lui a répondu : « Une pancréatite chez un hémophile ? Vous plaisantez, il va nous claquer entre les doigts si son hémorragie n'est pas stoppée, remmenez-le en réa med ! » Il a remis Jojo dans le camion et il a fait en va-et-vient les six cents mètres entre les deux services je ne sais combien de fois... parce qu'il ne se voyait pas s'arrêter, retourner en pédiatrie, regarder les parents et leur dire : « Personne n'en veut. » Et c'est pendant un des trajets, ou peut-être quand on descendait ou montait son brancard, que Jojo a fait son arrêt cardiaque.

Vous savez ce que les parents ont dit ? « Mon Dieu ! *pourquoi il nous fait ça juste au moment où on va le soigner ?* »

*

Diego

Après la mort de Charlotte, Bruno s'est peu à peu éloigné des Zouaves, peut-être parce qu'il avait le sentiment qu'ils lui rappelaient trop ce qu'il avait souffert. Pendant quelque temps, ils avaient peur qu'il se supprime et ils veillaient sur lui comme sur la prunelle de leurs yeux. Mais il trouvait ça lourd, et il venait me le dire. Il avait le sentiment d'être sous contrôle judiciaire. Il se mettait à gueuler devant moi que s'il avait envie de se flinguer, après tout, c'était son droit. Et que s'il en avait vraiment envie, il suffisait d'attendre que leur attention se relâche ou de se louer une chambre d'hôtel n'importe où, monter s'enfermer, avaler ce qu'il fallait et voilà.

Il disait ça sur un ton tellement calme que ça me faisait froid dans le dos. Pour me rassurer, je me disais : « S'il en parle, c'est qu'il ne veut pas le faire. Pas encore. Il ne prendrait pas la peine de m'avertir. »

Heureusement, à peu près à cette époque-là, Ray est arrivé en France. Et je dis « heureusement » parce que je crois que, grâce à lui, il s'est sorti du marasme. En tout cas, il a recommencé à vivre, petit à petit. Il s'est rapproché de moi, et je ne demandais pas mieux. Il a commencé à sortir de nouveau, avec moi et Ray et la petite Catherine, qu'on s'est mis à appeler Kate tous les trois. On ne l'avait pas vue tourner autour de lui tant que Charlotte était là, bien sûr, mais elle était revenue à la charge quand il s'était retrouvé seul. Elle venait guetter les jours où il passait me voir à la librairie. Je l'ai entendu à plusieurs reprises lui dire gentiment qu'il n'avait pas très envie de la voir, qu'il préférait être seul. Et j'imagine qu'elle ne devait pas très bien le prendre. Mais elle ne disait rien, et elle revenait à la charge. Patiemment, sourdement. L'air de ne pas y toucher : *Je suis là, je t'attends, le jour où tu voudras...* Et j'ai vu venir avec frayeur le jour où il finirait, non pas par lui tomber dans les bras, mais par se laisser tomber d'épuisement et de désespoir au moment où elle n'aurait plus qu'à le rattraper.

Heureusement, ça n'est pas arrivé. Heureusement, elle s'est rabattue sur Ray. Sinon, je ne sais pas où il serait, le Bruno. J'aime bien Kate, c'est une fille intelligente et cultivée et tout et tout. Mais elle n'est absolument pas faite pour lui. Elle n'est pas assez folle. Elle n'aime pas assez la vie. Alors que Charlotte aimait Bruno et Bruno lui faisait aimer la vie... à en mourir.

Quand on aime, quand on est follement amoureux, quand cet amour est partagé, quand il éclate à la face du monde, il y a tant de gens que ça dérange. Les frustrés, les jaloux, les pervers. Ceux qui n'aiment pas et n'ont jamais aimé, et qui pour ça haïssent ceux qui s'aiment... et sont prêts à tout pour que ça cesse...

Un jour, brusquement, Bruno m'a dit qu'il ne voulait plus que je prononce le nom de Charlotte. Qu'elle n'existait plus pour lui. Qu'il ne voulait plus jamais entendre parler d'elle.

Ce jour-là, j'ai eu peur. Non pas qu'il se supprime, mais qu'il soit déjà mort.

C'est terrible comme on peut vivre dans le déni. Je me suis dit qu'il lui en voulait d'être morte de l'amour qu'il lui portait. Et qu'il s'en voulait à lui-même de l'avoir tuée en l'aimant. Et qu'il ne voulait plus souffrir de lui en vouloir, de s'en vouloir.

Alors, parce que je l'aimais moi aussi, j'ai obéi. Et je l'ai laissé souffrir. En me disant qu'un jour il trouverait peut-être une issue.

Femme en mouvement

Emma Pryce

En voiture, rocade nord, 15 mars 2003

Quand j'ai passé ma thèse, juste après la soutenance, alors que je lui servais un verre de kir, l'un des membres du jury m'a dit, en engouffrant un petit four : *Étonnant, le sujet que vous avez choisi !* "Qui soigne le sexe des hommes ? Motifs de consultation en urologie". *Je ne m'attendais pas à ça de la part d'une femme médecin.* Je lui ai répondu que les médecins hommes (tiens, d'ailleurs, pourquoi utilisait-il l'expression dans un sens et moi dans l'autre ?) écrivaient sans arrêt des thèses consacrées à la sexualité des femmes, et que ça n'étonnait personne. Il a répondu : *Mais ce n'est pas pareil.*

*

Lors d'un de mes premiers remplacements, la première personne que je suis allée chercher dans la salle d'attente m'a dit : *Il n'y a pas de médecin, aujourd'hui ?*

*

Au début de mon stage interné aux urgences, quand j'entrais dans un box en disant, avec un grand sourire : *Bonjour, je m'appelle Emma, je suis l'interne, je viens m'occuper de vous*, je lisais l'inquiétude sur les visages du malade et de sa famille et je me sentais obligée d'expliquer que même si j'étais une femme, j'étais aussi compétente qu'un homme. Au bout d'une semaine, j'ai pris l'habitude d'entrer en faisant la gueule, en disant : *Je suis le docteur Pryce, qu'est-ce qui vous arrive ?* Ça passait beaucoup mieux.

*

Quand j'étais externe en gynéco, je voyais parfois des femmes se tromper de porte et entrer en demandant le centre d'IVG ; la secrétaire répondait : *C'est pas ici !*, d'un ton sec et sortait du bureau en les plantant là.

*

Un jour, j'ai vu une femme enceinte, sur le point d'accoucher, entrer dans le service en larmes et dire : *Je ne veux pas de cet enfant. Je sens qu'il n'est pas normal. Je n'en veux pas. Je veux arrêter cette grossesse.* Il n'y avait pas d'échographie à l'époque. Ils l'ont examinée sous toutes les coutures, et ils n'ont rien trouvé d'anormal. Toute l'équipe l'a rejetée. Les sages-femmes se sont mises à l'éviter. Personne ne voulait entendre ce qu'elle avait à dire. Elle pleurait sans arrêt et tous les matins elle se présentait dans le service en disant : *Arrêtez cette grossesse, s'il vous plaît, je ne veux pas de cet enfant. Je n'en veux pas.* Ils se mettaient en colère, ils l'engueulaient, ils ne voulaient plus la voir. J'ai appris, bien plus tard, qu'elle avait accouché seule, une nuit, dans une ruelle, et qu'elle avait abandonné le bébé dans une poubelle. L'autopsie avait montré qu'il avait une maladie génétique et des troubles neurologiques profonds et qu'il n'aurait probablement pas survécu plus de quelques heures ou quelques jours, mais au procès personne n'a dit ce que cette femme avait subi, et on l'a envoyée en prison.

*

Quand j'étais externe en neurologie, le patron nous a emmenés, trois autres étudiants et moi, dans la chambre d'une très jeune femme qui présentait des symptômes marqués de sclérose en plaques. Elle pleurait en permanence. Nous y sommes entrés à 9 heures, nous en sommes sortis à midi et demi. Il nous a imposé à tous les quatre de l'examiner parce que, disait-il, *nous devions bien comprendre de quoi il retournait.* Le lendemain, il nous a emmenés voir un homme d'une quarantaine d'années qui souffrait d'une maladie de Parkinson. Avant d'entrer il nous a dit qu'il n'était pas nécessaire d'imposer à ce patient un examen clinique répété et qu'il l'examinerait seul. J'ai demandé pourquoi la patiente de la veille n'avait pas eu droit à ce traitement de faveur. Il a répondu : *Les hommes et les femmes, c'est différent. Les femmes sont tellement plus difficiles à appréhender...*

*

Je suis retournée dans ce service, un an plus tard, parce que j'y avais beaucoup appris, malgré tout. Et l'une des premières patientes que j'ai vues et examinées souffrait aussi de sclérose en plaques. Deux jours plus tard, j'ai commencé à avoir des symptômes sensitifs similaires aux siens ; ils n'étaient pas du tout situés dans les mêmes zones qu'elle. J'ai d'abord cru que je rêvais, et je n'en ai pas parlé. Au bout de quatre jours, comme les symptômes persistaient nuit et jour, en désespoir de cause je suis allée voir le patron du service en lui expliquant que j'avais probablement une SEP débutante. Il m'a examinée longuement et puis il a fini par dire, avec beaucoup de précaution :

— Vous n'avez pas de SEP. Vous faites probablement des manifestations de conversion – des troubles psychosomatiques induits par le stress. Et ça me pose vraiment un problème. Est-ce que ce service est très dur pour les femmes ?

— Pourquoi me demandez-vous ça ?

— Parce que vous êtes la deuxième étudiante qui présente les mêmes symptômes, en l'espace de trois mois.

*

Quand j'étais étudiante en médecine, lorsque je continuais à travailler comme infirmière intérimaire, la nuit en général, ou le dimanche, il m'arrivait de croiser d'autres étudiants. Je ne sais pas combien j'en ai entendu dire : *Être infirmière, ça te suffisait pas ?*, ou murmurer en douce : *Déjà qu'il n'y a pas assez de place pour les mecs, si les nanas les prennent...*

*

Quand j'étais infirmière, je ne supportais pas que les médecins – à l'époque, c'étaient en grande majorité des hommes – nous traitent, avec les aides-soignantes, comme si nous étions leurs boniches. Je ne me laissais pas faire, mais quand je faisais une remarque ils m'ignoraient, ils changeaient de sujet ou ils sortaient de la pièce. Une fois, l'un d'eux m'a répondu : *Chacun à sa place*, et il m'a fait transférer dans un autre service.

*

La première fois qu'on m'a hospitalisée, le médecin qui m'a reçue a dit en me voyant entrer dans son bureau : *Cette enfant est beaucoup trop maigre, ça n'est pas normal, il faut la soigner.* On m'a déshabillée sans crier gare, on m'a examinée sans ménagement, on ne m'a pas posé la moindre question, on a dit à ma mère qu'il fallait que je sois mise en observation. Non, ça n'était pas nécessaire de prévenir mon père pour avoir son accord. Et de toute manière ça ne changerait rien, puisque c'était au médecin de décider. Le médecin en question m'a gardée trois mois dans une chambre en me faisant fliquer par tout le personnel pour me prendre en flagrant délit : pour être aussi maigre, je passais certainement mon temps à me faire vomir. On m'avait d'emblée collé sur le dos le diagnostic d'anorexie mentale. Pas une fois le médecin, les psychologues ou qui que ce soit ne s'est inquiété de savoir ce que j'avais sur le cœur. Je n'étais pas une petite fille de onze ans qui souffrait, j'étais une anorexique précoce qui ne pouvait pas comprendre la moindre chose à ce qui lui arrivait.

Ce médecin, j'aurais voulu le tuer. Car c'était une femme. Pendant une fraction de seconde, au moment où j'entrais dans son bureau, je m'étais dit qu'elle avait l'air gentille. Je ne lui pardonnerai jamais de m'avoir trompée.

*

Pendant les années qui ont suivi, la seule qui m'ait soutenue, c'est Charlotte. C'était ma mère, ma sœur, mon amoureuse, ma vie. Quand on passait nos vacances ensemble, on dormait dans le même lit et on se jurait qu'on ne se quitterait jamais. On ne comprenait pas que les femmes aiment les hommes alors que les hommes – on le voyait tous les jours autour de nous – les traitaient si mal. On ne comprenait pas que les femmes qui sortaient de chez elles pour devenir autonomes se conduisent aussi mal que les hommes. On se jurait que nous, on n'aurait jamais besoin de personne d'autre. Qu'on deviendrait des femmes qui vivent par elles-mêmes. Sans homme, sans enfant. Par-dessus tout, sans enfant.

*

Quand elle a épousé Bonnat, je n'ai plus voulu la voir, je lui en voulais trop, je ne comprenais pas. Et puis, quand elle est venue me dire un soir – je vivais seule, je travaillais déjà – que c'était infernal avec lui, je n'ai pas pu la repousser, je l'aimais trop. Et, malgré tout, elle avait fait son chemin. Elle était au moins restée fidèle à une partie de notre idéal : elle s'était faite seule. Et si elle s'était mariée, elle n'était pas allée jusqu'à avoir des enfants. Ce que les hommes font aux femmes, même quand ils disent que c'est par amour, c'est parfois mortel. D'ailleurs, la première fois qu'elle avait essayé, elle avait failli en mourir. Et la deuxième...

*

Je n'ai jamais été amoureuse avant de rencontrer John. J'ai croisé des hommes, j'en ai baisé mon compte, mais je n'ai jamais été amoureuse d'un homme avant lui. Quand je me suis rendu compte que ça m'arrivait, j'ai eu peur de devenir comme toutes les autres. J'ai eu peur de cesser d'être entière comme j'avais toujours voulu l'être.

Toutes ces années, mes sentiments ont fait du va-et-vient comme sur des montagnes russes. Si j'allais passer la nuit avec lui, il était heureux. Quand je partais en disant : *Je ne sais pas quand je reviendrai*, il m'embrassait et me disait : *Je t'aime. J'ai tout perdu et j'ai voulu mourir, puis je t'ai rencontrée et j'ai eu envie de vivre. Tu ne peux pas me faire de mal.* C'est grâce à lui que j'avais décidé de devenir médecin, mais je ne me l'avouais pas. Je me disais : Il n'a fait que me montrer ce que je savais déjà, ce que je voulais déjà. Si ce n'était pas lui, ç'aurait été un d'autre... Je sentais qu'il m'aimait, qu'il me soutenait, qu'il m'encourageait à aller vers l'avant, et je lui en voulais un peu, au fond, de me montrer que la vie ça n'est pas les hommes d'un côté et les femmes de l'autre, mais des gens qui sont ce qu'ils sont. Et qui font ce qu'ils peuvent.

Il y avait une chose, tout de même, qui restait plus forte que les autres. Je ne voulais pas d'enfant. Je ne voulais pas être attachée à qui que ce soit, et surtout pas à un petit bout d'homme ou de femme qui ne pourrait pas survivre – ne serait-ce que quelques jours ou quelques semaines – sans moi et qui, lorsqu'il pourrait survivre seul, me lierait pour toujours par sa seule présence à un homme dont je voudrais peut-être plus tard oublier l'existence. Je ne voulais pas que quiconque tienne ma vie entre ses mains ; il n'était pas question que j'accueille la vie d'un autre dans mon ventre.

Quand j'ai commencé à voir John, puis à vivre avec lui, je m'étais mise à prendre la pilule, mais je ne la supportais pas, je n'étais pas moi-même. Je voulais vivre ma vie de femme sans l'angoisse permanente d'être enceinte, mais je ne voulais pas de ce comprimé quotidien auquel j'étais enchaînée. J'ai fait le tour de tous les gynécologues possibles, je leur ai proposé de les payer le prix qu'ils voulaient, mais aucun ne voulait faire une ligature des trompes à une femme sans enfant, encore moins à l'âge que j'avais à l'époque. Et tous refusaient de me poser un stérilet. Alors, John et moi, on se débrouillait... Un jour, j'ai eu un retard de règles et j'ai compris que je ne supporterais ni l'idée d'avoir un enfant ni celle de me faire avorter. J'ai cru que j'allais me foutre en l'air. Au bout de quinze jours, quand j'ai fini par avoir mes règles, je n'étais qu'à moitié soulagée. J'ai dit à John que ça ne pouvait plus durer et que si nous voulions continuer à vivre ensemble, il fallait que je trouve une solution, que je prenne une décision. J'avais peur qu'il me dise qu'il avait déjà perdu des enfants, qu'il ne pourrait pas vivre éternellement avec une femme qui n'en voulait pas et n'en voudrait jamais, qu'il valait mieux qu'on se sépare. Je mourais de douleur à l'idée qu'il le dise, mais j'étais prête.

Je ne m'attendais pas à ce qu'il me réponde *ça*.

L'intervention

Oxford, 10 juin 1980

Il me demande si j'ai des questions à lui poser.

— J'aimerais savoir pendant combien de temps il faudra... faire attention.

— Environ trois mois...

— C'est ce que je pensais. On en a parlé tous les deux, on utilisera des préservatifs. On n'aime pas ça ni l'un ni l'autre, mais bon...

— On y va ?

— On y va.

Une fois en place sur la table, j'écarte les jambes.

Après avoir soigneusement savonné ses mains, il enfile des gants stériles, déplie un champ troué autour de la zone d'intervention et se met à désinfecter soigneusement la peau.

Il m'a proposé d'installer un miroir pour que je sache ce qu'il fait. J'ai accepté. Je veux tout voir.

— Il paraît que votre technique est nouvelle ?

— Pas vraiment. Ce sont les Chinois qui l'ont mise au point en 1974. Elle est très simple à apprendre, et là-bas ce sont des non-médecins qui la pratiquent. Personnellement, je l'utilise depuis deux ans. C'est beaucoup moins agressif que la technique antérieure. Pas de saignement ou presque, pas de suture à faire... Et dans dix minutes vous serez libre.

Il commence par palper soigneusement la peau, repère le

déférent juste en dessous, l'immobilise avec un clamp spécial. Il prend la seringue d'anesthésique posée dans un plateau sur la table roulante, me pique sans que je sente rien, ou presque. La peau gonfle et blanchit sous la pression du liquide. Il attend une minute ou deux. Avec une pince à dissection fine, il perfore la peau anesthésiée en ouvrant une sorte de boutonnière minuscule, juste en regard du cordon. Avec une pince, il tire à travers la boutonnière deux centimètres d'une sorte de nouille nacrée. Il se retourne pour prendre sur la table un bistouri électrique dont il pose l'extrémité par deux fois sur le déférent. De petites étincelles jaillissent, accompagnées d'une odeur de chair brûlée. Dans sa pince il tient à présent un macaroni long de deux centimètres environ et racorni aux deux bouts. Il le jette dans un haricot métallique. Il repousse les extrémités sectionnées à l'intérieur du scrotum et se met en quête de l'autre déférent.

Quand il a terminé, il retire ses gants en caoutchouc et me demande si ça va.

— Ça va, je ne sens rien.

— Vous risquez d'avoir un peu mal d'ici une heure ou deux. L'infirmière va vous donner ce qu'il vous faut. Vous rentrez chez vous en voiture ?

— Non, en train.

— Ah ? Où habitez-vous ?

— En France.

— Oh. Vous reprenez le train aujourd'hui ?

— Oui. J'ai juste le temps d'embarquer sur le dernier ferry. J'aimerais reprendre le travail demain.

— Vous êtes médecin, c'est ça ? Vous avez fermé votre cabinet pour la journée ?

— Non, je me suis fait remplacer.

Un autre grand amour

Cabinet du docteur Markson, 10 juin 1980

Quand j'ai ouvert la porte de la salle d'attente, j'ai vu qu'il ne s'attendait pas à me voir là.

Il a hésité. Et puis il est entré et s'est assis sur l'un des sièges que je lui désignais. Il avait un tout petit livre à la main, qu'il serrait nerveusement contre lui. Je n'arrivais pas à voir le titre.

— Je m'attendais à avoir affaire à un homme. On m'a dit que le docteur Markson serait là.

— Je suis... (J'ai hésité avant de le dire, parce que c'était la première fois) le docteur *Emma* Markson. Je remplace mon mari, le docteur John Markson... pour la journée...

— Il n'est pas malade, au moins ?

— Non, il n'est pas... malade. Mais il avait besoin d'une journée de repos.

— Ah, je comprends. Et... vous exercez depuis longtemps ?

— C'est mon premier remplacement de médecine générale...

Il a hoché la tête, pour dire qu'il comprenait. Puis il a poussé un soupir et secoué la tête de gauche à droite, comme s'il voulait signifier qu'il n'arriverait pas à dire ce qu'il avait sur le cœur...

— Je ne sais pas...

J'ai attendu un instant et j'ai dit :

— Vous ne savez pas...

— Si je peux vous parler de ça...

J'ai souri intérieurement et j'ai fait

— Mmmhh...

— ... parce que c'est très intime...

— Je comprends. Si ce n'est pas urgent, je peux vous donner un rendez-vous avec mon mari demain ou après-demain...

Il a secoué la tête une nouvelle fois, il a posé son livre sur le bureau, et j'ai pu lire le titre, *La Ventriloque*, et la maison d'édition : Des Femmes, et puis il a poursuivi.

— Non, ça n'a pas d'importance... Enfin, je veux dire... Ça ne me dérange pas de parler à sa remplaçante... C'est juste que vous avez l'air si jeune...

— Je ne suis peut-être pas aussi jeune que vous le pensez...

— Vous avez raison. Excusez-moi, ça n'a rien à voir... En fait, je me demande si une femme n'est pas mieux placée qu'un homme pour entendre ça...

Il m'a regardée.

— Je vous écoute...

— Je viens parce que... Je ne sais pas ce qui m'arrive. Enfin, si, je sais, mais je ne comprends pas pourquoi je suis dans cet état... pourquoi ça me fait souffrir comme ça...

— De quoi souffrez-vous ?

Il me regarde fixement, et me fait un sourire surprenant.

— Je suis amoureux.

Je me sens rougir et sourire à mon tour. Pour garder une contenance, je sors mon stylo et je dévisse le capuchon, je prends une fiche, je marque la date.

— Et... c'est le fait d'être amoureux qui vous fait souffrir ?

— Non, bien sûr, c'est bon d'être amoureux. C'est extraordinaire, à cinquante-trois ans, d'être amoureux comme ça. Non, ce qui me fait souffrir, c'est... Mais il faut que je vous raconte l'histoire depuis le début... Je suis chef d'une petite entreprise, à Tourmens. Je suis marié, j'ai deux enfants, ma fille vient de se marier, je vais bientôt être grand-père, j'adore ma femme et elle m'adore, on vit ensemble depuis vingt-cinq ans, on n'a jamais eu un nuage au-dessus de nos têtes, l'entreprise va bien, tout va bien, j'ai la vie la meilleure qui soit, c'en est même presque indécent quand on sait quelle misère il y a partout, y compris dans ce pays... Et il y a six mois, à un séminaire où j'étais invité pour parler de mon expérience, j'ai rencontré une femme, et je suis tombé amoureux d'elle...

Il s'interrompt, probablement pour voir ma réaction. Sur un ton neutre, je commente :

— Ce sont des choses qui arrivent...

— Oui, bien sûr, quand on n'est pas heureux en ménage, ou quand on cherche à rencontrer quelqu'un, mais là, ce n'était pas du tout le cas, vous comprenez, je suis parfaitement bien dans ma vie et c'est comme ça depuis longtemps, parce que j'ai toujours été très amoureux de ma femme et pendant vingt-cinq ans... ce n'est pas que je ne les regarde pas, au contraire, j'aime les femmes, j'apprécie leur compagnie, j'aime les regarder, leur parler, elles ne me laissent pas indifférent, mais je n'ai pas du tout eu de désir pour d'autres que ma femme, nous avons... – comment dire ? – notre vie... de couple est très... satisfaisante...

À mesure qu'il parle, je sens dans ses paroles une profonde perplexité. Cet homme est étonné par ce qu'il me raconte.

— Et cette femme ?...

— J'y viens, j'y viens, mais je voulais vous raconter toute l'histoire, qui est en fait assez simple, et que je n'ai jamais racontée à personne parce que, vous comprenez, c'est tellement invraisemblable, un type de mon âge à qui il arrive une chose pareille, on dit : « C'est le démon de midi, il a besoin de se sentir jeune à nouveau », mais pas du tout, je ne suis pas du tout frustré, ma vie... sexuelle est aussi... bonne – *Oh là là*, ça me gêne de vous parler de ça, mais bon, il n'y a pas trente-six manières de le dire –, aussi bonne qu'avant et même meilleure, quand on n'a plus l'inquiétude d'une grossesse non désirée, plus de précautions à prendre, la sexualité est nettement plus libre, et en tout cas, ma femme et moi, depuis que nos enfants sont grands et autonomes, nous avons une vie beaucoup plus libre, beaucoup plus complice, c'est une nouvelle vie de couple... Alors, vous comprenez, je n'ai rien vu venir...

Il reprend son souffle.

— Elle était invitée au même séminaire que moi, elle dirige une entreprise similaire à la mienne, plus petite, dans une autre région, et – ça va vous paraître ridicule – quand je suis arrivé dans la salle, j'étais un peu en retard à cause d'un problème de train, je suis entré, il y avait là des tables installées en cercle, autour desquelles tous les participants étaient assis, et – je vous jure que c'est vrai – quand je suis entré, je n'ai vu qu'elle, immédiatement, c'est comme si elle avait... irradié quelque chose. Sans réfléchir, je suis allé m'asseoir à côté d'elle parce que c'était la seule chaise libre. Je me suis présenté à elle d'abord, puis à mon voisin de gauche, et je me suis mis à écouter l'orateur qui avait déjà commencé. Au bout de quelques minutes, comme ce type-là était très, très ennuyeux, j'ai sorti un carnet, j'ai commencé à le dessiner... Je suis dessinateur industriel, c'est ma formation et c'est comme ça que je suis devenu chef d'entreprise, mais ce que j'aime faire, c'est le portrait des gens, je faisais les portraits de mes profs, de mes camarades de classe, quand j'étais lycéen, et j'ai continué depuis, j'ai une mémoire – comment dit-on ? photographique –, alors je peux faire des portraits de mémoire et j'en ai des carnets plein mes tiroirs à la maison... Donc, je ne m'ennuie jamais, même quand je suis en réunion : j'ai toujours un crayon et un carnet de papier Canson dans mon sac... Et donc, ce jour-là, comme je m'ennuyais et que je ne suis pas du genre à bavarder avec mes voisins quand je m'ennuie en réunion – je ne voulais pas déranger ceux qui écoutaient l'orateur –, je me suis mis à dessiner. Et vous savez, quand je me mets à dessiner, je ne pense pas à ce que je dessine, j'ai l'impression que ça se dessine tout seul. J'ai l'impression que la silhouette, le visage, apparaissent devant moi sur le papier, indépendamment de ma volonté...

Et sur le papier, j'ai vu apparaître le visage d'une femme, et cette femme était celle près de qui j'étais assis, que je dessinais non pas telle que je la voyais, de profil, mais telle que je l'avais vue, en arrivant dans la salle, de trois quarts face, le visage penché, un sourire merveilleux aux lèvres, juste avant qu'elle lève la tête vers moi et me regarde entrer. Je me suis rendu compte que je la dessinais, et je me suis mis à lutter pour continuer, parce que j'étais tiraillé entre la gêne d'être en train de la dessiner en sachant que, d'une seconde à l'autre, en tournant les yeux vers moi, elle pourrait reconnaître le visage esquissé sur la feuille et comprendre que c'était le sien, et par le désir de la dessiner, de finir ce portrait – cette vision d'elle que j'avais saisie au vol en entrant... J'aurais dû m'arrêter, mais je ne voulais pas. Elle a fini par tourner les yeux vers mon carnet et voir ce que je faisais, mais elle n'a rien dit. J'ai levé la tête, elle me regardait, elle m'a regardé un long moment, sans rien dire, et j'ai pensé : « Quel imbécile je suis ! » J'ai cessé de dessiner, j'ai fermé mon carnet, je n'ai plus osé bouger... Quand la réunion s'est terminée, tout le monde s'est levé, et j'ai attendu qu'elle se lève elle aussi, mais elle n'a pas bougé. Elle regardait droit devant elle et elle ne disait rien. Elle griffonnait sur une feuille de papier devant elle. Les autres personnes assises autour de nous se sont toutes levées pour aller boire un café ou fumer une cigarette, mais elle restait assise. J'ai fait le geste de me lever en me disant qu'elle avait probablement envie d'être seule, mais, avant que j'aie pu reculer ma chaise, elle a demandé :

— Ce portrait que vous avez fait... c'est *moi* ?

— Oui. Je suis désolé. Je ne voulais pas être grossier...

J'ai voulu lui expliquer ce que je viens de vous dire, la mémoire photographique, tout ça... et elle m'a dit une chose extraordinaire, elle a dit : « Je n'arrive pas à croire qu'on puisse me voir comme ça... »

J'ai ajouté que si elle ne se reconnaissait pas, j'étais encore plus désolé, parce que je la trouvais très belle, parce que je l'avais trouvée belle dès que j'étais entré et j'avais voulu retrouver ça, la beauté stupéfiante de son visage quand j'étais entré... mais elle a ajouté tout de suite : « ...je n'aurais jamais imaginé qu'on puisse me voir aussi belle... »

Nous avons passé deux jours ensemble à ce séminaire. On ne se quittait plus, sauf le soir pour aller se coucher. Nous n'avons pas... passé la nuit ensemble, vous savez. Nous n'en étions pas là du tout. Et puis ça n'était pas mon intention, ça n'était pas la sienne. Nous n'étions pas à la recherche d'une aventure, et si nous l'avions été, ça n'aurait pas été possible : nous connaissions tous les deux d'autres participants, ils savaient que nous étions mariés... je veux dire, chacun de notre côté... ça aurait été très mal pris, par ses amis et par les miens... Et à vrai dire, alors même que nous n'avons pas du tout été intimes pendant ces deux jours-là, pas du tout... nous nous sommes arrangés, sans rien nous dire, pour qu'il y ait des moments où nous étions séparés... Mais nous nous arrangions toujours pour nous retrouver, au repas, ou en fin d'après-midi... et le soir. Nous avons passé deux soirées à parler, dans le salon de l'hôtel où se déroulait le séminaire. Nous étions assis là, au vu et au su de tout le monde, parce que ça nous paraissait être l'endroit où nous allions le moins attirer l'attention... Je crois que les autres ont dû comprendre, parce qu'au début plusieurs personnes ont essayé de se joindre à notre conversation, mais très vite elles ont compris qu'elles n'y avaient pas leur place. Nous n'avions pas envie de bouger, nous étions là, assis, elle sur le canapé, moi dans un des fauteuils, et nous parlions... de notre travail. Nous sommes dans la même branche d'activité. Mais mon entreprise a déjà vingt ans d'existence, tandis qu'elle venait de créer la sienne... Et nous comparions nos expériences... la sienne qui commençait, la mienne qui était déjà bien établie... Et nous évitions soigneusement de parler de nos familles...

Depuis quinze jours, je n'ai plus aucune nouvelle. Plus rien. Pas un mot, pas une lettre. J'ai essayé d'appeler son entreprise, mais la secrétaire m'a dit, chaque fois, qu'elle n'était pas là. Je lui ai laissé des messages, mais elle n'a pas répondu. Elle ne m'appelle pas. Elle ne m'écrit pas. Et moi je passe mon temps à décrocher le téléphone pour voir si j'ai bien la tonalité... À aller dans le bureau de ma secrétaire pour vérifier qu'elle n'a pas oublié de me donner une de ses lettres... Et... je ne le supporte pas. Je ne supporte pas de rester dans le silence, et je ne supporte pas non plus que ça me fasse mal. Ce n'est pas son corps qui me manque... vous comprenez, je l'ai vue... quatre fois, en tout et pour tout... Quatre fois en six mois... Et la seule fois que je l'ai tenue dans mes bras, c'était si violent et si bref.... C'est de la pure folie, mais... (ses yeux se mettent à briller) j'ai un mal de chien, vous savez. J'ai mal là, au ventre... Comme si on m'avait enlevé un morceau, là, à l'emporte-pièce... J'ai la gorge qui se serre chaque fois que je pense à elle, chaque fois que je pense à ce manque, à ce vide... J'ai mal de ne pas l'entendre, de ne pas voir son écriture sur une enveloppe... ses mots sur une lettre... J'ai mal de ne pas savoir ce qui lui est arrivé... J'ai mal de me demander si elle a eu un accident, ou si du jour au lendemain elle a décidé qu'elle ne voulait plus continuer comme ça, qu'elle n'en pouvait plus... Ou si son mari a tout découvert... ça serait catastrophique... ça serait abominable... Parce qu'il ne s'est rien passé, rien de rien, enfin... je veux dire... rien de physique, rien de compromettant... un baiser, une étreinte... chaste... des sourires... des soupirs... des mots... Ce qu'il y avait entre nous, c'étaient tous ces mots... nous faisions l'amour avec des mots... et depuis que je n'ai plus ses mots...

Il pleure, à présent, les larmes coulent sans discontinuer, et il n'essaie pas de les arrêter, elles coulent, elles coulent, avec son trop-plein de chagrin, et moi aussi, je sens ma gorge se serrer, les larmes monter à mes yeux, et pour qu'il ne le voie pas je pousse la boîte de mouchoirs en papier vers lui, il me remercie, il en prend un, il s'essuie le visage, et pendant qu'il ferme les yeux, très vite, sans qu'il me voie, je cueille les larmes qui perlent à mes paupières, je m'en veux de me cacher, mais je ne veux pas lui voler son chagrin en pleurant devant lui...

— Je ne sais pas pourquoi je suis dans cet état, vous voyez... Je suis désolé de vous embêter avec ça... mais si je suis venu, c'est parce que j'ai mal, très, très mal, et je ne sais pas pourquoi... Je ne sais pas ce que ça veut dire... Je sais que je suis amoureux, je le comprends bien, mais je ne comprends pas pourquoi je suis tombé amoureux maintenant, à l'âge que j'ai, alors que je suis parfaitement heureux... Je sais que si je suis tombé amoureux d'elle, c'est parce que c'est elle... Ça ne pouvait pas être quelqu'un d'autre... Et pourtant, je n'aurais pas dû... Et surtout, pourquoi est-ce que j'ai mal comme ça ? J'ai l'impression d'être un drogué à qui on a retiré sa drogue, un alcoolique qu'on met en sevrage... Je ne savais pas que quelqu'un pouvait me manquer comme ça... Ma femme... je l'aime, Dieu sait si je l'aime, mais jamais nous n'avons été séparés plus de quarante-huit heures, et jamais elle ne m'a manqué comme ça... Alors que Laura... Je ne voulais pas prononcer son nom, mais vous voyez, ça a fini par m'échapper... La nuit, je prends ma voiture, je pars dans la campagne, je sors et je hurle son nom... parce que je ne peux plus le lui dire, le lui murmurer au téléphone, le lui écrire... elle n'est plus là pour l'entendre... Et je ne sais pas où elle est... Je sais seulement que j'ai mal, je ne dors plus, et comme je ne dors plus je sors, je vais au cinéma, je choisis les films les plus longs possible, pour que ça m'entraîne le plus tard possible, et je rentre me coucher et je m'endors seulement quand je n'en peux plus... Je voulais vous demander... Qu'est-ce que je dois faire pour ne plus souffrir comme ça ? Est-ce que je suis fou, de souffrir comme ça ? Est-ce que je dois aller la voir, prendre ma voiture et faire huit cents kilomètres et débarquer chez elle ? Ou bien est-ce qu'il faut que je prenne quelque chose pour ne plus avoir cette boule dans la gorge, ce manque douloureux au ventre... Est-ce que ça se soigne, ce manque-là ? Est-ce que vous pouvez me donner quelque chose pour me soulager de cette souffrance ? Est-ce qu'on peut soulager ça ? Est-ce qu'on peut m'aider à cesser de l'aimer ? Oh, je suis désolé de vous raconter tout ça, à vous...

— Pourquoi « à moi » ?

— Parce que... Parce que vous êtes... une femme...

De loin, de très loin, je sens monter les échos des peurs et de la colère ancienne. Et puis je regarde cet homme aimant, qu'une femme fait souffrir peut-être sans le savoir, et je pense à l'homme qui m'a demandé, à moi, de prendre sa place aujourd'hui, et de rester ici travailler avec lui, l'homme qui a choisi de vivre avec moi sans certitude que ce sera pour toujours, l'homme aimant qui m'a dit que s'il n'a pas d'enfant avec moi, il n'en aura avec personne, et je réponds, doucement :

— C'est vrai, je suis une femme. Et je ne peux pas cesser d'être une femme, pas plus que vous ne pouvez cesser d'être un homme. Mais aujourd'hui, comme vous vous confiez à moi, je suis aussi votre médecin.

Angèle Pujade

Tourmens, faculté de médecine, 15 mars 2003

Depuis quand je connais Bruno ? Voyons... je suis arrivée dans le service en octobre 1978, l'infirmière qui y travaillait depuis son ouverture voulait partir, elle trouvait ça trop dur, et comme on ne pouvait pas être mutée là mais y aller volontairement, l'hôpital a lancé un appel de candidatures. Le jour des entretiens, j'étais la seule candidate. C'est un monsieur de l'administration – un des sous-directeurs, je crois – qui faisait passer l'entretien mais Sonia... Mme Fisinger, tenait à être présente, évidemment. Il m'a demandé quel avait été mon itinéraire, il s'est étonné que j'aie décidé de devenir infirmière aussi « tard », je lui ai répondu : *Ah, parce que vous êtes né avec votre diplôme de sous-directeur ?*, mais il n'avait pas le sens de l'humour, tandis que Sonia... Bref, l'affaire a vite été entendue, elle m'a confié par la suite que lui ne voulait pas de moi parce que je n'avais pas assez d'ancienneté et parce qu'il craignait que ça fasse des problèmes avec des infirmières plus âgées, le poste était devenu un poste de surveillante, mon salaire augmentait tout de même beaucoup d'un seul coup, alors ça l'embêtait d'avoir l'air de me donner une promotion. Sonia a répondu que devenir la surveillante et la seule infirmière des IVG, ça n'était pas une « promotion ». C'était un service rendu à l'hôpital et aux femmes de la région. Qu'elle avait besoin de moi, et qu'elle n'avait ni l'envie ni le temps d'ergoter, puisqu'il n'y avait pas d'autre postulante.

On s'entendait très bien, toutes les deux. C'est une femme formidable. Je regrette de l'avoir si peu connue. Trois mois plus tard, elle quittait son mari et partait en Angleterre. J'étais très triste, bien sûr, et puis un peu inquiète de la suite. Avec elle, nous étions soutenus ; une fois qu'elle serait partie, on ne savait pas sur qui on allait tomber. Mais Vargas est allé immédiatement proposer de prendre sa place. On lui a objecté qu'il était biologiste et pas clinicien. Il a rétorqué qu'il était médecin et professeur comme Sonia et que rien dans la réglementation ne stipulait qu'il fallait faire de la clinique pour diriger un centre d'IVG. Là encore, la discussion s'est vite terminée. Il nous a soutenus lui aussi... jusqu'au bout. Il venait passer une heure avec moi chaque semaine pour qu'on fasse le point, je lui disais quelles difficultés on avait, il allait voir le directeur de l'hôpital et il réglait ça en deux coups de cuillère à pot. Il avait une technique imparable pour obtenir ce qu'il voulait : il se baladait avec des boîtes de Pétri dans les poches de sa blouse, et quand il voyait que son interlocuteur ne voulait pas entendre ce qu'il lui racontait, il les sortait, les posait sur le bureau soi-disant pour trouver son mouchoir et essuyer ses lunettes. Sur les boîtes il avait collé des étiquettes comme *Mycobacterium Tuberculosis* ou *Yersinia Pestis.* Et puis il faisait mine de s'énerver et de jouer avec les boîtes au travers desquelles on voyait parfaitement des colonies bien dégueulasses de bactéries jaunes ou vertes – qui n'étaient probablement que des moisissures banales comme on en voit sur tous sur les murs humides, mais ça le directeur ne pouvait pas le savoir –, et comme il imitait à merveille les types qui viennent de s'arrêter de boire et sont sur le point de faire leur prédélirium, le directeur se mettait à trembler avec lui, il avait hâte de le voir partir et il lui accordait ce qu'il voulait... D'autant qu'on ne demandait pas la lune : de vrais lits au lieu des malheureux lits de camp qu'on nous avait donnés pour allonger les femmes, une machine à aspiration qui marche, la possibilité de demander les sondes de Karman directement à la pharmacie centrale sans avoir à passer par la gynécologie où, bien sûr, personne ne voulait signer les bordereaux de commande, enfin tout ce qui nous permettait de fonctionner normalement au lieu de subir les brimades des uns et des autres. Je me souviens que, lorsqu'il est tombé malade, il a continué à m'appeler une fois par semaine. Même pendant les trois semaines qu'il a passées à l'hôpital avant de mourir...

À l'époque, ça faisait déjà cinq ans que j'étais dans le service et sept ans que ça tournait bien, LeRiche n'était plus là, Budd avait pris sa place, les relations étaient bien moins tendues avec le service de gynécologie. C'est Budd qui a assumé la responsabilité des IVG après la disparition de Vargas et nous a fait transférer dans de nouveaux locaux. On ne peut pas dire qu'il ait été très chaleureux avec nous, il n'a jamais été partisan de l'IVG, mais il n'en a jamais été non plus un grand adversaire ; et il a toujours été d'une loyauté absolue. Ça lui est arrivé de venir personnellement prendre en charge une patiente dont l'IVG se passait mal, parce que, avant qu'on ait un échographe dans le service, il arrivait que le médecin sous-estime l'âge de la grossesse et intervienne sur une quatorze ou une quinze semaines... et n'y arrive pas, bien sûr. Alors, j'appelais Budd, il répondait : « Je m'en occupe », et je ne l'ai jamais entendu faire aucune remarque. Il lui est arrivé d'ailleurs de recevoir en consultation privée des patientes qui demandaient une IVG, et il nous les envoyait à nous, en leur disant qu'on s'occuperait aussi bien d'elles qu'à la clinique sud... et en sachant qu'on s'en occuperait mieux. Comme quoi les gens ne sont pas tout d'une pièce...

Bruno, je ne le connaissais pas, je l'avais peut-être croisé quand j'étais infirmière dans des services de médecine, mais il ne m'avait pas laissé un souvenir marquant. Un des médecins qui pratiquaient les IVG me l'a amené un jour. Ils s'étaient croisés à une réunion syndicale, je crois, et ils en avaient parlé. Il venait juste de s'installer. Il avait reçu plusieurs femmes en difficulté. Il a eu envie de venir voir comment ça se passait. Et puis il m'a dit qu'il ne supportait pas de regarder sans rien faire, alors il a demandé à apprendre. Et puis, de fil en aiguille, il a pris une vacation, et puis... il ne s'est pas contenté de venir la faire...

Vous avez lu *Le Ventre des femmes* ? Non ? J'aime beaucoup ce livre. C'était son premier livre, il ne s'est pas beaucoup vendu, mais il n'a pas à en rougir. Il ne m'avait pas dit qu'il l'écrivait, il ne l'avait dit à personne, sauf à Pauline, bien sûr, et comme il ne l'a pas publié sous son nom j'aurais pu ne jamais le savoir, mais il me l'a envoyé, et quand j'ai reçu l'enveloppe avec le livre dedans et que je l'ai ouverte, j'ai tout de suite compris que ça venait de lui, il avait écrit mon nom et mon adresse à la main, j'ai reconnu son écriture, et dès que j'ai vu le titre, je me suis assise et j'ai pleuré.

Ce qui est drôle... enfin, drôle n'est pas le mot, étrange, plutôt... c'est que la toute première fois qu'il a fait une IVG, il est entré dans la salle, il a refermé la porte derrière lui et il est resté tout seul cinq minutes. Puis il a rouvert la porte, la dame est entrée devant moi, je l'ai suivie et, pendant qu'elle enlevait ses vêtements dans la cabine de déshabillage, j'ai vu qu'il changeait le drap en papier de la table d'examen, alors que je l'avais fait cinq minutes avant. Je lui ai murmuré pour rire : « Tu t'es allongé ? » Et il m'a répondu tranquillement : « Oui. Pour voir ce que voient les femmes quand elles sont allongées là... »

Plus tard, il m'a raconté que, juste après la fin de ses études, il lui est venu l'idée d'aller faire l'école de sages-femmes. Il ne voulait pas être spécialiste et faire de la chirurgie, il voulait faire des accouchements. Quand il est allé s'inscrire... à Toulouse, je crois, ou à Bordeaux, je ne sais plus, on l'a regardé de travers. Il était docteur en médecine et on voulait qu'il repasse le concours d'entrée. Il a laissé tomber, il se trouvait trop vieux pour passer des examens, et puis il soignait déjà. Il a ajouté : « Je suis plus utile ici, au fond. »

Ce n'est pas moi qui allais lui dire le contraire.

Il m'avait raconté que lorsqu'il était étudiant il écrivait beaucoup, et puis pendant plusieurs années il n'avait plus rien écrit. Il ne pouvait pas. Il ne m'a jamais dit pourquoi. C'est un peu grâce à nous, à ce qu'il a appris dans le service, qu'il s'est remis à écrire...

Texto

Rocade Nord, 15 mars 2003

15.3.03 – 10 h 08
Markson : *Tu es en retard.*

15.3.03 – 10 h 09
Sachs : *L'histoire de ma vie. Vous m'attendez depuis longtemps ?*

15.3.03 – 10 h 10
Markson : *Eux oui. Pas moi.*

15.3.03 – 10 h 11
Sachs : *Pourquoi ? Tu m'aimes plus ?*

15.3.03 – 10 h 12
Markson : *Non. Pas encore arrivée.*

15.3.03 – 10 h 13
Sachs : *Ray est avec toi ?*

15.3.03 – 10 h 14
Markson : *Non, avec Kate et John.*

15.3.03 – 10 h 15
Sachs : *Emma !!?? Où es-tu ?*

15.3.03 – 10 h 16
Markson : *Juste derrière toi.*

15.3.03 – 10 h 17
« Appel entrant : Sachs »
« Rejeter ? » « Répondre. »

— Emma ?
— Oui, Bruno... *Long time no see.*
— Mmmhh... Tu vas bien ?
— Oui. Et toi ?
— Ça va. Je suis un peu angoissé.
— Pourquoi ?
— Par cette conférence. J'ai vingt ans de nouveau et je vais parler à mes camarades de fac...
— Tu as peur de ne rien avoir à leur dire ?
— J'ai peur d'en avoir trop... Et puis, je suis intimidé à l'idée de revoir tout le monde. À commencer par toi. J'ai tellement à rattraper...

Avance rapide

« La vie la vie la vie que faisons-nous de notre vie
La vie la vie la vie oh, la vie
Faudrait savoir
Faudrait pouvoir
Faudrait pouvoir vivre sa vie »

Mama Béa Tekielski

Les dernières sessions d'examens

La feuille jaune qui indique qu'on a bien tout fini, tout passé, tout repassé, tout validé

Les stages internés en hôpital périphérique

Les nuits où l'on est seul pour tout un hosto réveillé toutes les heures souvent pour pas grand-chose mais parfois pour un drame

Les premiers salaires et les premiers impôts

Le service militaire : *Basile a fait le sien chez les parachutistes et il le voulait,* mais ceux qu'on envoyait faire les troufions perdre leur temps alors qu'ils avaient déjà trente ans, femme et enfant et autre chose à foutre

L'aide technique, la coopération : *Quand je suis parti au Maroc j'ai emporté tous mes bouquins de médecine dans ma 4L parce que là-bas y'en avait pas, un des types qui faisaient partie de la caravane pour descendre dans le sud au même endroit y allait en Porsche avec son deltaplane dessus, dans les hôpitaux on manquait de tout mais sur la route on croisait sans arrêt des chars neufs qui allaient lutter contre le front Polisario, j'ai tellement aimé ce pays que j'en suis revenu avec un souvenir, une petite ânesse dont on était tombés amoureux ma femme et moi, je te raconte pas la java pour lui faire passer la douane*

Les remplacements : *Un jour j'ai remplacé un médecin, mais le soir j'allais mal et j'ai tellement picolé que j'ai vomi, sang, tripes et boyaux, sur le lit, les draps étaient foutus et le matelas aussi, mais comme on était fauchés j'ai pas osé le dire et je l'ai seulement retourné et j'ai emporté les draps, je les ai jetés dans une poubelle à cinquante kilomètres de là, mais depuis chaque fois que j'y pense j'ai honte comme si dans ce lit j'avais tué quelqu'un... – Ah, putain, c'est marrant, moi, un jour j'ai esquinté un buffet peint en posant quelque chose dessus et j'étais tellement malade que j'ai acheté la peinture de la même couleur et je l'ai repeint entièrement en priant le ciel pour qu'ils ne s'en rendent pas compte...*

Les choix qu'on fait et qu'on ne fait pas : *Tu crois que ça sert vraiment à quelque chose de se marier ? À part faire comme tout le monde et plaisir aux parents. Moi, les miens je m'en fous. Et les tiens ? En blanc ? T'es malade ? ! Jamais de la vie. Plutôt crever !*

Les certificats supplémentaires qu'on passe en se donnant bonne conscience : *Je suis pas complètement compétent dans tel ou tel domaine* jusqu'au moment où on réalise que ça sert surtout à repousser le plongeon

Les autres remplacements : *Prendre des décisions dans l'incertitude, c'est la seule chose qu'on ait en commun avec les militaires...*

Les remplacés : *Un type qui faisait ses visites en Rolls – je te le jure sur ma tête – et bien sûr inutile de te dire qu'il faisait soixante-dix ou quatre-vingts actes par jour, quand il entrait dans une maison, quoi qu'on lui demande, il faisait casquer toute la famille... – Moi, j'ai remplacé un couple qui bossait ensemble, ils vivaient dans une baraque où la salle de bains était aussi la cuisine et la salle à manger... – Moi, la dernière année je remplaçais un type qui partait tous les vendredis passer le week-end avec sa maîtresse au vu et au su de sa femme et j'étais obligé de me taper la soupe à la grimace de la légitime du vendredi matin au samedi midi... – Moi, j'ai remplacé un type qui ne supportait pas qu'on change quoi que ce soit sur les ordonnances sans le prévenir et qui appelait toutes les heures pour savoir ce qu'on faisait...*

La thèse – qu'on met trois mois ou trente ans à écrire...

Les appartements qu'on quitte et ceux dans lesquels on emménage

Les déménagements

Les meubles qu'on bazarde et ceux qu'on achète neufs pour la première fois

L'installation

Les enfants – ceux qui sont arrivés quand c'était pas le moment ; ceux qu'on avait décidé d'avoir et qui ne viennent pas ; ceux qu'on décide de ne pas avoir maintenant mais plus tard, si tard qu'il est trop tard pour qu'ils aient la moindre chance de venir ; ceux qu'on a décidé de ne pas avoir... et qui viennent quand même.

Prisonniers du passé

Rocade nord, 15 mars 2003

— Alors, vous avez décidé d'avoir des enfants, John et toi, finalement...

— Décidé ? Pas du tout. Ils sont arrivés juste après sa vasectomie.

— Après sa *vasectomie* ? Vous n'avez pas pris de précautions ?

— Si, bien sûr... Le chirurgien lui avait dit qu'il n'aurait plus de spermatozoïdes après – *tiens-toi bien !* – trois mois *ou* vingt éjaculations...

— Ça fait que six ou sept par mois, ça... C'est pas beaucoup...

— Non. On s'est dit que ça ne prendrait pas ce temps-là.

— Et alors ?

— Alors, au bout de... oh, trois semaines maximum, on a arrêté de faire attention ! Mais dans l'allégresse, peut-être qu'on s'est trompés, et qu'on n'a compté que jusqu'à dix-neuf.

— Ça a dû vous surprendre...

— Ce qui nous a surtout surpris, c'est l'attitude de beaucoup de femmes que je croyais mes amies, et qui m'ont dit tout de suite : *Bon, tu vas avorter !*, et qui m'ont engueulée quand j'ai dit qu'il n'en était pas question, John et moi avions assumé *ensemble* la vasectomie et les parties de jambes en l'air, on allait aussi assumer la grossesse ! Quand l'une d'elles – une pure et dure de l'émasculation – a insisté en utilisant des arguments terroristes – *t'es complètement folle, c'est une grossesse multiple, tu vas y laisser ta peau* –, j'ai compris qu'elle ne cherchait pas à me protéger, elle voulait seulement me faire avorter par principe. J'ai trouvé ça monstrueux. Et puis... j'ai entendu Charlotte me souffler *Sois folle* à l'oreille...

*

— Je suis content de t'entendre, Emma. C'est bien, qu'on soit coincés comme ça sur la rocade. On peut parler tranquillement...

... je sais qu'ils nous attendent, mais on n'y peut rien. J'en profite, pendant que je t'ai...

... tu es gentille de me dire ça, mais ça me rend perplexe, la manière dont ce livre a été reçu. Bon, là, ce sont les copains qui m'invitent pour en parler à leurs étudiants, alors je ne me sens pas trop déplacé. Mais parfois on m'attribue des intentions que je n'avais pas... Je ne voulais pas écrire le Grand Livre des Tourments des Médecins, moi. Ce que je voulais écrire, c'est une sorte de grand roman mélodramatique, une histoire qui peut arriver à n'importe qui, comme *Random Harvest... Prisonniers du passé*... Tu n'as pas vu ce film ?...

... un vieux mélo américain en noir et blanc avec des acteurs que plus personne ne connaît aujourd'hui, Greer Garson et Ronald Colman. À mon avis, c'est le meilleur mélo qu'on ait jamais tourné...

... oui, ex æquo avec *Elle et lui*, bien sûr...

... c'est l'histoire d'un soldat britannique de la guerre de 14, devenu amnésique à la suite d'un bombardement. Personne ne sait qui il est, alors on le garde dans un asile, et périodiquement des couples âgés viennent voir s'il ne s'agit pas de leur fils, mais personne ne le reconnaît... Le jour de l'armistice, comme tout le monde fait la fête, il enfile un imperméable et sort de l'asile. Personne ne le retient. Il arrive dans le village et il rencontre une femme, qui chante dans le cabaret local. Elle comprend qu'il s'est enfui, mais comme il est malade... il fait une pneumonie, ou je ne sais quoi, elle l'héberge, elle le cache. Elle tombe amoureuse de lui... et c'est réciproque... et ils partent loin refaire leur vie ensemble. Pour gagner sa vie, il envoie à des journaux des textes parlant de la guerre...

... si, si, il est amnésique, il se souvient de la guerre, mais pas de ce qu'il a vécu avant...

... et un jour, un journal lui propose un boulot de rédacteur. Il part en ville rencontrer le rédacteur en chef et quand il traverse la rue il est renversé par une voiture. Quand il se relève, il se rappelle qui il était avant la guerre, mais il a oublié sa femme et tout ce qui s'est passé depuis qu'il l'a rencontrée... Il retrouve sa famille, reprend la vie comme avant... et pendant ce temps-là, comme il a disparu, sa femme est obligée de faire annuler leur mariage...

... non, je ne te raconte pas la fin, ce serait criminel, j'espère que John et toi vous le verrez un jour... C'est *vachement* bien. Au milieu du film, il y a un retournement de situation époustouflant... d'autant plus époustouflant que c'est une scène complètement anodine, mais qui révèle au spectateur quelque chose que le personnage principal ne sait pas et qui donne à l'histoire une dimension vertigineuse...

... et tout ça n'est qu'une histoire humaine, sans effets spéciaux, une histoire de vie et de sentiments, sans personnages « méchants », rien que la fatalité...

... ah, ça ! Pour un mélo, c'est un mélo ! Je l'ai vu pour la première fois il y a quinze ans, et je ne l'avais pas revu depuis, j'avais même oublié le titre et qui jouait dedans, et puis je m'en suis souvenu par hasard en lisant une revue de cinéma, j'ai commandé la cassette sur un site internet américain, et quand je l'ai revu, je me suis mis à pleurer comme la première fois... L'histoire se résout au dernier plan, au dernier *mot*...

... c'est l'adaptation d'un roman. Pendant des années, j'ai voulu écrire un livre comme ça. Une histoire comme celle-là, à la fois simple et forte et bouleversante... L'histoire de deux personnes qui s'aiment... Jusqu'au bout...

... Emma... Est-ce qu'on peut décider, longtemps après, de ne *plus aimer* quelqu'un ?

*

— Non, Bruno, on ne peut pas... Tu ne peux pas décider de ne plus aimer. Moi non plus. L'amour, ça ne se décrète pas, ça *arrive*. Comme les enfants !... Ou comme... Tout à l'heure, juste avant de partir, j'ai répondu au téléphone. C'était un patient que je n'avais jamais vu, il allait mal, j'entendais sa respiration siffler. Je suis allé le voir. Il m'a parlé de sa vie, de sa solitude. Ça m'a touchée, je ne sais pas pourquoi. Quand je suis sortie, il y avait trois marguerites sur la pelouse devant sa maison. Je suis allée les cueillir, je les lui ai données. Je ne sais pas pourquoi j'ai fait ça...

— Parce que tu avais envie de lui donner à voir autre chose que ton visage de médecin. Tu avais envie d'être toi-même... Quand on soigne, on a besoin d'être soi-même... et on a besoin que les autres le sachent.

*

— Pourquoi est-ce qu'on s'est perdus de vue, Emma ?

— Je ne voulais plus te voir. Je t'en voulais.

— Oui... Je m'en voulais aussi, tu sais. J'avais tellement mal. J'avais besoin que quelqu'un soit là pour comprendre. Je me sentais responsable.

— De sa mort ?

— Oui...

— Tu n'es pas responsable de sa mort. C'est elle.

— Comment ça ?

— Tu le sais bien. Le matin où... c'est arrivé, elle avait mal, déjà, elle est allée en gynéco, se faire examiner par l'interne de garde. Il voulait la garder. Il ne savait pas ce qu'elle avait, mais par prudence il voulait qu'elle reste en observation. Elle a dit qu'il n'en était pas question, qu'il fallait que vous alliez reconnaître l'enfant d'abord, il était convenu qu'elle passerait te prendre à la sortie de ton stage, elle n'allait pas te faire faux bond. L'interne était un gamin, il n'a pas osé insister. Mais il ne voulait pas la laisser partir comme ça. Il est allé voir l'un des gynécos qui étaient dans le service pour lui demander conseil, il est revenu avec un antispasmodique et il lui a fait une injection intraveineuse pour la soulager, en lui disant qu'il fallait qu'elle revienne au bout de quelques heures si ça recommençait. Elle le lui a promis, et quand je suis passée la prendre pour aller te rejoindre, elle m'a dit qu'elle allait beaucoup mieux et que, surtout, surtout, il ne fallait pas que je te le dise avant qu'on soit allés à la mairie...

— Mais... Pourquoi ne me l'as-tu pas dit *après* ?

— Mais je te l'ai dit ! Je te l'ai répété des dizaines de fois pendant les jours qui ont suivi. Mais tu ne m'écoutais pas. Tu n'entendais rien de ce que je te disais. Tu ne te souviens pas ?

— Non... C'est terrible, tu sais. Aujourd'hui, je ne me souviens pas de grand-chose de cette époque. J'ai voulu oublier. J'ai tout mis sous le tapis... J'avais honte d'être vivant. J'aurais dû choisir de mourir, moi aussi. Pourquoi ne l'ai-je pas fait ? Pourquoi ai-je choisi de souffrir ? Et... d'oublier ?

— Parce que tu n'étais pas fait pour mourir, Bruno, je l'ai bien vu en lisant ton livre, tu es fait pour soigner et pour écrire. Mais pour écrire, il fallait peut-être que tu oublies les événements, que tu ne te gardes en toi que les sentiments. Et je sais que tu les as gardés. Ils sont tous là, sur le papier.

Le bourreau

Diego Zorn

Si je pouvais, il y a des choses que j'aimerais bien oublier. J'aimerais bien oublier que quand Bruno était étudiant, dans les années soixante-dix, le sida n'existait pas. Ça me ferait moins mal. Je pourrais me souvenir en rigolant de l'époque où ce qu'on risquait de pire c'était une chaude-pisse ou une syphilis qui se réglait avec quelques comprimés de pénicilline, et où on jouait à qui en avait eu le plus l'année précédente. J'oublierais l'époque où j'ai commencé à lire ce qu'on disait de l'épidémie de « cancers gay » à San Francisco. J'oublierais l'époque où on a commencé à voir des frères, des amis, des amants tomber malades et maigrir et mourir comme des mouches. J'oublierais l'époque où j'allais à deux, trois enterrements par mois et parfois plus. J'oublierais la paranoïa et la panique. J'oublierais les jours où je voyais entrer dans la librairie un visage creusé tacheté livide et où je pensais : *Merde pas lui aussi*, et où je voyais à ses yeux qu'il m'avait entendu le penser...

J'oublierais le jour où celui qui entrait avec ce visage et la tache de kaposi juste sous l'œil, c'était Hervé. J'oublierais qu'il m'a demandé de l'héberger pour la nuit, il avait quelque chose à me dire, il retournait à l'hôpital le lendemain, il avait le sentiment qu'il n'en sortirait pas et ne voulait pas y aller avant de m'avoir parlé.

Si je pouvais, j'oublierais ce qu'il m'a confié *parce qu'il fallait que quelqu'un sache.* Mais son histoire, je me la suis repassée en boucle, comme un film dont je n'aurais pas compris le scénario et dont j'aurais voulu avoir le fin mot...

Si je pouvais, j'oublierais. Mais je ne peux pas : il faut que je me souvienne. Un jour, dans un mois, dans un an ou dans vingt, quand ce sera mon tour, je pourrai m'en défaire, mais en attendant, cette histoire-là, j'en ai la garde.

Hervé Hoffmann

Quand j'ai vu tous ces hommes tomber les uns après les autres, je suis allé voir ma sœur, cette brillante praticienne qui montait si vite dans la hiérarchie d'un des plus grands laboratoires pharmaceutiques du monde. Et je lui ai demandé son aide. Je lui ai demandé d'user de son influence pour que son foutu labo donne l'exemple et mette à la disposition des malades du sida toute l'aide qu'il était possible de leur apporter. Elle m'a ri au nez. Elle m'a dit qu'elle n'en avait rien à foutre des tapettes et des toxicos qui crevaient. Elle n'allait tout de même pas compromettre sa carrière en prenant fait et cause pour des pestiférés ! Je lui ai crié : « Mais tu es médecin ! Un médecin, c'est fait pour soigner ! » Elle a ri aux éclats et elle a répondu : « Mais quel enfant tu fais, petit frère ! Je ne suis pas devenue médecin pour soigner qui que ce soit ! Je suis devenue médecin parce que ça me fait jouir de marcher au-dessus de la mêlée. Et si je dois écraser quelqu'un, ça ne me dérange pas. Je peux *tuer qui je veux impunément* ! »

— Je ne te crois pas...

— Mais, tu as tort ! Tu vois, la petite Charlotte – le grand amour de ce petit con de Bruno Sachs. Eh bien, c'est moi qui l'ai tuée. Elle s'est présentée un matin à l'interne de garde en lui disant qu'elle était enceinte et qu'elle souffrait. L'interne était un débutant, il n'y comprenait rien, il est venu me voir avec le dossier en me disant qu'il pensait à une grossesse extra-utérine, mais qu'il ne l'avait pas dit à sa patiente *parce qu'il ne voulait pas l'inquiéter avant d'en être sûr...* Dès que j'ai lu le dossier j'ai compris qu'il avait vu juste. Elle avait fait une salpingite, quelques années avant – son parachutiste de mari lui avait probablement collé un gonocoque –, et ce matin-là, enceinte et douloureuse juste ce qu'il fallait, elle avait le tableau typique. J'ai pensé : *Quelle belle occasion de me venger de ce petit salaud.* J'ai dit à l'interne qu'il ne s'en fasse pas, qu'il n'avait qu'à lui faire un antispasmodique, qu'il n'avait qu'à écrire sur le dossier que la patiente préférait sortir contre avis médical, pendant ce temps-là j'allais lui préparer la seringue. Et dans la seringue, j'ai mis un anti-inflammatoire – pour la calmer le temps qu'il fallait – et des anticoagulants. Pour qu'elle saigne le plus possible quand ça péterait. Il paraît qu'elle est morte très vite. Dommage, j'aurais voulu qu'elle souffre plus. Et le plus beau, c'est que personne, pas même cet imbécile d'interne, ne s'en est jamais douté ! Alors, tu penses si je me fous complètement de tous tes copains pédés !

Quelques mois plus tard, quand j'ai appris que j'étais séropositif, je suis retourné voir Mathilde pour le lui annoncer. Elle prenait l'ascenseur pour descendre au garage et monter dans sa jolie voiture. Elle a haussé les épaules en disant : « C'est ta vie, pas la mienne. Je ne peux rien pour toi. » J'ai répondu : « Tu peux peut-être me déposer ? » Quand on est arrivés dans le sous-sol, elle m'a lancé les clés en me disant, d'un air méprisant : « T'as qu'à la conduire, pour te consoler... »

Je connaissais la paranoïa de ma sœur. J'ai ouvert la portière, j'ai pris son fusil sous le siège, je me suis tourné vers elle, j'ai attendu qu'elle ait compris et j'ai tiré. J'ai visé d'abord le bas-ventre, en pensant à Charlotte. Puis le visage, pour que tout le monde sache à quel point elle était hideuse.

J'ai posé le fusil sur son siège et je suis ressorti par l'ascenseur. Je savais qu'elle était encore vivante. Alors j'ai appuyé sur tous les boutons de l'ascenseur pour qu'il aille jusqu'au sommet en s'arrêtant à chaque étage. Pour qu'elle ait le temps de souffrir.

Je m'attendais à ce que quelqu'un soit alerté par les détonations, ou qu'on m'ait vu descendre avec elle. Je me disais que tôt ou tard on viendrait m'arrêter. Je m'en moquais complètement puisque, de toute manière, j'étais condamné. Mais personne n'est venu, personne ne m'a jamais soupçonné. Je n'ai dit à personne d'autre que j'étais séropositif. Je n'ai jamais voulu prendre de traitement. Je n'avais pas envie de devenir un cobaye de plus pour les successeurs de Mathilde, mais je me suis toujours protégé pour ne contaminer personne. Comme les flics n'avaient pas l'air de bouger, j'attendais que la maladie me rattrape. Je ne savais pas que je continuerais à vivre si longtemps. Dix ans séropositif et asymptomatique ! Maintenant, c'est terminé, il était temps... Mais je ne voulais pas disparaître sans qu'on sache que cette femme était une criminelle, et que je le lui ai fait payer.

Depuis que j'ai compris que je n'en ai plus pour très longtemps, je me demande à qui je vais le dire, et le seul nom qui me vienne à l'esprit, c'est le tien, Diego. J'aurais voulu pouvoir dire à Bruno qu'il n'était pour rien dans la mort de Charlotte. Pendant très longtemps, j'ai failli le faire. Mais ça n'aurait servi à rien. Ça n'aurait servi qu'à faire renaître sa colère et sa douleur, une douleur qu'il n'aurait jamais pu apaiser. Et puis, il aurait su ce que j'avais fait, et je n'avais pas envie de lui imposer ce fardeau-là... Pourquoi est-ce que je te le confie, à toi, alors ? Tu es l'homme des livres, Diego. Tu as toujours été là quand il le fallait, pour écouter ceux qui avaient besoin de parler. Celui qui reçoit et transmet les histoires des autres... et qui les met à l'abri quand il le faut.

Un jour, j'ai entendu un vieux médecin dire : « Un soignant, c'est quelqu'un qui, devant la douleur, ne fuit pas. »

Aujourd'hui, mon soignant, c'est toi.

Dans l'amphithéâtre

Faculté de médecine, 15 mars 2003, 10 h 45

Je désigne l'une des doubles portes.

— Le voilà !

Effectivement, Bruno vient d'entrer, l'air un peu hagard comme chaque fois qu'il s'est perdu en route, ou au moins dans ses pensées. Il nous aperçoit, au premier rang, et vient vers nous. André et Basile se sont levés en le voyant, il les serre dans ses bras, présente ses excuses à Christophe.

— Ça va, ça va, tu es là, c'est le principal, mais eux, ils s'impatientent...

Christophe désigne l'amphi archicomble, les étudiants assis sur les marches.

— Je suis désolé... J'ai eu du mal à me garer. Ils ne voulaient pas me laisser me garer dans le parking. C'est l'histoire de ma vie, ça !

— T'es pas venu à scooter ? demande André.

— Non, j'ai pris la voiture.

— Quoi, toi aussi, t'as un scooter, lance Basile ? Moi, c'est normal, je fais du sport ! Mais toi, tu te laisses aller, ton bide est un peu mou. T'as pas peur ?

— Mou toi-même ! Dommage que personne d'autre n'ait de scooter ici. On serait les trois mous à scooter...

Bruno lève la tête vers l'amphi, reconnaît et salue tous les amis présents assis sur les gradins, murmure :

nous laisser entendre qu'on est nuls à chier. Il sait qu'on est là pour apprendre. Il ne nous traite pas comme des chiens...

Je l'ai entendu parler du conférencier, l'autre jour, je crois bien qu'ils ont fait la fac ensemble. Comment s'appelle-t-il déjà ? Il doit être sur la liste des bouquins qu'il nous a conseillé de lire, où est-elle ? Voyons : *L'Hôpital* par Jean Kervas – non, c'est pas ça –, *Le Secret de l'industrie pharmaceutique* par Philippe Pignarre – non plus –, *La Consultation* par Norbert Bensaïd – ça ne me dit rien –, *Qu'est-ce qu'un médecin généraliste ?* par Sandrine Buscail et Mar... – non c'est un homme qui vient causer, pas une femme –, *Patients, si vous saviez...* par Christian Lehmann – tiens ! ma mère l'a acheté, celui-là, je l'ai vu sur sa table de nuit, il faudrait que je lui demande comment c'est –, *La Souffrance des soignants* par Bruno Sachs... Mouais. Ça doit être ça. Je n'en suis pas sûr à cent pour cent, mais comme c'est pas les autres...

En montant ici, tout à l'heure, j'ai vu deux filles canon, des jumelles, et ça m'a bluffé parce que je sais qu'une des deux fait médecine, je l'ai croisée à la faculté l'autre jour quand je suis allé voir les résultats des partiels, elle sortait d'un cours de troisième année, je crois, et tout à l'heure en passant devant elle je me suis dit : Je vois triple ? Non, double, en fait, elles sont deux, aussi craquantes l'une que l'autre, mais le type qui les accompagne leur ressemble tellement qu'on dirait qu'il a été coulé dans le même moule, et...

Putain, 10 h 44 ! La conférence aurait déjà dû commencer depuis... Ah ! ça serait pas lui, par hasard ? Si ! Les voilà qui l'accueillent comme le messie... et vas-y que j't'embrasse le vieux type au premier rang, c'est pas possible ! Ça doit être leur grand-père – si c'est ça, il a bien travaillé... Pendant qu'il se fait taper dans le dos par tous les vieux du premier rang, du coin de l'œil, je vois une femme entrer, un sac en bandoulière. Elle est belle, elle a des cheveux noirs aux reflets roux, elle me rappelle quelqu'un. Elle scrute les gradins, quelqu'un lui fait signe, elle monte et s'assied... entre les jumelles. Elle les embrasse, le garçon aussi. Elle leur ressemble... Eh bien ! je ne sais pas quel âge elle a, mais si c'est leur mère elle ne le fait pas...

Les professeurs Solal et Gray se disputent le micro, et voilà notre prof d'un jour qui tombe la veste et remonte ses manches comme s'il allait nous faire une démonstration de chimie amusante. De ma place, je ne vois pas leur tête à tous les trois, alors impossible de savoir si c'est du lard ou du cochon. Qu'est-ce qu'ils fabriquent ? Finalement, c'est Solal qui l'emporte et fait signe à son collègue de débarrasser le plancher. Gray descend de l'estrade en riant.

— Bon, dit Solal, notre conférencier est enfin là. (Sifflets.) Je ne vous le présente pas, il va le faire lui-même.

Ça hurle dans les rangs. Solal tend le micro au type qui vient d'entrer. Ça hurle encore plus fort, et ça tape du pied et des poings. Je tape de toutes mes forces, j'en ai trop marre d'attendre.

Le type nous regarde sans un mot pendant plusieurs secondes, et brusquement il lève le bras et pointe le doigt.

Vers moi.

Thèse

(1980-2003)

« Les mots les plus importants dans la formation d'un étudiant en médecine sont au nombre de trois : *I don't know.* » (« Je ne sais pas. »)

David Pencheon

à Charlotte et Emma, aimées à la folie

Ils sont six cents, huit cents, mille, ça m'impressionne de parler à des jeunes gens qui ressemblent à ce que nous étions il y a trente ans. Je les regarde, je me demande par quoi je vais commencer, et comme ils font du bruit, comme ils n'ont peut-être pas envie de m'entendre pontifier, je me dis que je suis comme eux, les discours ça m'emmerde, comment leur faire entendre que je ne suis pas là pour leur apprendre la vie mais simplement peut-être leur parler de la mienne, et là ça me revient, je lève le bras, je pointe le doigt vers un garçon là-haut, et je me plie de rire, l'amphi murmure, ils doivent penser : *Il est cinglé, ce type,* de me voir rigoler comme ça tout seul, *c'est un amphi de médecine, ici, c'est qui ce clown ?*

— Vous savez pourquoi je ris ?

Je lève le bras, je pointe du doigt...

— Parce qu'il y a vingt-cinq ans, j'étais assis là. Et de l'autre côté, là-bas (je désigne du doigt une autre place plus loin), y avait une fille, *je veux cette fille,* à côté de qui j'aurais bien voulu m'asseoir... seulement il y avait trente types qui m'empêchaient d'approcher !

C'est à leur tour de rire, la cause est entendue, c'est sûr, je suis cinglé, mais ça va les changer des profs compassés qui viennent parler ici. Je n'ai rien préparé, je suis prêt depuis longtemps, je ne viens pas leur faire un cours, je viens leur dire ce que je n'ai pas pu dire avant. Je ne sais pas ce que je vais dire, je sais seulement ce que j'aimerais leur dire, il y en a tant et je ne dirai pas tout, qu'est-ce qu'ils croient, les copains ? Qu'en deux heures je peux leur dire tout ce qu'ils vont mettre dix ans à apprendre ? Je ne peux pas tout leur dire, je ne suis même pas sûr de pouvoir leur dire l'essentiel, puisque je ne le connais pas, puisque je ne fais que le découvrir, à présent, depuis que les mots ne sont plus enfermés dans ma gorge, depuis que je me suis remis à écrire, je peux essayer de leur dire : *Je sais ce qu'on vous martèle : vous ne serez pas tous médecins, mais je m'en fous complètement, peu importe que certains d'entre vous soient reçus au concours et d'autres pas. Si vous voulez soigner, vous soignerez, en étant médecin infirmier ou kiné ou ce que vous voudrez, aujourd'hui, si vous êtes assis là c'est parce que vous êtes tous des soignants en puissance, et c'est à ce titre que je vous parle*, aligner des choses simples, finalement, les idées qui m'étreignent depuis l'adolescence, les colères mises au placard et qui ne demandent qu'à sortir, *tout ce que j'ai subi, tout ce qu'on vous fera subir : la féodalité des études de médecine, l'archaïsme de l'enseignement magistral, la hiérarchie criminelle de l'hôpital, la compétition inepte qu'on crée entre étudiants et qui se poursuit entre soignants, la lutte sanguinaire pour le pouvoir, le mépris réciproque, la morgue, la vanité dont vos aînés feront preuve, dont vous ferez peut-être preuve vous-mêmes*, tout ce qu'on ne leur dira pas pendant leurs études : les raisons troubles de devenir médecin, les motifs obligés : *Je veux soigner les gens*, les désirs innocents qui ne connaissent rien de la vie, les peurs *exactement les mêmes, ni plus, ni moins, que celles des gens dont vous devrez vous occuper*, sans jamais oublier ce qu'on va s'empresser de leur faire oublier, leurs sentiments intimes, leurs angoisses les plus sourdes, leurs désirs inconscients de se ménager, de soigner à leur insu les souffrances anciennes, archaïques, familiales, inconnues, tapies au fond d'eux-mêmes, les appétits de revanche, le sadisme ordinaire, le goût de dominer *que tant de médecins ignorent porter en eux ou font mine d'ignorer : les maladies sont des concepts abstraits qui n'ont rien à voir avec le vécu individuel ; personne n'est réductible à une grille diagnostique, si sophistiquée soit-elle ; et ce qui compte dans la vie, c'est moins la santé que le sens, et ça, beaucoup de médecins n'y comprennent rien.*

Vous serez toujours pris entre l'idéologie malpropre, la nôtre, celle que nous ont inculquée nos « maîtres », et l'incontournable, l'irréductible personnalité, l'être profond des gens qui se confient à nous car, pour soigner, il faut connaître le monde, le monde réel, abject, insensible et brutal dans lequel nous vivons, le travail aliénant, la famille délétère, l'injustice sociale, la misère, la guerre... *Il y a deux choses dont on ne vous parlera pas ici, en tout cas pas en vous demandant ce qu'elles veulent dire pour vous, avant tout, ce sont : la mort et la sexualité – vous qui m'écoutez, vous êtes huit cents ou mille, vous croyez vraiment qu'aucun d'entre vous ne sera mort d'ici à la fin de l'année ?* Je les entends murmurer : « C'est pas vrai, qu'est-ce qu'il a, veut nous coller la poisse ? » *Ce n'est pas une menace ni une prédiction, ni une malédiction, ni une probabilité, c'est une réalité car, pas plus tard qu'il y a quinze jours, deux de vos camarades se sont donné la mort... Eh oui, la plupart d'entre vous l'ignorent, mais si vous l'ignorez, comment pourrez-vous aider leurs amis, ceux qui le savent et dérouillent et pleurent et sont pétrifiés d'avoir vu disparaître quelqu'un qui était vivant il y a quelques semaines, et même si vous vous en foutez parce que vous ne les connaissiez pas, ça m'étonnerait beaucoup qu'autour de vous, dans votre famille même* quand on devient médecin on croit pouvoir soigner ceux qu'on aime, les parents, les amis, les amants, les enfants, leur épargner la mort, mais bien sûr *tout le monde voit ses proches souffrir et mourir, parfois sans rien pouvoir y faire et vous autant que les autres... et si vous ne pensez pas à la mort, à votre propre mort* dans six mois dans vingt ans dans un lit ou une voiture sous perf ou sous un train trop jeune ou trop âgé tout seul ou entouré *comment voulez-vous comprendre la moindre chose à ce que vous diront les gens qui viendront vous parler de leur mort ou de celle de leurs proches. Quant au sexe...* – je les vois dresser l'oreille et tout le reste – *la vie humaine est ainsi faite, c'est un cocktail de désirs, de frustrations, d'attirance, de raison, d'attentes, de rencontres, de départs, de joie, de tristesse, de bonheur et si possible de jouissance... Vous êtes huit cents ou mille ici, ne me dites pas que vous êtes tous vierges,* bien sûr ils se mettront à crier les chansons fuseront Non Non Non / Bruno Sachs n'est pas mort / Car il bande encore / Car il bande… *Mais qu'est-ce que vous imaginez, vous croyez que j'ai oublié, moi, que quand j'avais votre âge, il suffisait que je croise un décolleté pour bander comme un cerf – mais ça m'arrive encore ! et si certains d'entre vous baisent déjà depuis longtemps d'autres le feront pour la première fois ce soir ou cet après-midi* dans l'appartement vide les parents sont partis j'ai tellement envie de toi j'ai peur mais j'ai envie mais alors allons-y baisons mais baisons donc ! ça nous fera du bien *ou dans un an et certains sont contents et certains sont forcés et si vous ne pensez pas à ce que ça représente, à la place que le sexe occupe dans votre vie, comment voulez-vous comprendre quoi que ce soit à ce que les gens vont venir vous raconter, comment* leur dire distinctement que devenir soignant ce n'est pas, ce-n'est-en-au-cun-cas endosser une blouse un stétho avaler des bouquins des recettes des leçons de morale de maintien, *soigner ça n'est pas une question de compétence ou d'éthique ou de titres,* et ça n'est pas non plus acquérir un savoir *pour prendre le pouvoir : le pouvoir c'est mortel* tandis que soigner c'est pareil à aimer éduquer partager élever accompagner porter guider, c'est vivant c'est vibrant c'est bon c'est chaud c'est tendre comme la bouche de l'aimée de l'amant qui murmure et qui souffle le chaud et puis le froid sur nos corps embrassés *soigner c'est s'avancer vers l'autre car c'est l'autre qui nous apprend, c'est l'autre qui nous dit où est la souffrance, où est le soulagement, et* si j'ai appris à soigner ne serait-ce qu'un peu, à dresser quelques digues dérisoires mais dignes devant la douleur, c'est bien grâce aux autres qui m'ont montré, soigner c'est respecter, *le médecin qui traite les autres soignants comme des sous-fifres est un salaud, le médecin qui garde le savoir sans le partager avec ceux qui en ont besoin est un escroc, le médecin qui se sert de sa blouse de son titre de son stétho pour exercer le pouvoir est un criminel, le médecin qui réserve sa loyauté à ses confrères est une crapule, soigner c'est prendre fait et cause pour ceux qui souffrent, c'est être, d'abord et avant tout, loyal envers soi-même, envers son idéal, envers ceux que l'on soigne, fût-ce contre ses confrères, le médecin qui se respecte et respecte les autres ne se contente pas de faire servilement ce qu'on lui a appris mais se demande chaque jour s'il ne peut pas faire mieux* – sans jamais se prendre pour le bon Dieu.

Parce qu'il n'y en a pas.

Parce qu'il n'y a que nous dans l'univers immense, l'univers de souffrance...

Comment leur dire tout ça sans se perdre ?...

Comment leur dire que soigner, ça ne s'apprend pas le stylo sur la page mais les yeux sur les lèvres et les doigts sur la peau et la bouche à l'oreille et mon corps sur ton corps

Comment leur dire que soigner, c'est comme vivre, *ça n'attend pas qu'on ait appris, ça se fait tout de suite*

Comment leur dire que soigner s'apprend avec les autres – tous les autres : ceux qu'on admire, ceux qu'on déteste, ceux qui nous font vomir et ceux qui nous attirent, celles et ceux qui nous font peur et nous maltraitent, ceux qui nous entourent et ceux qui nous sont hostiles, nos amis nos ennemis, nos frères nos sœurs, ceux qui sont assis là autour de nous et que nous ne connaissons pas, et qui ont tous quelque chose à nous dire si seulement nous voulions tendre un petit peu l'oreille, si seulement nous voulions bien les toucher du doigt

Comment leur dire qu'on apprend à soigner *en étant soi-même* parce que tout est là, dans mon corps fait pour jouir et pour souffrir, semblable au corps de l'autre, et c'est là seul *que nous pouvons puiser pour comprendre ce que nous faisons ici, bordel !* Parce que ton corps, mon autre, m'est toujours étranger même si je me perds dedans, et c'est dans le mien – et dans le mien seulement – que je sens, que je sais si tu souffres, si tu jouis, si je te soigne ou si je te martyrise !

Comment leur dire que soigner, c'est comme écrire : ça se fait tout le temps, même quand on ne soigne pas, en ayant le souci de ce qui nous entoure, en pensant à chaque seconde à l'autre et à ce qui le fait souffrir à ce qui lui ferait peut-être du bien !

Comment leur dire qu'on soigne comme on écrit : avec son désir, avec sa colère !

Je ne sais pas comment je vais leur dire tout ça. Je ne sais pas si ce que j'ai à dire a le moindre intérêt. Je ne sais pas si face aux discours de tous les mandarins, de tous les professeurs qui ont pris chaire ici, mon bavardage fera le poids. Je sais qu'on leur dira : *Médecin d'un jour médecin toujours*, et moi, je leur dirai : c'est faux, n'oubliez pas, vous n'avez pas toujours été médecin ! Je sais qu'on leur dira : *Dans chaque médecin il y a un chercheur, un soignant, un enseignant*, et moi je leur dirai : peut-être, mais ne laissez jamais le savoir museler vos sentiments, ne cherchez pas la petite bête aux dépens du souffrant, n'oubliez pas non plus que dans chaque soignant il y a trois personnes – celle qui sent, celle qui doute, celle qui partage, n'oubliez pas, enfin : il n'y a pas d'un côté les médecins et de l'autre les autres, il n'y a que les vies et les mots des humains, les humains qui les disent, les humains qui les lisent et les disent à leur tour...

... je ne vois pas comment je leur dirai tout ça, ni même si j'arriverai à en dire la moitié, mais comme il faut bien commencer par quelque chose, je leur dirai d'abord :

— *Bonjour. Je m'appelle Bruno Sachs et, comme vous tous ici – mais moi, ça fait trente ans –, j'apprends à devenir soignant.*

Épilogue

Un petit groupe d'étudiants est monté sur l'estrade pour poser des questions à Bruno et lui demander s'il veut bien signer leurs livres. Il vient de passer un moment à discuter avec eux. Quand le petit groupe s'éloigne, il descend nous rejoindre. Un des garçons est resté sur l'estrade. Il s'approche du bureau, ramasse la feuille que Bruno y a posée tout à l'heure, la lit, se prépare à l'empocher en douce, jette un coup d'œil dans notre direction et croise mon regard. Il s'immobilise une seconde, comme pris en faute. Je lui fais un signe de tête et une moue qui veulent dire : « Vas-y, mon garçon, c'est pour toi. » Il me sourit en retour, plie la feuille, la glisse dans sa poche et s'en va.

Au pied de l'estrade, un homme d'environ soixante-dix ans, voûté, et dont le visage me dit vaguement quelque chose, attend patiemment, appuyé sur une canne. Il tend la main à Bruno, la serre chaleureusement, échange avec lui quelques phrases et quitte l'amphithéâtre à petits pas.

Bruno revient vers nous et, d'un air stupéfait, me demande.

— Vous avez vu ? Le doyen a assisté à la conférence ! Vous l'avez reconnu, j'espère !

— Non...

— C'est Max Budd ! Ça faisait bien longtemps que je ne l'avais pas vu. Il a pris un coup de vieux ! Mais je n'en reviens pas... Vous ne devinerez jamais ce qu'il m'a dit !

— Raconte !

— « Merci d'avoir écrit votre livre. Je regrette de ne pas vous avoir mieux connu quand vous étiez étudiant. »

— *Ventre Saint Gris !*

— On aura tout entendu ! Tiens, lis ça !

André lui tend son téléphone portable.

— Un texto ! « De tout cœur avec vous tous. Signé : Sonia et Buck. »

Sortie d'on ne sait où, une jeune femme aux longs cheveux noirs et frisés s'approche timidement. Je fais signe à Bruno. Il se retourne. La jeune femme a tiré un livre de son sac et le lui présente en souriant. Bruno lui sourit en retour et ressort son stylo.

— Quel est votre prénom ?

— Fanny...

— Un prénom comme celui-là, ça ne s'oublie pas... Vous êtes étudiante en médecine ?

— Non, je suis... une lectrice. J'ai lu dans le journal l'annonce de la conférence, j'ai eu envie de venir. Et après vous avoir écouté, je voulais vous dire...

Elle hésite. Il referme le livre et le lui rend.

— Vous vouliez me dire... ?

— Pendant la conférence, vous avez expliqué qu'en chaque médecin il y a trois personnes : le soignant, le chercheur, l'enseignant... Mais il me semble qu'il y en a une quatrième, qui... comment dirais je ? qui complète et unit les trois autres.

— Laquelle ?

— Le conteur... Vous avez raconté beaucoup d'histoires, ce matin, pour illustrer ce que vous veniez de dire... et parfois pour clarifier ce que vous alliez exprimer. Et ces histoires ont fait réagir les étudiants, j'en suis témoin... Un conteur – un narrateur – partage, cherche et... réconforte – comme un médecin...

Bruno lui fait un sourire en coin.

— Vous voulez dire que... les trois médecins sont *quatre* !

Les beaux yeux bleus de Fanny s'illuminent.

— Vous m'avez compris...

Il hoche la tête en signe d'acquiescement.

— Ça me fait chaud au cœur que vous me disiez ça, d'abord parce que c'est éclairant, comme les remarques que m'ont faites les étudiants... Pendant que je parlais, je me demandais si ce que je dis, si ce que j'écris, a le moindre sens. Et ce sens, s'il y en a, c'est eux, c'est vous, qui me le révélez... De même (il se tourne vers nous) que Basile m'a appris à soigner, Christophe à partager, et André à comprendre. Et, quant à raconter...

— Ça, tu le tiens probablement de ton père, mon garçon ! J'entends encore Vargas me dire : « Monsieur Nestor, vous auriez adoré Abraham Sachs ! C'était un conteur formidable. »

Bruno me tend la main et m'aide à me mettre debout :

— Il avait raison. C'était un vrai conteur. Vargas aussi, d'ailleurs. Mais – si vous le permettez – celui qui m'a appris à raconter des histoires...

Il ôte de sa tête un chapeau imaginaire, balaye l'air en un grand geste du bras, esquisse une révérence, s'incline bas devant moi.

— ... c'est *vous*, Monsieur Dumas.

Post-scriptum

Si nos actes n'ont pas de sens,
nos actes nous donnent un sens.

Joss Whedon, *Angel*

Le serment

Sous le regard de nos sœurs et de nos frères humains, nous jurons d'être intègres et loyaux envers tous ceux qui souffrent et feront appel à nous.

Nous jurons que jamais, et sous aucun prétexte, nous ne refuserons nos soins à celle ou celui qui en ont besoin, et que jamais nous ne vendrons au prix fort le savoir dont nous sommes les dépositaires.

Accueillis à l'intérieur des maisons, nos yeux ne jugeront pas ce qui s'y passe, mais ne se détourneront pas des souffrances infligées ; notre langue ne trahira pas les secrets qui nous seront confiés mais elle ne restera pas muette s'il faut soutenir les victimes et appeler à la révolte contre ceux qui les oppriment. Nous n'utiliserons jamais nos connaissances ou notre savoir-faire de soignants pour manipuler, détourner, exploiter, maltraiter, expérimenter, ou exercer la moindre pression sur qui que ce soit, au profit de quiconque. Et nous ne laisserons jamais quiconque agir ainsi, sous prétexte de soin, sans nous dresser devant lui. Même et surtout s'il s'agit d'un médecin.

Respectueux et reconnaissants envers les

humains qui nous auront formés – ceux qui souffrent et ceux qui soignent – nous jurons de transmettre à tous ceux qui nous le demanderont l'instruction que l'on nous a confiée et l'expérience que nous aurons acquise.

Puissions-nous être toujours dignes de donner nos soins et de mériter la confiance de ceux qui les reçoivent. Puissions-nous offrir à la vie et aux humains autant que ce qu'ils nous donnent.

Et que l'on nous arrache les yeux, la langue et le cœur si nous trahissons ce serment.

Basile Bloom
Christophe Gray
André Solal
Bruno Sachs

1er octobre 1974

Notes sur certains des « documents » reproduits dans ce livre

La description de la faluche (page 79) s'inspire du « Code de la Faluche » publié sur le site de la faculté de chirurgie dentaire de Nancy (www.odonto.uhp-nancy.fr).

Le terrible tableau de la maladie de Charcot contenu dans « L'article » (page 340) est adapté d'un texte de Lyonel Rossant et Jacqueline Rossant-Lumbroso publié sur www.doctissimo.com.

« Le mythe médical » (pages 437 et page 468) est la réécriture d'un article paru dans *Revue et corrigé de médecine* de Tours, publication d'un petit groupe d'étudiants en médecine contestataires qui compta sept livraisons à la fin des années soixante-dix. Le texte originel était signé Yves Smadja et Marc Zaffran.

La lettre des étudiants marseillais (page 483) est bien issue de *Pratiques ou les Cahiers de la Médecine Utopique*. L'article de Claire Brisset intitulé « J'ai l'impression d'être un bestiau » (page 493) est effectivement paru dans *Le Monde*... le 10.3.1979. Comme son contenu l'indique, il aurait parfaitement pu être publié et repris un an plus tôt dans *Le Manuel*.

« Comment "soigner les médecins" » (page 520) est la réécriture de « Réflexions sur la visite médicale », par Marc Zaffran (Généraliste - 72), lettre parue dans *La revue Prescrire* en février 1984.

« Qu'est-ce qu'un médicament tératogène ? La fabuleuse

histoire du Distilbène » (page 533) est la réécriture d'une chronique rédigée pour France Inter et reprise dans *Odyssée, une aventure radiophonique*, Le Cherche Midi, 2003.

Remerciements

Bruno Sachs doit beaucoup aux personnes présentes dans l'amphithéâtre où a été racontée cette histoire. Je dois, à mon tour, exprimer ma gratitude à de nombreuses personnes – et, en particulier, à celles dont les noms suivent. Au cours des trente années écoulées elles ont, chacune à leur manière, contribué – en toute innocence ou très activement – à la conception et à la rédaction de ce roman. Je suis heureux et honoré de pouvoir remercier ici Aaron Sorkin, Adrien Lamote, Alain Carrazé, Alain Metrop, Alexandre Dumas Père, Alexis Zadounaïsky, Andrée Duplantie, Ann Stinde et Howard Swenson, Anne Bruslon, Anne Carol, Anne Roche, Anne & Jean-Louis & les Six Schmitlin, Anne-Lise Beaujard & Guillaume Bellanger & le « Groupe d'Études Marcoeuriennes » (!) de l'Université du Maine (72), Anne-Marie et André Gillet, Anya & Xander, Ariane Koenig, Béatrice Duval, Béatrice Inzani & les scribouillards (Allan Gosset, Aline Rade, Céline Dumesnil, Charlène Michel, Claudia Nevens, Elodie Langlois, Emeline Coppiters, Hélène Daumur, Léa Desplanques, Rouchka Novack, Samuel Moutarlier, Vanessa Daubigner) & les lycéens & les enseignants du lycée Anguier-Cayet de Eu (76), Betty Comden & Adolf Green, Betty et Dick Hanson, Bill Evans, Blossom Dearie, Brigitte Lahaie, Brigitte Leblanc, Bruno Lopez, Bud Powell, Buffy & Angel, Camille Laurens, Caroline

Burzynski-Delloye, Catherine Boileau, Catherine Gereigat, Catherine Willows & Gil Grissom, Chantal Montellier, Chantal Pelletier, Chantale Pilon, Charlotte Tourmente, Cherie Smith, Chloé & Colin, Christian Lehmann, Christian Grosse, C.J. & Donna & Charlie & Josh & Leo & Sam & Toby, Claude Pujade-Renaud et Daniel Zimmermann, Claude Unger, Cordelia & Wesley, Cyrille Ibergay, Dalton Trumbo, Danièle Joulin, Danièle Perrier, Danielle Patout, Daphne Moon & Niles Crane, David Markson, Debbie White, Denis Bord & Martine Bourguignon & Christelle Berlanger & les membres de la rédaction de « La Fenêtre » & les lycéens & les enseignants du lycée Notre-Dame de la Riche à Tours (37), Denys Corel, Diane Arnaud, Diego & Bernardo, Doris Lessing, Drusilla & Spike, Edward D. Hoch, Emma Peel & John Steed, Emmanuelle Mignaton, Eric Faber, Fanny Malovry, Flavia Luchino, Franck Wilmart, Frédéric Boyer, Frédérique Mauduit, Frédérique Yana, Gabriel Granier, Georges Perec, Georges Yoram Federmann, Gilda Fiermonte, Guillaume Boulier, Guillaume Dujardin, Guy Giniès, Harry Mathews, Hélène et Pierre Jean Oswald, James Taylor, Jane Kuntz et Richard Powers, Jane Monheit, Janet et Isaac Asimov, Jean-Baptiste et Pierre Joubaud, Jean Brami, Jean Doubovetzki, Jean-Jacques Derlon, Jean-Paul Hirsch, Jean-Pierre Basileu, Jenny & Giles, Jim Langseth, Joëlle Molina, Johan De Moor, John Lennon & Paul McCartney, John Sheldon, Julie Carlsten, Laetitia Cardon, Laure Guyot, Laure Mistral, Louise Kelso-Bartlebooth, Marie-Claude Taranger, Marie-Françoise Taggart et Marc Lapprand, Mark Greene & John Carter, Martha Montello et John Lantos, Mary Bourgun et André Garcia, Mélanie Zaffran et Brice Ferré, Michel Dugay, Michel Moreau et Joël Doussain, Michèle et Alain Gahagnon, Michèle et Yves Ferroul, Michèle Molina, Michel Rebstock, Morgane Grimoult, Morgane Régnier, Neil Young, Odile Derne & les documentalistes & les lycéens & les enseignants du Lycée Montesquieu de Bordeaux (33), Olivia Benhamou, Pascal Guénet et Olivier Simon, Pascale Ferroul, Patrick Bastien,

Patrick Chariot, Patrick Nochy, Paul Otchakovsky-Laurens, Philippe Bagros, Philippe Foucras, Philippe Lejeune, Philippe Plane, Philippe Van-Es, Pierre Ageorges, Pierre Badin, Pierre Barraine, René Balcer, Robert Vargues, Ronan Toulet, Rosalinde et Michel Deville, Sandra Maor, Sarah & Sylvianne & Ben & Simon & Bruno Schnebert, Sandrine Buscail, Serge Doubrovsky, Séverine Barthes, Sharona Fleming & Adrian Monk, Simone et Pierre Bernachon, Solange Combes, Sophie Al-Samman, Sophie & Félix & les Trois Bérangères, Sophie Martinet, Stacey Kent, Stéphanie Janicot, Sylvie Odent, Thierry Tinlot, Thomas & Paul & Olivier & Léo & Martin Zaffran, Tierney Sutton, Valérie et Christophe Deshoulières, Vanina Berthelot et Antoine de Froberville, Vernon Sullivan, Vibeke Madsen, Victor Bouadjio, Victoria Thérame, Vincent Berville, Violette Moriarty, Willow & Tara, Xavier Arnaudin & Jarod C., Yves Lanson, Yves Smadja, Zanna et Dougal Jeffries.

Merci à Thierry Fourreau et Jean-Luc Mengus, qui ont apporté tout leur soin à ce texte.

Merci aux membres de l'APA (Association pour l'autobiographie) qui, à leurs journées à Aix-en-Provence en mai 2004, m'ont permis de leur lire, pour la première fois, deux extraits de ce roman. Merci aux membres du SNJMG (Syndicat national des jeunes médecins généralistes) et aux visiteurs des sites www.remede.org et www.martinwinckler.com, pour leurs stimulantes contributions.

Merci à tous les étudiants de la *première* année de médecine – passés, présents et à venir.

Et merci, *Vous.*

Table

Composition et mise en pages réalisées
par IND - 39100 Brevans

Achevé d'imprimer par N.I.I.A.G.
en Mai 2005
pour le compte de France Loisirs, Paris

N° d'éditeur : 42627
Dépôt légal : mai 2005